Internist Dr. med. Karl F. Maier

KURSBUCH

Blase
und
Nieren

ISBN 3-901794-19-0

Autor: Dr. Karl F. Maier, A-8344 Bad Gleichenberg 32.

Layout, Satz, technische Bearbeitung: Verlag des Österreichischen Kneippbundes Ges.m.b.H.

Illustrationen: Reinhard Habeck, Fenzlgasse 38/2/4, A-1150 Wien.

Titelbild: PiX.

Druck: Obersteirische Druckerei, A-8700 Leoben.

1. Auflage Leoben, März 1998

Internist Dr. Karl F. Maier

KURSBUCH
Blase
und
Nieren

KNEIPP-VERLAG LEOBEN · WIEN · STUTTGART

Inhaltsverzeichnis

VORWORT

»Auf die kleine Seite gehen« — keine Lebensäußerung beschäftigt uns täglich öfter.

Die normale Bildung des Harnes und dessen ungehinderter Abfluß nach außen gehören zum Gesundheitsverständnis des Menschen ebenso dazu wie ein von Krankheiten und Behinderungen ungestörter Geschlechtstrieb. Die dafür notwendigen Organe bekommen bei Unpäßlichkeiten und Krankheiten einen wesentlich höheren Stellenwert, als wir dies bei »anderen« Organleiden feststellen. Alle Organe im Nieren-, Harn- und männlichen Geschlechtstrakt sind — mit Ausnahme der Nieren — klein und nicht lebensnotwendig. Dennoch erhalten sie im Störfall eine Bedeutung, die über diejenige der »Großen«, wie Herz, Lunge oder Leber, weit hinausgeht. Zusätzlich haben die »urologischen« Erkrankungen eine große Bedeutung wegen häufiger Krankenstände, Frühinvalidität und einer oft langwierigen Behandlung.

Aufgabe dieses Buches ist es daher, den Leser umfassend aufzuklären und daran mitzuwirken, die Zahl dieser Erkrankungen und deren Folgeschäden zu verkleinern. Form und Stil der »Blasen-Nierenfibel« schließen an den Verdauungs-, Atmungs- und Kreislaufkompaß (ebenfalls im Kneipp-Verlag erschienen) an.

Das Interesse des Internisten ergibt sich zum einen aus der engen Beziehung zu »Bauchangelegenheiten«, Gefäßproblemen, Stoffwechselkrankheiten, Nierenleiden, Hormonstörungen und vielen weiteren Leiden, die ihren Ursprung in der Inneren Medizin haben oder in diese hineinragen, zum anderen, weil viele Patienten mit urologischen Problemen zuerst zum Internisten gehen und ein großer Prozentsatz der Patienten vom Urologen und Internisten betreut werden muß. Schlußendlich findet die organbezogene »Kompaßreihe« mit diesem Band eine vom Leser erwartete Fortsetzung.
Er soll keine Fachliteratur ersetzen, sondern ein alltagstauglicher Ratgeber für interessierte Laien sein.

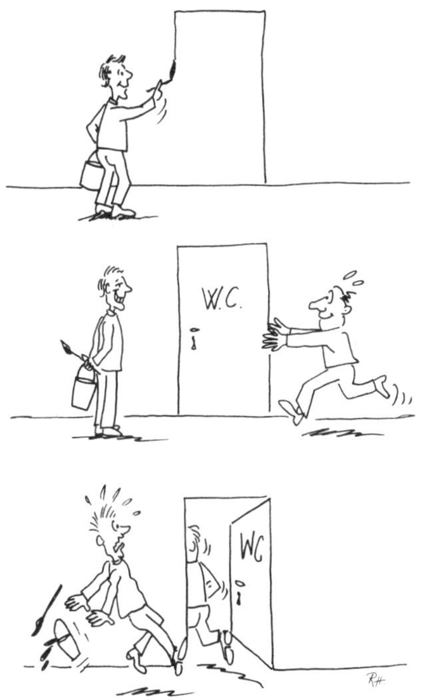

Ein elementares Bedürfnis des Menschen . . .

Geschrieben wurde die Fibel auf Empfehlung des Verlages für

- alle am Thema Interessierten,
- alle Patienten mit Problemen in diesem Bereich,
- Männer mit Sexualstörungen — und deren Frauen,
- Betreuer von Patienten und
- Eltern einschlägig kranker Kinder.

Dem Kneipp-Verlag und besonders Frau Mag. Waltraud Ruth ist für die großzügige Ausstattung des Buches zu danken.

In vielen Fragen beraten und unterstützt hat mich meine Frau Reinhild. »Dringende« Fragen kamen von Lisa, Philipp und Richard und natürlich von den Patienten aus der Praxis.

Meine langjährige medizinisch-technische Assistentin Frau Maria Fabian besorgte mit Akribie das Lesen und Korrigieren des Manuskriptes.

Alle im Buch genannten Medikamente sind mit wenigen Ausnahmen nur auf ärztliche Verschreibung in der Apotheke erhältlich. Nicht als Alternative, sondern in den meisten Fällen als Ergänzung hiezu dient die »Kräuterecke«.

ZEICHENERKLÄRUNG:

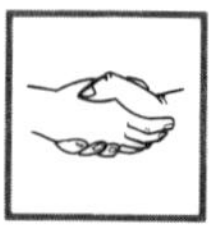 = BEHANDLUNG

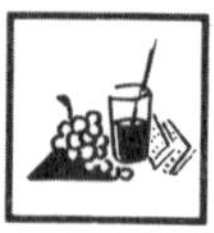 = DIÄT

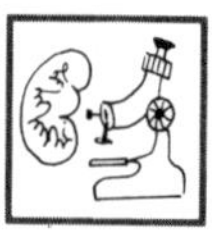 = DIAGNOSE

 = GESUNDHEIT

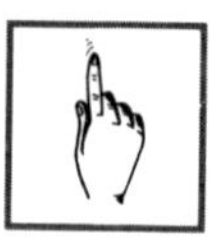 = VORSORGE

Zahlen

15 Prozent der Bevölkerung haben ein- oder mehrmals Beschwerden oder organische Abweichungen im Harntrakt. Fünf Prozent aller Menschen leiden dauernd oder für eine lange Zeitspanne ihres Lebens an einer Erkrankung der Harnwege.

Jeder sechste Patient ist ein »Blasen-Nierenfall«!

Pro Jahr werden in Österreich fast 150.000 Menschen wegen einer »Harngeschichte« in einem Spital aufgenommen, dabei sind Frauen doppelt so häufig davon betroffen. Die Zahl der ambulant Behandelten ist insgesamt 5- bis 10mal so hoch.

15 Prozent aller Krebstodesfälle entfallen auf die Harnorgane.

Die Medizingeschichte des Harntraktes

Die ersten »Harnärzte« kennen wir von den alten Ägyptern. Ihnen ist schon um 3.000 vor Christus die klare Trennung von Diagnose und Behandlung bekannt. Viele erhaltene »Papyri«, das sind aus Pflanzen hergestellte Papierrollen, geben uns Aufschluß über Hunderte von Anweisungen zur »richtigen« Verarztung.

Die ältesten Katheter zur Blasenentleerung stammen aus dieser Zeit.

Der »alte« Reiseschriftsteller Herodot: »Sie (die Ägypter) führen die Beschneidung aus Gründen der Reinlichkeit durch; denn sie stellen die Reinlichkeit über die Schicklichkeit.«

Der griechische Schriftsteller Strabo besuchte um 25 vor Christus Ägypten und berichtete, daß »die Ägypter die männlichen Personen beschneiden und die weiblichen ausschneiden«, womit offenbar die Ausschneidung des weiblichen Kitzlers und der kleinen Schamlippen gemeint ist. Diese Prozedur wird ja bis in unsere Gegenwart hinein bei den Unterschichten Ägyptens und des Sudans vorgenommen.

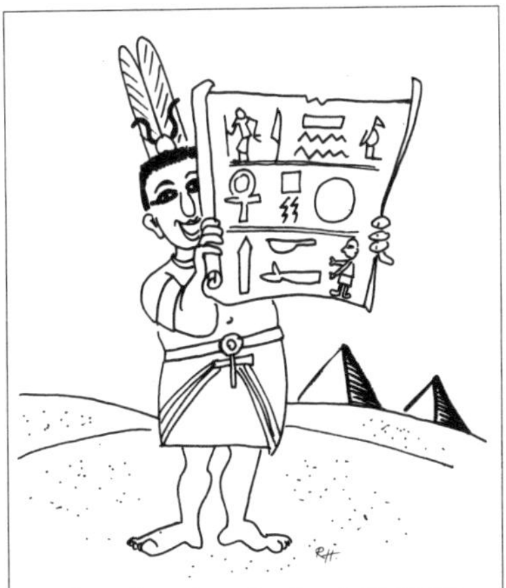

»Papyri« geben Auskunft über die »richtige« Behandlung.

Die Babylonier um 700 vor Christus kennen Drogen, Tampons, Zäpfchen, Klistiere und Räucherungen. Ebenso mischen sie eine gewaltige Anzahl von Pflanzen, Mineralien und tierischen Fetten zu Bier, Wein, Milch, Öl und Wasser.

Die Begründung der modernen europäischen Heilkunde im alten Griechenland basiert auf der Heilkraft der Natur und der Lehre von der gesunden Lebensführung. Auch die »wissenschaftliche« Medizin wird stets begleitet vom Kult um Heilgötter, ein Beispiel dafür ist der griechische Gott Asklepios.

Zur Zeit des Hippokrates, um 460 vor Christus, werden Kranke auf eine Liege, griechisch »kline«, gelegt, von da kommt unser Wort »Klinik«.

Aus der hippokratischen Zeit kennen wir gebrauchsfähige Bronzekatheter und die in Pompej gefundenen unterscheiden sich kaum von denen, die wir heute als Einmalkatheter verwenden.

Der um die Zeitenwende im alten Rom »ordinierende« Arzt Scribonius Largus verwendet das aus dem Schlafmohn gewonnene Opium gegen Schmerzen und Koliken. Das Spezialistentum ist bereits den römischen Ärzten bekannt: Neben Augen-, Kinder- und Altersärzten gibt es auch Wein- und Wasserärzte.

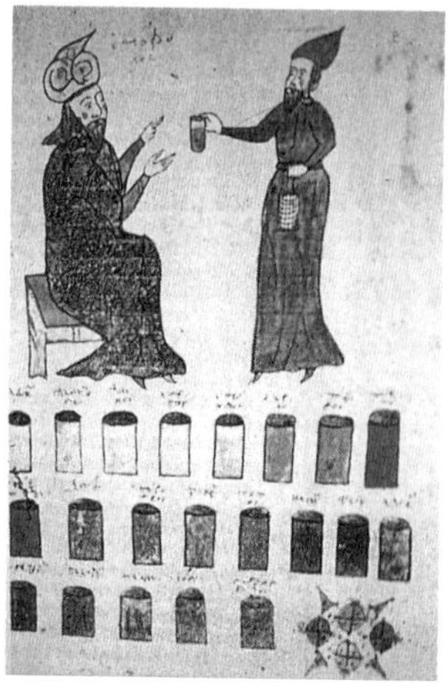

7. Jahrhundert: Der byzantinische Arzt Theophilus erhält eine Harnprobe. Farbmuster halfen bei der Diagnose.

Erstmalig wird der Blasensteinschnitt um 500 vor Christus in der altindischen »Ayurveda« von Sushruta dargestellt. Eine Vollendung erfährt er in dem Buch »De Re Medicina« von Cornelius Celsus.

Das — bisweilen finstere — Mittelalter bringt uns eine Trennung der Wege. Im Orient und überall dort, wo sich der Glaube Mohammeds ausbreitet, wird die fortgeschrittene »alte« Medizin weiter entwickelt, was sich in der Entstehung von Medizinschulen und Krankenhäusern zeigt. Im Westen dagegen kommt man über die Stufe einer vergleichsweise schlichten Kloster- und Kräutermedizin nicht hinaus.

Erst die verheerenden Pestzüge schaffen ein neues Denken, das einen wissenschaftlich begründeten Aufschwung der Heilkunde einleitet.

Das berühmteste Heilmittel dieser Zeit ist der »Theriak«: Diese Mixtur besteht aus Opium und Schlangenfleisch und hält sich bis ins 19. Jahrhundert als offiziell anerkanntes Allheilmittel.

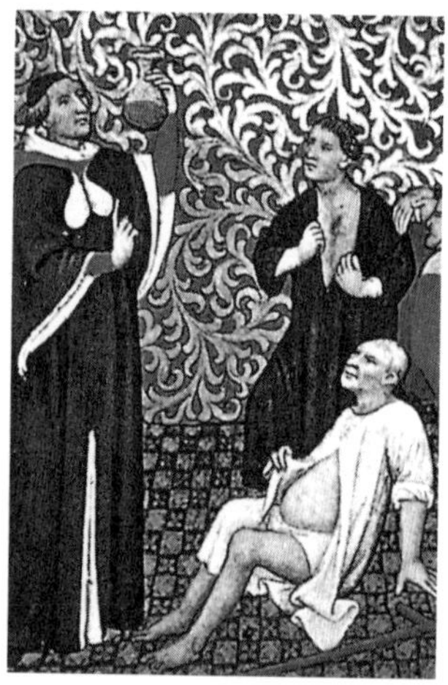

Harnbeschauender Arzt um 1500.

Die Harnschau als diagnostisches Hilfsmittel des Arztes breitet sich im hohen Mittelalter von den medizinischen Zentren in Konstantinopel, Italien und Frankreich aus. Sie wird zur wichtigsten Tätigkeit des Arztes im Mittelalter und der frühen Neuzeit. Der Arzt beäugt den Harn, inspiziert ihn im Gegenlicht, riecht und schmeckt an ihm. Dadurch bekommen diese Spezialisten auch bezeichnende Namen wie Harnkiker, Wassergucker, Pißpropheten, Brunnenschauer, Seichgucker, Brunzdoktor und Wasserdoktor.

Der deutsche Arzt Christoph Wilhelm Hufeland, 1762 — 1836: »Urin ist das wichtigste Zeichen der Diagnostik zur Erkenntniß der Beschaffenheit des Blutes und des chemischen Processes im Organismus.«

Leonardo da Vinci schließlich wird um 1500 mit seinen anatomischen Zeichnungen zum Wegbereiter des »gläsernen Menschen«. Als erster veranschaulicht er durch die Wahl verschiedener Schnittebenen den Bauplan des Körpers.

Der Aderlaß als gängige Heilpraxis erfährt neue Gründe zur Anwendung und Abwandlung der Technik, bleibt aber bis in unser Jahrhundert »Standard«behandlung.

Als Material für Katheter verwendet man bis zum 19. Jahrhundert Silber und Glas, aber auch gewebte Textilien mit Lacküberzug. Am Ende der 20er Jahre entwikkelt der amerikanische Urologe Frederic Foley einen Katheter, der zur Fixierung in der Blase eine aufblasbare Gummimanschette erhält.

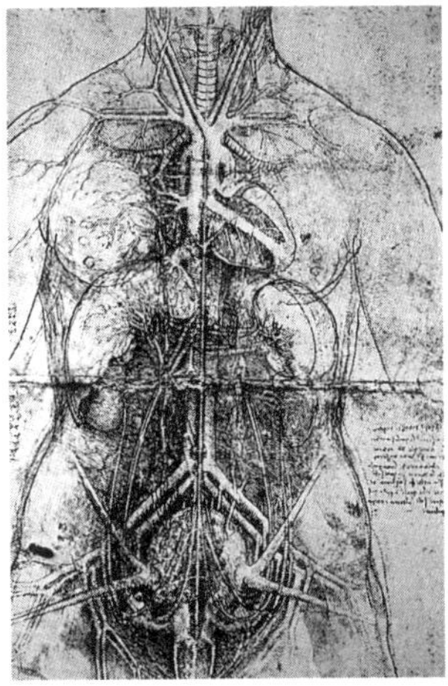

Zeichnung von Leonardo da Vinci, um 1505. Er war der Begründer des »gläsernen Menschen«.

Bis 1879 kann die Harnblase nur »blind« untersucht werden. In diesem Jahr erfindet M. Nitze das erste »Kystoskop«, mit dem die »Spiegelung« der Blase von innen ermöglicht wird.

Die schon seit 1824 von Jean Civiale vorgenommenen Steinzertrümmerungen werden damit auch sichtbar.

Am 4. April 1943 gelingt es dem holländischen Arzt Willem Johan Kolff, mit einem selbst konstruierten Apparat die 29jährige Jann Schrivner am Leben zu erhalten. Der Einsatz der »künstlichen Niere« im medizinischen Alltag beginnt.

Ein Lehrbeispiel, wie richtige Beobachtung und falsche Schlußfolgerung Hand in Hand gehen können, lieferten die Leibärzte des spanischen Königs Philipp II. Seine schwangeren Frauen wurden bei jeder möglichen Unpäßlichkeit »zur Ader gelassen«.
Dabei machten die Doktoren die Beobachtung der »Blutsenkung«. Diesen »gesenkten« Blutkuchen aber erachteten sie für schädlich, hielten ihn für ein Gift, von dem man den Körper befreien müsse. Im Verlauf einer Schwangerschaft aber wird die Anzahl der roten Blutkörperchen — im Verhältnis zum flüssigen Anteil — immer geringer. In der Folge steigt daher die Blutsenkung an. Da somit die vermeintliche »Vergiftung« der Königsgemahlinnen zunahm, wurden die Aderlässe immer häufiger wiederholt. Die vielen Aderlässe (»Das Gift muß heraus.«) aber schwächten die Frauen so sehr, daß sie am normalen Blutverlust der Geburt verstarben. Die Dynastie blieb kinderlos.

Ein weiterer Meilenstein ist die erste erfolgreiche Nierenverpflanzung oder »Transplantation« durch den amerikanischen Chirurgen Richard Lawler am 17. Juni 1950 in Chicago.
Die Einführung des »Scribner-Shunts« — einer ständigen Verbindung von Schlagader (Arterie) und Blutader (Vene) am Unterarm — gestattet es, Patienten, die auf eine künstliche Niere angewiesen sind, langfristig zu behandeln.

Die Untersuchung der Harnwege mittels Ultraschall revolutioniert seit den 70er Jahren die Diagnostik, denn erstmals in der Medizingeschichte sind Ergebnisse und Befunde rasch, schmerzlos und ohne Schädigung des Patienten zu bekommen.

Am 7. Februar 1980 beginnt man an der Münchner Universitätsklinik, Nierensteine mit Hilfe von Ultraschall-Stoßwellen zu zertrümmern. Schon bis zum April 1982 werden 200 Patienten mit dieser Methode erfolgreich von ihren Steinen befreit.

Einerseits haben die letzten Jahrzehnte somit eine Flut neuer Erkenntnisse und Techniken mit sich gebracht, andererseits überfordern die Möglichkeiten der Chirurgie, Nierenwäsche, Nierenverpflanzung, Intensivmedizin und Erbanalyse viele Menschen und erzeugen Unbehagen. So wird die Suche nach einfachen, »alternativen« Heilmethoden verständlich.

Die Suche nach verstehbaren Heilweisen und die Sehnsucht nach den Überbleibseln von Religion und Magie (= Zauber) haben zur »Alternativmedizin« geführt, die mittlerweile ein Eigenleben führt. Auch das müssen wir beim geschichtlichen Verständnis der Nieren- und »Wasser«medizin bedenken.

DER AUFBAU DER HARN- UND GESCHLECHTSORGANE

Ein ganzes Leben lang — schon im Mutterleib! — wird der Harn nur in den beiden Nieren erzeugt. Alle nachfolgenden Organe wie Harnleiter, Harnblase und Harnröhre dienen lediglich als Vorratsbehälter und Kanalsystem. Wir müssen also das »Wasserwerk«, die Harnerzeugung, von der »Kanalisation«, der Harnableitung, unterscheiden. Wichtige Steuerfunktionen — auch für die Nieren — haben die Nebennieren. Mit diesen paarigen Drüsen befassen wir uns zuerst.

Die Nebennieren

Kappenförmig sitzen sie an den oberen Polen jeder Niere. Sowohl die Rinde als auch das Mark des kleinen, lebenswichtigen Organs bilden Hormone. Gebildet werden diese Botenstoffe des Körpers aus dem Cholesterin. Auch Eierstock und Hoden verwenden als Grundstoff für ihre Hormonproduktion Cholesterin.

In der Rinde werden drei wichtige Hormonsorten hergestellt:

- Mineralkortison und Aldosteron: Beide überwachen den Kochsalzstoffwechsel, indem sie aus dem Blut ausgeschiedenes Natrium wiederum in die Niere zurückholen.
- Zuckerkortison: Es reguliert den Kohlenhydrat- und Eiweißstoffwechsel. Es fördert den Umbau von Eiweiß in Zucker.
- »Androgene«: Diese männlichen Hormone sind für das Erscheinungsbild »Mann« erforderlich.

Die Rindenhormone dienen auch den allgemeinen Abwehrmaßnahmen, wenn der Körper durch besondere Belastungen wie Infektionen oder starken Streß strapaziert

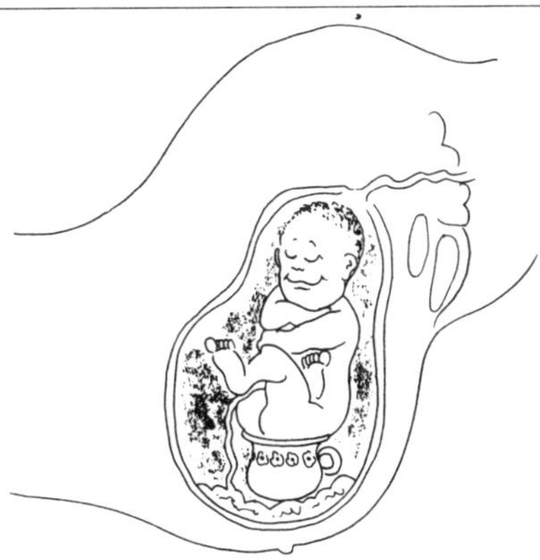

Harn erzeugt das werdende Menschlein schon im Mutterleib.

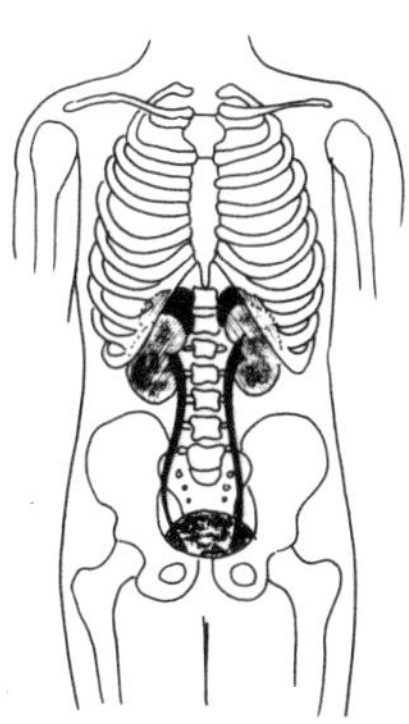

So liegen die Nieren und ableitenden Harnorgane im Körper. Die Nebennieren sitzen den Nieren kappenförmig auf.

wird. Angeregt wird die Erzeugung und Ausschüttung der Rindenhormone durch hormonelle Reizstoffe aus dem Vorderlappen der Hirnanhangsdrüse (= Hypophyse).

Adrenalin und Noradrenalin, zusammen auch »Katecholamine« genannt, werden im Nebennierenmark erzeugt. Auf den Kreislauf und den Zuckerstoffwechsel wirken die beiden Hormone so wie der Sympathikusnerv. Dies bedeutet eine Erhöhung der Pulszahl, der Herztätigkeit und des Blutzuckers. Noradrenalin bewirkt eine Verengung der kleinen Blutgefäße, wodurch der Blutdruck angehoben wird. Verstärkte Muskelarbeit und erhöhte körperliche Leistungen führen zu einer vermehrten Ausschüttung der Streßhormone. Diese veranlassen dann die Zellen zum Abbau von Fett und Kohlenhydraten und somit zur Bereitstellung der benötigten Energie.

Die Nieren — Lage und Feinbau

Die bohnenförmigen Nieren liegen beidseits der Wirbelsäule. Sie sind 12 cm lang, 6 cm breit und 3 cm dick bei einem Gewicht von 150 bis 300 Gramm. Bei der Frau ist das Nierengewicht um ca. 1/4 niedriger als beim Mann. Die linke Niere liegt unterhalb der Milz. Sie reicht vom 11. Brustwirbel bis zum 3. Lendenwirbel und steht damit etwas höher als die rechte Niere. Die tiefer stehende rechte Niere liegt unter der Leber und reicht bis zum 4. Lendenwirbel hinunter. Nach unten zu sollen die Nieren nicht unter den Beckenkamm sinken.
Ihre »gebogene« Seite richten beide Organe nach außen, die hohle Seite mit der »Nierenwurzel« schaut nach innen. Dorthin verlaufen Blutgefäße, Lymphgefäße und »vegetative« (= nicht dem Willen unterworfene) Nerven, auch der Harnleiter tritt hier aus. Die Nierenschlagadern — auf jeder Seite je eine — kommen aus der Bauchhauptschlagader. Sie führen den Nieren etwa ein Drittel des gesamten Körperblutes zu. Die Nierendurchblutung beträgt beim erwachsenen Mann etwa 600 Milliliter pro Minute, bis zum 80. Lebensjahr sinkt dieser Wert auf 300 Milliliter. Die Nierenschlagadern verzweigen sich in der Niere in immer kleinere Äste, bis schließlich die kleinsten Haargefäße oder Kapillaren jene Schlingenknäuel bilden, die man Glomeruli oder Nierenkörperchen nennt.

Die Nierenvenen bringen das sauerstoffarme, aber von Schlacken gereinigte Blut aus den Nieren heraus und münden in die untere Hohlvene. Die Niere wird von einer festen Kapsel eingehüllt und ist rundherum in Fett gepolstert. Kapsel, Fett, Blutgefäße und das Bauchfell (von vorne) halten die Nieren in ihrer angestammten »Wohnung« im Körper, die wir »Nierenloge« nennen. Mit den Atembewegungen verschieben sich die Nieren etwas, im Stehen sinken sie um 1 bis 2 cm nach unten. Zu einer abnormalen Beweglichkeit kann es nach starker Abmagerung kommen, wenn das Nierenfett reduziert und das Bindegewebe geschwächt ist. Diesen Zustand — extrem ausgeprägt — nennen wir Senk- oder Wanderniere.

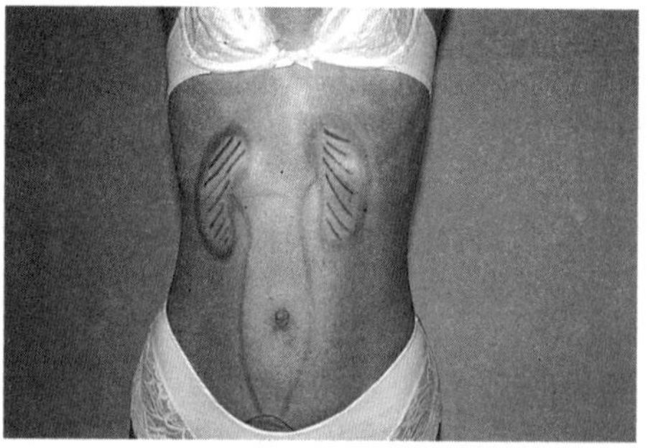

Die Lage der Nieren im Körper.

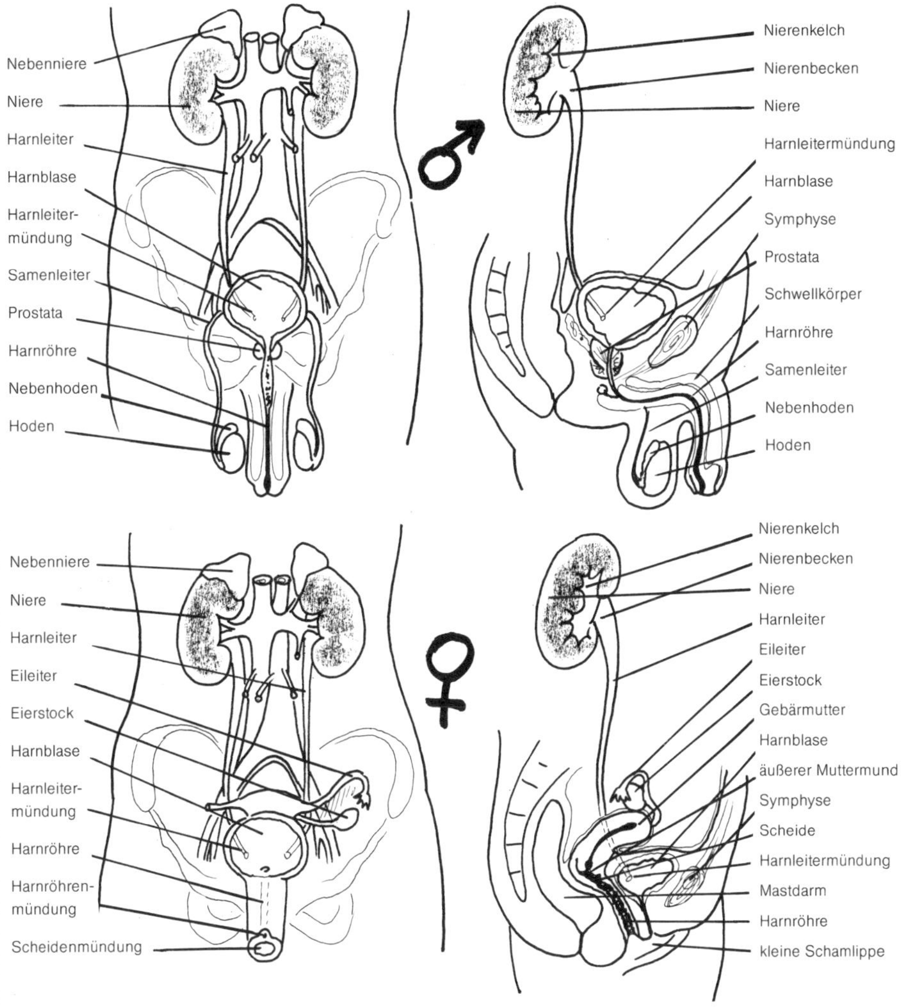

Die Harn- und Geschlechtsorgane bei Mann (oben) und Frau (unten).

Nieren, Harnleiter und Harnblase liegen außerhalb der Bauchhöhle, die Trennung von den Bauchorganen schafft das schon erwähnte Bauchfell.

»Gesteuert« wird die Funktion der Niere (= Ren) von den Hormonen der Hirnanhangsdrüse und der Nebenniere. Die Niere selbst erzeugt auch Hormone, vor allem das eiweißspaltende »Renin«. Dieses Renin regelt über Zwischenstoffe, die Angiotensine, den Blutdruck.

Betrachten wir den Feinbau der Niere!

Unter der Kapsel liegt die 7 mm dicke Rinde. Hier wird in Knäueln oder »Glomeruli« und Harnkanälchen der Harn gebildet. Unter der Rinde finden wir das Mark, das in Form von 10 — 15 kleinen Pyramiden mit deren Spitzen nach innen zeigt. Das Mark

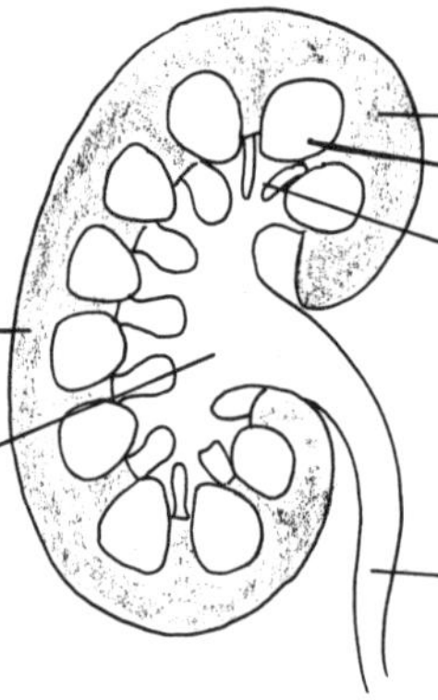

Die Niere besteht aus Rinde, Mark und Nierenbecken.

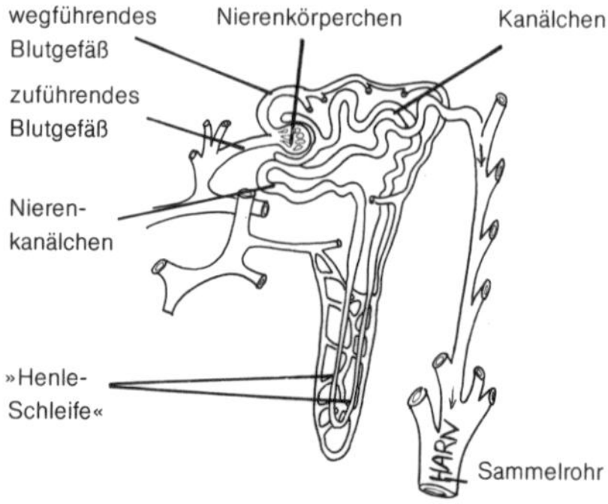

Das Filtriersystem der Niere mit dem Nierenkörperchen als Zentrum.

besteht aus Kanälchen und Sammelrohren, die in Harnporen enden. Aus denen tropft der produzierte Harn mit kleinen Auslässen, den sogenannten »Papillen«, in das Nierenbecken, welches 5 — 10 Milliliter Harn faßt. Die für sich geschlossene Einheit von Harnkanälchen und dünnsten Blutgefäßen — die mit den Kanälchen die denkbar engste Nachbarschaft bilden — bezeichnet man als »Nephron«. Jedes Nephron umfaßt ein Nierenkörperchen (= Glomerulus), das dazu gehörige Nierenkanälchen und das Sammelrohr.

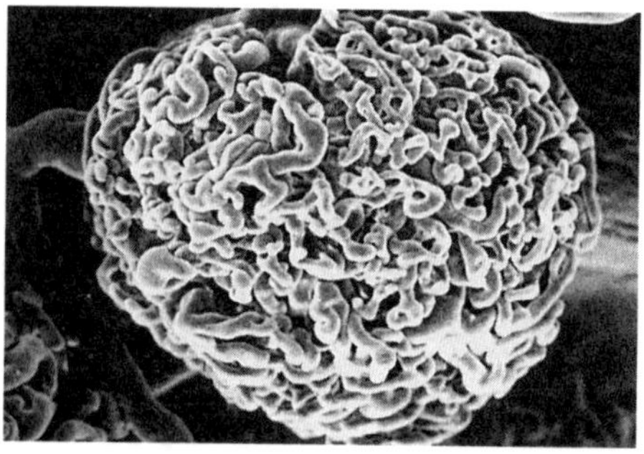
Ein »Glomerulus« oder Nierenkörperchen unter dem Elektronenmikroskop.

Jede Niere hat über 1 Million solcher Nephrone und 10 Kilometer Harnkanälchen. Ein Nephron muß man sich so vorstellen: Das Gefäßknäuel, der Glomerulus, wird von einer doppelwandigen Kapsel des Harnkanälchens umgeben. Die den Haargefäßen anliegende Wand bildet eine Filtrierfläche, durch deren Poren der Harn in die Harnkanälchen gelangt.

Diese Kanälchen legen sich in haarnadelförmige Schleifen, in denen der Harn durch regen Stoffaustausch (Mineralsalze wandern hin und her) weiter »veredelt« und schließlich konzentriert wird.
Die Nierenkörperchen erzeugen den »Erstharn«, die Produktion des endgültigen Harns erfolgt erst in den Kanälchen.

Vom Nierenbecken gelangt der Harn nicht so in den Harnleiter wie das Regenwasser in die Dachrinnen. Der Harn wird vielmehr durch kräftige Muskelbewegungen in den Harnleiter gepumpt. Diese Bewegungen heißen — so wie bei den Bauchorganen — »Peristaltik«.

Leben kann man ohne Nieren nicht. Bei Ausfall der Organe muß die lebensrettende Nieren- oder »Blutwäsche« vorgenommen werden, die als »Dialyse« bekannt ist.

Die Rolle des Wassers

Haben wir Eiweiß aufgenommen, so wird ein großer Teil davon in den Nieren als Harnstoff und Harnsäure »entsorgt«. In Wasser gelöst, können diese Stoffe als Harn abgesondert werden.

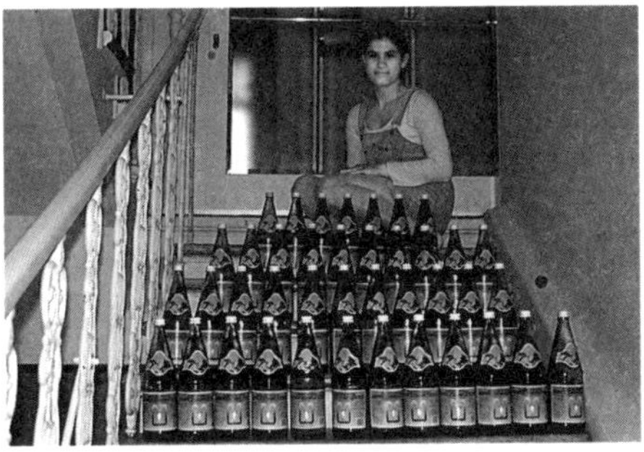

Aus soviel Wasser, wie diese Flaschen enthalten, besteht der Körper dieses Mädchens!

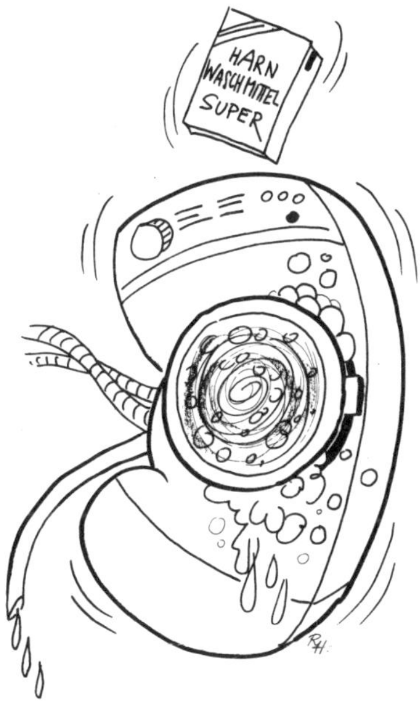

Die Niere ist unsere »Waschmaschine«.

Für jeglichen Stoffwechsel im Körper ist Wasser unentbehrlich. Die Nieren tragen dafür Sorge, daß genug Wasser im Körper vorhanden bleibt und überschüssige Mengen zusammen mit Schlacken ausgeschieden werden. Der Organismus besteht zu über 60 % aus Wasser. Ein 80 Kilogramm schwerer Mensch enthält demnach 48 Liter Wasser!

Der Wassergehalt des Säuglingskörpers ist noch höher, nämlich 75 %!

Frauen haben weniger Wasser als Männer, weil der Frauenkörper einen höheren Fettanteil hat und Fett weniger Wasser enthält als andere Gewebe des Körpers.

Wasser ist für den Menschen auf Grund seiner physikalischen und chemischen Eigenschaften lebensnotwendig.

Woher stammt dieses Wasser?

Wir nehmen es direkt als Getränk und indirekt durch Nahrungsmittel auf, die Wasser enthalten. Weiters liefern die innere »Verbrennung« und die Energiegewinnung aus Nährstoffen stets zusätzliches Wasser — dadurch erklärt sich die Harnproduktion, auch wenn wir nichts essen oder trinken.

Wasser zirkuliert in einem ewigen Kreislauf ständig im Körper. Alle Verdauungsdrüsen sondern unentwegt wasserhältigen »Speichel« in Mund, Magen und Darm (»Bauchspeichel«) ab. Die Zellen in den Schleimhäuten saugen es gemeinsam mit den zerlegten Nährstoffen wieder auf und bringen es in den Blutkreislauf zurück. Wasser findet sich also in den Zellen, im Blut, aber auch zwischen den Zellen. Es ist die vorrangige Pflicht der Nieren, zwischen diesen drei Wasserräumen eine ausgewogene Wasserverteilung zu erhalten. Diese »Wasserkontrolle« schaffen die beiden

Organe durch die Aufrechterhaltung des »osmotischen« Zustandes des Gewebes. Vereinfacht heißt das, daß pro bestimmter Flüssigkeitsmenge nur eine bestimmte Anzahl von Stoffen vorhanden sein darf.

Die Wasserbilanz gliedert sich in Wasseraufnahme und Wasserabgabe.

Zur Mindestaufnahme zählen:

- Wasser in der festen Nahrung ca. 0,75 Liter,
- Wasser aus dem Stoffwechsel ca. 0,32 Liter,
- Wasser in Getränken ca. 0,63 Liter.

Alle Mengenangaben beziehen sich auf einen 70 kg schweren Mann bei normaler Ernährung und Umgebungstemperatur sowie leichter Arbeit.

Die Abgabe des Wassers geschieht folgendermaßen:

- über die Haut und die Ausatmung ca. 0,84 Liter,
- mit dem Harn ca. 0,76 Liter und
- mit dem Stuhl ca. 0,1 Liter.

Auf der Aufnahmeseite wird der Wasserhaushalt über den Durst reguliert. Die Entstehung des Durstgefühles geht so vor sich, daß das eingedickte Blut gewisse Fühler im Gehirn erregt, wodurch die Ausschüttung von »Adiuretin«, des wasserzurückhaltenden Hormons, angeregt wird. Beachtenswert ist, daß der Mensch während einer körperlichen Tätigkeit mit kleineren Wasserverlusten von 1,5 — 2 Liter erst nach Beendigung dieser Arbeit Durst bekommt. So wird das Wasserdefizit erst bei der nächsten Mahlzeit ausgeglichen.

Die Erzeugung des Harnes gliedert sich in die grundlegenden Vorgänge der

- Filtration,
- Rücknahme und
- Absonderung.

Filtriert wird in den Nierenkörperchen, für die Rücknahme und Absonderung sind die Harnkanälchen zuständig.

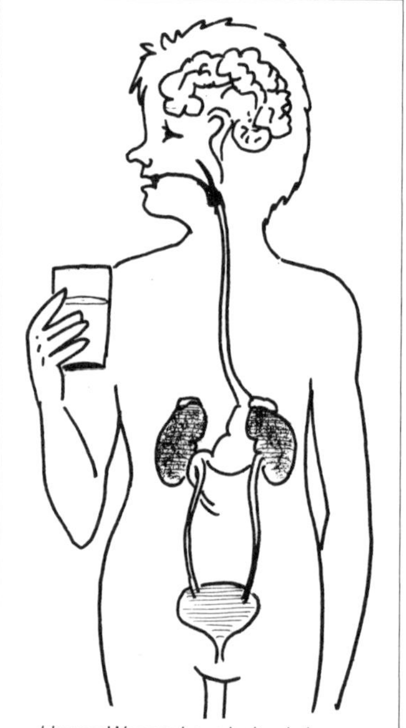

Unser Wasserhaushalt wird zum Großteil über den Durst gesteuert. Die »Durstzentrale« sitzt im Gehirn.

Filtration

Erzeugt wird der Harn durch Filtration. Im Gefäßknäuel der Nierenkörperchen herrscht ein höherer Druck als im umgebenden Nierengewebe. Der höhere Druck bewirkt, daß Wasser durch die (nur im Elektronenmikroskop sichtbaren) feinsten Poren der Gefäßwand durchgepreßt wird. Das durchströmende Blut wird regelrecht gesiebt.

Die treibende Kraft ist dabei der Blutdruck, einen (kleineren) Gegendruck bildet die »Kapsel« der Kanälchen. Sinkt nämlich der mittlere Blutdruck auf einen 1. Wert unter 70, heben sich beide Drucke auf, und es wird kein Harn mehr erzeugt.
»Kleine« Stoffe wie die »Elektrolyte« Natrium, Kalium, Chlor sowie Harnsäure, Kreatinin und Harnstoff können ebenfalls passieren, während die großen Eiweiße im »Maschendraht« zurückgehalten werden, sie sind für ein Durchschlüpfen zu »groß«. Dieser Ersthарn von täglich 150 Litern enthält vornehmlich Wasser, die genannten Stoffe und (bis auf Eiweiß) alle Substanzen des Blutes, die kleiner sind als die Poren. Auch Salze, Zucker, kleinste Eiweißkörper, Aminosäuren und alle wasserlöslichen Fremdstoffe kommen darin vor. Größere Eiweißkörper und Blutzellen können beim Gesunden die Poren der Gefäßschlingen nur in geringsten Mengen passieren. Es muß erst eine krankhafte Schädigung stattfinden, um die Poren für größere Eiweißmengen und Blutzellen durchlässig zu machen.

Rücknahme und Absonderung

Vom erzeugten Ersthаrn werden 90 % in den Kanälchen wieder aufgesaugt und dem Blutstrom erneut zugeführt. Wichtig ist die Wiederaufnahme jener Stoffe, die dem Körper nicht verlorengehen dürfen.

Der »vorläufige« Harn (15 l) wird in die Kanälchen weitertransportiert. Dort werden nun laufend Stoffe wiederum herausgesaugt und neue zum Harn abgegeben. So kann etwa Natrium wiederaufgenommen und gegen Wasserstoff ausgetauscht werden. Bei diesen Austauschvorgängen in den Kanälchen ist ein Hormon der Nebennieren, das Aldosteron, beteiligt. Erst durch diese Vorgänge der Abgabe und Wiederaufnahme von Stoffen, wie Wasser, Wasserstoff, Bikarbonat, Natrium, Kalium und Ammoniak, entsprechend den Erfordernissen des Gesamtstoffwechsels, entsteht der endgültige Harn (1,5 l). Zusätzlich erfolgt in den Kanälchen auch die Absonderung von Medikamenten und Giften.

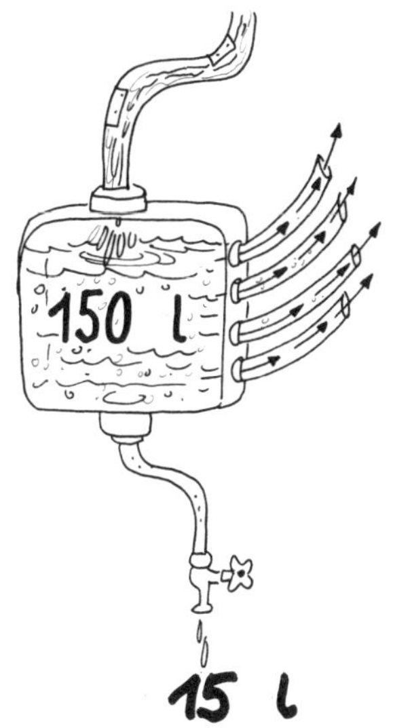

Vom »Ersthаrn« werden 90 % wieder vom Körper aufgesaugt.

Der Endharn

Die normale Zusammensetzung des Harnes schwankt entsprechend den Bedürfnissen des Körpers in weiten Grenzen.

Für die Produktion von 1 1/2 Liter Harn ist in 24 Stunden ein Durchfluß von 1.500 Liter Blut erforderlich.

Wenn wir mehr trinken oder harntreibende Pillen einnehmen, kann die Harnmenge auf 3 Liter und mehr ansteigen. Ein Absinken der Harnmenge beobachten wir bei

- Durst,
- Fieber,
- Schwitzen,
- Blutverlust und
- Nierenerkrankungen.

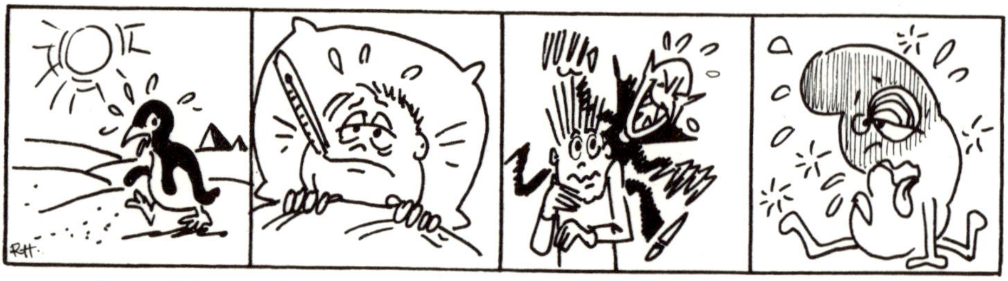

Durst, Fieber und Schwitzen, Blutverlust und Nierenleiden senken die Harnmenge.

Für große Harnmengen muß die Niere Verdünnungsarbeit leisten, bei kleinen Mengen dagegen Konzentrationsarbeit. Der »dünne« Harn hat ein spezifisches Gewicht von 1,002, der »konzentrierte« Harn ein hohes spezifisches Gewicht von 1,040. Das spezifische Gewicht des Harnes steigt an, weil in eine geringe Harnmenge bis zu dreimal soviel Schlackenstoffe ausgeschieden werden müssen, als dies bei einer normalen Harnmenge von etwa 1,5 Liter notwendig ist. Unter normalen Umständen schwankt das spezifische Gewicht zwischen 1,015 und 1,030.

Die Fähigkeit der Niere, den Harn zu konzentrieren, bezeichnen wir als »Clearance« (engl.: Reinigung, Klärung).

Anmerkung:

Das spezifische Gewicht gibt an, wievielmal schwerer ein Stoff ist als die gleiche Menge Wasser.

Die Harnfarbe entsteht durch den Gehalt an »Urochrom«. Dieser Farbstoff entstammt dem Eiweißstoffwechsel. Dünner Harn ist hellgelb, konzentrierter Harn wird braunrötlich.

Achtung:

Gallenfarbstoffe und Medikamente oder Vitamine, besonders der »B«-Gruppe, können konzentrierten Harn vortäuschen. Blut, Farbstoffe der Galle, Medikamente und Krankheiten machen den Harn dunkel.

Welche Aufgaben haben die Nieren?

Die Niere ist durch das Erbmaterial dazu bestimmt, nützliche Stoffe dem Körper zu erhalten und schädliche in den Harn zu verarbeiten. Sie leistet mehr als eine gewöhnliche Kläranlage. Sie scheidet gewisse Substanzen gezielt aus und hilft dadurch mit, die Zusammensetzung der Körperflüssigkeiten konstant zu halten. Dies führt zu einem gleichbleibenden Druck in den Zellen und auch zu einem Gleichgewicht zwischen den sauren und basischen Stoffen. Für diese Aufgaben sind gewisse Mineralien nötig, deren Menge und Zusammensetzung von der Niere kontrolliert werden. Pro Tag scheiden die Nieren ca. 50 Gramm feste Stoffe, sogenannte harnpflichtige Substanzen, in gelöster Form aus. Dazu gehören Harnstoff, Kreatinin, Harnsäure, Ammoniak, Salze, Säuren, Basen und andere Verbindungen, die wir bis heute nicht vollständig kennen. Medikamente und Fremdstoffe verlassen auf demselben Weg den Körper.

Auch wird die Blutreaktion — sauer oder basisch — von der Niere geregelt. Alle Stoffe, welche den ph-Wert des Blutes verschieben könnten, werden aus dem Blut eliminiert. Normalerweise ist der Harn bei gemischter Kost durch Schwefel- und Phosphorsäuren sauer. Verstärkt wird die Säure des Harnes durch reichhaltige Fleischmahlzeiten und nach starker Muskeltätigkeit. Eine größere Gemüsemahlzeit (Gemüse ist basisch) macht den Harn schwach sauer oder basisch, und das gleiche geschieht nach dem Verlust von Magensäure durch starkes Erbrechen.

Für die Hormonfunktion hat die Niere einen eigenen Kontrollapparat. Dieser sitzt an bestimmten Zellen in der Wand der Harnkanälchen. Diese Zellen sondern bei Bedarf den schon genannten Stoff »Renin« ab. Renin regelt auf recht komplizierte Weise die Eigendurchblutung der Niere und greift auch in die Stoffwechselfunktionen des Organs ein. Renin wandelt das in der Leber gebildete »Angiotensinogen« in das »Angiotensin I« um. Durch die Wirkung eines weiteren Stoffes, des »angiotensine converting enzyme«, entsteht daraus »Angiotensin II«.

Angiotensin II bewirkt eine Blutdruckerhöhung durch Gefäßverengung und die Freisetzung des Hormons Aldosteron aus der Nebennierenrinde. Aldosteron steigert durch Salz- und Wasseraufnahme in den Kanälchen den Blutdruck.

Hat der Organismus zuviel Salz und Wasser, wird die Reninabgabe gebremst. Alle Folgeschritte über Angiotensinogen bis zum Aldosteron werden gedrosselt und somit die Salz- und Wasserausscheidung gesteigert.

Das zusammenspielende System Renin — Angiotensin — Aldosteron reguliert den Flüssigkeits- und Salzhaushalt des Körpers und bestimmt dadurch auch die Blutdruckverhältnisse. Eng damit verbunden ist das Hormon Adiuretin. Es entstammt dem Zwischenhirn und wird im Hinterlappen der Hirnanhangsdrüse gespeichert. Wenn die Anzahl der Teilchen pro bestimmter Blutmenge zunimmt oder die kreisende Blutmenge sinkt, wird Adiuretin vermehrt abgesondert. Es bewirkt dann ebenfalls eine stärkere Wassereinsparung durch die Nieren. Nimmt dagegen die Anzahl der Teilchen pro bestimmter Blutmenge ab und/oder steigt die kreisende Blutmenge, vermindert sich die Adiuretinabgabe, und die Nieren scheiden vermehrt Wasser aus.

Ein zweites Hormon, das »Erythropoetin«, ist für die Bildung und Entwicklung der roten Blutkörperchen (= Erythrozyten) zuständig. Bei Sauerstoffmangel und Blutarmut wird in den Körperchen des Nierengewebes Erythropoetin frei, das dann die Produktion der roten Blutkörperchen und den Aufbau des roten Blutfarbstoffs (= Hämoglobin) in Gang setzt. Es ist mittlerweile gelungen, Erythropoetin im Labor »nachzumachen«, sodaß es bei gewissen krankhaften Zuständen bereits in der Routine verwendet wird. Einsatzgebiete sind Blutarmut bei Tumoren, die Frühgeborenenblutarmut, Nierenwäschepatienten und die Eigenblutgewinnung. Präparate sind »Erypo« und »Recormon«.

»Vitaminwandler« finden sich ebenfalls in der Niere. Sie wandeln Vitamin D in dessen biologisch wirksame Form um. Gemeinsam mit dem Parathormon aus der Nebenschilddrüse und dem Calcitonin aus der Schilddrüse und Nebenschilddrüse reguliert Vitamin D den Kalziumstoffwechsel im Blut und beeinflußt dabei grundsätzlich den Knochenstoffwechsel. Fällt das Kalzium im Blut ab, steigert das Parathormon die Kalziumaufnahme aus der Nahrung über den Darm und hemmt die Kalziumausscheidung der Nieren. Zur selben Zeit fördert das Parathormon den Kalziumabbau im

Knochen, was langfristig zur Entkalkung und Erweichung des Skelettsystems führt. Erst mit dem Vitamin D erlangt das Parathormon seine volle Wirkung. Calcitonin bremst dagegen den Knochenabbau und beschleunigt die Kalziumausscheidung bei einem hohen Blutkalziumspiegel.

Wir sehen daraus, daß die Aufgaben der Niere über die eines Siebes in einer Kläranlage weit hinausgehen. Machen wir zusammenfassend einen kurzen Blick ins »Pflichtenheft« der Niere!

Was leistet die Niere?

- Die Niere scheidet die Endprodukte des Stoffwechsels, die Schlacken, aus, ohne daß dabei nützliche Substanzen mit dem Harn verlorengehen.
- Die Niere hält das innere »Milieu« des Körpers aufrecht.
- Die Niere überwacht und reguliert
  - den Wasserhaushalt,
  - das Säuren-Basenverhältnis,
  - die Zusammensetzung der »Elektrolyte«,
  - die Ausscheidung und Zurückhaltung von Natrium und Kalium.
- Die Niere hat eine zentrale Stellung in der Regelung des Blutdruckes.
- Die Niere produziert verschiedene Hormone, z. B. für die Blutbildung.

Das Endziel aller Nierenbemühungen ist die Produktion eines den jeweiligen Körperverhältnissen angepaßten Harnes.

Die Zusammensetzung des Harnes

Unser Körper besteht bei der Geburt aus bis zu 75 — 80 % Wasser. Im Laufe des Lebens sinkt der Wassergehalt auf 55 — 60 % im höchsten Lebensalter. Wir dürfen uns also nicht wundern, daß das Ausscheidungsprodukt »Harn« auch zum größten Teil aus Wasser besteht.

98 % des Harnes ist Wasser.

2 % bestehen aus Salzen, Stickstoff, Farbstoffen und organischen Säuren.

1. Salze

Mengenmäßig an der Spitze steht Kochsalz oder »NaCl«. Im Durchschnitt werden 7—15 Gramm pro Tag ausgeschieden. Nehmen wir weniger Kochsalz mit der Nahrung auf, verringert sich auch die Ausscheidung, nach längerem Hungern fehlt Kochsalz im Harn überhaupt.

Geringer sind die ausgeschiedenen Mengen von Kalium mit ca. 3 Gramm sowie von Kalzium und Magnesium. Die aus dem Eiweißstoffwechsel stammende Phosphorsäure kommt als »Phosphat« an Kalium und Natrium sowie an Kalzium und Magnesium gebunden vor. Schwefelsäure aus den schwefelhältigen Eiweißstoffen erscheint ebenfalls im Harn.

2. Stickstoff

Den größten Anteil daran hat Harnstoff mit 30 bis 40 Gramm. Außerhalb des Körpers zerfällt er unter Bakterieneinfluß zu Kohlendioxid und Ammoniak (Toilettengeruch!). Die Harnstoffausscheidung hängt zum Großteil von der Eiweißzufuhr mit der Nahrung ab. Zum Stickstoff gehören auch noch das Kreatinin und die Hippursäure. Harnsäure aus dem Eiweiß der Zellkerne scheiden wir in 24 Stunden in einer Menge von 1 Gramm aus.

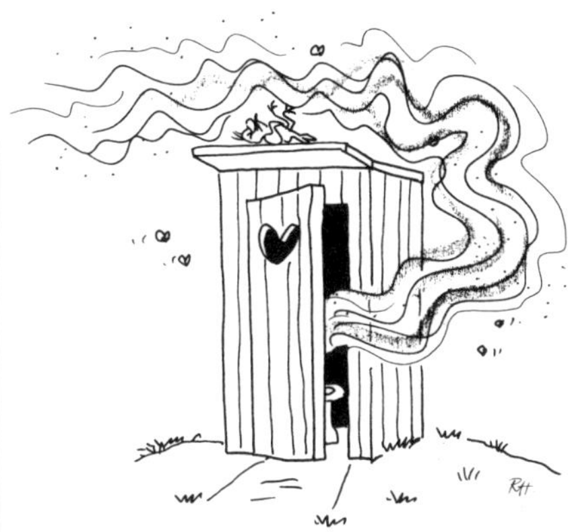

Der typische »WC-Geruch« entsteht durch Ammoniak, einem Eiweißabbauprodukt.

3. Farbstoffe

Aus dem Gallenfarbstoff Bilirubin entsteht Urobilinogen, das sich im stehenden Harn in Urobilin verwandelt.

4. Organische Säuren

In geringen Mengen finden sich Milchsäure, Zitronensäure und die aus der pflanzlichen Nahrung (besonders Spinat) stammende Oxalsäure. Auch Vitamine, Enzyme und Hormone treten in den Harn über.

Der »kranke Harn« enthält bei der Zuckerkrankheit auch Zucker und Keton.

Viele Nierenkrankheiten lassen Eiweiß, rote (= Erythrozyten) und weiße (= Leukozyten) Blutkörperchen sowie »Zylinder« in den Harn übertreten. Unter normalen Umständen werden pro Tag höchstens 2,5 Millionen rote Blutkörperchen und 2 bis 4,5 Millionen weiße Blutkörperchen ausgeschieden.

Unter dem Mikroskop sind im Harn, je nach der Stoffwechsellage, auch Kristalle zu sehen. In Abhängigkeit davon, ob der Harn sauer oder basisch ist, haben diese verschiedene Formen.

Wenn langfristig das Stoffwechselgleichgewicht krankhaft verschoben ist, droht im Harn eine Steinbildung. Im Aufbau der Steine unterscheidet man Urat-, Phosphat-, Oxalat-, Cystin- und Xanthinsteine.

Den möglichen Übertritt von Medikamenten in den Harn muß man bei der Einnahme von Medikamenten und der nachfolgenden Harnprüfung bedenken.

Der Harnleiter

Aus jeder Niere entspringt jeweils ein Harnleiter (= Ureter). Die beiden 25 bis 30 cm langen, wenige Millimeter dünnen Muskelschläuche gehen trichterförmig aus dem Nierenbecken hervor und ziehen, hinter dem Bauchfell gelegen, nach unten zur Blasenhinterwand. Wichtig sind drei Engstellen des Harnleiters.

An diesen Stellen können Nierensteine oder Blutklümpchen nach Nierenblutungen hängenbleiben und schmerzhafte Koliken durch einen Harnrückstau verursachen.

Die Einmündung in die Blase erfolgt schräg, und das hat einen besonderen Grund: Durch den schrägen Verlauf des Harnleiters in der Blasenwand entsteht ein Druckverschluß — durch den Innendruck der Harnblase wird der in der Harnblasenwand gelegene Teil des Harnleiters zusammengepreßt. Es wird daher bei starker Auffüllung der Blase ein Rückfluß des Harnes in das Nierenbecken verhindert. Der Harn »tropft« nicht in die Harnblase, vielmehr wird er durch kräftige Muskelbewegungen (= Peristaltik) des Harnleiters durch die muskulöse Enge der Harnblase in diese gespritzt. Wenn dieser Muskelverschluß nicht funktioniert, strömt Harn aus der Blase in den Harnleiter zurück. Durch diesen Rückfluß oder »Reflux« werden Infektionen des Harnleiters und des Nierenbeckens begünstigt.

Die Harnblase

Die »Vesica urinaria« ist ein sehr muskulöses Säckchen. Vom griechischen Namen Kystis (= Harnblase oder Beutel) leiten sich nicht nur Zystitis (= Harnblasenentzündung) oder Zystoskop (= Blasenspiegel) ab, sondern auch ganz allgemein die »Zyste« (= flüssigkeitsgefüllter Hohlraum).

Die gefüllte kugelige Blase, im kleinen Becken »zuhause«, ragt bei der Füllung über das Schambein hinaus. Bei übermäßiger Füllung kann sie bis zum Nabel hochsteigen. Die volle Harnblase liegt der vorderen Bauchwand ohne Zwischenschaltung des Bauchfells an. Man kann deshalb die gefüllte Harnblase durch die Bauchwand oberhalb der Schambeinfuge punktieren, ohne dabei Bauchfell und Bauchhöhle zu verletzen.

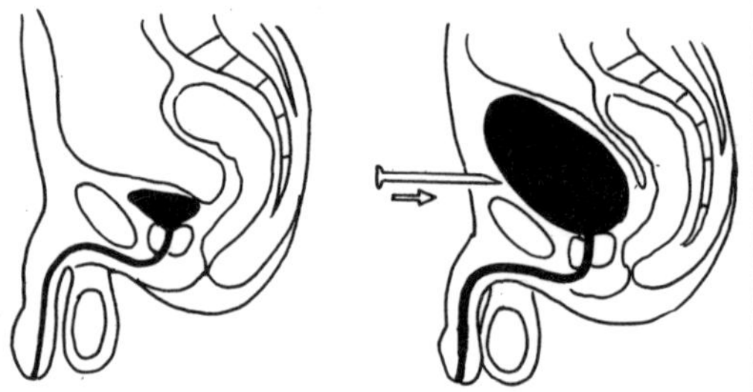

Bei der Punktion der gefüllten Blase besteht keine Gefahr das Bauchfell zu verletzen.

Die leere Blase dagegen liegt »zusammengelegt«, schalenförmig hinter der Schamfuge. Beim Mann befindet sich die Harnblase vor dem Mastdarm und sitzt der Vorsteherdrüse (Prostata) auf. Bei der Frau ist sie der Gebärmutter und der Scheide vorgelagert. Die 3-lagige Muskelschicht ist innen mit derselben Schleimhaut wie Harnleiter und Nierenbecken ausgekleidet. Dort, wo die Blase in die Harnröhre übergeht, wird von der Muskulatur ein ringförmiger, innerer Schließmuskel gebildet. Nach außen hin folgt der äußere, sogenannte quergestreifte Muskel, der zur Muskulatur des Beckenbodens gehört.

Die Harnblase ist mehr als nur ein speicherndes Hohlorgan. Die beiden Hauptnerven des inneren Nervensystems, »Vagus« und »Sympathikus«, führen Nervenfasern an das Organ heran. Wenn der Sympathikus »funkt«, wird die Muskelspannung der Blase vermindert. Die Folge ist eine Ausweitung der Blase und gleichzeitig wird die Spannung des Schließmuskels erhöht.

Der Vagusnerv verursacht das Gegenteil: Die Spannung der Blase wird verstärkt und die Spannung des Schließmuskels herabgesetzt — die Entleerung der Blase wird eingeleitet. Der Harn fließt dann ab, wenn die Harnröhre durch ihren Schließmuskel nicht versperrt wird. Je stärker der Harndrang, desto größer wird die willentliche Anstrengung zur Zurückhaltung, bis schließlich die Kraft des Schließmuskels überschritten wird. Eine Lähmung des Harnröhrenschließmuskels hat unfreiwilligen Harnabgang zur Folge. Unterstützt wird die Harnentleerung (= Miktion) durch das Anspannen der Bauchwand. Der obere Ringmuskel am Blasenhals erschlafft selbständig (»automatisch«), während der untere Ringmuskel willkürlich beeinflußt werden kann. Der Vorgang der Harnentleerung kann somit vom Gehirn durch Wirkung auf den unteren Ringmuskel jederzeit gestoppt werden, wodurch dann die weitere Blasenentleerung unterbleibt.

Wann »müssen« wir?

Wenn die Füllung und somit die Dehnung der Harnblase zunehmen — das ist ab 150 Milliliter der Fall — führt dies zu einer Erregung von empfindlichen Nerven der Blasenwand. Diese nervliche Erregung wird in unser Gehirn gemeldet. Das Gehirn, unser Verstand, sagt uns dann: Wir »müssen«.
Eine normale Harnblase faßt 150 — 500 Milliliter Harn. Bei stärkster Füllung beherbergt die Harnblase aber einen Liter und mehr.

Die Harnröhre

Die Harnröhre oder »Urethra« unterscheidet sich bei den Geschlechtern sehr. Bei der Frau ist sie nur ganz kurz, 2,5 — 5 cm, und mündet auf einer kleinen Vorwölbung in den Vorhof der Scheide.

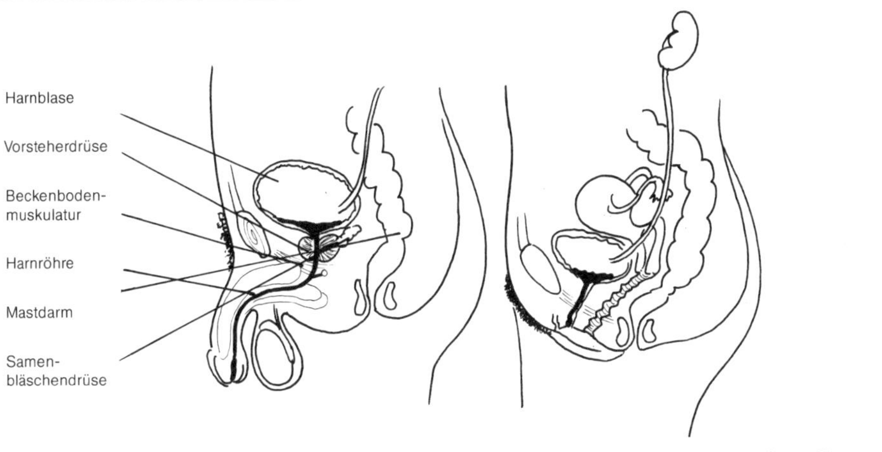

Die Harnröhre beim Mann ist fast 10mal so lang wie bei der Frau. Dies erklärt die häufigen Blasenentzündungen bei der Frau!

Die Harnröhre beim Mann ist mit 25 cm fünf- bis zehnmal so lang, sie verläuft durch das männliche Glied. In den hinteren Teil der männlichen Harnröhre münden die Ausführungsgänge der inneren Geschlechtsorgane. Der enge und kurze mittlere Teil wird nach außen durch einen Schließmuskel abgegrenzt. Der vordere Teil liegt zwischen den Schwellkörpern des Gliedes. Die Harnröhre ist beim Mann der gemeinsame Endabschnitt für das Harn- und Geschlechtssystem.

Der Penis

Er hat die Form eines Zylinders. Die Hauptmasse nimmt der langgestreckte Schwellkörper ein, in dessen rinnenförmiger Unterseite in einem zweiten Schwellkörper die Harnröhre liegt. Die Penisspitze bildet die Eichel (= Glans penis), die durch den »Hals« vom Penisschaft abgehoben wird. Teilweise bedeckt wird die Eichel von einer verschiebbaren Hautfalte, der Vorhaut (= Präputium).

In den Schwellkörpern sitzen schwammartige Blutkammern, deren Auffüllung zur Versteifung des Gliedes (= Erektion) führt.

Hodensack und Hoden

Der Hodensack ist eine beutelförmige Ausstülpung der Bauchwand. Im Vorgeburtsleben befinden sich die Hoden noch in der Bauchhöhle. Erst allmählich — bis zum Ende des 7. Schwangerschaftsmonates — wandern die Hoden aus der Bauchhöhle aus und gleiten durch den Leistenkanal in den Hodensack. Der Verschluß des Leistenkanals, durch »Verklebung« von Häuten, ist öfter erst am Ende des 4. Lebensmonats abgeschlossen. Bleiben die Hoden auf ihrer Wanderschaft im Leistenkanal stecken, nennt man dies einen Leistenhoden. Bleiben sie überhaupt in der Bauchhöhle, spricht man von versteckten Hoden oder »Kryptorchismus«.

Die eierförmigen Hoden (= Testes, Einzahl: Testis) sind drüsig angelegt und erzeugen das männliche Hormon Testosteron. Testosteron und ähnlich wirkende Stoffe heißen Androgene (= griech.: »Männermacher«). Die Hormonproduktion im Hoden wird von der Hirnanhangsdrüse überwacht.

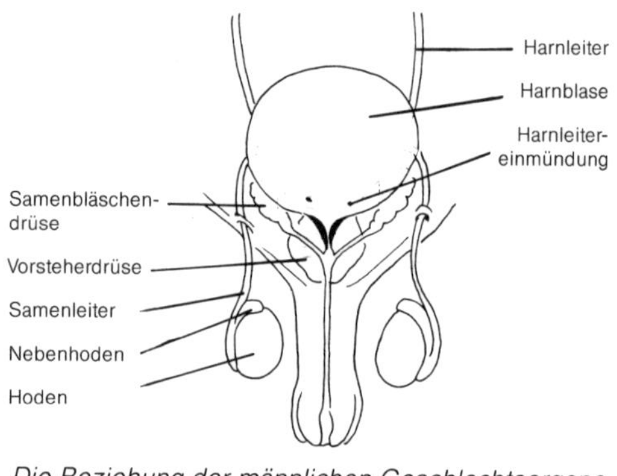

Die Beziehung der männlichen Geschlechtsorgane zu Blase und Harnleitern.

In vielen gewundenen Kanälchen entwickeln sich in den Hoden aus den Ursamenzellen die Samenfäden oder Spermien, welche zum Nebenhoden abgegeben werden.

Der Nebenhoden (= Epididymis) sitzt dem Hoden wie ein länglicher Rucksack auf. Seine Funktion erfüllt er ebenfalls mit Kanälchen, in denen eine schleimige Flüssigkeit erzeugt wird. Diese Absonderung dient der Speicherung der Samenzellen.

Die Kanälchen der Nebenhoden münden in 40 cm lange Muskelschläuche, die wir Samenleiter nennen. Auf jeder Seite des Hodensackes verlaufen sie nach oben durch den Leistenkanal, durchqueren die Vorsteherdrüse und münden dann in die Harnröhre.

Die Bläschendrüsen (Vesiculae seminales) liegen versteckt zwischen Blasenboden und Mastdarm. Sie produzieren eine eiweißhältige Flüssigkeit, die über einen Gang entleert wird. Dieser Ausführungsgang mündet zusammen mit dem Samenleiter in die Harnröhre. In den Samenbläschen werden auch Hormone, die Prostaglandine, gebildet. Diese wirken auf den Blutdruck, die Muskelspannung und den Fettstoffwechsel. Auch im Körpergewebe der Frau vorkommend, regen sie während der Geburt die Wehentätigkeit an.

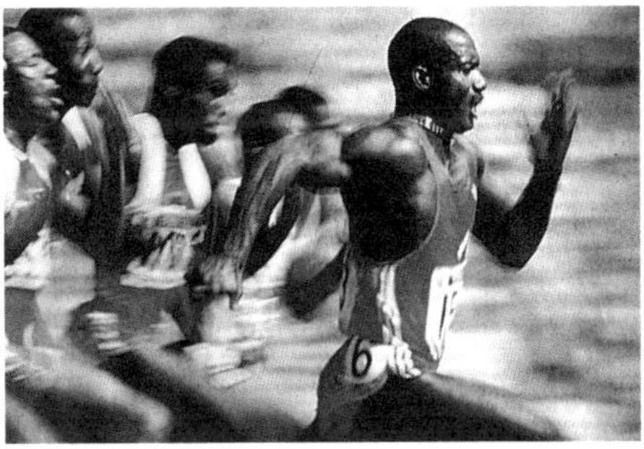

Bekannt wurde das »Männerhormon« Testosteron durch die Doping-Fälle der letzten Jahre. Im Bild der Dopingsünder Ben Johnson beim Siegeslauf während der Olympiade 1988 in Seoul, Südkorea.

Die Prostata

Sie heißt Vorsteherdrüse, weil sie, von vorne unten gesehen, der Harnblase »vorsteht«. Beim gesunden Mann ist sie kastaniengroß und umschließt den hinteren Teil der Harnröhre. Die Prostatabasis ist nach oben gerichtet, der untere Pol »ruht« auf dem Beckenboden. Der hintere Teil des Organs kann vom Mastdarm aus mit dem Finger gut getastet werden. Im Inneren besteht es aus Muskulatur und 20 bis 50 Einzeldrüsen, die eine Flüssigkeit erzeugen, welche die Beweglichkeit der Samenzellen fördert. Die Mündung der Drüsenausführungsgänge liegt in der Harnröhre.

Was ist »Samen«?

Samen oder Sperma wird beim Geschlechtsakt in einer Menge von 2 bis 5 Kubikzentimeter in die weibliche Scheide entleert.

Neben den Samenfäden besteht das Sperma aus Samenflüssigkeit. Diese Flüssigkeit wird von Nebenhoden, Bläschendrüsen und Vorsteherdrüse gebildet. Die weißliche, klebrige Flüssigkeit ist basisch und setzt sich hauptsächlich aus Wasser, Schleim, Eiweiß, Fett und Zucker zusammen. Die Spermienflüssigkeit spielt für die Samenfäden die Rolle des Frächters. Sie transportiert die Spermien und schützt sie gegen die saure Scheidenflüssigkeit. Wenn die 50 Mikrometer (1 Mikrometer = 1/1000 mm) großen Samenfäden mit der Samenflüssigkeit vermischt sind, erlangen sie eine lebhafte Eigenbeweglichkeit. Durch diese Beweglichkeit können sie von selbst durch Muttermund, Gebärmutter und Eileiter wandern, um eine »entgegenkommende« Eizelle zu befruchten. Ein Samenfaden dringt mit seinem Kopf in die Eizelle ein, die unterhalb des Kopfes sitzende Geißel löst sich dabei auf. In der Eizelle verschmilzt der Spermienkopf mit dem Eizellkern. Das ist die Befruchtung, und aus dieser befruchteten Eizelle entwickelt sich das Kind.

Die weiblichen Geschlechtsorgane

Es bestehen vielfältige Beziehungen zu den Harnorganen, deshalb müssen wir uns wenigstens grundlegend mit den anatomischen Verhältnissen der Frau befassen.

Die äußeren Geschlechtsorgane der Frau bestehen aus den großen und kleinen Schamlippen (= Labien), aus Drüsen, dem Kitzler (= Klitoris) und dem Scheidenvorhof.

Die großen Schamlippen verlaufen von vorne nach hinten und umschließen einen Spalt, in dem der Kitzler liegt. Neben dem aus Schwellkörpern bestehenden Kitzler verlaufen die kleinen Schamlippen als Hautfalten und bilden dabei den Scheidenvorhof.

Die weibliche Harnröhre mündet in den vorderen Teil des Vorhofes. Dahinter liegt der Eingang in die Scheide (= Vagina). Dieser Eingang wird vom Jungfernhäutchen (= Hymen) eingeengt. Die schleimerzeugenden »Bartholinischen« Drüsen sind bohnengroß und liegen neben dem Scheideneingang. Weitere kleine Schleimdrüsen haben hier ihre Heimat.

Die Eierstöcke (= Ovarien) sind 2,5 — 5 cm große ovale Scheiben. Durch die beiden Eierstockbänder sind sie mit dem oberen, seitlichen Rand der Gebärmutter verbunden. Das Innere eines Eierstocks hat mit seinen vielen Blutgefäßen bloß ernährende Funktion. Die äußere »Rinde« jedoch enthält das Drüsengewebe mit den Eizellen.

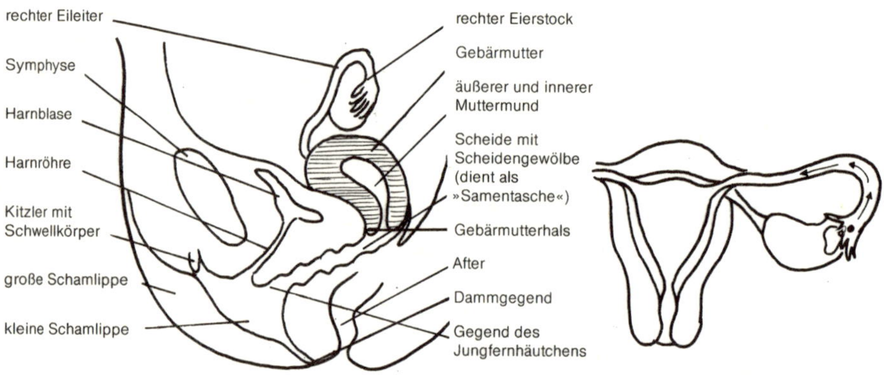

Lage und Aussehen der weiblichen Geschlechtsorgane.

Die 1/2 cm dicken, muskulösen Eileiter sind 9 — 16 cm lang und leiten als Transportröhren die reifen Eizellen von den Eierstöcken in die Gebärmutter. Die freien Enden des Eileiters (= Tube) umgreifen mit fransenförmigen Fortsätzen, den »Fimbrien«, den Eierstock. Die Einmündung der Eileiter in die Ecken der Gebärmutter geschieht seitlich oben.

Die Eierstöcke bilden zwei Hormone, Östrogen und Gestagen. Sie verursachen den monatlichen Zyklus der Frau und bereiten die Gebärmutter auf eine Schwangerschaft vor. Gesteuert wird die Hormonproduktion von der Hirnanhangsdrüse.

Die birnenförmige Gebärmutter, der Uterus, ist mit den vielen Muskelbündeln ein echter »Muskelprotz«. Die Muskulatur des Organs ist 3 cm dick. Die zwei Hauptanteile des Organs sind der Körper und der Hals.

Eingebettet ist die Gebärmutter zwischen Harnblase und Mastdarm. Befestigt und in ihrer Lage gehalten wird die Gebärmutter durch die Scheide und die »Mutterbänder«. Eines davon, das »runde« Mutterband zieht beidseits nach vorne in die Schamgegend und zu den Schamlippen. Diese Bänder leisten Besonderes, denn sie

»halten« die Gebärmutter — damit sie nicht aus dem Becken herausfällt — , andererseits aber müssen sie so nachgiebig sein, daß die gewaltigen Vergrößerungen der Gebärmutter in der Schwangerschaft ermöglicht werden.

Nach oben zu wird die Gebärmutter durch das Bauchfell von der Bauchhöhle abgetrennt. Seitlich der Gebärmutter liegen Blutgefäße, Nerven und Lymphknoten. Nach unten geht der Uterus mit dem inneren Muttermund in den Hals über. Jener Teil des Gebärmutterhalses, der in die Scheide hineinragt, heißt »Portio«.

Die schlauchförmige Scheide (= Vagina) ist häutig-muskulös und liegt zwischen Harnblase und Harnröhre (nach vorne zu) und dem Mastdarm (nach hinten zu). Nach unten geht die Scheide in den Scheidenvorhof über, in den auch die Harnröhre einmündet.

Unterschiede und Gemeinsamkeiten beim Vergleich der männlichen und weiblichen Harn- und Geschlechtsorgane

Die Harnleiter sind bei beiden Geschlechtern gleich. Die Nieren sind bei der Frau etwas kleiner. Durch die anatomischen Verhältnisse ist bei der Frau die Füllungskapazität der Blase größer, trotzdem »müssen« Frauen häufiger.

Der Längenunterschied bei der Harnröhre erklärt den wesentlich häufigeren entzündlichen Befall der Harnblase bei der Frau. Durch die kurze weibliche Harnröhre (2,5 — 5 cm) können Bakterien aus der Scham-Aftergegend sehr leicht und schnell hochkrabbeln und sich in der Blasenschleimhaut einnisten. Die lange männliche Harnröhre mit ihren 25 cm bietet dagegen Infektionen einen ungleich größeren und »längeren« Widerstand.

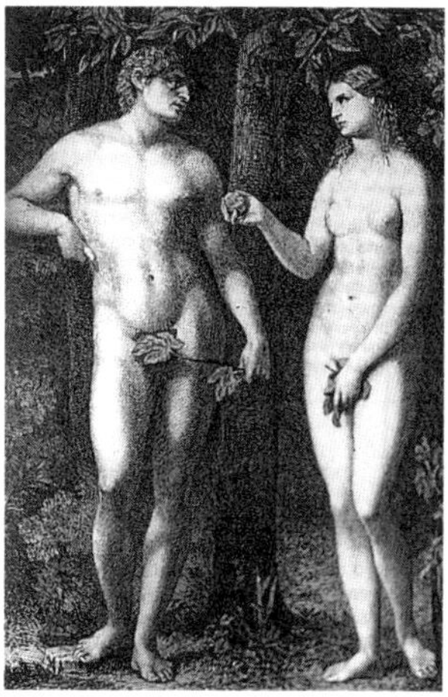

Am Anfang der Menschwerdung sind die »Unterschiede« zwischen Mann und Frau nicht sehr groß . . .

Sogenanntes »indifferentes Stadium« (= Ursprungsstadium für Mann **und** Frau)

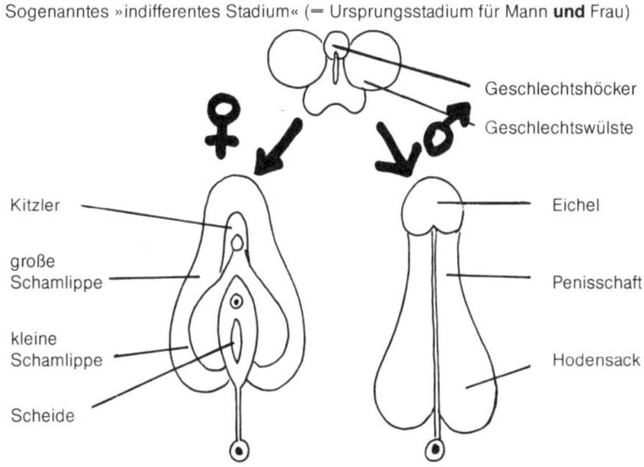

Das »Ursprungsorgan« für beide Geschlechter ist ein und dasselbe!

Dem Glied des Mannes entspricht der weibliche Kitzler und dieser wird ähnlich wie die Eichel des Gliedes mit einer Vorhaut bedeckt.
Auch Schwellkörper — die eine Erektion möglich machen — besitzt der Kitzler, nur sind sie viel kleiner. Bei der Beschneidung der Frau wird meistens der

Kitzler entfernt. Die kleinen Schamlippen der Frau verschmelzen beim Mann zum Schwellkörperteil der Harnröhre.

Die großen Schamlippen entsprechen dem Hodensack, nur bleiben sie leer. Die große Scheidenvorhofdrüse (Bartholinische Drüse) entspricht den Cowper'schen Drüsen beim Mann.

SYMPTOME UND UNTERSUCHUNGSMETHODEN

In diesem Kapitel werden nicht nur die »Technik« einer bestimmten Untersuchung, sondern auch die zeitliche Abfolge und der Untersuchungsgang selbst genau geschildert.

Man darf nicht vergessen, daß ein großer Teil der Krankheiten ohne komplizierte und gelegentlich schmerzhafte Eingriffe geklärt werden kann. Nierenpunktionen oder Blasenspiegelungen sind doch nur bei einem kleinen Prozentsatz der Kranken erforderlich.

Alle speziellen Untersuchungen stehen immer erst am Ende einer Diagnostik und nie am Anfang.

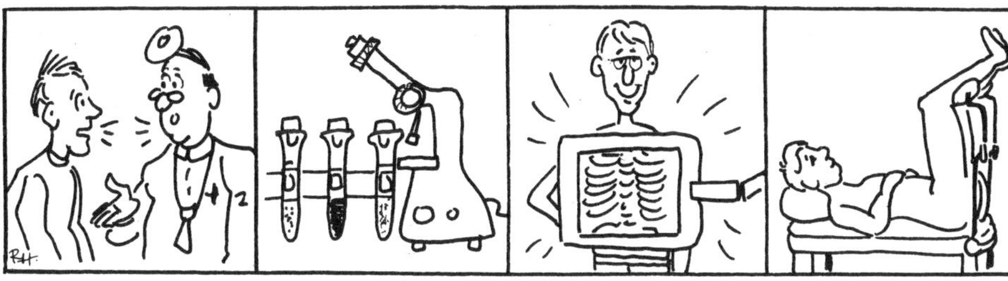

Komplizierte und unangenehme Untersuchungen kommen immer zum Schluß!

Wer die Methoden einer Untersuchung und die »Etappenziele« der Diagnostik kennt, profitiert mehrfach davon:

- Die Angst vor dem Arzt schwindet, wenn man sich im »Wassertrakt« krank fühlt.
- Zu allem, was wir kennen, können wir leichter Vertrauen fassen. Der kritische, aber vertrauensvolle Patient ist meist besser »dran«.
- Die aktive Beteiligung des Patienten an der Untersuchung — und deren Qualität — wird gefördert. Schon wer »richtig« den Harn für die Untersuchung sammelt bzw. entleert, verbessert die Güte des diagnostischen Ergebnisses.
- Wer weiß, was wann kommt, wird mit Ruhe und Gelassenheit belohnt — das sind entscheidende Helfer zur rascheren Genesung.

Den ersten Schritt zur Untersuchung machen wir, indem wir dem Arzt die derzeitigen Beschwerden und den Grund zur ärztlichen Inanspruchnahme schildern. Dabei darf auch die Vorgeschichte nicht fehlen. Hilfreich ist auch der Hinweis, ob es besondere Krankheiten in der Familie gibt und welche Berufs- und Lebensgewohnheiten wir haben.

Es gibt nur wenige Nierenerkrankungen mit einem direkten Erbgang wie die Nierenverzystung. In vielen Fällen aber besteht eine familiäre Neigung, z. B. beim Harnsteinleiden und beim Bettnässen.

Entscheidend für den weiteren Verlauf sind auch gleichzeitig bestehende innere Erkrankungen wie

- Zuckerkrankheit,
- Bluthochdruck,
- Tuberkulose und
- Gicht.

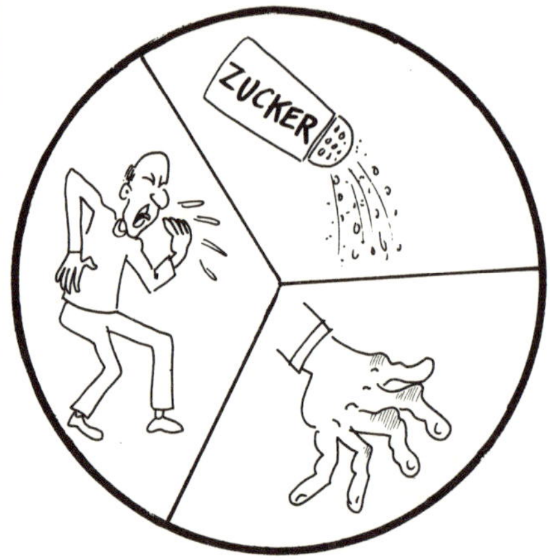

Was eine Nierenerkrankung wahrscheinlich macht: Zucker, Tuberkulose und Gicht.

Die gleich große Bedeutung haben Nervenleiden wie

- Parkinson-Krankheit,
- Multiple Sklerose,
- Gefäßverkalkung,
- Bandscheibenvorfall sowie
- Tumoren.

Die bisherigen Krankheiten im Harntrakt spielen eine ebenso große Rolle wie die Störungen der Sexualorgane. Bei Frauen ist es oft notwendig, den Befund des Frauenarztes einzuholen.

Was will der Arzt noch wissen?

- Werden Röntgenkontrastmittel gut vertragen?
- Besteht eine Allergie gegen Penicillin bzw. Antibiotika?
- Werden Medikamente eingenommen?
- Wie ist das Verhältnis zu Alkohol, Nikotin und Drogen?

Von der Sicht des Kranken aus hat der Harntrakt insofern eine Besonderheit, daß ein Teil der Erkrankungen entweder keine oder nur so geringe Beschwerden macht, daß man sie gar nicht bemerkt oder — genauso schlimm — nicht ernst nimmt. Hier kann nur die jährliche Vorsorgeuntersuchung vor Unheil schützen.

Wenn Beschwerden verspürt werden, kommen sie meist aus der großen Fünfergruppe:

1. Schmerzen
2. Störung der Harnentleerung
3. Harn- bzw. Samenveränderung
4. Schmerzlose Veränderungen oder Störungen der Harn- und Geschlechtsorgane
5. Untypische Allgemeinsymptome

1. Schmerzen

Sie entstehen meistens durch Überdehnung der Organe wegen einer Abflußstörung oder durch eine Entzündung. Der Schmerz kann direkt im Organ gespürt werden, aber auch in andere Körpergegenden ausstrahlen.

Typisch sind der

- gleichbleibende Organschmerz,
- die wellenförmig verlaufende Kolik und
- der Tast- und Druckschmerz bei der Untersuchung durch den Arzt.

Der Nierenschmerz entsteht, wenn sich das Nierengewebe durch eine entzündliche Wasseransammlung oder einen Tumor rasch ausdehnt, denn daraus resultiert eine schmerzhafte Kapseldehnung. Die Nierengegend ist dabei klopf- und druckempfindlich, der Schmerz strahlt in die Wirbelsäulen-Rippengegend und nach vorne in den Oberbauch und die Nabelgegend aus. Durch eine Reizung des Bauchfelles können Schwierigkeiten bestehen in der Abgrenzung zu

- Blinddarmentzündung (richtig: »Appendizitis«),
- Gallenblasenentzündung,
- Eierstockentzündung und
- Divertikulitis (= eine entzündliche Wandaussackung des linksseitigen Dickdarmes).

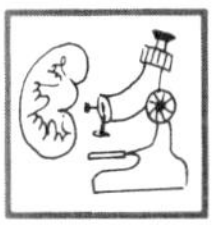

Achtung:

Häufig werden chronische Kreuzschmerzen in der Nierengegend verspürt. Sie entstehen durch Muskelverspannungen bei Fehlhaltungen und Abnutzungen der Wirbelsäule.

Nierenkoliken

Sie gehören zu den stärksten Schmerzen überhaupt.

Was kennzeichnet eine Kolik?

Die Kolik

- tritt ohne Vorzeichen plötzlich auf,
- steigert sich wellenförmig zu unerträglicher Stärke und
- klingt dann plötzlich ab.

Ursachen sind Steine (am häufigsten), Blutklumpen, Geschwulstteilchen und abgestoßenes Nierengewebe.

Bei Nierenbeckensteinen bleibt der Schmerz in der Nierengegend, bei hohen Harnleitersteinen strahlt die Kolik in den Samenstrang und den Hoden aus. Tiefer sitzende Steine erzeugen eine Überempfindlichkeit des gleichseitigen Hodens und der großen Schamlippen.
Sitzt der Stein vor der Harnblase, wird der Schmerz in die Harnröhre und Eichel bzw. die Kitzlergegend geleitet, gleichzeitig besteht Harndrang.

Begleitet werden Koliken oft von

- Schweißausbruch, Übelkeit und Erbrechen,
- Kreislaufkollaps mit Blutdruckabfall und
- Pulsbeschleunigung.

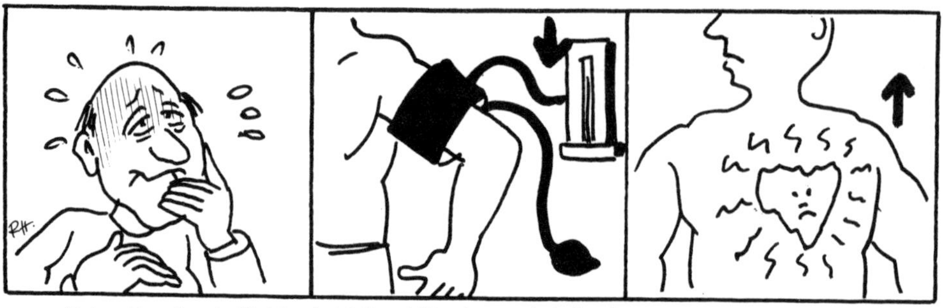

Schweißausbruch, Blutdruckabfall und Herzjagen sind die »Begleiter« einer Nierenkolik.

Da solche Begleitsymptome auch bei vielen Krankheiten der Gallenwege, des Magen-Darm-Traktes und der Eileiter auftreten können, ist die sichere Unterscheidung oft schwierig.

Der Harnblasenschmerz zeigt sich in heftigen Schmerzen über dem Schambein. Sie sind die Folgen einer akut überdehnten Blase bei Harnverhaltung. Die akute Entzündung verursacht Schmerzen und Druckschmerz über dem Schambein. Die chronische Überdehnung bei Nervenstörungen dagegen macht keine oder nur geringe Schmerzen. Eine ständig schmerzende Blase kann eine Schrumpfblase zur Ursache haben. Meist ist der Blasenschmerz mit einer erschwerten oder schmerzhaften Harnentleerung verbunden.

Der Prostataschmerz macht Druck- und Spannungsgefühle in der Gegend zwischen After und Schambein. Die akute Entzündung der Prostata verursacht Schmerzen bei der Stuhlentleerung und Samenausstoßung (= Ejakulation).

Die Berührung der Prostatagegend (mit dem Finger durch den Mastdarm) ist sehr schmerzhaft. Die chronische Prostataentzündung macht untypische Beschwerden bei der Harnentleerung und unklare Schmerzen in der Geschlechts- und Aftergegend.

Penisschmerzen sitzen im Glied und in der Harnröhre, sie weisen direkt auf den Krankheitsort hin. Zu beachten ist, daß tief sitzende Harnleitersteine oder eine Blasenentzündung schmerzhaft in die vordere Harnröhre oder in die Eichel ausstrahlen.

Hodensackschmerzen als akut einsetzende Schmerzen finden wir bei der Entzündung oder Verdrehung des Hodens bzw. Nebenhodens. Immer besteht eine hochgradige Druckempfindlichkeit. Bei Hodentumoren oder Krampfadern dortselbst steht mehr ein Schwere- und Spannungsgefühl im Vordergrund.

2. Störungen der Harnentleerung

Normalerweise erfolgt die Entleerung der Harnblase oder »Miktion« in 24 Stunden fünf- bis sechsmal völlig schmerzlos. Die »Flußrate« (= »Flow«) des entleerten Harnes beträgt 20 bis 30 Milliliter pro Sekunde. Im Durchschnitt werden pro Stunde 70 bis 100 Milliliter Harn erzeugt. Eine nächtliche Entleerung ist nicht die Regel, aber noch normal. Die Blasenkapazität beträgt beim erwachsenen Mann 350 bis 400 Milliliter, bei der Frau 400 bis 450 Milliliter.

Als Anurie bezeichnet man einen Zustand, in dem weniger als 100 Milliliter in 24 Stunden erzeugt werden. Von kompletter Anurie spricht man, wenn überhaupt kein Harn mehr gebildet wird. Eine Oligurie ist es, wenn weniger als 500 Milliliter produziert werden. Die Ursache dafür ist ein Nierenversagen. Die Gründe für ein Aufhören der Harnproduktion können in der Niere, vor der Niere oder nach der Niere liegen. Nierenursachen sind die akute und chronische Entzündung, Tuberkulose, Zystennieren, Vergiftungen, Medikamente und Allergien.

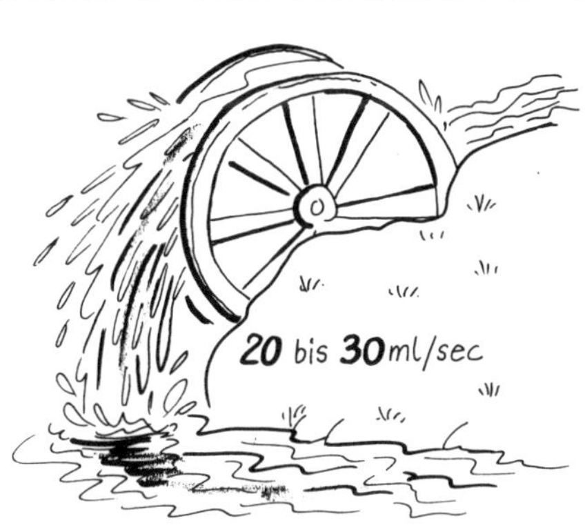

Pro Sekunde kann man 20 bis 30 Milliliter Harn entleeren. Dies wird »Flow« genannt.

Ursachen vor der Niere sind schockartiger Blutdruckabfall, Verletzungen, Unfälle, Erbrechen, Durchfälle, Blutübersäuerung, Blutvergiftung, Ausfall der Nebenniere und Blutzersetzung.

Ursachen nach der Niere sind Verschlüsse der ableitenden Harnwege: Die Niere wird »erdrosselt«, z. B. bei Steinen, Tumoren, Blutklumpen oder Tuberkulose.

Werden mehr als 2 Liter in 24 Stunden erzeugt, sind die Gründe dafür vermehrte Flüssigkeitszufuhr, wassertreibende Medikamente, Zuckerkrankheit und »Wasserruhr« sowie die Entlastungsphase nach behobenem Nierenversagen.

Schmerzhaftes Wasserlassen (= Dysurie oder Algurie) kommt bei Entzündungen des unteren Harntraktes sowie bei Fremdkörpern und Tumoren vor. Wenn die Entleerung der letzten Harnportion weh tut, spricht das für eine (meist entzündliche) Störung im Blasenhals. Die wiederholt notwendige Harnentleerung mit nächtlicher Harnausschwemmung (= Nykturie) ist ein Zeichen der Herzschwäche.

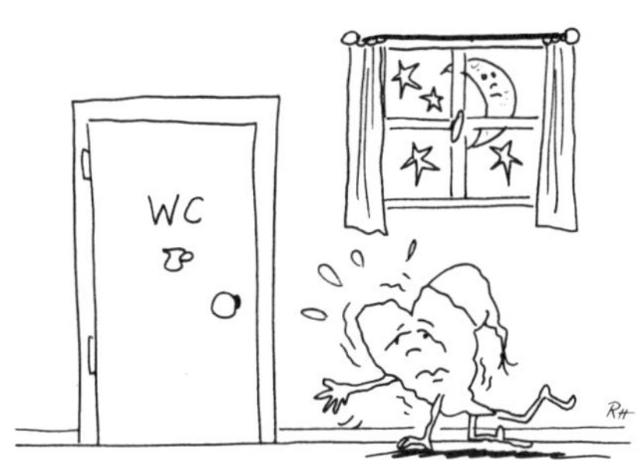

Die nächtliche Harnausschwemmung (= Nykturie) kann ein Zeichen von Herzschwäche sein.

Auch Entzündungen und die häufig vorkommende Prostatavergrößerung machen eine zahlenmäßig gesteigerte Harnentleerung. Die Abstände zwischen dem jeweiligen »Müssen« können auf Minuten verkürzt sein.

Die Harnverhaltung, »Harnsperre«

Die Ursache ist immer eine gestörte Nerven-Muskeltätigkeit im Bereich des Blasenhalses. Dabei wird die der Blasenentleerung vorangehende Eröffnung des Blasenhalses verhindert.

Welche Krankheiten und Störungen können dazu führen?

Es sind dies Verengungen der Harnröhre, Blasenhalsschrumpfung und Entzündungen sowie Vergrößerungen, Abszesse und Tumoren der Prostata. Nervenstörungen, seelische Konflikte, Alkohol und kalte Getränke können ursächlich wirken. Bei der medikamentösen Harnverhaltung ist an folgende Substanzen zu denken: Blutdrucksenker, Mittel gegen Schüttellähmung (Parkinson-Krankheit) und Psychopharmaka.

Die Symptome der Harnverhaltung sind:

- unerträglicher Harndrang,
- stärkste Unterbauchschmerzen und
- Fieber bei einer begleitenden Infektion.

Zur Diagnose der Harnverhaltung muß der Unterbauch befühlt und beklopft werden. Die Klärung bringt der Ultraschall.

Nicht unterdrückbarer Harndrang wird durch Entzündungen, Fremdkörper und Tumoren erzeugt, aber auch durch Nervenstörungen.

Harnstrahlveränderungen haben typische Symptome mit verzögertem Beginn der Entleerung, Strahlabschwächung, verlängerter Entleerungszeit und dem Gefühl des »Drinnenbleibens« von Harn. Bei der Prostatavergrößerung gibt es das »Nachträufeln« nach der eigentlichen Entleerung. Unterbrechungen des Harnstrahles kommen vor bei Blasensteinen, die sich wie ein Ventil auf die Blasenöffnung zur Harnröhre hin legen. Wenn die Harnröhre geschrumpft oder entzündlich verwachsen ist, wird der Harnstrahl fächerförmig aufgespreizt.

Bei der Harnblasenschwäche oder »Inkontinenz« kann der Harn willkürlich nicht mehr zurückgehalten werden. Ein ständiger Harnverlust hat meistens Mißbildungen, Verletzungen oder Nervenstörungen zur Ursache.

Als »Streßschwäche« bezeichnen wir den unwillkürlichen Harnverlust bei Erhöhung des Bauchdruckes durch Husten, Lachen oder Heben. Die letztlichen Gründe dafür sind eine Beckenbodenschwäche oder Schädigung des Schließmuskels. Bei der »Drang- oder Zwangschwäche« entsteht ein unfreiwilliger Harnabgang durch nicht beherrschbare Zusammenziehungen der Blase; wir erleben das bei der Blasenentzündung und bei Nervenstörungen. Schließlich gibt es noch die »Überlaufschwäche«, diese ist ein Harnverlust bei chronischer Harnverhaltung und Überlaufblase durch eine Verengung im Abflußteil von Blase und Harnröhre.

3. Harn- und Samenveränderungen

Der normale Harn ist hell- bis goldgelb und klar. Wenn nach längerem Stehen im entleerten Harn ein Bodensatz auftritt, ist das harmlos. Ein ziegelroter Niederschlag ist durch die Ausfällung von Harnsäure mit einem Farbstoff bedingt. Heidelbeeren, Rhabarber und rote Rüben färben den Harn rötlich, Tee aus Bärentraubenblättern färbt den stehenden Harn braun. Bei Gelbsucht tritt ein bierbrauner Harn auf. Heller Harn bei normaler Nierenfunktion ist ein Hinweis auf verstärktes Trinken, dunkler Harn bei normaler Nierenfunktion deutet auf vermindertes Trinken. Schäumt der frisch gelassene Harn stark — ähnlich wie helles Bier —, spricht dies für einen krankhaft hohen Eiweißgehalt.

Ein ganz wichtiges Thema ist der »rote Harn«. Vom Arzt als Hämaturie bezeichnet, ist dieses Symptom für den Patienten fast immer alarmierend. Der Harn kann sichtbar rot verfärbt oder es können die krankhaft erhöht ausgeschiedenen roten Blutkörperchen nur mit dem Mikroskop erfaßbar sein.

Im Normalfall werden 5.000 rote Blutkörperchen pro Stunde im Harn ausgeschieden.

Woran muß beim »roten Harn« gedacht werden?

- An eine Blutung aus den weiblichen Geschlechtsorganen.
- An eine Blutung aus After oder Mastdarm.
- An eine Blutung aus der Harnröhre, ohne daß Harn entleert wird. Wir finden das bei Verletzungen, Fremdkörpern, Tumoren und Entzündungen der Harnröhre.
- An eine Blutung aus Blase, Harnleiter oder Niere.

Ist der Harn sichtbar rot gefärbt, muß man sich überlegen, welche Ursachen die Rotfärbung hat:

- Rote Blutkörperchen.
- Roter Blutfarbstoff: Dies kommt vor nach Vergiftungen mit Phenol, Chinin, Tetrachlorkohlenstoff, Kaliumchlorat, Kohlenmonoxid, Arsen, Naphthalin, Äthylenglykol und bei Infektionskrankheiten wie Malaria, Typhus und Gasbrand. Weiters nach Verbrennungen, Transfusion der falschen Blutgruppe und bei der Gelbsucht des Neugeborenen.
- Roter Muskelfarbstoff nach schweren Muskelverletzungen.
- Farbstoffe aus dem Stoffwechsel: Es kann eine »Porphyrie« vorliegen. Dies ist eine schwere erbliche oder erworbene Stoffwechselstörung von Leber und Knochenmark.
- Eingenommene Farbstoffe und Medikamente: Rot verfärbt wird der Harn durch rote Rüben, Rhabarber, Brombeeren, Phenolphthalein (Abführmittel), Azofarbstoffe, Rhodamin B (Farbzusatz) und Antipyrin (Medikament).

Der eigentliche Blutharn wird durch die »Drei-Gläser-Probe« näher aufgeschlüsselt. Dazu muß man den Harn in drei verschiedene Behälter (»Gläser«) lassen. Somit sind »Beginn«-, »Mittel«- und »Schluß«-Harn getrennt zu untersuchen.

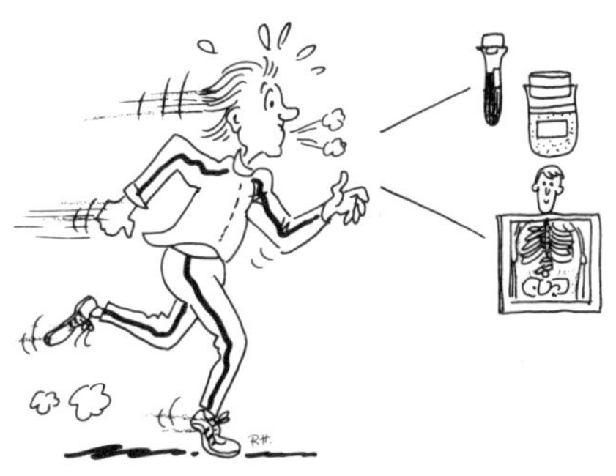

Jogger haben öfter Blut bzw. Blutspuren im Harn. Fallweise müssen der Harn und die Nieren untersucht werden.

Der Beginn-Blutharn hat seine Ursache in Tumoren, Entzündungen, Steinen, Verwachsungen und Eingriffen an der Harnröhre, in Vergrößerungen, Tumoren, Entzündungen und Operationen an Samenblase und Prostata.

Der Total-Blutharn ist ein Hinweis auf Tumoren, Entzündungen, Steine, Gewebsuntergang, Gerinnsel und Verletzungen im gesamten Harntrakt. Auch an Medikamente ist zu denken: Goldpräparate, Chemotherapie (= Mittel gegen

Krebs) und Hemmer der Blutgerinnung wie Marcoumar oder Sintrom. Blutkrankheiten und ärztliche oder selbstschädigende Eingriffe kommen in Frage.

Bekannt ist auch der »Jogger-Blutharn« durch Joggen mit leerer Blase.

Der »End-Blutharn« entsteht bei krankhaften Prozessen im Blasenboden und -hals. Typisch dafür ist die Tuberkulose.

Das schmerzlose Blutharnen ist ein Symptom, das auf einen Krebs im Harntrakt hinweist. Andererseits schließt das schmerzhafte Blutharnen natürlich keinen Tumor aus. Der schmerzhafte Blutharn findet sich oft bei steinbedingten Koliken und bei der blutigen Blasenentzündung. Tauchen Blutgerinnsel im Harn auf, können sie auf den Ursprungsort hindeuten. »Spaghettigerinnsel« kommen aus dem Harnleiter, Klumpen dagegen aus der Blase.

Kennzeichnenderweise tritt eine versteckte, nur im Mikroskop sichtbare Blutausscheidung im Harn bei folgenden Krankheiten auf: Nierenentzündung, Tuberkulose, Scharlach, Diphtherie, Angina, Entzündungen der Mandeln, des »Blinddarms«, des Lungenfells und der Knochen, Thrombosen, Blutkrankheiten, Allergien durch Nahrungsmittel, Bakterien und Parasiten, Vergiftungen mit Kohlenmonoxid, Terpentin und Quecksilber. Auch gewisse Medikamente kommen in Frage: Gerinnungshemmer, Gerinnsellöser, Antibiotika, Sulfonamide, Tuberkulosemittel, Substanzen gegen Würmer, Wassertreiber, Schilddrüsenmedikamente, Mittel gegen Tumoren und alle Stoffe gegen Fieber, Schmerzen und Rheuma.

Neben der Krankengeschichte (= Anamnese) braucht man zur Klärung des roten Harnes oft die ganze Palette der möglichen Untersuchungstechniken.

Was sagt uns ein trüber Harn?

Unser Harn ist manchmal trüb bis ganz milchig verfärbt — ohne daß wir krank sind. Die Ursache dafür ist harmlos und liegt in der verstärkten Ausfällung von Phosphaten im basischen Harn. Wir können dies nach reichlichem Gemüseverzehr feststellen. Eine Trübung des Harnes durch die überreichliche Ausscheidung von weißen Blutkörperchen ist dagegen krankhaft und scharf davon zu trennen.

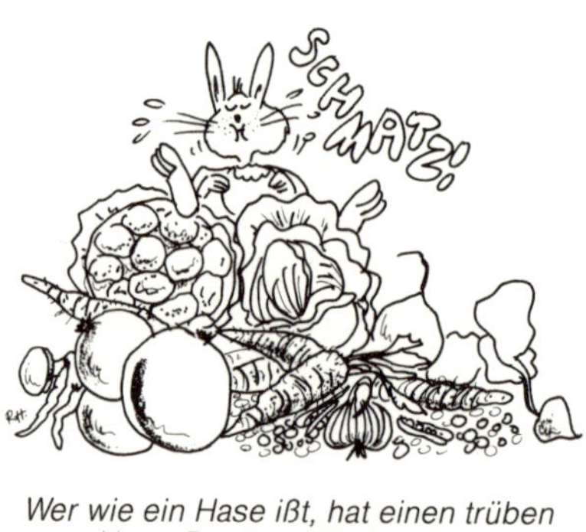

Wer wie ein Hase ißt, hat einen trüben Harn. Das ist völlig harmlos.

Trüber und stinkender Harn beweist fast immer eine Entzündung. Luftblasen und Stuhlreste findet man nur dann im Harn, wenn eine krankhafte Verbindung zwischen Darm und Blase besteht.

Ist Blut im Samen, handelt es sich in der Mehrzahl um eine anlagebedingte Abweichung ohne Krankheitswert. Anders ist es, wenn der »Blutsamen« durch Verletzungen, Entzündungen, Vergrößerung oder Tumoren der Prostata zustande gekommen ist.

Ausfluß aus der Harnröhre hat eine meist entzündliche Ursache. Ist er rahmig-eitrig, steckt ein Tripper (= Gonorrhoe) der Harnröhre dahinter. Für wäßrig-glasige Absonderungen sind gewöhnlich andere Infektionen verantwortlich.

4. Schmerzlose Veränderungen und Funktionsstörungen der Geschlechtsorgane

Bei den Organkrankheiten kommen wir ausführlich darauf zu sprechen, weshalb wir uns hier mit einer tabellarischen Übersicht begnügen. Meistens schmerzlos sind angeborene Veränderungen, Tumoren des Penis, Unfruchtbarkeit, Störungen der Gliedversteifung und die Hodenvergrößerung. Dazu zählen Wasser-, Spermien- und Krampfaderbrüche, Hodenbruch, Wasserhoden und Hodentumor.

5. Allgemeine Krankheitszeichen im Nieren-Harntrakt

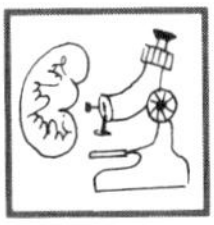

Folgende Zeichen weisen auf eine Krankheit im Harntrakt hin:

- Appetitlosigkeit und Widerwillen gegen bestimmte Speisen: chronische Nierenkrankheit.

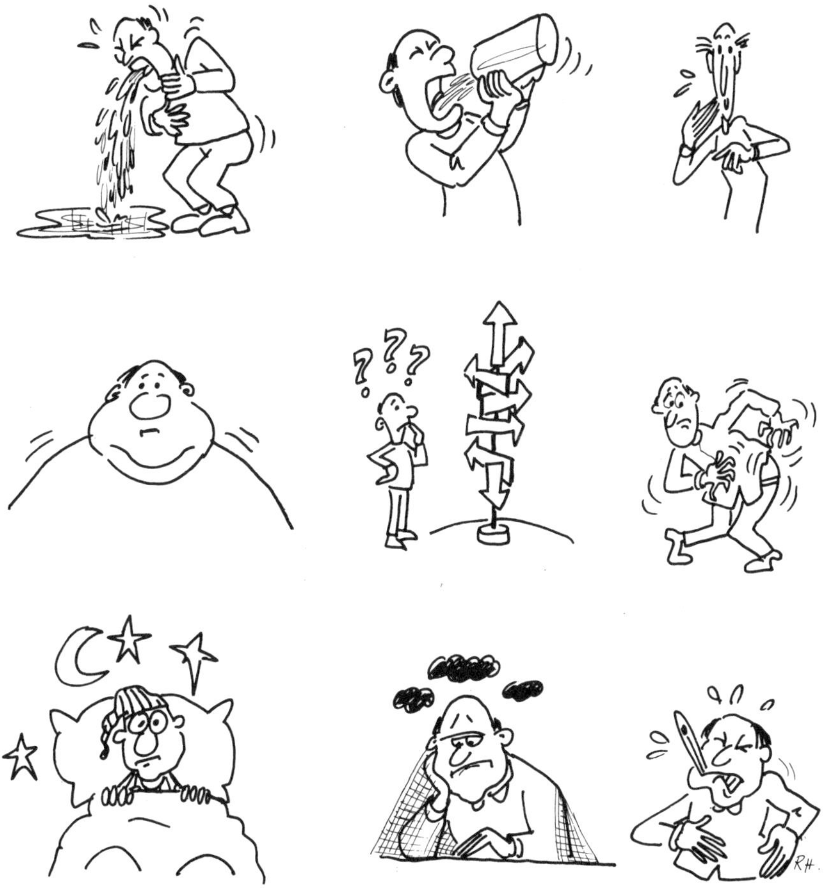

Allgemeine Symptome, die auf eine Nierenkrankheit hindeuten.

- Vermehrtes Durstgefühl und Gewichtsverlust: Zuckerkrankheit oder chronische Nierenkrankheit.
- Schmerzloser Gewichtsverlust: Tumoren, Tuberkulose.
- Gewichtszunahme: Nierenschwäche, Nierenversagen.
- Müdigkeit und Leistungsabfall: chronische Nierenkrankheit und Tumoren.
- Konzentrationsstörungen: Nierenleiden.
- Juckreiz: hochgradiges Nierenversagen oder Gelbsucht.
- Schlaflosigkeit: Bluthochdruck.
- Schlafsucht: Nierenversagen.
- Blässe und Kopfschmerzen: Nierenleiden, Bluthochdruck.
- Impotenz: Nierenleiden, Zuckerkrankheit.
- Fehlende Menstruation: Abmagerung, Nierenleiden.
- Depressive Verstimmungen: Nierenleiden und Bluthochdruck.
- Schluckauf und Erbrechen: schweres Nierenversagen.
- Fieber mit Schmerzen im Unterbauch: Harninfektion.
- Fieber mit Schmerzen im Nierenlager: Niereninfektion.
- Kolikschmerz ohne Fieber: Steine in den Harnwegen.
- Bluthochdruck: Nierengefäßverkalkung.

Auch praktisch alle anderen Nierenkrankheiten und Harnstauungen können den Blutdruck in krankhafter Weise erhöhen — auf Dauer über 145/95.

Die Symptome eines erhöhten Blutdruckes sind sehr vielgestaltig: Reizbarkeit, Nervosität, depressive Verstimmung, Herzklopfen, Schwindel, Kopfschmerzen, Beklemmungsgefühl, Atemnot, Nasenbluten, Sehverschlechterung, Wasseransammlungen. Es kann aber auch jegliches Symptom fehlen.

Zur Diagnose, ob der Blutdruck von der Niere ausgeht oder andere Ursachen hat, braucht man im wesentlichen Labor, EKG, Ultraschall, Röntgen und eventuell die Computertomographie.

Immer ist daran zu denken, daß viele andere Krankheiten die gleichen Symptome verursachen.

Ein gutes Beispiel dafür sind Ödeme: Es handelt sich um krankhafte Wasseransammlungen im Gewebe, die bei Nierenkranken häufig an Augenlidern, Fingern, Handrücken und Fußknöcheln auftreten.

Wie prüft man Ödeme?

Man drückt mit dem Zeigefinger kräftig die Haut an der vorderen Schienbeinkante ein. Der Test ist positiv (= es ist ein Ödem), wenn die eingedrückte Delle einige Minuten lang bestehen bleibt.

Gleiches findet man auch bei Herzkrankheiten und Eiweißmangel — gelegentlich sind die Ödeme auch harmlos und ohne irgend eine krankhafte Bedeutung.

Was erwartet den »Nierenpatienten« beim Arzt?

Die ärztliche Untersuchung

Der Umfang jeder Untersuchung hängt vom Beschwerdebild und der vermuteten Krankheit ab. Eine »komplette« Untersuchung ist vor Operationen ein »Muß«.

Wie bei anderen Organsystemen folgt der Arzt auch im Nierentrakt der üblichen Regel:

1. Schauen oder »Inspektion«.
2. Betasten oder »Palpation«.
3. Klopfen oder »Perkussion« und schließlich
4. Horchen oder »Auskultation«.

Nieren

Der Arzt besichtigt die Gegend der Niere am besten beim sitzenden oder stehenden Patienten. So kann eine Schonhaltung mit zur gesunden Seite gerundeter Wirbelsäule einen entzündlichen Prozeß anzeigen. Rötungen und Wasseransammlungen werden so gesehen.

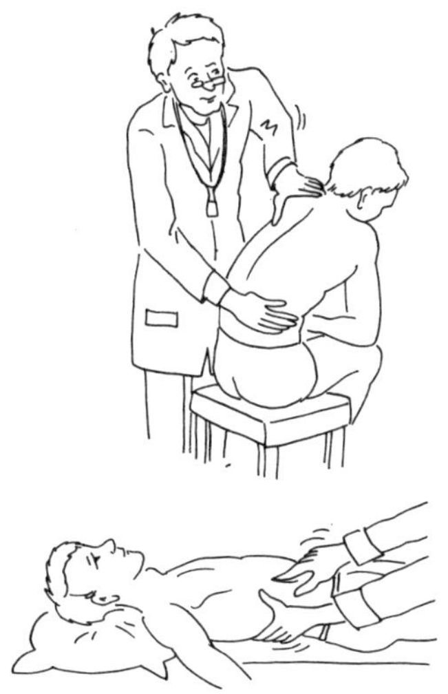

In diesen Körperhaltungen untersucht der Arzt die Nieren.

Die Nierengegend betastet der Arzt mit beiden Händen, wenn wir liegen.

Beachte: Die gesunde Niere selbst ist wegen ihrer geschützten Lage beim Erwachsenen nicht tastbar. Die entzündete oder abflußgestörte Niere antwortet auf Druck oder Klopfen mit teils heftigen Schmerzen.

Geräusche in der Nierenloge hört man mit dem Stethoskop (= Hörrohr des Arztes) bei Verengungen der Nierenschlagader, bei Erweiterungen (= Aneurysma) oder bei einer krankhaften Verbindung zwischen Schlagader (= Arterie) und Blutader (= Vene). Man nennt dies »Fistel«.

Harnblase

Zu ihrer Untersuchung legen wir uns auf den Rücken. Eine prall gefüllte Blase kann dann sichtbar sein. Tasten läßt sich das Organ ab einer Füllmenge von 150 Milliliter.

Bei Harnverhaltung und Blasenentzündung empfindet man das Betasten als schmerzhaft. Mit dem »Klopfen« wird das Ausmaß einer Blasenfüllung geschätzt.

Die Beweglichkeit der Blase im Becken beurteilt der Arzt, indem er gleichzeitig (mit der anderen Hand) durch Scheide oder Mastdarm tastet. Tumoren oder Verwachsungen werden so fühlbar.

Am **Penis** lassen sich Vorhautverengungen (= Phimose) und krankhafte Versteifungen leicht erkennen. Wichtig ist das Zurückstreifen des Gliedes, wodurch Entzündungen, ein Herpes, Vorkrebse oder Krebse erkennbar sind. Die Mündung der Harnröhre muß genau inspiziert, ein Ausfluß im Labor untersucht werden. Auch die Schwellkörper müssen befühlt werden, und der Arzt überprüft eventuell deren Funktion.

Am **Hodensack** lassen sich schon durch das Betrachten Größenzunahme, Seitenverschiedenheiten, Schwellungen und Rötungen erkennen. Der Inhalt des Hodensackes — Hoden, Nebenhoden und Samenstrang — ist gut tastbar und voneinander abgrenzbar. Die Hodengröße ist beim Gesunden unterschiedlich. Verhärtete, schmerzlose Hoden sind immer auf einen Tumor verdächtig! Erschwert wird das Tasten durch einen Wasserbruch des Hodens. Ein »Pendel«hoden kann zur Leiste hinaufwandern, er liegt aber meist im Hodensack. »Leisten«hoden sind gelegentlich in der Leiste zu tasten, sie können aber in Richtung Bauchhöhle »verschwinden« und sind dann nicht mehr zu tasten. Der Nebenhoden liegt an der seitlich-hinteren Hodenkrümmung, bei Entzündungen ist er druckschmerzhaft. Die Unterscheidung zwischen einer Stieldrehung des Hodens und einer Nebenhodenentzündung ist sehr schwierig und oft nur durch die Operation zu klären. Tumoren des Nebenhodens sind sehr selten.

Der normale Samenstrang fühlt sich beim Gesunden stricknadelartig an.

Krampfadern lassen sich im Stehen erkennen, die »Varikozele« genannte Veränderung fühlt sich »wurmartig«, wie ein »Sack voll Würmer«, an. Zur Hodenuntersuchung gehört auch das Gebiet des Leistenbandes, des Leistenkanals und der dort liegenden Lymphknoten.

Die **Prostata** wird über den Mastdarm (= Rektum) untersucht. Dazu liegt man entweder in rechter Seitenlage mit angewinkelten Beinen und der Arzt steht, oder man steht und der Arzt sitzt. Zwar können nur die hinteren Anteile der Prostata befühlt werden, aber in diesem Bereich entwickeln sich 80 Prozent der Krebse. Die normale Prostata fühlt sich gummiartig an, wie ein angespannter Muskel. Knoten, Höcker und Verhärtungen sind verdächtig, beim Krebs ist der holzartige Tasteindruck typisch. Die gutartige Prostatavergrößerung ergibt beim Tasten den Eindruck »prallelastisch«, das Organ ist zur Seite hin abgrenzbar — diese Abgrenzbarkeit geht bei Krebs verloren.

Achtung: Durch den Tastbefund ist dem Arzt eine sichere Einschätzung, ob die Prostata den Blasenausgang verengt, nicht möglich. Auch eine als »klein« tastbare Prostata kann abflußhemmend wirken.

Prostataknoten sind nicht von vornherein krebsig, auch Entzündungen, Steine (!) oder Zysten kommen in Frage.

Die Untersuchung der weiblichen Geschlechtsorgane erfolgt auf einem speziellen Untersuchungsstuhl. Entzündungen und Tumoren der weiblichen Scham und der Harnröhrenmündung werden so sichtbar. Beim »Bauchpressen« erkennt der Arzt, ob sich dabei die Scheidenvorderwand oder der Mastdarm nach unten senken. Man spricht von »Streß«blasenschwäche, wenn gleichzeitig unwillkürlich Harn abgeht. Über die Scheidenbetastung werden Harnröhre und Blasenboden weiter beurteilt.

Viele Nervenkrankheiten sind Verursacher von Störungen der Blasenentleerung und der Potenz. Die Prüfung der Nervenempfindlichkeit und von verschiedenen Reflexen gibt Hinweise auf zugrundeliegende Nervenleiden.

Der Krankheitsforscher Johann Lukas Schönlein war bekannt für seine exakte naturwissenschaftliche Beobachtung. Seinen Studenten soll er einmal erklärt haben, daß man den Zuckergehalt des Harnes durch Lecken mit der Zunge feststellen könne. Schönlein machte dann die Probe aufs Exempel, indem er den Finger in ein mit Harn gefülltes Glas tauchte und — ableckte! Anschließend forderte er seine Schüler auf, seinem Beispiel zu folgen.
Nachdem sie alle der Aufforderung nachgekommen waren, sagte ihnen Schönlein: »An Ihrer Bereitschaft, zu beobachten, kann kein Zweifel bestehen. Weniger gut ist es aber um Ihre Fähigkeit, richtig zu beobachten, bestellt. Sonst hätten Sie nämlich bemerken müssen, daß ich den Zeigefinger in den Harn gesteckt und den Mittelfinger abgeleckt habe.«

Das Labor

Die Harnuntersuchung

Der Harnbefund nimmt eine zentrale Stellung im Laborbefund ein. Für die genaue Harnanalyse muß »frischer« Harn verwendet werden, das heißt, die Untersuchung muß in der ersten Stunde nach dem »Lassen« gemacht werden. Wann der Harn gelassen wird, also der Zeitpunkt der Harnprobe, ist unwichtig.

Nur in drei Situationen muß die erste Tagesportion, der sogenannte Morgenharn, untersucht werden:

- bei Verdacht auf Eiweißausscheidung durch die Körperhaltung im Stehen, der Arzt nennt dies »orthostatische Proteinurie«,
- bei Zuckerkrankheit mit Nierenschwäche und
- sogenannter Wasserruhr, das ist eine übermäßige Wasserausscheidung durch eine Störung im Hinterlappen der Hirnanhangsdrüse.

Es gibt — je nach Geschlecht und Alter — 5 Methoden, den Harn auf korrekte Weise ins Labor zu bekommen.

Am wichtigsten dabei ist, eine Verunreinigung des Harnes von außen zu vermeiden.

Die Harnprobe bei Männern kann als Mittelstrahlharn erfolgen. Die Harnröhrenmündung wird gereinigt. Daraufhin wird die erste Harnportion »frei« entleert. Nun werden 30 bis 50 Milliliter in einem keimfreien Behälter aufgefangen. Der noch übrige Blasenharn wird jetzt — wie gewöhnlich — entleert. Mit einem Katheter wird der Harn bei Männern nur dann entleert, wenn durch eine Harnverhaltung ohnehin die Anlage eines Katheters nötig ist. Bei der Zwei- bzw. Drei-Gläser-Probe wird auch die erste Probe in einem Glas aufgefangen.

Sind in der ersten Harnportion krankhafte Bestandteile, stammen diese aus der Harnröhre. Der Ursprung krankhafter Teilchen aus der nun folgenden zweiten Probe ist eher in der Blase und im oberen Harntrakt zu suchen. In der Drei-Gläser-Probe wird nach der zweiten Portion anschließend die Prostata massiert. Dazu führt der Arzt den Zeigefinger in den Mastdarm ein. Krankhafte Teilchen werden dadurch mit dem Prostataschleim herausmassiert und mit der dritten Portion entleert, anschließend erfolgt die Untersuchung im Mikroskop.

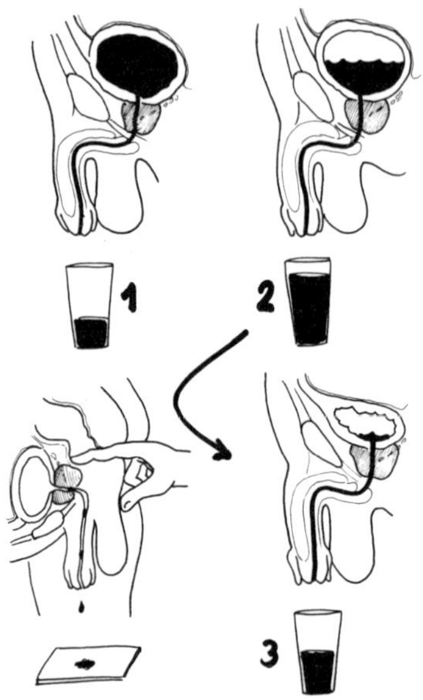

Die Drei-Gläser-Probe.

Für die Harngewinnung bei Frauen wäre auch der Mittelstrahlharn geeignet. Die praktische Durchführung scheitert aber öfter, weil die dafür notwendige Reinigung der Schamgegend und das Spreizen der Schamlippen während des Harnlassens nicht sicher gewährleistet sind. Eine Verunreinigung des Harnes mit Zellen und/oder Bakterien aus der Schamgegend ist fast nicht auszuschließen. Deswegen erhält man mit der Mittelstrahlharnprobe bei Frauen nur in 80 Prozent der Fälle ein »richtiges« Ergebnis. Für den Großteil der Untersuchungserfordernisse ist der Mittelstrahlharn von Frauen dennoch ausreichend genau.

Bei besonderen Fragen ist die Technik des Einmalkatheters, der sogenannte Frauenkatheter, notwendig. Er wird nach Reinigung von Scham und Harnröhrenmündung unter Spreizen der Schamlippen eingeführt. Die Maßnahme ist sehr einfach und nicht belastend.

Bei Kindern und Säuglingen wird nach Reinigung der gesamten Gegend um die Harnröhre ein steriler Selbstklebebeutel aufgeklebt. Bei Mädchen fließt — besonders im Liegen — ein kleiner Teil des Harnes in den vorderen Teil der Scheide, deshalb ist auch hier bei gezielter Fragestellung — sind Keime im Harn? — ein Einmalkatheter notwendig.

Die Blasenpunktion ist erforderlich, wenn unklar ist, woher im Harn entdeckte Bazillen wirklich kommen: Stammen sie von der Niere oder von Verunreinigungen? Zum »Punktieren« der Blase wird nach Desinfektion (= Keimfreimachung) der Haut 2 bis 3 cm oberhalb des Schambeins die Blase mit einer langen, dünnen Nadel angestochen und der Harn abgesaugt. Dies ist deshalb gefahrlos möglich, weil die stärkstens gefüllte Blase das Bauchfell nach oben schiebt und dadurch die Harnblase an der Bauchwand direkt anliegt. Vor der Blasenpunktion muß man innerhalb von 1 bis 2 Stunden 1 Liter Flüssigkeit trinken. Die Einnahme eines Wassertreibers kann die Blasenfüllung beschleunigen. Durch die Punktion wird die Blase vollständig entleert, der Einstichkanal verschließt sich von selbst.

Nicht erlaubt ist diese Methode bei

- Schwangeren,
- Blasentumoren,
- Narben im Unterbauch und
- Störungen der Blutgerinnung.

Den Sammelharn oder »24-Stunden-Harn« braucht man dann, wenn Substanzen im Harn nachgewiesen werden sollen, die unregelmäßig, wellenförmig ausgeschieden werden. Kalzium wird beispielsweise nachts nur minimal, vormittags aber maximal ausgeschieden. Solche tagesrhythmischen Stoffe sind auch Eiweiß, Zucker, Mineralsalze, Harnsäure, Kreatinin, Vanillinmandelsäure, Adrenalin und andere Hormone. Der Sammelharn wird von 8 Uhr morgens des ersten Tages bis 8 Uhr morgens des nächsten Tages in einem sterilen Gefäß aufgefangen. Die größte Bedeutung des 24-Stunden-Harnes liegt in der Diagnose von hormonproduzierenden Tumoren und der Analyse von Mineralsalzen.

Die Harnmenge

Die Harnmenge ist abhängig von Trinken, Schwitzen und der Menge auszuscheidender Substanzen, auch von der Stuhlmenge.

Tagesmenge beim Erwachsenen	1.000 — 1.500 Milliliter
Tagesmenge bei Kleinkindern	300 — 600 Milliliter
Tagesmenge im höheren Alter	800 — 1.000 Milliliter

Die Harndichte

Das spezifische Gewicht ist abhängig von der Zahl der gelösten Teilchen, dem Eiweißgehalt und der Temperatur.

Zur Bestimmung braucht man einen Harnmesser, »Urometer«, einen Meßzylinder und ein Thermometer. Auch mit dem Teststreifen kann das spezifische Gewicht ausreichend genau bestimmt werden.

Normalwert: 1,012 — 1,030

Erreichbare Extremwerte schwanken zwischen 1,001 und 1,040. Zucker, Eiweiß und ausgeschiedene Röntgenkontrastmittel erhöhen die Dichte. Bei einem Nierenversagen kann die Niere den Harn nicht mehr über den Wert von 1,008 — 1,012 hinaus konzentrieren.

Die Säurereaktion (= ph-Wert)

Normaler Harn ist leicht sauer, nur bei Pflanzenkost schwach basisch.

Extremwerte schwanken zwischen 4,6 und 8,2.

Stark saurer Harn wird gebildet bei

- Harnsäureausscheidung,

- eiweißreicher Kost,
- Fieber,
- Eiweißzerfall durch Tumoren,
- Bestrahlung,
- Durchfallerkrankungen und
- Stoffwechselstörungen.

Basischen Harn bekommt man bei

- vorwiegender Pflanzenkost,
- Harnwegsinfektionen mit »gramnegativen« Erregern,
- Atmungsproblemen,
- gewissen Stoffwechselstörungen,
- starkem Erbrechen,
- Einnahme von Wassertreibern und
- Überdosierung basischer Substanzen, wie Natriumbikarbonat und Uralyt-U.

Harntrübungen

Der frisch entleerte Harn ist klar, fast nie trüb.

Harmlose Trübungen nach längerem Stehenlassen entstehen durch

- Schleim,
- Harnsäurekristalle,
- Kalzium und Phosphor,
- Oxalsäure.

Krankhafte Trübungen werden verursacht durch

- massenhaft weiße und rote Blutkörperchen und Schleimhautzellen,
- »Zylinder«, das sind Eiweißausgüsse der Harnkanälchen und Sammelrohre. Die meisten Zylinder — es gibt verschiedene Arten — sind krankhaft;
- Fett-Tröpfchen, sie erscheinen bei gewissen Nierenerkrankungen im Harn,
- Leucin-, Cystin- und Kalziumphosphatkristalle.

Die Harnfarbe

Normalerweise wechselt sie zwischen hellgelb und dunkelgelb.

Was verändert die Harnfarbe?

Strohgelb, sehr hell, farblos	Viel Trinken, Zuckerkrankheit, Wasserruhr, Schrumpfniere, Einnahme von Wassertreibern, Röntgenkontrastmittel.
Milchig	Bakterien, Gemüsekost.
Orangerot	Flüssigkeitsmangel, Fieber, Gallenfarbstoff, Vitamin B, Schmerz- und Rheumamittel, Senna (Abführmittel).

Ziegelrot/rot	Gallenfarbstoffe bei Leberschäden, »perniziöse« Anämie (Blutarmut) und Stauungsniere, Schmerzmittel.
Rot/braun	Blut, Farbstoffe, rote Rüben, Phenolphthalein (Abführmittel), Rifampicin (Tuberkulosemittel).
Braun/schwarz	Melanin (bei bösartigen Hautkrebsen), Malaria, Gallenfarbstoffe, Sorbit (Zucker), Saubohnenvergiftung, Vergiftung mit bestimmten Medikamenten wie Metronidazol (gegen Bazillen), Methyldopa (Blutdrucksenker) oder Phenacetin (Schmerzmittel).
Grünlich/blau	Infektion mit der Bakterie Pseudomonas, gewisse Farbstoffe sowie Tryptizol (Mittel gegen Depressionen).
Grünbraun	Gallenfarbstoff Bilirubin.

Der Harngeruch

Normal ist ein leicht aromatischer Geruch.

Toilettengeruch	Bakterieninfektion.
Obstartig	Zuckerkrankheit.
Aasgeruch	Bakteriell zersetzter, eitriger oder blutiger Harn.
Spezifische Gerüche	nach Kaffee, Knoblauch, Spargel oder veilchenartig nach Terpentin.

Wichtige Substanzen werden im Harn zuerst mit dem »Streifentest« nachgewiesen.

Fällt der Nachweis positiv aus, steht eine Reihe von Spezialuntersuchungen zur Verfügung. Für den Großteil aller Erkrankungen sind die Streifentests absolut ausreichend.

Der Streifentest

Der Mehrfach-Teststreifen, z. B. »Multistix«, wird kurz in den Harn eingetaucht. Nach einigen Sekunden werden die einzelnen Zonen auf einen Farbumschlag geprüft und mit der Bewertungsskala verglichen.
Nachweisbar sind Zucker, Eiweiß, Keton, der ph-Wert, Nitrit, Ascorbinsäure (Vitamin C), Gallenfarbstoffe und Blut.
Auch rote und weiße Blutkörperchen können entdeckt werden.

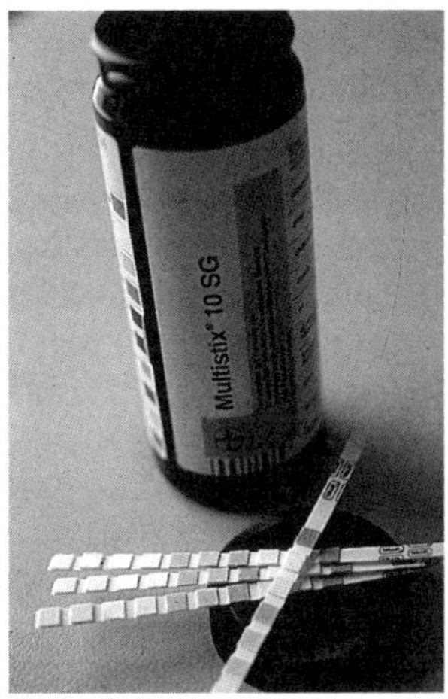

Professioneller Harnteststreifen. Damit können 10 verschiedene Harnwerte untersucht werden.

Beim selbständigen Umgang mit Teststreifen sollten 8 Grundregeln befolgt werden:

1. Aufbewahrung nach Vorschrift. Trocken, nicht zu warm. Manche Erzeugnisse (siehe Etikett) müssen im Kühlschrank gelagert werden.

2. Haltbarkeits- bzw. Ablaufdatum streng beachten.
3. Das Gefäß zur Entnahme des Streifens nur kurz öffnen.
4. Teststreifen sollten nur in einem Temperaturbereich zwischen 20 und 25 Grad C benutzt werden.
5. Reaktionszone nie mit den Fingern berühren.
6. Nicht zu viel oder zu wenig Probe (Harn) auf die Reaktionszonen bringen. Die Fehlerfolge können ein zu schwacher Testausfall bzw. ein Verlaufen der Farbe sein.
7. Reaktionszeit genauestens einhalten.
8. Beurteilung des Reaktionsausfalls bei sehr hellem Tages- oder Neonlicht.

Harneiweiß

Gesunde scheiden in 24 Stunden 50 bis 300 Milligramm Eiweiß im Harn aus. Einnierige Menschen haben eine deutlich höhere Eiweißausscheidung. Eiweißreicher Harn schäumt! Die Ausscheidung von Eiweiß nennt der Arzt »Albuminurie« oder »Proteinurie«.

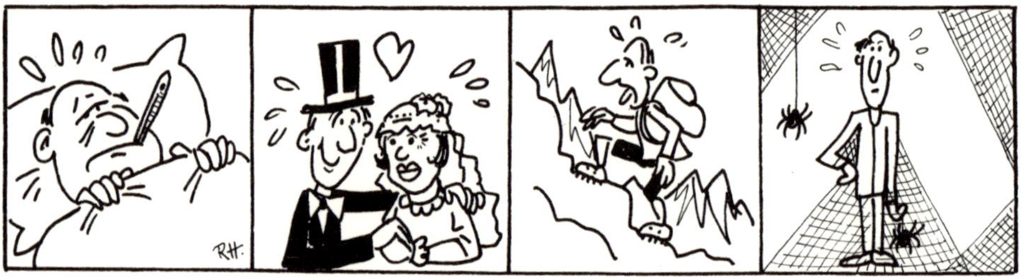

Gründe für eine harmlose Eiweißausscheidung im Harn: Fieber, seelischer Streß, Märsche, langes Stehen.

Eine vorübergehende meist harmlose Eiweißausscheidung tritt bei Fieber auf, bei starker seelischer Erregung, nach anstrengenden Märschen und bei manchen Menschen nach längerem Stehen. Diese Eiweißausscheidung durch aufrechtes Stehen nennt man »orthostatische Proteinurie«.

Anhaltende krankhafte Eiweißausscheidung sieht man bei Nierenentzündung, Nierenbeckenentzündung, Zystenniere, gestauter Niere, Infektionen der ableitenden Harnwege, Nierengefäßverkalkung, allergischen Gefäßentzündungen, Herzschwäche und gewissen Blutkrankheiten.

Harnzucker

Gesunde scheiden nur Spuren von Glukose (= Traubenzucker) im Harn aus. Diese minimale Zuckerausscheidung wird im Streifentest nicht erfaßt, weil die unterste Nachweisbarkeitsgrenze der Teststreifen auf 40 — 50 Milligramm eingestellt ist. In einer gesunden Niere kann der Blutzucker erst ab einer Höhe von 160 Milligramm in den Harn übertreten.

Bei Nierenschäden oder medikamentös bedingt kann Zucker durch eine Herabsetzung der »Nierenschwelle« schon viel früher in den Harn »schlüpfen«. Gelangt viel Zucker in den Harn, wird auch vermehrt Harn ausgeschieden (= Polyurie), der Harn ist dann — wie wir bereits wissen — strohgelb und hat eine niedrige Dichte. Gestört wird der Zuckernachweis durch stark sauren Harn, wie er beim Zuckerkoma vorkommt. Der Streifen zeigt dann zu niedrige Werte an. Zu einer ähnlichen, fälschlichen, Verminderung führt Vitamin C. Andererseits täuschen Reinigungsmittel, die Peroxide (»Wasserstoff«) enthalten, einen in Wirklichkeit nicht vorhandenen Zucker vor.

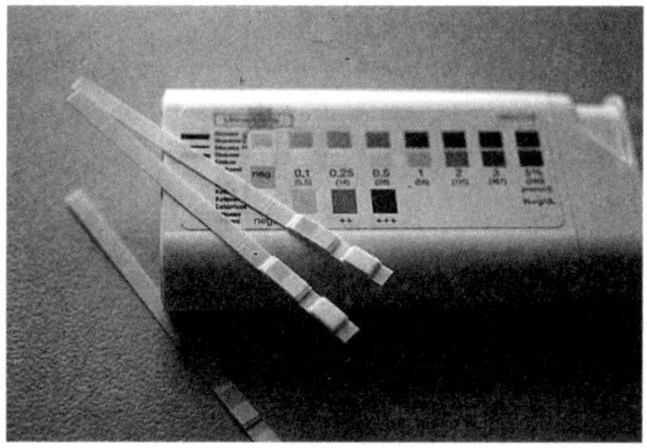

Harnteststreifen für den Hausgebrauch. Zucker und Keton lassen sich damit auf Promille genau bestimmen.

Harngallenfarbstoffe

Die wichtigsten sind Bilirubin, Urobilinogen und Urobilin.

Anmerkung: Die Vorsilbe »Uro« bedeutet immer »Harn«.

Bilirubin ist gelbbraun. Es ist ein Abbauprodukt aus dem Blutfarbstoff Hämoglobin und entsteht vorwiegend in der Leber. Ist es vermehrt im Blut vorhanden, hat man eine Gelbsucht (= Ikterus). Zu einer solchen Gelbsucht kommt es immer dann, wenn sich Bilirubin ins Blut zurückstaut und von dort in den Harn übertritt.

Verstärkt sind Gallenfarbstoffe — zuerst im Blut, dann auch im Harn — vorhanden bei:

- Stauung der ableitenden Gallenwege,
- Leberentzündung (= Hepatitis),
- Vergiftungen mit dem Knollenblätterpilz und
- Blutzerfall.

Harnketon

Keton ist ein Endprodukt des Fettsäureabbaus. Diese Substanz tritt vermehrt im Blut und Harn auf, wenn die Kohlenhydratverbrennung mangelhaft abläuft. Häufiger kommt das bei Zuckerkrankheit, Unterzuckerung, starkem Erbrechen und beim Hungern vor.

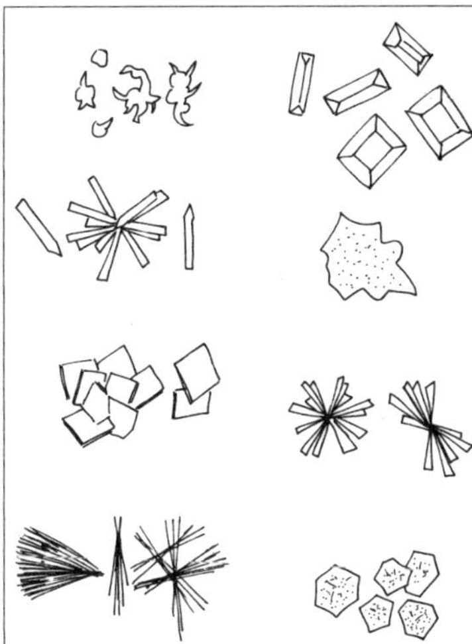

Solche Formen nehmen die Harnkristalle an.

Der Harnbodensatz und die Bakterien

Bei dieser mikroskopischen Untersuchung werden jene Harnbestandteile gemustert, die man durch Zentrifugieren des Harnes erhält. Der Harnbodensatz, auch »Harnsediment« genannt, kann Schleimhautzellen, Schleimfäden, Samenzellen, rote und weiße Blutkörperchen, Zylinder, Salzkristalle und Bazillen enthalten. Bei Frauen ist während der Regel und bei Ausfluß mit roten und weißen Blutkörperchen, Schleimhautzellen und Bakterien im

Sediment zu rechnen. Wenn mehr als 20 solcher Bestandteile im mikroskopischen Blickfeld zu sehen sind, nennt man sie zahlreich, mehr als 50 heißen »massenhaft«.

Vermehrt Schleimhautzellen (= Epithelien) findet man bei Entzündungen und Tumoren der ableitenden Harnwege.

Weiße Blutkörperchen (= Leukozyten) sind das Zeichen für eine Schädigung der Schleimhaut. Man findet sie bei Entzündungen der Harnwege, Prostatitis, Harnsteinen, Fremdkörpern, zerfallenden oder infizierten Tumoren, Nierenabszeß und nach Operationen.

Bis zu 10 weiße Blutkörperchen pro Gesichtsfeld bei 400facher Vergrößerung im Mikroskop sind noch normal. Massenhaft »Weiße« sind verdächtig auf Tuberkulose!

Leukozyten im Harn werden oft zufällig entdeckt, öfter stehen sie mit einer Infektion oder Steinen in Verbindung, sie können aber auch symptomlos vorhanden sein. Zur genauen Abklärung muß sich der Arzt auf die Suche nach Bakterien begeben.

Rote Blutkörperchen findet man bei blutigen Entzündungen, Blutkrankheiten, medikamentöser Hemmung der Blutgerinnung, Nierenentzündung, Tuberkulose, Nierenkrebs, gestauter Sackniere, Zystenniere, Steinkolik, gutartigen Polypen, Blasenkrebs, Entzündungen und Verletzungen der ableitenden Harnwege — aber auch nach großen körperlichen Anstrengungen (Joggen!).

Ein bis drei rote Blutkörperchen pro Gesichtsfeld sind noch normal. Eine geringe Anzahl davon ist immer im Harn vorhanden.

Bakterien sind auch indirekt durch die Prüfung auf Nitrit nachweisbar. Befinden sich z. B. Colibakterien im Harn, »reduzieren« (das ist der Ausdruck für eine chemische Reaktion) sie dieses Nitrat zu Nitrit. Nur ganz frisch gewonnener Harn darf für die Untersuchung verwendet werden, da sich im stehenden Harn die Bakterien rasch vermehren. Allgemein werden Bakterien im Bodensatz erst dann deutlich sichtbar, wenn ihre Konzentration ca. 100.000 Keime pro Milliliter beträgt.

Eine Keimzahlbestimmung (welche und wieviel Erreger sind im Harn?) wird auf besonderen Plättchen vorgenommen, die mit einer Nährschicht für die Bazillen bedeckt sind. Nach dem Eintauchen eines solchen Nährschichtträgers

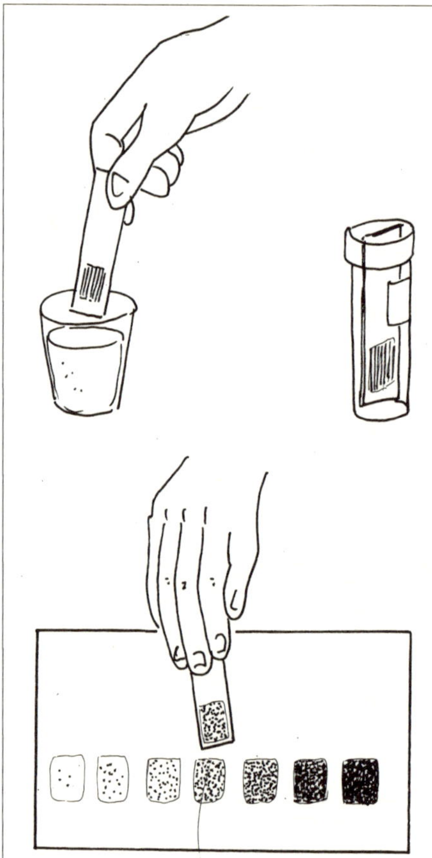
Die Technik der »Uricult«-Bestimmung.

(Uricult, Urotube, Uripret) in den zu prüfenden Harn wachsen innerhalb von 12 bis 48 Stunden bei 37 Grad C aus einzelnen Bakterien deutlich sichtbare Kolonien. Aus deren Anzahl läßt sich auf die ursprüngliche Keimzahl schließen. Weniger als 1.000 Keime gelten als Verunreinigung des Harnes von außen. 10.000 — 100.000 Keime sind als fraglich krankhaft einzustufen.

Erst ab einer Million Keime spricht man von einer eindeutig behandlungsbedürftigen Harnwegsinfektion. Solche Keimzahlen sind typisch für Infektionen der Harnwege mit den häufigsten Erregern Coli, Proteus, Pseudomonas, Enterokokken, Klebsiellen, Streptokokken und Staphylokokken. Wenn Unklarheiten bestehen, ist auch an andere Kleinlebewesen wie Trichomonaden, Neisserien, Mykoplasmen, Candida, Salmonellen und Shigellen zu denken.

Die häufigsten Ursachen für eine Bazillenbesiedlung im Harntrakt:

- Bei Frauen gehen Coli-Infektionen oft vom Darm aus. Der Grund liegt in »Schmier«infektionen, die vom Darm über die kurze Harnröhre rasch nach »oben« aufsteigen.
- Harnabflußhindernisse, wie die vergrößerte Prostata.
- Harnröhren- und Harnleiterverengungen oder -tumoren.
- Erkrankungen der weiblichen Geschlechtsorgane.
- Harnsteine und Fremdkörper.
- Ärztliche Untersuchungen mit Instrumenten und die Spiegelung.
- Streuung von Bakterien über den Blutweg (z. B. von Furunkeln oder einer Knocheneiterung).

Die möglichen Symptome sind Schüttelfrost, Krankheitsgefühl und Schmerzen, die sich beim Harnlassen verstärken.

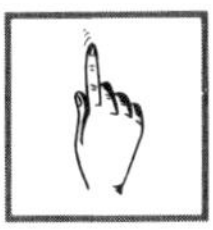

Achtung:

Eine »gewöhnliche« Blasenentzündung verläuft ohne Fieber.

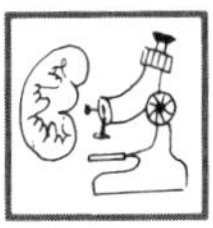

Vorsicht:

Eine Harnwegsinfektion muß nicht unbedingt Beschwerden machen. Dies ist öfter bei Frauen der Fall.

»Bakterien im Harn« werden besonders begünstigt durch jegliche Art von Stauung, Zurückfließen (= Reflux) von Harn, Zuckerkrankheit, Schwangerschaft und allgemeiner Abwehrschwäche.

Zur Klärung der Harnbakterien kommen bei der Harngewinnung dieselben Maßnahmen in Betracht wie für die Diagnose der weißen Blutkörperchen.

Harnzylinder

Sie »trüben« den Harn und erhalten fallweise eine erhebliche diagnostische Bedeutung, denn sie entstammen der Niere. Es handelt sich um länglich-rundliche Gebilde, die Grundsubstanz ist Eiweiß. Zylinder können aber auch aus zusammengepreßten roten und weißen Blutkörperchen sowie Schleimhautzellen bestehen. Besonders wichtig sind Zylinder aus weißen Blutkörperchen, sogenannte Leukozytenzylinder.

Sie sind ein Hinweis auf eine Entzündung des Nierenbeckens, die auf das Nierengewebe übergegriffen hat. Am häufigsten zur Ausbildung von Zylindern führen akute und chronische Nierenentzündungen.

Weitere Harnuntersuchungen betreffen Hormone, Tumoren und Farbstoffe.

Die Tumoren der Nebenniere — Phäochromozytom und Neuroblastom — sind durch den Nachweis von Vanillinmandelsäure zu erkennen. Noch besser geeignet für die Phäochromozytomdiagnose sind die sogenannten Nephrine. Die Ausscheidung von Aldosteron und 17-Ketosteroiden ist bei Nebennierenrindentumoren erhöht, allerdings ist die Aldosteronausscheidung sehr stark medikamentenabhängig.

Das Hormon Beta-HCG ist erhöht bei Hodentumoren. Tumormarker, das sind Stoffe, die — vom Tumor erzeugt — auf das Vorliegen eines Tumors im Körper hinweisen, haben in der Harnanalyse nur geringe Bedeutung.

Mit dem Farbstoff Phenol kann man den Verdacht bestätigen, ob eine Verbindung zwischen Darm und Harnwegen besteht.
Die Probe darauf macht man so: Phenolrot wird geschluckt. Hat der Darm eine krankhafte Verbindung zu den Harnwegen, gelangt der Farbstoff nunmehr in diese und Phenolrot findet sich im Harn wieder, der Harn wird rot gefärbt. Es liegt also eine Darm-Harnwegs»fistel« vor.

Die Untersuchung der männlichen Absonderungen

Ejakulat ist jene Flüssigkeit, die man bei der Samenausstoßung auffangen kann. 5 — 10 % der Flüssigkeit bestehen aus Samen und Absonderungen der Nebenhoden, 30% kommen aus der Prostata, 60% aus den Bläschendrüsen, einige wenige Volumsprozente aus weiteren Drüsen. Das Ejakulat ist milchig-trüb bis grau-gelblich und riecht nach Kastanienblüten.

Gewonnen wird es durch Masturbation (= Selbstbefriedigung) nach 5tägiger sexueller Enthaltsamkeit. Besonders geachtet wird bei der Untersuchung auf die Anzahl, Lebhaftigkeit und Beweglichkeit der Samenfäden (= Spermien) sowie auf den Gehalt von Fructose (= Fruchtzucker).

Der Prostataschleim wird in einer täglichen Menge von 1 — 2 Milliliter gebildet. Das durch Massage des Organs vom Mastdarm aus gewonnene Prostata»sekret« hat einen hohen Gehalt an Zink und Citrat, die Säurereaktion liegt bei 7,4.

Stark saure Reaktion und ein erniedrigter Zinkgehalt sind Hinweise auf ein entzündliches Geschehen. Nur wenn auch Entzündungszellen und Bakterien in diesem Sekret nachgewiesen werden, sollte von einer »Prostatitis« gesprochen werden.

Zellmaterial kann man aber auch direkt aus der Prostata gewinnen, nämlich durch »Nadelbiopsie«, indem mit einer Nadel Gewebe herausgesaugt wird. Diese Gewebsentnahme erfolgt »blind« oder gesteuert unter Sicht mit Ultraschall. Die Biopsie ist immer dann notwendig, wenn Knoten getastet wurden und der Verdacht auf einen Krebs besteht. Bei einer Nadeldicke von 0,6 mm sind Komplikationen wie Blutung oder Infektion selten.

Wenn mehr Prostatagewebe zur Untersuchung nötig ist, weicht man auf die Stanzbiopsie aus.

Die Blutuntersuchung

Wir unterscheiden »allgemeine« Werte, wie die Blutsenkung und Eiweißbestimmung, von »organbezogenen« Werten, wie Harnstoff oder Kreatinin.
Beide Werte sind wichtig und müssen oft wiederholt geprüft werden.

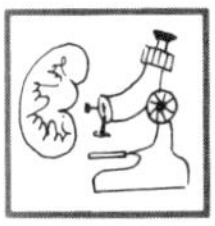

Allgemeine Werte

Die Blutsenkungsreaktion (BSG oder BSR)

Normalwert: 5 — 25

Frauen haben eine durchschnittlich etwas höhere Blutsenkung als Männer. Beim Gesunden ist die Blutsenkung niedrig, weil sich die roten Blutkörperchen durch ihre elektrisch negativ geladene Oberfläche lange in der Schwebe halten — das Blut »senkt« sich langsam. Finden sich aber viele entzündlich bedingte Bluteiweißkörper dazwischen, vermindert sich diese Abstoßung. Die Blutzellen klumpen aneinander und sinken rascher zu Boden.

Vermindert: Bei einer krankhaften Erhöhung der roten Blutkörperchen (Polyglobulie).

Erhöht: Bei Entzündungen, die Empfindlichkeit dafür beträgt über 95 %. Daß eine stark beschleunigte Blutsenkung überhaupt ohne Krankheit vorliegt, kommt nur in 2 % der Fälle vor.

Gesamteiweiß

Normalwert: 62 — 83 Gramm pro Liter

110 bekannte Eiweißkörper finden sich im Blut, von etwa 50 ist die Funktion bekannt. Eiweißkörper transportieren Fette, Stoffwechselprodukte, Hormone und Mineralsalze, und sie sorgen für die richtige Zusammensetzung der Blutflüssigkeit.
Als Immunglobuline (»Immun« = Abwehr, »Globuline« = Eiweißkörper) haben sie eine wichtige Rolle in der körperlichen Abwehr.

C-reaktives Protein

Normalwert: 0,06 — 8

Dieser Eiweißkörper steigt bei komplizierten Harnwegsinfektionen rasch auf Werte über 50 an. Je höher der Wert ist, umso intensiver ist das Krankheitsbild.

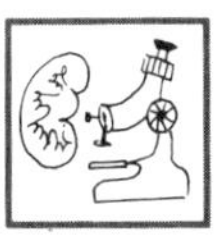

Organbezogene Werte

Kreatinin

Normalwert: 0,6 — 1,1

Es entsteht im Muskelgewebe (was den höheren Wert bei Männern erklärt, diese haben mehr Muskelmasse) und wird unabhängig von Diät, Eiweißstoffwechsel, Wasser- und Salzhaushalt so beständig gebildet, daß damit die Beurteilung der Nierenfunktion sehr verläßlich wird.

Erhöht: Bei Nierenschwäche und -versagen, Abflußbehinderung der Harnwege und Behandlung mit Wassertreibern.

Bedeutung hat auch die »Kreatininclearance«: Man versteht unter diesem »Klärwert« jene Menge an Blut, die pro Minute durch die Nierenfunktion von der Schlacke Kreatinin befreit wird. Der Normbereich beträgt 90 — 150 Milliliter pro Minute.

Der Klärwert sinkt im Alter durch die nachlassende Nierenfunktion, demgemäß steigt der Kreatininwert an.

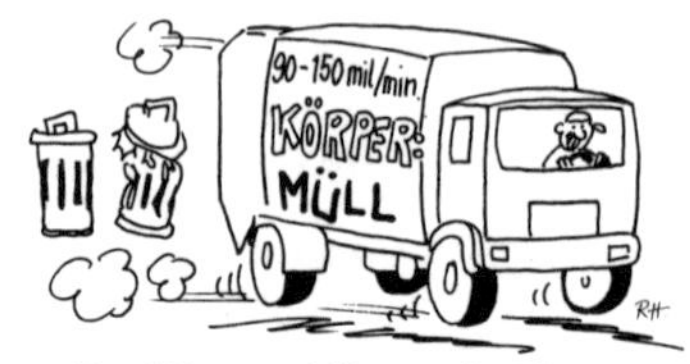

Pro Minute »klären« die Nieren 90 — 150 Milliliter Blut und befreien es von Schlacken.

Harnstoff

Er entsteht in der Leber als Endprodukt des Eiweißstoffwechsels. Beim Abbau von 2,9 Gramm Eiweiß wird 1 Gramm Harnstoff gebildet.

Normalwert: 15 — 50

Erhöht: Starker Eiweißabbau, Tumoren, Hormonnebenwirkungen, Störungen des Wasserhaushaltes, Nierenschädigungen.

Erniedrigt: Starke Austrocknung des Körpers.

Harnsäure

Sie ist das Endprodukt der Eiweißkörper, die aus den »purinhältigen« Zellkernen der aufgenommenen Nahrung kommen.

Normalwerte: 2 — 6 (Frauen und Kinder), bis 7 (Männer)

Erhöht: Gicht, Blutkrankheiten, Chemotherapie, Bestrahlung, Fieber, Lungenentzündung, Nierenschwäche und -versagen, Fettsucht, Zuckerkrankheit, Fettblut und Hormonstörungen. Weiters durch Einnahme von Fruchtzucker und anderen Zuckern, wie Sorbit und Xylit, sowie verschiedenen Medikamenten, wie Wassertreibern und Tuberkulosemitteln.

Erniedrigt: Wilson'sche Krankheit (das ist eine Störung des Kupferstoffwechsels), Schwangerschaft, Medikamente, wie Aspirin, Hemmer der Blutgerinnung (Marcoumar, Sintrom), Kortison und Antigichtmittel.

Natrium

Zu 98 % liegt es außerhalb der Zelle, nur 2 % finden sich innerhalb der Zelle.

Normalwert: 135 — 151

Erhöht: Bei Überwässerung mit hohen Kochsalzkonzentrationen oder Austrocknung durch reinen Wasserentzug.

Erniedrigt: Bei Überwässerung mit reinem Wasser oder Austrocknung durch Salzentzug, bei hohem Blutzucker und Einnahme von Mannit.

Fälschlich erniedrigt: Bei Fettblut und erhöhtem Eiweiß im Blut.

Kalium

Zu 98 % in der Zelle, nur 2 % sind außerhalb davon. Störungen des Kaliumgehaltes können Muskellähmungen und schwerste Herzrhythmusstörungen verursachen.

Normalwert: 3,5 — 5,5

Erhöht: Akutes und chronisches Nierenversagen, Krankheiten der Nebenniere, kaliumzurückhaltende Medikamente, Verletzungen, Blutungen, Blutzerfall, Betablocker, Fingerhut- (= Digitalis) Vergiftung, Blutübersäuerung, Insulinmangel.

Erniedrigt: Mangelnde Zufuhr mit der Nahrung, längeres Erbrechen, Durchfälle, Mißbrauch mit Abführmitteln, Wassertreibern, Salzkortison, Pilzmitteln und Antibiotika. Nierenerkrankungen, Magnesiummangel, basisches Blut und Insulinwirkung.

Kalzium

Normalwert: 2,1 — 2,7

40 % des Blutkalziums sind an Eiweiß gebunden. In der Niere wirkt Natrium als Gegenspieler zu Kalzium.

Erhöht: Überfunktion der Nebenschilddrüse und der Schilddrüse, Tumoren, Lithiumbehandlung (bei Depressionen), Zufuhr von Vitamin D und A, Wassertreiber, längerdauernde Bettruhe, übermäßige Kalziumeinnahme.

Erniedrigt: Gestörte Kalziumaufnahme im Darm, Kalziumverluste, Kalziumablagerungen.

Magnesium

Normalwert: 0,7 — 1,1

Erhöht: Akutes und chronisches Nierenversagen, Unterfunktion der Schilddrüse, Lithiumbehandlung, Einnahme magnesiumhältiger Abführmittel und Gastritismedikamente, Muskelauflösung, erhöhte Magnesiumeinnahme.

Erniedrigt: Durchfall, Alkoholismus, Wassertreiber, Chemotherapie, Nierenerkrankungen, einseitige Kost.

Chlorid

88 % sind außerhalb, 12 % innerhalb der Zelle. Chlorid folgt dem Natrium passiv wie ein Schatten, beide gehören »zusammen«.

Normalwert: 95 — 110

Erhöht: Durchfälle, Blutübersäuerung, Dursten, bei Harn-Darmfisteln, Kortison.

Erniedrigt: Erbrechen, starkes Schwitzen, Verbrennungen, Überwässerung, Nierenversagen, Natriummangel, Wassertreiber, Addison-Krankheit.

Phosphat

Normalwert: 0,8 — 1,6

Erhöht: Abführmittel, phosphathältige Einläufe, akutes und chronisches Nierenversagen, Verbrennungen, Überfunktion der Nebenschilddrüse, Vitamin-D-Überdosierung.

Erniedrigt: Erbrechen und Durchfälle, Blutkrankheiten, Blutvergiftung, einseitige Kost, Nierenkrankheiten, Wassertreiber, Kaliummangel.

Alkalische Phosphatase (AP)

Im Knochen kommen 70% vor, 20% im Darm und 10% in der Leber und den Gallenwegen.

Normalwert: 40 — 170

Erhöht: Am Ende der Schwangerschaft bei Lebererkrankung, Nierenkrebs, Unterfunktion der Nebenschilddrüse, Rachitis, Knochenerweichung, Knochentumoren und -metastasen (= Absiedelungen), Paget-Krankheit, Boeck'scher Krankheit.

Vermindert: Unterfunktion der Schilddrüse, Vitamin-C-Mangel.

Saure Phosphatase

Sie kommt in Prostata, Knochen, Milz, Samenflüssigkeit, Blutplättchen und roten Blutkörperchen vor.

Normalwert: 1,2 — 4,7

Erhöht: Nach Prostatamassage, Knochenmetastasen, Überfunktion der Nebenschilddrüse, Paget-Krankheit, Thrombosen und Embolien.

Wichtig unter den Phosphatasen ist die »prostataspezifische saure Phosphatase«. Da sie aber nur in 25% der Fälle von metastasierendem Prostatakrebs erhöht ist, kann sie zu jeglicher Art von Frühdiagnose nicht verwendet werden.

Renin

Dieser in der Niere erzeugte Stoff spaltet in der Leber Angiotensinogen in Angiotensin I. Dieses wird im Blut durch den Angiotensinverwandler (ACE) in Angiotensin II verwandelt, welches den Blutdruck steigert. Renin selbst zu messen ist sehr aufwendig, man begnügt sich mit der »Produkt«messung von Angiotensin I.

Normalwert: 0,2 — 2,0.

Nach körperlicher Belastung kommt es zu einem Anstieg auf das 2- bis 4fache. Als krankhaft gilt — unter Ruhebedingungen — eine Steigerung um das 1,5fache.

Erythropoetin

Es regelt die Produktion roter Blutkörperchen und deren Reifung. Stark erniedrigte Werte findet man bei Patienten mit hochgradigem Nierenversagen und nierenlosen Menschen.

Der stark verminderte Aufbau von roten Blutkörperchen erfolgt bei diesen Patienten durch Erythropoetin, das — vermindert — auch in Leberzellen erzeugt wird.

Erhöhte Werte kommen vor bei Nierentumoren, Zystennieren, Lebertumoren und Blutschwämmen im Gehirn.

Testosteron

Bei diesem Männerhormon liegen die Morgenwerte um durchschnittlich 20% höher.

Normalwert: 3,5 — 8,6

Überwacht wird es, um eine Hodenfunktionsstörung zu bestätigen, einen Hormonmangel überhaupt aufzuzeigen oder eine Behandlung damit zu überwachen. Mit dem »Stimulierhormon« HCG läßt sich die Funktion der Hoden überprüfen. Nach Injektion von HCG muß — das vorher bestimmte — Testosteron um das 2- bis 2,5fache ansteigen.
Bei niedrigen Testosteronwerten muß zusätzlich der »FSH-« und »LH-Test« gemacht werden. Dabei wird überprüft, ob die anderweitige Reizung des Hodens durch die Hirnanhangsdrüse normal ausfällt. Ein weiterer Funktionstest, der »LHRH«-Test, gibt Aufschluß darüber, ob die Hirnanhangsdrüse selbst die richtigen Informationen und Rückmeldungen bekommt. Diese hormonellen Botensysteme sind recht gut bekannt. Wir sollten uns merken: Zur Überprüfung der Hodenfunktion brauchen wir die Tests »HCG«, »FSH«, »LH« und »LHRH«.

Tumormarker

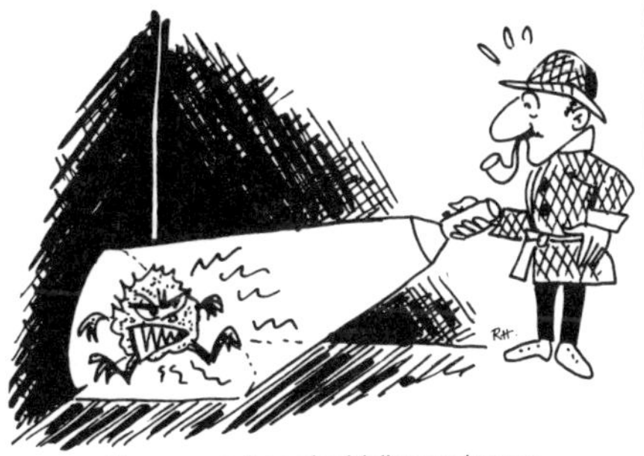

Tumormarker sind körpereigene »Krebsdetektive«.

Die Anwesenheit dieser eiweißhaltigen Stoffe in den Körperflüssigkeiten weist ab einer bestimmten Konzentration auf das Vorhandensein gewisser Tumoren hin. Wächst der Tumor oder macht er Absiedelungen, steigt wiederum die Konzentration. Ein großes Problem für die Verwertung der Tumormarker ist, daß auch gesundes Gewebe in der Lage ist, den gleichen Tumormarker zu produzieren wie der Tumor selbst. Auch haben beispielsweise Raucher vereinzelt erhöhte Tumormarker, ohne daß sie an einem Tumor erkrankt wären. Begrenzt wird der Einsatz der Tumormarker durch die Tumorgröße. Beim Prostatakrebs muß der Krebs eine gewisse Größe überschreiten, damit er eine bestimmte Menge an Tumormarkern erzeugen kann, die eine Aussagekraft hat. Kleine Krebse erzeugen wenig, mittlere Krebse mittlere Mengen und große Krebse große Mengen. Daraus folgt: Die Wahrscheinlichkeit, einen kleinen Tumor — mit spärlicher Erzeugung von Tumormarkern — allein durch die Bestimmung der Tumormarker frühzeitig zu erkennen, ist gering.

Prostataspezifisches Antigen (PSA)

Es wird ausschließlich in gutartigen wie bösartigen Zellen der Prostata gebildet, somit ist es eigentlich ein »Organmarker«.

Normalwert: 0 — 5

Erhöht: Prostatakrebs, gutartige Prostatavergrößerung, Entzündung der Prostata (= Prostatitis).

Bei Werten über 50 besteht ziemliche Wahrscheinlichkeit, einen sehr großen Tumor vorzufinden. Gelegentlich können aber sehr bösartige Krebse auch mit niedrigen Werten einhergehen. In diesem Fall haben die Tumorzellen die Fähigkeit verloren, PSA zu bilden.

Es gibt eine Reihe von Stoffen, die eine Erhöhung des PSA fälschlich anzeigen. Es sind vor allem Stoffe für die Chemotherapie, Östrogene, Vitamin C und Metalle. Auch Gelbsucht und Fettblut können auf eine falsche Fährte führen. Von den Medikamenten sind es besonders solche, die für Herz und Kreislauf in Verwendung sind.

Medikamente, die zu einer PSA-Erhöhung führen: Adalat, Amalium, Baypress, Buconif, Cardiacton, Cedocard, Cinnabene, Corazem, Dilzem, Dusodril, Elantan, Fedip, Gewadilat, Haemodyn, ISMN Genericon, Ildamen, Isoket, Isomack, Isoptin, Lomir, Majolat, Monoket, Mono Mack, Munobal, Myocardon, Nifebene, Nifecard, Nifedipin, Nitro Mack, Nootropil, Norvasc, Olicardin, Ospocard, Pentomer, Pentoxi, Pericephal, Procorum, Sensit, Sorbidilat, Stutgeron, Syscor, Trental, Vasonit, Verapabene, Xuprin.

Alpha1-Fetoprotein (AFP)

In der Vorgeburtszeit wird der Stoff im Magen-Darm-Trakt und in der Leber erzeugt. Erst ab dem 10. Lebensmonat fallen die hohen Werte auf den normalen, niedrigen Erwachsenenwert ab.

Normalwert: 0 — 20

Erhöht: Hodentumoren, Leberkrebs, Magen-Darm-Krebse. Auch bei Leberentzündung (Hepatitis) und Leberschrumpfung (Zirrhose).

HCG (Humanes Choriongonadotropin)

Es wird im Mutterkuchen (= Plazenta) gebildet.

Normalwert: 0 — 5

Erhöht: Zottenkrebs der Gebärmutter, Hodentumoren.

TPA (Tissue Polypeptide Antigen)

Normalwert: bis 60

Kein sehr sicherer Test, aber brauchbar für die Behandlungskontrolle beim Blasenkrebs. Fälschlich positive Ergebnisse gibt es bei Rauchern und Schwangeren sowie bei Entzündungen.

Der Ultraschall

Im Harntrakt steht die Ultraschalluntersuchung an der »Diagnosespitze«, denn der Ultraschall ist

- sicher,
- beliebig wiederholbar,
- schmerz- und gefahrlos.

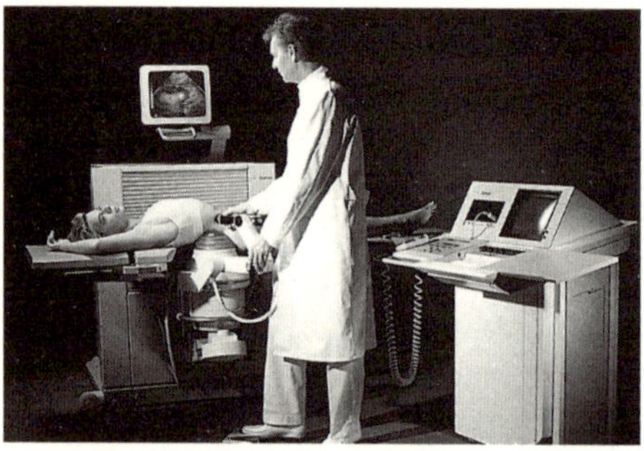

Moderne Ultraschall-Diagnose der Niere und der Harnwege. Der Ultraschall ist gefahrlos, sicher und schnell. Die Untersuchung kann beliebig oft wiederholt werden.

Alle Organe sind — mit Ausnahme des normalen Harnleiters — darstellbar und

der Arzt untersucht sie im allgemeinen in Rückenlage. Es ist dazu keine spezielle Vorbereitung erforderlich. Besser aber ist es, wenn man mit leerem Magen zur Untersuchung kommt, der Darm gasarm und die Blase gefüllt ist.
Fallweise muß man vorher ein Abführmittel (X-Prep) einnehmen. Der Nachteil des Ultraschalls besteht darin, luftgefüllte Räume nicht durchdringen zu können, daher stören Darmgase.

Was kann man im Ultraschall (auch: »Sonographie«) erkennen?

Die normale Niere ist im Schallbild 11—13 cm lang und 6—8 cm breit.

Besonders gut sichtbar sind

- gestaute Nieren,
- Nierentumoren,
- Nierenabszesse,
- Nierenverletzungen,
- Nierenzysten und
- Nierensteine.

Auch Steine (Harnsäuresteine), die im Röntgen nicht zu erkennen sind, werden im Ultraschall dargestellt.

Der Harnleiter ist nur dann zu sehen, wenn er durch eine Stauung verbreitert ist.

Die Organe im kleinen Becken werden von außen durch die Haut untersucht. Dazu ist es wichtig, daß die Harnblase voll ist. Auch kann der sogenannte »Restharn« bei einer Störung der Blasenentleerung mittels »Sono« genau gemessen werden. Die Prostata und die Blase werden entweder von vorne oder über den Mastdarm »geschallt«. Dazu gibt es besondere apparative Vorrichtungen.

Die Ultraschall-Technik mit eingeführten Sonden heißt »Endosonographie«. Wenn der Arzt eine Gewebsentnahme plant, ist die vorherige Darmentleerung vorteilhaft. Auch die Einnahme eines Antibiotikums — einen Tag vor der Gewebsentnahme und drei Tage danach — kann empfohlen werden. Unter Ultraschallsicht werden mit einer speziellen Nadel gezielt Proben aus der Prostata entnommen. Der Schallkopf wird vor dem Einführen — zwecks besserer Hygiene — mit einem Kondom versehen und mit Ultraschallgel bestrichen.
Auch der Hodeninhalt ist mit Hilfe des Ultraschalls beurteilbar.

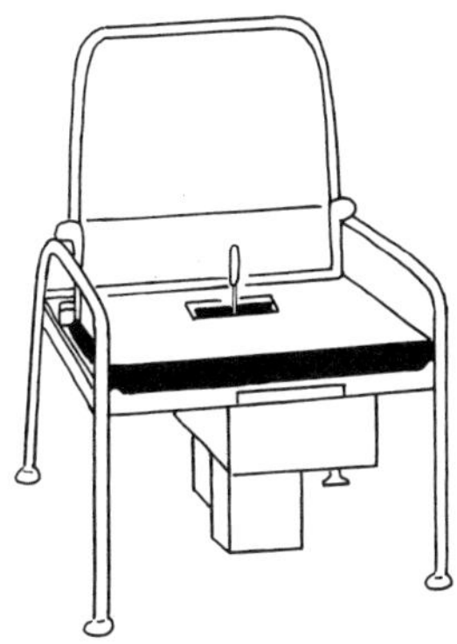

Untersuchungsstuhl für die Ultraschalluntersuchung der Prostata.

Man kann mit dem Ultraschall sehr gut erkennen, ob etwas »nicht stimmt«, allerdings ist die Aussagekraft, ob die gesehene Veränderung gut- oder bösartig ist, eingeschränkt. Als völligen Röntgenersatz darf man den Ultraschall daher nicht ansehen. Eine Beurteilung der Organfunktionen, z. B. der Nierenfunktion, ist mittels Ultraschall nicht möglich.

Die Gewebsentnahme (= Biopsie) aus der Niere erfolgt meist unter Sicht des Ultraschalls. Man liegt dazu auf dem Bauch, die Punktionsstelle wird örtlich betäubt. Während der Punktion kann ein Gefühl auftreten, als ob man einen leichten Schlag auf den Rücken bekäme.

Das entnommene Gewebe wird anschließend im Mikroskop untersucht. Nach der Punktion muß man 24 Stunden lang Bettruhe einhalten.

Eine Nierenbiopsie macht man immer dann, wenn man mit »unblutigen« Methoden nicht zum diagnostischen Erfolg kommt:

- Zur genauen Diagnose einer sonst ungeklärten Eiweißausscheidung im Harn.
- Bei Blut im Harn.
- Bei Nierenversagen.
- Bei Allgemeinkrankheiten mit Verdacht auf schwere Mitbeteiligung der Nieren.
- Zur Klärung von Abstoßungsreaktionen nach einer Nierentransplantation.

Unbedingt Abstand nehmen — dies bedeutet eine »Kontraindikation« — muß man von der Nierengewebsentnahme bei Einnierigkeit, Störungen der Blutgerinnung, unbehandeltem Bluthochdruck, Nierenabszeß sowie Sack- und Eiterniere.

Mit Hilfe der »Doppler-Sonographie« — so heißt die Ultraschalluntersuchung für die Blutgefäße — lassen sich Gefäßstörungen rasch und schmerzlos klären. Anwendungsgebiete sind Durchblutungsstörungen des Penis, Krampfadern, Hodenverdrehungen, Verengungen oder Gerinnsel der Nierenadern und der Verdacht auf eine Abstoßungsreaktion der eingepflanzten Niere.

Die Röntgenuntersuchung

Die Nieren bilden sich schattenhaft ab. Hohlorgane wie Harnleiter und Blase werden nicht dargestellt. Man muß sie mit einem röntgenundurchlässigen Kontrastmittel füllen.

Die Qualität jeder Röntgenuntersuchung des Harntraktes wird gesteigert, wenn einige Verhaltensmaßnahmen befolgt werden:

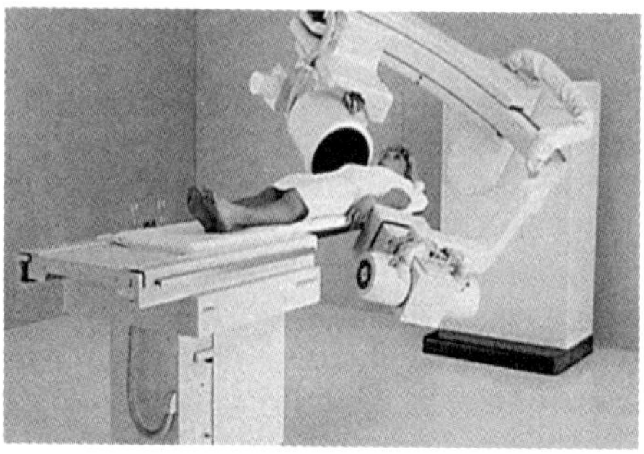

Die moderne Röntgendiagnostik. Sie spielt in der Klärung von »Harnwegsfragen« eine große Rolle.

- Darmvorbereitung mit Diät (keine blähenden Speisen wie Kohl und Hülsenfrüchte).
- Einnahme eines Abführmittels (X-Prep) am Tag vor dem Röntgen.
- Ein bis drei Tage vorher kein Magen-Darm-Röntgen mit Kontrastmitteln.
- Bei Röntgen mit Kontrastmitteln — in die Vene eingespritzt — muß der Magen leer bleiben, man darf vorher nichts essen oder trinken.
- Wenn man allergisch auf Jod reagiert, muß von einer Untersuchung mit Kontrastmitteln Abstand genommen werden. Eine Asthma-Krankheit oder eine bekannte Medikamentenallergie muß dem Arzt mitgeteilt werden.

An Röntgenverfahren verwenden wir

- das Übersichtsbauchröntgen (»Abdomenleer«),
- das Ausscheidungsröntgen,
- das Harnröhrenröntgen und
- das Harnentleerungsröntgen.

Das **Übersichtsbauchröntgen** steht am Anfang jeder Röntgenuntersuchung. Es wird am liegenden Patienten durchgeführt und ergibt eine Übersicht von der Nebennierengegend bis 2 cm unter das Schambein.

Der Arzt beurteilt Lage, Form und Größe der Nieren, Steine in den Harnleitern, Form und Ausdehnung der Blase mit eventuellen Steinen, Verkalkungen in der Prostata, alle Verkalkungen im Bauch und das Skelett.

Mit dem **Ausscheidungsröntgen** ist jene Untersuchung gemeint, bei welcher der Laie vom »Nierenröntgen« spricht.

Zu sehen sind die Gestalt der Niere und alle Hohlräume wie Nierenbecken, Harnleiter und Blase. Die Ausscheidung eines eingespritzten Kontrastmittels wird auf dem Röntgenschirm beobachtet. Ca. 30 Milliliter Kontrastmittel werden injiziert, ein örtlicher Schmerz an der Injektionsstelle kann dabei auftreten. Aufnahmen werden nach 7, 14 und 20 Minuten gemacht. Bei Verdacht auf Nierensenkung (= Nephroptose) erfolgt eine Aufnahme im Stehen 14 Minuten nach der Injektion. Beweisend für eine Senkniere ist ein Höhenunterschied von 2 Wirbelkörpern im Vergleich zu der Aufnahme im Liegen. Das Ausscheidungsröntgen ergibt nie falsche Befunde, die sichere Unterscheidung zwischen normal und krankhaft erfordert aber viel Erfahrung.

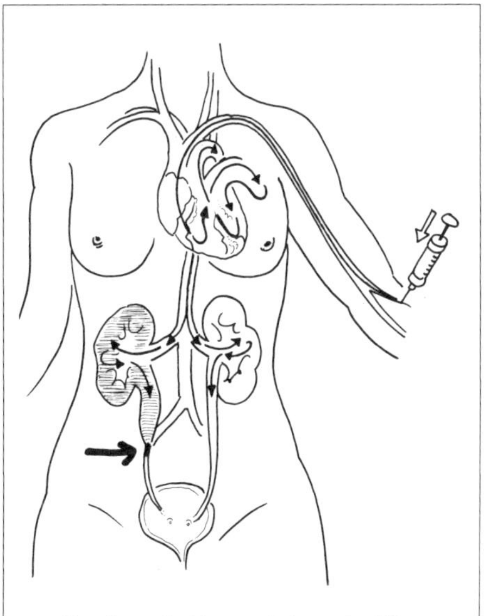

Das Ausscheidungsröntgen der Niere (= »Pyelographie« oder »IVP«). Rechts ist der Harnleiter durch einen Stein verlegt und staut die rechte Niere.

Sind die erhaltenen Bilder dennoch unsicher, wie etwa bei Nierenversagen, wird eine Menge von 250 Milliliter Kontrastmittel als Kurzinfusion innerhalb von 6 Minuten in die Vene eingeführt. Hochgradiges Nierenversagen aber ist überhaupt eine Gegenanzeige für Kontrastmitteltests.

Bei welchen Zuständen muß man von einem Röntgen mit Kontrastmittel noch Abstand nehmen?

- Allergie.
- Bösartige Plasmazellenkrankheit (= Kahler'sche Krankheit).
- Schwangerschaft.

- Überfunktion der Schilddrüse (wegen der Jodbelastung).
- Hochgradige Austrocknung.
- Zuckerkrankheit mit Verengung der kleinen Blutgefäße.

Achtung:

Bei Nierensteinen kann die Kontrastmittelgabe eine Kolik auslösen.

Zur Beantwortung spezieller Fragen werden zusätzliche Techniken angewendet; so etwa die Kompression:

Ein Ballon wird auf den Bauch im Bereich der Harnleiter gedrückt, wodurch eine Stauung erzeugt wird. Dies hat eine bessere Darstellung der Nierenbecken zur Folge. Diese — unnatürliche — Technik kommt nur ausnahmsweise zur Anwendung. Bei der »Belastung« wird noch viel mehr Kontrastmittel injiziert, zusätzlich auch noch eine harntreibende Zuckerlösung wie etwa Mannit. Verwendet wird die Belastung zur genaueren Beurteilung des Harnabflusses am Übergang vom Nierenbecken in den Harnleiter.

Eine spezielle Variante des Nierenröntgens ist das **»Katheter«-Röntgen.**

Der technische Ablauf ist dabei folgendermaßen: Während einer Blasenspiegelung (Zystoskopie) wird die Mündung des Harnleiters in der Harnblase aufgesucht. Nun wird in den Harnleiter ein Katheter vorgeschoben und Kontrastmittel in den Harnleiter eingespritzt. Bei besonderer Fragestellung kann der Katheter »rückwärts«, also entgegen der normalen Harnabflußrichtung, bis in das Nierenbecken vorgeschoben werden. Diese Rückwärtsbewegung heißt »retrograd«, danach ist auch die ganze Untersuchungstechnik benannt: »retrograde Pyelographie«.

Die Untersuchungsziele sind:

- Bestehen Verengungen?
- Wie sieht die Niere aus, die sich durch die übliche Kontrastmitteldarstellung (=»i.v. Pyelographie«) nicht darstellen läßt? Eine solche Niere nennt man »stumme Niere«.
- Seitengetrennte Entnahme von Harn und Zellen zur Untersuchung im Mikroskop.

Eine eigentliche Aussage über die Nierenfunktion ist mit dem Rückwärtsröntgen nicht möglich. Die Methode wird hauptsächlich beim Mann angewendet, bei Frauen und Kindern wird das Harnentleerungsröntgen bevorzugt. Wenn die »retrograde Pyelographie« technisch nicht durchführbar ist, kann man auf die »anterograde Pyelographie« ausweichen. Hiezu wird unter Ultraschallkontrolle von außen durch die Haut eine Punktionsnadel in das Nierenbecken eingebracht. Das dort injizierte Kontrastmittel wird beim Abfließen nach unten in Richtung Harnblase beobachtet.

Mit dem **Harnröhrenröntgen** und dem **Harnentleerungsröntgen** (= Miktionszystourogramm) können Gestalt und Funktion der Harnwege untersucht werden. Auch kann ein Zurückfließen (= Reflux) des Harnes von der Blase in den Harnleiter erkannt werden.

Technik:

Über einen Katheter werden beim Harnröhrenröntgen (= Urethrographie) 20 bis 30 Milliliter eines Kontrastmittels in die Harnröhre (= Urethra) eingebracht.

Gestalt und Verlauf der Harnröhre sind im Röntgen zu sehen. Ist die Blase gefüllt, kann anschließend das Entleerungsröntgen gemacht werden.
Diagnostische Ziele sind die Harnröhrenverengung und -aussackung, Tumoren und Verletzungen.

Beim **Harnblasenröntgen** (= Zystographie) werden mittels Katheter 200 — 300 Milliliter in die Harnblase eingebracht. Ist die Kathetereinführung nicht möglich, so wie bei Kindern, macht man eine Blasenpunktion. 3 — 4 cm über dem Schambein wird unter Ultraschallkontrolle mit einer 0,7 mm dicken Nadel die Blase angestochen. Bei Männern wird der Harnabfluß durch das Röntgen im Stehen, bei Frauen im Sitzen und bei Kleinkindern im Liegen beurteilt. Unter normalen Umständen darf beim Gesunden kein Kontrastmittel in den Harnleiter zurückfließen. Nachgewiesen werden Blasenfistel, Blasenaussackungen (= Divertikel), auch Blasenschwäche und Verengungen der Harnröhre.

Das **Samenleiterröntgen** (Vasovesikulographie): Der Samenleiter wird durch einen kleinen Schnitt am Hodensack aufgesucht und punktiert, 10 — 20 Milliliter werden injiziert. Durchgeführt wird der Test bei der männlichen Unfruchtbarkeit.

Das Gefäßröntgen (Nierenangiographie)

Der »Gefäßbaum« der Niere wird mittels Kontrastmittel dargestellt. Vor der Untersuchung muß man mindestens 12 Stunden lang fasten und darf 6 Stunden vorher keine Getränke zu sich nehmen. Die Blutgerinnung muß vorher getestet werden und gewissen Minimalanforderungen entsprechen. Über die Schlagader am Oberschenkel wird nach örtlicher Betäubung ein 1,3 mm dünner Katheter eingeführt und — über die Hauptschlagader — bis zur Nierenschlagader vorgeschoben. Nun wird Kontrastmittel eingespritzt, welches vom in die Niere einströmenden Blut mitgenommen wird und im Gefäßbaum zur Verteilung kommt. Die anschließende Röntgenaufnahme zeigt alle Nierenblutgefäße. Nach dem Eingriff muß man 12 bis 24 Stunden im Bett bleiben.

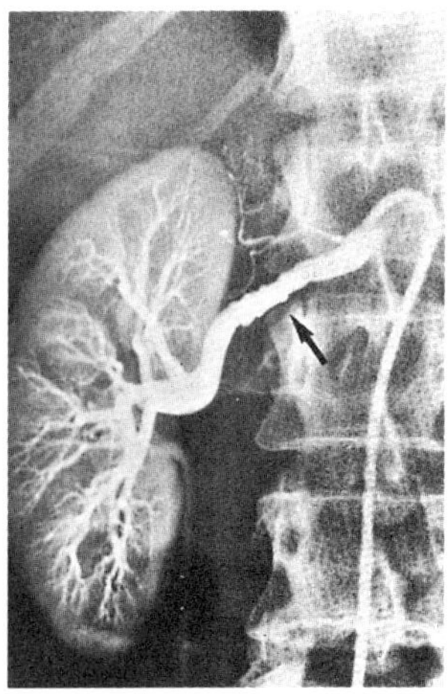

Gefäßröntgen der Niere. Der »Gefäßbaum« der Niere wird bis in die kleinsten Verzeigungen sichtbar.

Was sieht man bei der »Angiographie«?

- Nierentumoren, in diesem Fall wird nach der Art der Gefäßversorgung des Tumors gefragt.
- Gefäßverletzungen der Niere.
- Gefäßmißbildungen oder -erkrankungen, wie Erweiterungen (= Aneurysma).
- Schlagader-Blutader-Fisteln.
- Gefäßverengungen.

Eine technische Abart ist die »digitale Subtraktionsangiographie«. Das Prinzip der Untersuchung ist, daß von der Untersuchungsgegend nacheinander zwei deckungsgleiche Aufnahmen gemacht werden, zuerst ohne und dann mit Kontrastdarstellung der Blutgefäße. Nun läßt man von einem Computer die beiden Aufnahmen so miteinander vergleichen, daß alle Knochen und Weichteile von der Zweitaufnahme (mit Kontrastmittel) abgezogen (»subtrahiert«, daher »Subtraktion«) werden. Das so gewonnene endgültige Bild zeigt jetzt nur noch die kontrastmittelgefüllten Gefäße in optisch bester Qualität. Krankhafte Veränderungen der Nierengefäße sind nun gut zu erkennen. Die Vorteile dieser Methode sind eine geringere Kontrastmittel- und Strahlendosis, und die Kontrastmittelinjektion kann in vielen Fällen durch die Veneneinspritzung ersetzt werden. Unter Anwendung elektronischer Datenverarbeitung wird nur das Abweichende in der Untersuchung, z. B. der Kontrastmittelschatten, dargestellt.

Beim Röntgen der unteren Hohlvene (Kavographie) wird nach Punktion der Oberschenkelvene ein Katheter in die untere Hohlvene (Vena cava) vorgeschoben und sodann Kontrastmittel eingespritzt. Man sieht dabei Verlegungen der Hohlvene durch einen Nierentumor, Einengungen der Hohlvene von außen durch Tumoren und Lymphknoten, Metastasen eines Hodentumors und Gewebeschrumpfungen im Raum hinter dem Bauchfell.

In ähnlicher Weise können auch Beckenvenen und die Venen von Nebenniere, Hoden und Eierstöcken geprüft werden.

Das **Schwellkörperröntgen** (Kavernosographie): Verdünntes Kontrastmittel wird — nach vorheriger künstlicher Gliedversteifung mit Papaverin — in die Schwellkörper des Gliedes injiziert. Zur Klärung einer Impotenz werden Art und Schnelligkeit des Kontrastmittelflusses im Röntgen beobachtet.

Die Computertomographie (»CT«) und Magnetresonanz (»MR«)

Dieses Schichtröntgen unter Zuhilfenahme der elektronischen Datenverarbeitung (CT) eignet sich besonders gut zur Darstellung von Tumoren der Niere und Nebenniere sowie zum Erkennen der Verhältnisse im kleinen Becken. Weniger gut ist die Methode für die Diagnostik des Nierenbeckens und des Harnleiters. Im Nierenbeckenbereich können Zonen gleicher Dichte nicht unterschieden werden, so daß es dort gelegentlich falsch-positive Befunde gibt. Das heißt: Der Befund zeigt eine Krankheit an, die in Wirklichkeit nicht vorhanden ist. Tumoröse Vergrößerungen von Blase, Prostata und Lymphknoten können genau erkannt werden, weiters Abszesse, Verletzungen und Blutergüsse.

Eine spezielle Vorbereitung ist für das CT nicht nötig, Kontrastmittel verbessern häufig das Untersuchungsergebnis.

Das »MR« (= Kernspintomographie, NMR oder MR-Tomographie): NMR heißt englisch: **N**uclear **M**agnetic **R**esonance. Bei dieser, nun schon in die Routine eingeführten Methode werden Radiowellen benutzt, die in ein Magnetfeld eingestrahlt werden. Wasserstoffkerne von Wasser- und Fettbestandteilen des Organismus werden dadurch in eine bestimmte Vorzugsrichtung gedreht. Der durch die Radiowellen erzeugte Gesamtdrehimpuls, der »Kernspin«, wird gemessen und in Empfängerspulen aufgenommen. Viele Messungen in verschiedenen Richtungen werden durch Rechenoperationen eines Computers zu einem Schichtbild (= Tomogramm) zusammengesetzt. Knochen können nicht abgebildet werden.

Vorteile des MR gegenüber dem CT: bessere Sichtbarkeit der Weichteile, bessere Darstellung der Blutgefäße.

Zum Einsatz kommt das MR dort, wo die Situation durch ein CT nicht sicher geklärt werden kann. Dies ist hauptsächlich in der Tumordiagnostik der Fall und wenn die genaue Ausdehnung eines Tumors erfragt werden soll.

Radioaktive Methoden (= Szintigraphie)

Während Röntgen und Ultraschall vor allem die gestaltliche Darstellung der Organe zum Ziel haben, werden mit der Radioaktivität in erster Linie die Funktionen eines Organs geprüft. Eine besondere Vorbereitung ist vor der Untersuchung nicht erforderlich. Die Belästigung ist minimal, Nebenwirkungen sind sehr selten. Obwohl die Strahlenbelastung klein ist, stellt die Schwangerschaft eine Gegenanzeige dar.

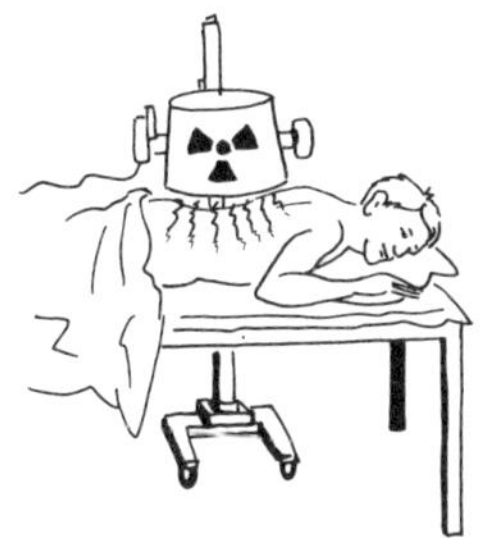

Die radioaktive Untersuchung der Niere oder »Szintigraphie«. Vor allem die Funktion der Niere kann damit beurteilt werden.

Technik der »Nierenszintigraphie«: Ein ausreichender Wassergehalt läßt das Untersuchungsergebnis deutlicher ausfallen, daher bekommt man 30 Minuten vor der Untersuchung ca. 500 Milliliter Kochsalz als Infusion. Der verwendete radioaktive Stoff — Technetium oder Jod-Hippuran — wird eingespritzt. Nun werden mit der Gamma-Kamera, dem »Geigerzähler«, das Ausmaß und die Geschwindigkeit der Speicherung gemessen. Die Bilderzeugung erfolgt entweder analog — also gleich wie auf einem Film — oder digital durch Speicherung im Datensystem.

Wichtig ist die Szintigraphie immer dann, wenn man vor operativen Eingriffen (z. B. Nierenbeckenplastik) die Funktion beider Nieren beurteilen soll, weiters bei Entzündungen, Verletzungen, Tumoren oder Mißbildungen. Routinemäßig werden auch eingepflanzte (= transplantierte) Nieren radioaktiv auf ihre Funktion geprüft. Verletzungen und Durchblutungsstörungen des Hodens sind durch Radioaktivität ebenso gut und schnell erkennbar. Auskunft über die Ursache der Funktionseinschränkung bekommt man aber nicht.

Die Knochenszintigraphie wird dann eingesetzt, wenn es gilt, Knochenmetastasen nachzuweisen. Die Empfindlichkeit der radioaktiven Untersuchung ist praktisch 100 % — und das ist auch der Hasenfuß der Methode. Falsch-positive Befunde (eine Metastase wird angezeigt, es ist aber keine vorhanden) können zu einem diagnostischen Problem werden. So kann es Irrtümer geben durch Abnützungen oder entzündliche Prozesse am Knochen. Ja sogar schon ein stärkerer Schuhdruck (!) kann eine Metastase vortäuschen. Ausgemerzt werden die Fehler durch die Kombination mit dem normalen Röntgen. Ein besonderer Vorteil der Szintigraphie liegt in der Behandlungskontrolle, indem Anzahl, Größe und Stärke der im Szintigramm dargestellten Knochenherde in ihrer Zu- oder Abnahme dokumentiert werden können. Besonders gilt das für den Prostatakrebs.

Der Nachteil der Methode darf aber nicht über den unschätzbaren Vorteil gestellt werden: Eine Metastase kann deutlich früher als mit dem Normalröntgen erkannt werden — normalerweise um ein Jahr (!) oder mehr.

Die Harngewinnung mit dem Katheter

Mit dem Blasenkatheter kann man

- Harn gewinnen,
- den Harn bei einer Entleerungsstörung ableiten,
- zwischen einer Harnverhaltung und einer fehlenden Harnbildung unterscheiden.

Für die Katheterisierung werden örtlich betäubende Gleitmittel wie Xylocain verwendet. Die ungewohnte Untersuchung ist nicht schmerzhaft, doch kann nach der Untersuchung ein leichtes Brennen in der Harnröhre auftreten.

Die Spiegelung der Harnwege (= Endoskopie)

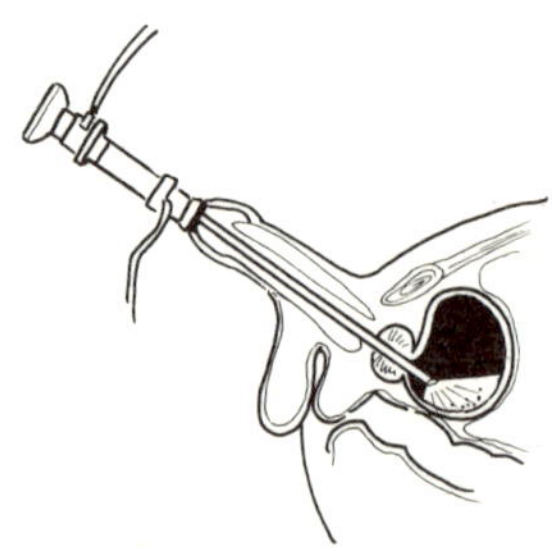

Die Spiegelung (= Endoskopie) der Harnwege ist seit langem eine Routinemethode mit höchster Treffsicherheit in Diagnose und Behandlung.

Die Verfeinerung der Instrumente hat es mit sich gebracht, daß nicht nur Harnröhre und -blase, sondern auch die oberen Anteile des Harntraktes inspiziert (»gespiegelt«) werden können. Bei den Geräten unterscheiden wir starre von biegsamen oder flexiblen »Endoskopen«. Mit Hilfe von Zangen sind Gewebsentnahmen aus der Blasenschleimhaut möglich und Blutungen können mit einer speziellen Sonde elektrisch gestillt werden. Für den untersuchenden Arzt kommt es darauf an, bei der Spiegelung jegliche Verletzung und die Einschleppung von Keimen zu vermeiden. Bei Kindern erfolgt die Spiegelung in Narkose, beim Mann genügt die örtliche Betäubung der Harnröhrenschleimhaut. Bei der Frau kann man wegen der Kürze der Harnröhre — welche deren Spiegelung auch erschwert — auf jede Vorbereitung verzichten. Durch das problemlose Einführen starrer Endoskope ist bei Frauen die flexible Spiegelung oft nicht erforderlich. Bei bekannten akuten Entzündungen der unteren Harnwege muß die Untersuchung für einige Tage aufgeschoben werden.

Wann macht der Arzt eine Spiegelung?

- Bei jeder Blutung,
- bei Verdacht auf einen Tumor,
- bei Fremdkörpern,
- bei allen Harnröhrenproblemen,
- bei wiederholten Infektionen,
- bei der Beurteilung, wie der Harnleiter in die Blase einmündet,
- bei Störungen der Harnentleerung und Verdacht auf Prostatavergrößerung.

Die Spiegelung der Harnleiter dient auch der Behandlung von Harnleitersteinen. Auch können Gewebsproben und — seitengetrennt — Harnproben entnommen werden. Mit biegsamen Endoskopen ist es sogar möglich, die Nierenkelche zu untersuchen. Die häufigste Komplikation der Untersuchung, eine Verletzung des Harnleiters, ist durch das Einlegen eines Katheters meist leicht behebbar. Die Verletzung heilt innerhalb weniger Tage ab.

Der Nierenhohlraum ist auch von außen, durch die Haut, zu spiegeln. Das Verfahren wird »perkutane Nephroskopie« genannt. Auch dazu verwendet man starre und flexible »Nephroskope«.
Der hauptsächliche Zweck der Nierenspiegelung von außen ist die Entfernung von großen Nierensteinen, die mit der Ultraschallzertrümmerung nicht entfernt werden können. Zusätzlich bieten sich entzündlich verwachsene Engstellen zur Aufdehnung oder »Schlitzung« an.
Der Eingriff »Nephroskopie« wird allgemein in Narkose oder örtlicher Betäubung nach medikamentöser Beruhigung (= Sedierung) vorgenommen. Häufigste Komplikationen sind — allerdings leicht beherrschbare — Blutungen. Im Zuge der technischen Verkleinerungen mit Entwicklung der Chipkamera hat auch die Videoendoskopie — der Arzt schaut auf den Bildschirm und nicht mehr ins Gerät selbst — Einzug in die Spiegelungstechnik des Harntraktes gehalten.

Ein wichtiges Untersuchungsziel ist die Bestimmung des »Restharnes«. Restharn ist jene Harnmenge, die nach erfolgter »vollständiger« Harnentleerung noch in der Blase zurückbleibt. Krankhaft ist eine Restharnmenge über 10 % der möglichen Blasenkapazität, also ab ca. 50 Milliliter. Untersucht wird die Restharnmenge mit Ultraschall.

Ein Restharn ist hinweisend auf

- Prostatavergrößerung,
- Verengung des Blasenhalses,
- Verkrampfung des Beckenbodens,
- Harnröhrenverengung,
- Nervenkrankheiten,
- Verletzungen und
- Zuckerkrankheit.

Die Harnflußmessung (= Uroflowmetrie)

Diese Untersuchung gibt Aufschluß darüber,

- wieviel Harn (in Milliliter) pro Sekunde durch die Harnröhre fließt,
- wieviel Harn im gesamten entleert wird,
- wie lange die Harnentleerung dauert,
- wie groß das mittlere und das maximale Harnstrahlsekundenvolumen ist.

Vor der Untersuchung muß man viel trinken, damit die entleerte Harnmenge auf jeden Fall über 100 — 150 Milliliter liegt. Die Uroflowmetrie ist von der Beschaffenheit von Blase, Blasenhals und Harnröhre abhängig und kann keine eindeutige Diagnose liefern.
Sie vermittelt jedoch wichtige Hinweise und hilft mit, die Angaben aus der Krankengeschichte des Patienten mit dem vom Arzt erhobenen Befund zu vergleichen.

Normalwerte für den Harnfluß	
Frauen	über 20 Milliliter/Sekunde
Männer	über 15 Milliliter/Sekunde
Grenzbereich	unter 15 Milliliter/Sekunde
Krankhaft	unter 10 Milliliter/Sekunde

Die Blasendruckmessung (= Zystometrie) ermöglicht die Messung der Blasenfüllung, der Blasendehnbarkeit und -entleerung. Jedem Füllungszustand und jeder momentanen Tätigkeit wird ein Druckwert zugeordnet. Durch zeichnerische Verbindung der gemessenen Werte erhält man »Kurven«, deren typische Formen bestimmten krankhaften Störungen entsprechen. Als Füllmittel für die Blase benutzt man Kochsalzlösung. Die Patientenlage ist entweder stehend, sitzend oder liegend.

Die Druckmessungen werden schließlich in der Harnröhre als »Urethrometrie« abgeschlossen. Ergibt sich ein Verdacht darauf, daß die Harnentleerung durch eine Störung von Nerven bzw. Muskeln verursacht wird, greift man zur Beckenboden-Elektromyographie. Dazu werden mittels Elektroden Stromimpulse von der Haut des Beckenbodens abgeleitet. Mit Hilfe dieser »dynamischen« Untersuchungen ist es möglich, zwischen Harnspeicherstörungen und Harnentleerungsstörungen zu unterscheiden.

Die wichtigsten Harnspeicherstörungen sind

- Streßschwäche,
- Drangschwäche,
- Reflexschwäche und
- Überlaufschwäche.

Bleiben alle erhobenen Befunde fraglich, bietet sich noch die ambulante Langzeitmessung an. Mit kleinsten eingeführten Kathetern läßt sich mit einer walkmanähnlichen Aufzeichnungseinheit über 12 Stunden lang die Qualität der Harnflüsse und der Muskeltätigkeit messen.

> *»Die Erforschung der Krankheiten hat so große Fortschritte gemacht, daß es immer schwerer wird, einen Menschen zu finden, der völlig gesund ist«.*
>
> *Aldous Huxley, 1947*

Der »kleine Nierendoktor«

Was kann man selbst zur Erkennung von Krankheiten im Nieren-Harntrakt beitragen?

Im wesentlichen geht es um die Beachtung von Körperveränderungen und Symptomen, die auf eine Krankheit hindeuten.

- Wasseransammlungen (= Ödeme) zeigen sich am ehesten an den Knöcheln und Unterschenkeln. Man prüft dies, indem man an der Vorderseite des Unterschenkelknochens versucht, die Haut kräftig einzudrücken. Bleibt für einige Minuten eine sichtbare Delle, so handelt es sich um krankhaftes Wasser. Eine Ursache dafür kann eine mangelhafte Ausscheidung von Wasser durch die Nieren sein.
- Viele Nierenleiden führen zu Bluthochdruck. Deshalb sollte in jedem Haushalt ein Blutdruckapparat zur Selbstmessung vorhanden sein. Das richtige Messen erlernt man beim Arzt, und die Technik des Messens sollte alle 3 Monate überprüft werden. Das Gerät selbst muß regelmäßig geeicht bzw. gewartet werden.

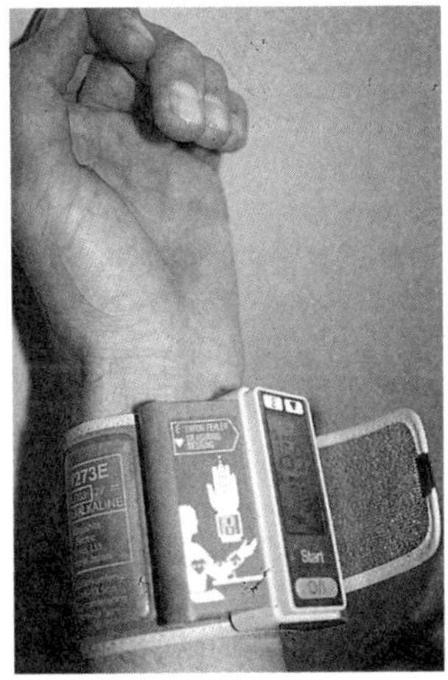

Vollautomatische Blutdruckmessung am Handgelenk. Die batteriebetriebenen Geräte sind einfach und sicher. Pro Batteriegarnitur können 100 bis 150 Messungen gemacht werden.

- Das Fieberthermometer darf in keiner Hausapotheke fehlen: Die im Mastdarm gemessene Temperatur ist um 1/2 Grad C höher, als wenn in der Achselhöhle gemessen wird. Den Temperaturbereich zwischen 37 Grad C und 38 Grad C bezeichnet man als subfebril. »Fieber« ist ab 38 Grad C.
- Eine Badezimmerwaage ist in den meisten Haushalten vorhanden. Gewichtsschwankungen — sie sind häufig bei Nierenleiden — werden so rasch erkannt. Eventuell empfiehlt es sich, einen Gewichtskalender anzulegen.
- Blutzuckermessungen: Ein »Muß« für den zuckerkranken Nierenpatienten. Mit modernen, einfach zu bedienenden Geräten ist die Messung rasch, schmerzlos und sicher durchführbar. Das diesbezüglich beste Gerät heißt »Lifescan One Touch II«.
- Auch ein Teesieb hat in der Tasche des kleinen Doktors seinen sinnvollen Platz: Bei Koliken und Verdacht auf Harnsteine sollte — solange Kolikschmerzen bestehen — durch das Sieb uriniert werden, um einen abgehenden Stein auffangen zu können. Die chemische Analyse eines abgegangenen Steines wird dadurch ermöglicht.

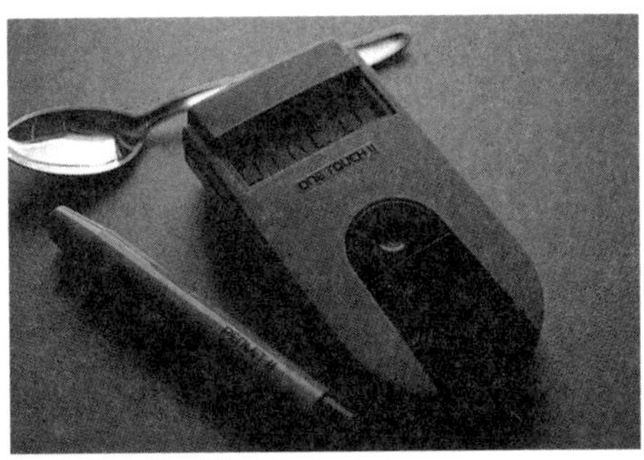

Blutzuckermeßgerät One Touch II. Das Gerät kann auch eine große Zahl von Messungen zu Vergleichszwecken speichern.

- Streifentests: Auch sie gehören in die Hausapotheke.

  Durch einfaches Eintauchen des Streifens in den frisch gelassenen Harn kann man sofort feststellen:

  Ist Eiweiß im Harn? . . . . Entzündung bzw. Nierenleiden.

  Ist Blut im Harn? . . . . Entzündung, Stein oder Tumor.

  Sind weiße Blutkörperchen im Harn? . . . . . Entzündung.

  Ist Zucker im Harn? . . . . Zuckerkrankheit.

  Ist Keton im Harn? . . . . Schlecht eingestellter Zucker.

  Die lange Haltbarkeit der Streiferl rechtfertigt die Selbstanschaffung dieser Testmethode.

- Für Frauen ist das Führen eines Menstruationskalenders empfehlenswert. Harnwegsleiden können mit einer gestörten Menstruation in Zusammenhang stehen.

Welche Ausrüstung braucht also der kleine Nierendoktor?

Das Auslangen findet er mit

- Waage,
- Teesieb,
- Fieberthermometer,
- Blutdruckmeßgerät,
- Blutzuckerstreifen,
- Harnteststreifen,
- Bleistift und Notizblock.

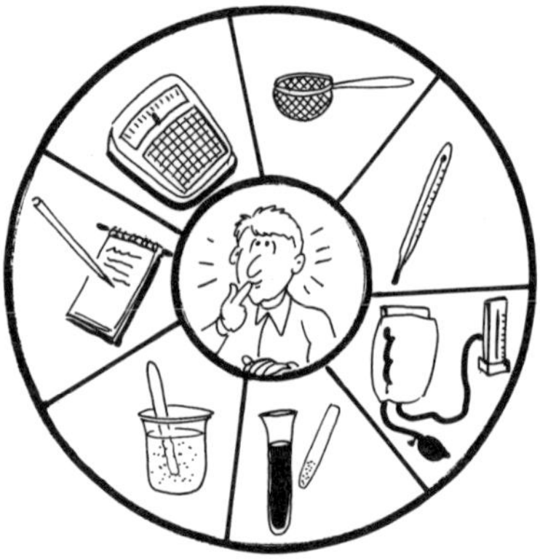

Diese Instrumente braucht der »kleine Nierendoktor«.

Damit bewaffnet, pfuscht er dem Arzt keineswegs ins Geschäft, vielmehr hilft er dem Arzt,

- die Diagnose zu beschleunigen,
- als Erstmaßnahme vor dem Arztkontakt eine vorläufige Klärung herbeizuführen und
- eine längerfristige Behandlung besser zu überwachen.

Der kleine Nierendoktor ist nicht Konkurrent des großen (echten) Doktors, sondern dessen unentbehrliches kleines Helferlein.

SPEZIELLE INFEKTIONEN DES HARNTRAKTES

Die Tuberkulose

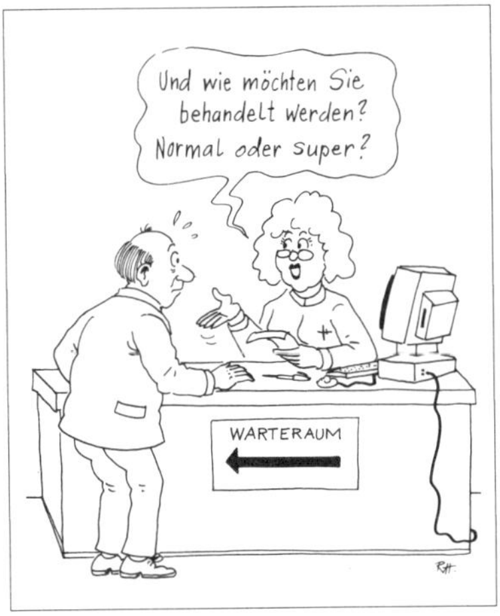
Und wie möchten Sie behandelt werden? Normal oder super?
WARTERAUM

Meistens nistet die Tuberkulose (»Tbc«) in der Lunge, sie befällt aber auch andere Organe. In 30 % der Fälle, in denen sie außerhalb der Lunge vorkommt, sind die Harnorgane davon betroffen.

Die »Harn«tuberkulose

- befällt den ganzen Harntrakt,
- kommt öfter bei Männern als bei Frauen vor,
- befällt bei Männern zu 80 % und bei Frauen zu 15 % die Geschlechtsorgane und
- ist am häufigsten im mittleren Alter.

Zum Unterschied von der Lungentuberkulose nimmt die Zahl der jährlichen Neuerkrankungen nicht ab.

Entstehungsgeschichte: Die Tuberkulosebazillen gelangen immer auf dem Blutweg in den Harntrakt. Ausgangsorte der »Streuung« sind Tuberkuloseherde im Rippen- und Lungenfell, in den Knochen und Lymphknoten.

Die Zeitspanne von der Infektion bis zum Ausbruch von Symptomen und Erscheinungen beträgt 15 bis 20 Jahre und noch mehr! Lieblingsorte der Streuung sind Nebenniere, Niere und Prostata. Die weitere Ausbreitung in die Blase und den Nebenhoden erfolgt durch das Kanalsystem von Harnleiter und Samenleiter. Der Hoden wird über eine Entzündung seiner Häute befallen.

Auf dem Blutweg werden immer beide Nieren besiedelt. Eine scheinbar einseitige Nierentuberkulose beobachten wir dann, wenn eine betroffene Seite inzwischen schon abgeheilt ist. Schreitet die Nierentuberkulose unbehandelt fort, so geht die Niere zugrunde, sie »verkäst« und wird funktionslos. Die erkrankten Harnleiter können sich durch entzündliche Verwachsungen — langsam — verschließen und den Harn (sofern dieser von gesunden Nierenabschnitten noch erzeugt wird) in die Niere zurückstauen. Die gestaute Niere stirbt ab und geht schließlich in die tuberkulöse »Kittniere« über. Diese Vorgänge bleiben oft symptomlos und können im Rahmen einer Untersuchung — fallweise aus ganz anderen Gründen — einen Zufallsbefund darstellen. Die Blase erkrankt im frühen Stadium mit einer chronischen Entzündung (= Zystitis). Später finden sich Wucherungen in der Blase, sogenannte Granulome und Tuberkel. Die schwere tuberkulöse Blasenentzündung führt zur Schrumpfblase. Wichtig zu wissen ist, daß tuberkulöse Blasenveränderungen durch die Behandlung rückgängig zu machen sind.

Eine beherdete Prostata kann noch jahrelang Tuberkelbakterien ausscheiden und eine Entzündung des Nebenhodens bewirken. Der Samenleiter verwächst entzündlich, bei beidseitigem Hodenbefall sind in der Samenflüssigkeit keine Samenfäden zu sehen, wir sprechen von »Azoospermie«.

Symptome der Tuberkulose

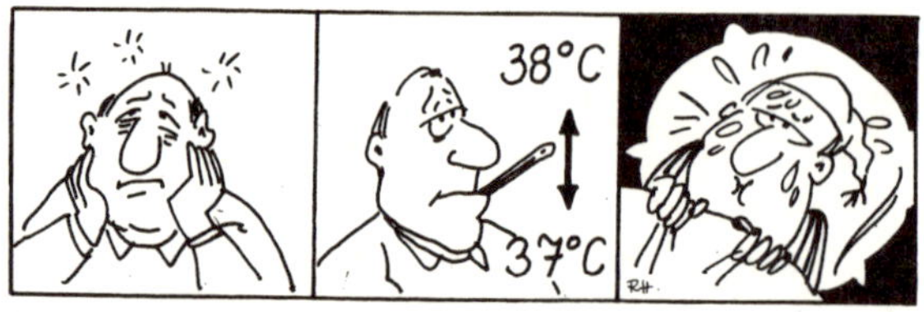

Krankheitsgefühl, »fiebrige« Temperaturen und Schwitzen in der Nacht sind Tuberkulose-Symptome.

Krankheitsgefühl, Temperaturen zwischen 37 und 38 Grad C, was man »subfebril« nennt, und Nachtschweiß. Wenn der Harnabfluß noch nicht verlegt ist, bestehen keine Nierenbeschwerden. Von der Blase her können die Zeichen einer chronischen Entzündung mit häufigem Harndrang, nächtlichem Harndrang und manchmal auch »rotem« Harn auftauchen. Ein sehr typisches Zeichen ist, daß die Blasenentzündung auf die üblicherweise verwendeten Antibiotika nicht anspricht. Treten an der Blase Schrumpfungen auf, finden sich Blasenschwäche und trüber Harn. Auffällig ist auch, daß sich Entzündungen von Hoden und Nebenhoden durch eine gewöhnlich wirksame Behandlung nicht bessern. Im weiteren Verlauf kommt es zu Störungen der Harnentleerung und zu einer Abnahme des Harnstrahles durch Verwachsungen in der Harnröhre.

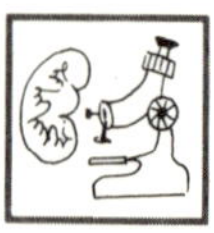

Merke:

Eine chronische Harnwegsentzündung mit weißen Blutkörperchen, aber ohne Bakterien im Harn, ist auf Tbc verdächtig. Ebenso jede Nebenhodenentzündung und jede Prostataentzündung ohne Bakteriennachweis.

Diagnose

Hinweisend auf eine »Harnwegstuberkulose« ist eine durchgemachte Tuberkulose der Lungen, Lymphknoten oder Knochen. Die ärztliche, nichtapparative Untersuchung ergibt keine klare Diagnose. Die Nieren und die befallenen Hoden schmerzen auf Druck und Klopfen. Die tuberkulöse Prostata schmerzt nicht, das Organ ist vielmehr hart.

Im Harn sieht man sehr viele weiße Blutkörperchen (= Leukozyten) und keine Bakterien. Nur mit einer speziellen Färbemethode lassen sich in dem auf einem Glasplättchen aufgebrachten Harn die Tuberkelbazillen anfärben. Vom Morgenharn werden an drei aufeinanderfolgenden Tagen »Kulturen« angelegt. Wenn in der Kultur Tuberkulosebazillen gedeihen, ist das beweisend für die Harntuberkulose.

Als zusätzliche Maßnahme zur Diagnosesicherung bietet sich das Röntgen an. Man sieht darin meist alte »Tuberkel« (= Knötchen) und in 50 % der Fälle auch frische Tbc-Veränderungen. Das Nierenröntgen ist wichtig, in 90 % der Fälle sind Auffälligkeiten zu erwarten. Zu erkennen sind Verkalkungen, Kelchveränderungen, Höhlenbildung, funktionslose Niere, Harnleiterverdrängungen und Schrumpfblase, weiters Harnröhrenverengungen und Abszeßhöhlen in der Prostata. Zusätzlich kommen Endoskopie und CT zum Einsatz.

Abzugrenzen ist die Harnwegstuberkulose von Steinleiden, Verkalkung, Tumoren und nichttuberkulösen Entzündungen.

Behandlung

Mit der medikamentösen Behandlung ist der Heilerfolg bei der Harnwegstuberkulose sehr gut. Die Art der Medikamente richtet sich danach, wie empfindlich die einzelnen Bazillenstämme sind. Sonst ist das Prinzip gleich wie bei der Lungentuberkulose. Man kombiniert mehrere Medikamente, um die Zahl der Bazillen rasch zu verkleinern und das Unempfindlichwerden (= Resistenz) der Erreger zu vermeiden.

Behandelt man nur mit einem Medikament, werden die Bazillen schon nach 6 Wochen dagegen unempfindlich (= resistent).

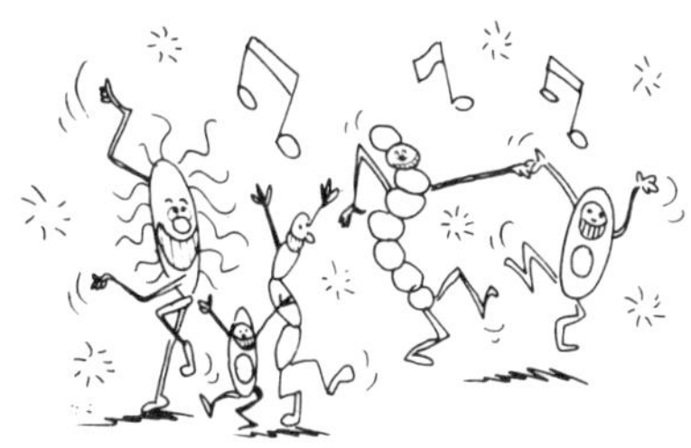

Nur Bazillen freuen sich über eine »Resistenz«. Sie leben umso vergnügter weiter...

Üblicherweise hat die Kombination INH + Rifampicin + Ethambutol die höchste Wirksamkeit. Eine andere Variante ist auch die Kombination Streptomycin + Etambuthol + INH.

Gegengründe für diese Behandlungsart sind schwere schon bestehende Leber-, Nieren- und Sehschäden.

Nebenwirkungen können Leberentzündung, Nervenstörungen und Sehnerventzündung sein. Bei Streptomycin besteht die Gefahr einer Schädigung des Gleichgewichtsnervs. Streptomycin wird gerne zu Beginn einer Behandlung und nach Operationen eingesetzt. Weitere Mittel sind Pyrazinamid und Prothionamid.

Die erste Behandlungsetappe umfaßt mit 3 bis 4 Medikamenten 4 bis 6 Monate, darauf folgt eine Langzeitbehandlung von 9 Monaten bis 2 Jahre mit einer Zwei-Medikamenten-Kombination. Nach 2 Monaten soll die gewählte Kombination gegen eine andere ausgetauscht werden, um die Giftigkeit und das Unempfindlichwerden zu verhindern. Im Rahmen der Langzeitbehandlung müssen immer Prüfungen der Empfindlichkeit erfolgen. Treten während der Therapie Komplikationen oder schwerwiegende Nebenwirkungen auf, muß das Schema gewechselt werden. Kortison wird meist zu Behandlungsbeginn dazu verordnet, da die Tbc-Mittel zu starken Narben in den Harnleitern führen — Kortison verhütet die Narbenbildung.

Auch in jenen Fällen, in denen ein chirurgischer Eingriff erforderlich ist, muß zum Eindämmen der akuten Erscheinungen 3 bis 6 Monate lang medikamentös behandelt werden.

Der Zeitraum für die Nachsorge umfaßt 5 Jahre, zuerst halbjährlich, dann jährlich. Das Programm beinhaltet vor allem Labor, Bazillentestung, Röntgen und Ultraschall.

Die Egelkrankheit

Die Erreger der »Bilharziose« oder »Schistosomiasis« genannten Tropenkrankheit sind Saugwürmer. Die Krankheit ist als Tropenkrankheit zwar vornehmlich in Afrika, Südamerika und Asien beheimatet, sie spielt aber durch den gewaltig angestiegenen Reise- bzw. Flugverkehr auch für uns Europäer eine zunehmende Rolle.

Entstehungsgeschichte

Der »Wirt« für die Saugwürmer ist der Mensch. »Zwischenwirte« sind Wasserschnecken.

Zur Infektion führt nur der direkte Kontakt mit verseuchtem Wasser durch Baden, Waschen und Trinken.

Die Folgen einer Bilharziose-Infektion sind narbige Schrumpfblase, Blasensteine, Abszesse, Rückfluß von Harn in den Harnleiter, Sackniere durch Stauung, Nierenentzündung, Blutvergiftung und Blasenkrebs bei chronischer Infektion.

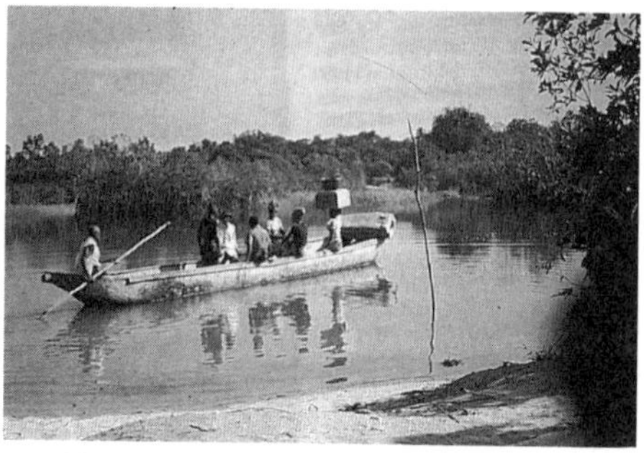

Hier droht Bilharziose! Baden verboten!

Als Behandlung genügt die einmalige Einnahme von Bitricide.

Der Hundebandwurm

Verschluckt der Mensch die vom Bandwurm ausgeschiedenen Eier, entwickeln sich im menschlichen Körper Larven, welche die eigentliche Bandwurmkrankheit, die »Echinokokkose« erzeugen.

In der Niere bilden sich kindskopfgroße wassergefüllte Blasen. Symptome sind Druckgefühle im Oberbauch, Störungen der Harnentleerung und »roter Harn«. Bricht eine Zyste in die Bauchhöhle durch, entstehen Bauchfellentzündung und Schock.

Eine heilende Behandlung ist nur die Operation.

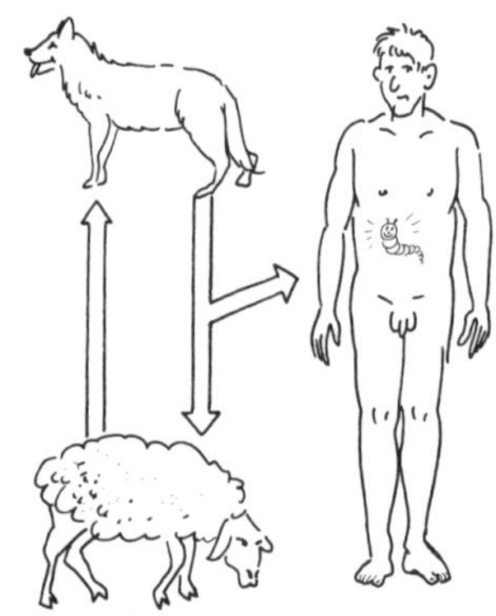

Auch im Schaf nistet der Hundebandwurm.

Filzläuse

Sie werden durch direkten Kontakt beim Geschlechtsverkehr übertragen und erzeugen die »Pediculosis«. Die Läuse sind am häufigsten in der After-Geschlechtsgegend anzutreffen. Der Läusebiß verursacht Juckreiz und hinterläßt blaue Flecken. Die Laus sitzt fest an den Haaren und legt auch dort ihre Eier (= Nissen) ab.

Die Diagnose ist einfach: Laus + Nissen + Bisse.

Die Behandlung erfolgt mit Jacutin oder Cuprex.

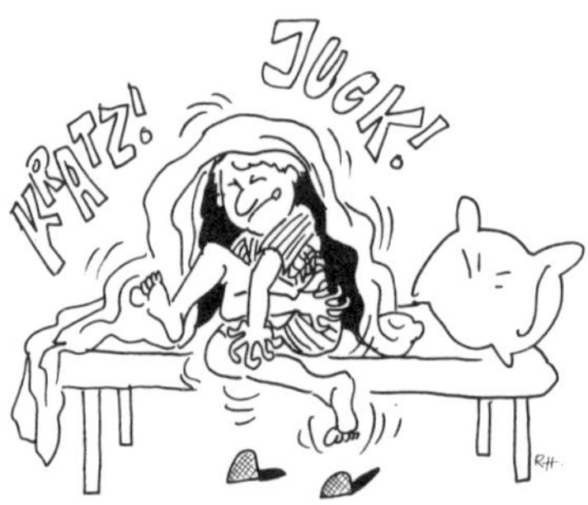

Der Läusebiß verursacht starken Juckreiz!

Hauterkrankungen der äußeren Geschlechtsteile

Der Hautmantel im Bereich der Geschlechtsorgane hat eine Lücke. Basisch reagierend ist er sehr anfällig für Infektionen.

Begünstigt wird das durch

- Feuchtigkeit,
- Wärme,
- »luftdichten« Abschluß und
- Reibung.

Für entzündliche Hauterkrankungen am Penis kommen Viren, Bakterien und Pilze in Frage. Auch gewöhnliche Reizungen und selbst Harn sind auslösend. Eine große Zahl von Allgemeinkrankheiten kann ebenfalls zu einer Eichelentzündung, »Balanitis« genannt, führen.

Vor der übermäßigen Anwendung von Kortison in diesem Bereich muß gewarnt werden: Es kann dadurch — nach Abheilung der Entzündung — eine extreme Empfindlichkeit der Haut zurückbleiben, die weitere fortlaufende Entzündungen begünstigt.

Bei Hauterkrankungen der weiblichen Scham ergeben sich die häufigsten Klagen aus dem Juckreiz, der durch Ausfluß aus der entzündeten Scheide entsteht. Die eigentlichen Ursachen für eine Scheidenentzündung sind Unverträglichkeitsreaktionen, Reizungen, Allergien und Infektionen mit Candida, Trichomonaden, Hämophilus und Herpes. Bei der älteren Frau bekommt auch der Östrogenmangel krankmachende Bedeutung.

Beim Juckreiz ohne Hauterscheinungen spielen auch seelische Konflikte eine Rolle. Die Ursachen für das »Schamkratzen« der Frau — ohne sichtbare Hauterscheinungen — sind: Würmer, Beginn einer Krätze, beginnende Filzlauserkrankung oder ein starker seelischer Konflikt. Häufig ist das Kratzen auch mit Afterkratzen verbunden.

Hautkrankheiten, die bei beiden Geschlechtern auftreten, entstehen vor allem durch Viren. Sie sind durch die geschlechtliche Freizügigkeit in den letzten Jahrzehnten deutlich angestiegen. Besonders bei AIDS sind virusbedingte Veränderungen sehr häufig. Ursächlich kann aber auch eine Neurodermitis oder ein angeborener Mangel an bestimmten Eiweißkörpern (Immunglobulin A) vorhanden sein.

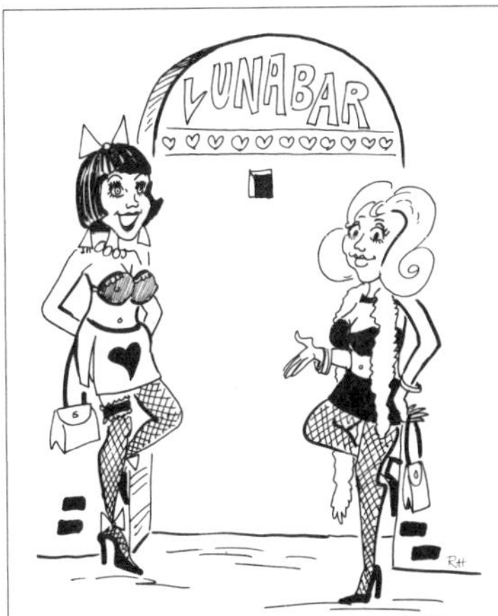

Vorsicht Viruswarzen!

Viruswarzen, die sogenannten »Condylome«, werden durch den Geschlechtsverkehr übertragen. Condylome sind schmalbasige Tumoren mit zipfeligen, weißlich verhornten Spitzen. Sie sitzen gruppenförmig auf unveränderter Schleimhautbasis. Sie können sich so stark vermehren, daß die Harn- oder Stuhlentleerung behindert wird. Eine bösartige Entartung dagegen gibt es nicht. Die Entfernung der Warzen erfolgt durch Betupfen mit einer ätzenden Lösung oder Abtragung mit der elektrischen Schlinge. Die »Riesencondylome« sind sehr groß und müssen wegen hochgradiger Gefahr der Verkrebsung operiert werden. Danach ist meist eine plastische Deckung erforderlich.

Herpes, die Bläschenkrankheit, ist weit verbreitet. Zahlen kennt man aus den USA, dort gibt es jährlich 620.000 Neuinfektionen. Die Ersterkrankung wird sexuell übertragen, weitere Infektionen sind aufgewirbelte »alte«. Bedeutungsvoll ist der Herpes, weil sich über die verletzliche Bläschendecke leicht eine HIV-Infektion auf den Partner übertragen kann.

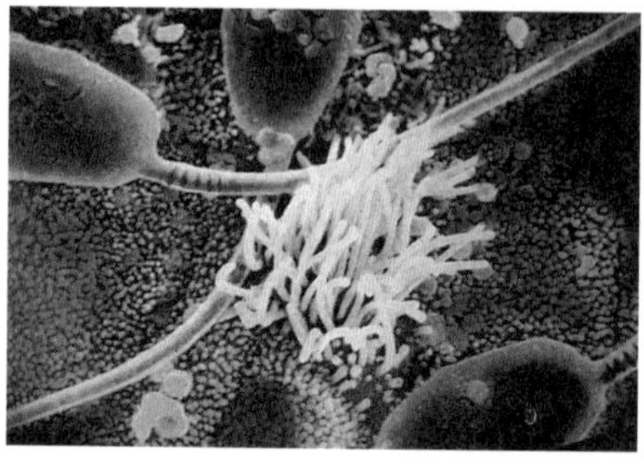

Herpesviren im Elektronenmikroskop.

Bei einer Herpesinfektion sieht man zuerst wasserklare Bläschen, die sich schnell eitrig eintrüben. Die Lymphknoten sind geschwollen und schmerzhaft. Alle Haut- und Schleimhautregionen können betroffen werden. Im Bläscheninhalt sind die Viren nachweisbar.

In der Behandlung haben sich Famvir und Zovirax durchgesetzt.

Unter den Pilzinfektionen spielen mit 90 % Candidainfektionen die größte Rolle. Sie sind hochinfektiös und werden beim Geschlechtsverkehr übertragen. Gefördert werden sie besonders durch die Zuckerkrankheit. Auch Allgemeinerkrankungen mit einer Verminderung der Abwehrkörper sowie die Schwangerschaft begünstigen eine krankhafte Candida-Besiedelung. Ihre Zunahme wird auch mit der steigenden Verwendung von Penicillin und Kortison in Zusammenhang gebracht. Ebenso fördert die »Pille« den Pilzbefall.

In die Behandlung ist immer auch der Geschlechtspartner miteinzubeziehen, um »Ping-Pong«-Infektionen abzuwehren.
Die Behandlung macht man äußerlich mit Antipilzmitteln (Canesten, Daktarin, Nizoral, Pevaryl und Trosyd). In schweren Fällen ist sogar die Einnahme von Antipilzmitteln nötig.
Eine Komplikation der Candidainfektion am Penis kann eine Phimose sein.
Bei sexuell sehr aktiven Frauen findet man Candida auch in der Scheide: Brennen, Schmerzen und intensives Jucken sind die Folgen, meistens besteht ein Ausfluß.

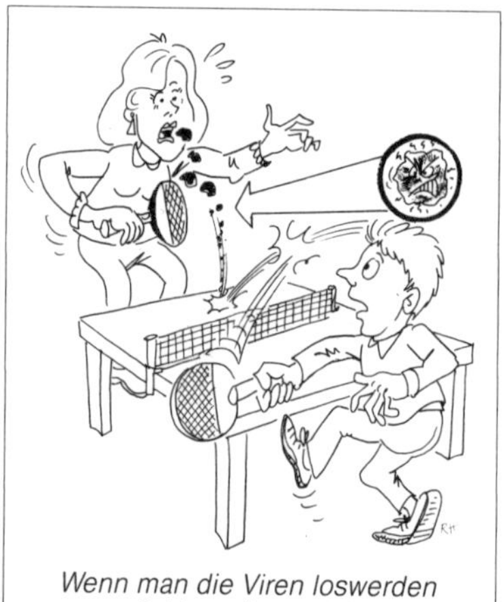

Wenn man die Viren loswerden möchte, müssen beide (Geschlechts-)Partner behandelt werden.

Unverträglichkeitserscheinungen wie Allergien werden allgemein etwas überbewertet, obwohl ihr Vorkommen im Steigen ist. Das Problem bei der Allergie ist, daß es praktisch keinen Stoff gibt, der nicht eine Allergie auslösen könnte. Das äußere Bild der Allergie ist gekennzeichnet durch Rötung, Juckreiz, Ekzeme, Schuppen und nässende Stellen.

Die häufigsten Ursachen für Allergien sind Salben, Desinfektionsmittel, »Deos« und Duftstoffe. Selten gibt es bei Frauen auch eine Allergie gegen Spermaflüssigkeit (siehe unter »männliche Unfruchtbarkeit«).

In der Behandlung ist das Meiden des bekannten allergischen Stoffes am wichtigsten, ansonsten verwendet man Teerpräparate und Farbstoffe. Kortison in der Geschlechtsgegend darf — wie schon erwähnt — nur kurzfristig verwendet werden, weil die Haut dort besonders leicht dünn wird und Streifen bekommt.

Gifte rufen scharf begrenzte Ekzeme hervor. Frauen sind viel mehr davon betroffen — durch die Verwendung von Sprays, Deodorants und spermientötenden Zubereitungen (Patentex oval).

Auch die Unterwäsche ist mit Nylons und Wäschestärkern meist »giftiger« als bei Männern oder Kindern! Nicht nur Gifte, auch bloße Reibung, Wärme und Kälte führen zu entzündlichen Erscheinungen. Man denke nur an die Wirkung eng anliegender Kleidung an der weiblichen Scham oder an Entzündungen des Penis durch lange Dauerläufe in der Kälte.

Hauttumoren

Alle Tumoren, die auch sonst an der Haut vorkommen, gibt es ebenso im äußeren Geschlechtsbereich. Häufiger sind Gewächse, die von Schweißdrüsen ausgehen, seltener — zumindest in unseren Breiten — sind Tumoren, die durch das Sonnenlicht gefördert werden.

Die weibliche Scham ist häufiger von Geschwülsten betroffen als das männliche Glied.

Vorkrebse sind bösartige Tumoren, welche noch in den »Kinderschuhen« stecken. Der Krebs »fängt klein an«. Gewebe, das auf dem Weg zur Bösartigkeit ist, verliert zunehmend die Orientierung, die Zellen sehen »atypisch« aus. Rotten sich solche heimatlosen atypischen Zellen zu einem größeren Verband zusammen, spricht man von einem Vorkrebs oder einer »Präkanzerose«. Wichtige Vorkrebse im Geschlechtsbereich sind die Bowen-Krankheit und die Paget-Krankheit.

Bei der Bowen-Krankheit sieht man einen scharf begrenzten Ekzemherd, der leicht verletzbar ist und schuppt. Zu verwechseln ist er mit einer Schuppenflechte. Kaum ihre Größe ändernd, kann der »Bowen« lange Zeit bestehen bleiben.

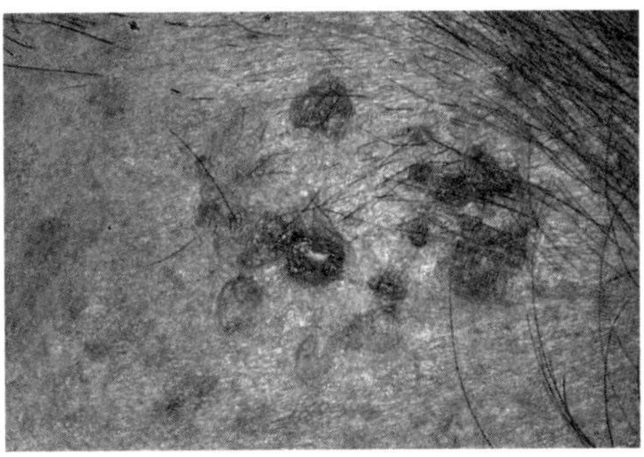

Der »Morbus Bowen«, ein Hauttumor »auf dem Sprung zum Krebs«!

Tritt Ähnliches auf der Schleimhaut auf, nennt man dies »Queyrat-Krankheit«. Hauptsächlich sind Männer davon betroffen. Die Schleimhaut ist hellrot, leicht verletzlich und an der Oberfläche gekörnt. Die mögliche Bösartigkeit ist größer als beim Bowen. In der Behandlung kommen Laser- und Kältechirurgie in Frage. Ist das Glied beschnitten, kommt der Queyrat niemals vor.

Bei der Paget-Krankheit (die sonst die Brust betrifft) besteht ein geröteter, oft nässender Herd, der scharf begrenzt ist. Er kann mit einem Ekzem oder einem Pilz verwechselt werden. Am häufigsten sind Frauen nach dem Wechsel davon betroffen. Der »Paget« muß großzügig chirurgisch ausgeschnitten werden, zusätzlich muß man nach möglichen Tumoren im Körper fahnden.

Bösartige Tumoren wie Stachelzellkrebse oder »Spinaliome« führen zahlenmäßig bei Mann und Frau. Ursächlich für die Krebsentstehung bei Männern kommen Ruß und zersetzte Geschlechtsabsonderungen in Frage. Der Ausgangspunkt des Krebses ist in jedem 10. Fall eine Bowen-Krankheit. Die befallenen Patienten sind meist ältere Jahrgänge.

Bösartige Melanome können pigmentiert (= dunkel gefärbt) sein, aber auch ohne jegliche Färbung vorkommen. Lieblingssitze sind die kleinen Schamlippen und der Kitzler. In der Behandlung ist die radikale Entfernung — auch der Lymphknoten — notwendig.

»Kaposi«-Krebse werden im Zeitalter von AIDS immer häufiger. Diese roten, rotbraunen und dunkelvioletten Flecken und Tumoren sind mit hoher Wahrscheinlichkeit mit einer AIDS-Infektion verbunden. Sichtbare Knoten sind dann auch auf dem übrigen Körper vorhanden.

Sexuell übertragbare Erkrankungen

Die Syphilis

Der Erreger heißt Treponema pallidum. Es handelt sich um eine Bakterie, die in regelmäßigen Spiralen gewunden ist. Die Übertragung muß durch direkten Kontakt von Mensch zu Mensch erfolgen. Für eine Infektion ist es notwendig, daß die Haut verletzt wird. Die Bakterie kann nämlich die intakte Hornschicht nicht durchdringen.

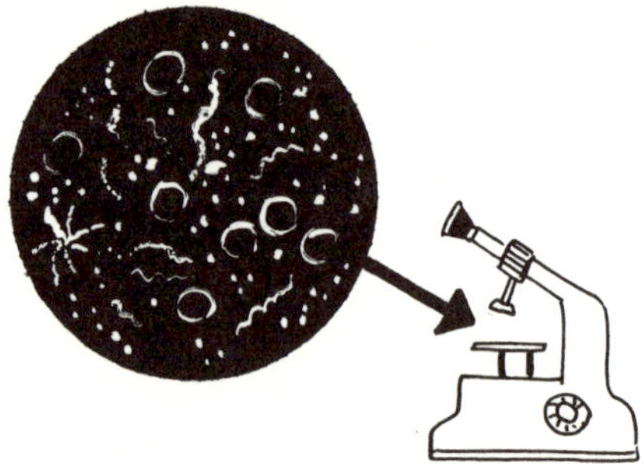

So sehen die »Syphilis-Spiralen« im Dunkelfeldmikroskop aus.

Ein Syphiliskranker steckt ein Drittel der Geschlechtspartner an. Für eine »erfolgreiche« Ansteckung müssen mindestens 100 Bakterien übertragen werden. Dort, wo die Infektion stattgefunden hat, wandern als erste Reaktion des infizierten Organismus viele weiße Blutkörperchen ein. Die Syphilis verläuft in Stadien:

1. Stadium

Ca. 3 Wochen nach der Infektion (die Zeit zwischen der Infektion und dem Beginn des »Krankwerdens« heißt Inkubationszeit) entsteht am Ort der Infektion ein dunkelroter Fleck oder ein Knötchen, das rasch in eine offene Wunde übergeht. Ein bis zwei Wochen später wird daraus ein scharf begrenztes Geschwür mit gelblich belegtem Grund. Typisch ist die Schmerzlosigkeit!

Im weiteren Verlauf breitet sich die Infektion — schmerzlos — auf die Lymphknoten aus.

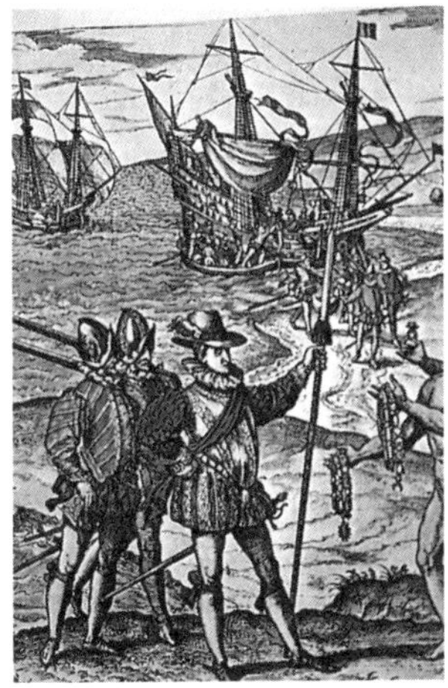

Angeblich brachten die Seeleute von Columbus die Krankheit nach Europa.

2. Stadium

Nun erfolgt die Ausbreitung in den ganzen Organismus. An der Haut zeigt sich ein Ausschlag mit Flecken und Knötchen am Oberkörper, an Hand- und Fußflächen sowie an der Mundschleimhaut und an den Mandeln. Der Körper reagiert allgemein mit Lymphknotenschwellungen, Leberschwellung und Blutarmut.

3. Stadium

Befallen sind besonders Gehirn, Nerven und Blutgefäße. Der Zeitraum von der Infektion bis zum 3. Stadium kann 6 Monate bis 10 Jahre (!) dauern. Der Übergang vom 2. zum 3. Stadium ist meist fließend. Es kommt zum Ausfall von Reflexen, Miß- und Fehlempfindungen, Schmerzen und Störungen der Stuhl- und Harnentleerung. Die Hirninfektion führt zu Wahnvorstellungen, Verblödung, Krämpfen und Bewußtlosigkeit.

Es gibt auch eine angeborene Syphilis: Die Erreger infizieren nach dem 5. Schwangerschaftsmonat das wachsende Kind. Das neugeborene, syphilitische Kind hat typische Zeichen wie blutigen Schnupfen, eine vergrößerte Leber und Milz, Hornhauttrübung, Schädigung des Hörnervs und mißgebildete »Tonnenzähne«. Auch Nase und Schienbein sind verunstaltet. Später folgen Gehirn- und Gefäßschäden.

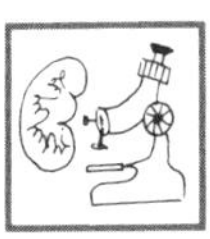

Diagnose der Syphilis

Aus dem Infektionsherd des 1. Stadiums läßt sich im entnommenen Material der Erreger im sogenannten Dunkelfeldmikroskop darstellen. Für das Stadium 2 und 3 verwendet man den TPHA-Test. Er ist so empfindlich, daß der negative Test eine Syphilis praktisch ausschließt. FTA, ELISA und IgM sind weitere Nachweismethoden im Labor. Notwendig dazu sind Blutproben.

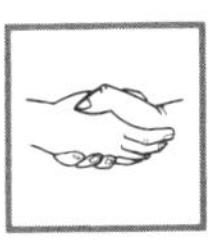

Behandlung der Syphilis

Der Erreger Treponema pallidum ist sehr penicillinempfindlich. Widerstandsfähige (= resistente) Bakterienstämme gibt es nicht. Ein ausreichend hoher Penicillinspiegel im Blut muß über mindestens 33 Stunden aufrecht erhalten werden — so lange nämlich dauert ein Lebenszyklus der Erreger. Zur Sicherheit behandelt man viermal länger als notwendig.

Verabreicht wird 16 Tage lang täglich eine Penicillinspritze, im Stadium 3 wird die Zahl der Injektionen verdoppelt. Kein Tag in der fortlaufenden Behandlung — auch am Wochenende nicht — darf ausgelassen werden. Bei Penicillinallergie werden andere Antibiotika, z. B. »Erythromycin«, verwendet.

Kann Syphilis geheilt werden?

Ja, im Stadium 1 und 2 ist mit Penicillin eine fast 100%ige Heilung möglich, auch das Stadium 3 ist fast immer heilbar — mit Ausnahme natürlich der zerstörten Organe.

Wird dagegen überhaupt keine Behandlung durchgeführt, stirbt jeder 10. Patient an der Syphilis.

Der Tripper (= Gonorrhoe)

Der Erreger dieser Geschlechtskrankheit heißt Neisseria. Die Zeit von der Ansteckung bis zum Ausbruch der Krankheit ist sehr kurz. Es gibt auch Bakterienträger, die nicht krank werden und keine Symptome haben.

Wie äußert sich der Tripper beim Mann?

Bestimmend ist die Entzündung der vorderen Harnröhre mit den Symptomen:

- Brennen in der Harnröhre,
- Schmerzen bei der Harnentleerung und
- Austritt von leicht grünlichem Eiter.

Die miterkrankte Prostata erzeugt Brennen am Ende der Harnentleerung, krampfartige Nachtschmerzen, Druckgefühl im Unterbauch und Schmerzen bei der Stuhlentleerung. Auch Fieber und allgemeines Krankheitsgefühl können bestehen.

Durch die Entzündung des Nebenhodens treten auch Schmerzen im Hoden bzw. Hodensack auf. Bei der Betastung fühlt sich der geschwollene Nebenhoden größer als der Hoden an.

Wie äußert sich der Tripper bei der Frau?

Die Harnröhrenbeschwerden sind auch vorhanden, aber — wegen der Kürze der weiblichen Harnröhre — etwas milder. Den Eiter sehen die Frauen meist nicht selbst, er wird oft erst vom Arzt entdeckt.

Die Drüsen des Scheidenvorhofes entzünden sich, ein Abszeß sitzt dann unter der großen Schamlippe. Die aufsteigende Infektion führt auch zur Entzündung des Muttermundes, äußerlich sichtbar durch Ausfluß. Steigt die Infektion weiter »hinauf«, werden auch Gebärmutter und Eileiter befallen. Unterbauchbeschwerden, Blutungen und allgemeine Krankheitszeichen sind die Folgen.

Bei beiden Geschlechtern kann auch eine Entzündung der Mastdarmschleimhaut auftreten. Der Grund muß nicht in einem Geschlechtsverkehr durch den After liegen, sondern in einer »Schmierinfektion« von den Geschlechtsorganen her. Jedenfalls juckt der gerötete After, im Stuhl ist Schleim. Eine Rachenentzündung durch Tripper ist allerdings nur bei direktem Sexualkontakt möglich.

Die gerötete, verschleimte Rachenschleimhaut macht Heiserkeit und Schluckbeschwerden. Gelegentlich breitet sich der Tripper auf dem Blutweg aus. Komplikationen sind die Entzündung eines großen Gelenkes und/oder des Herzens sowie Blutvergiftung.

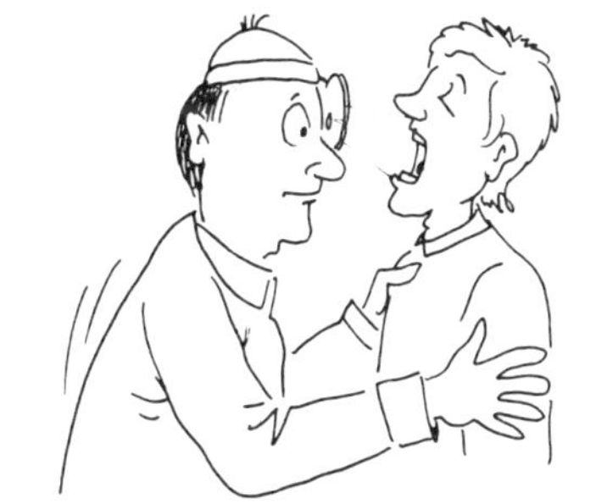

Zur Tripperdiagnose gehört auch die Untersuchung der Mandeln!

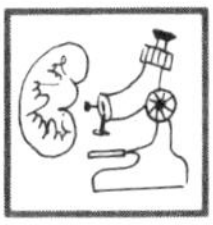

Diagnose des Trippers

In Absonderungen der entzündeten Organe, üblicherweise also im Eiter, werden die Erreger nachgewiesen. Wichtig ist auch eine Antibiotikatestung, um Resistenzen erkennen zu können. Penicillin selbst wird nicht mehr empfohlen. Neuartige Antibiotika gibt man in einer einmaligen Dosierung, im Abstand von 1 bis 3 Tagen müssen 1 bis 2 Nachkontrollen erfolgen. Sicherheitshalber muß der Tripperpatient nach 3 Monaten auch auf Syphilis untersucht werden. Der Grund dafür: Eine gleichzeitige Syphilisansteckung könnte trotz der Antibiotikabehandlung bestanden haben.

AIDS

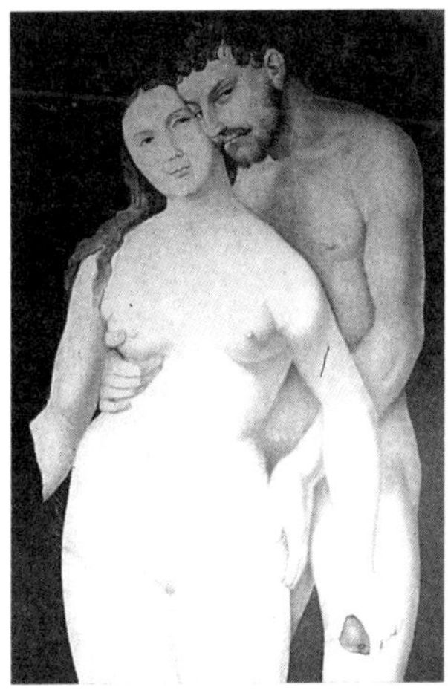

Der häufigste Übertragungsweg für AIDS ist der Geschlechtsverkehr.

Der Name ergibt sich aus den Anfangsbuchstaben der englischen Bezeichnung: **A**cquired **I**mmune **D**eficiency **S**yndrome = erworbener Abwehrmangel.

Der Erreger heißt HIV (= **H**uman **I**mmunodeficiency **V**irus). Man unterscheidet mehrere Untergruppen wie etwa HIV-1 und HIV-2.

Übertragen wird HIV durch Körperflüssigkeiten von Mensch zu Mensch. Das Virus lebt im Blut, Knochenmark und in den Lymphknoten, im Bries, Gehirn, Speichel und der Tränenflüssigkeit, im Harn, der Muttermilch und der Spermaflüssigkeit.

Vorrangig sind Übertragungen also möglich durch

- Flüssigkeiten der Geschlechtsorgane,
- Blut,
- Transplantationen,
- Muttermilch und
- durch den Mutterkuchen (= Plazenta) in der Gebärmutter.

Das Virus ist so empfindlich, daß es durch Tröpfcheninfektion wie Husten und Niesen, ferner durch Gegenstände, die infizierte Patienten benutzen — auch Toiletten — nicht übertragen werden kann.

Das Risiko einer Infektion steigt mit der Zahl infektiöser Kontakte. Am meisten gefährdet sind Homosexuelle und Prostituierte. Auch Bluter, die infizierte Blutprodukte erhalten haben, gehören zur Risikogruppe.

AIDS-Risikogruppen

- Menschen mit homosexuellem und Menschen mit bisexuellem Verhalten.
- Drogenabhängige, die benutzte Spritzen untereinander weitergeben.
- Sexualpartner dieser zwei Gruppen.
- Sexualpartner dieser Sexualpartner.

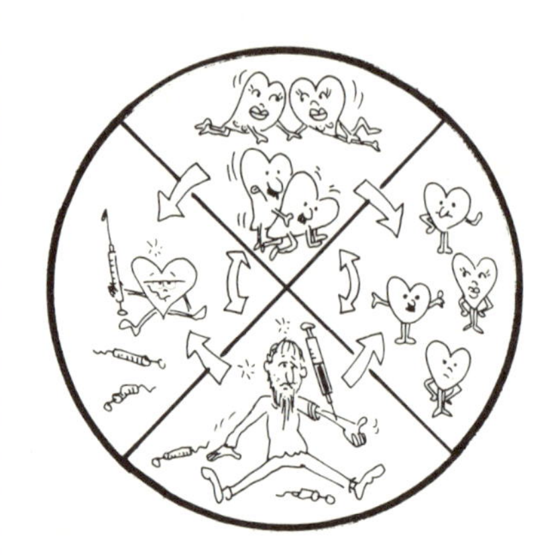

Risikogruppen bei AIDS: Wer, wie, mit wem?

Die Infektion erfolgt hauptsächlich durch erregerhaltiges Blut und Samenflüssigkeit über Verletzungen der Haut und Schleimhaut an After, Scheide, Mundschleimhaut und Zahnfleisch. Kleinste Blutungen und wechselseitige Verletzungen führen dazu, daß bestimmte Sexualpraktiken (Anal-, stürmischer Vaginal- oder Mundverkehr) eine besondere Ansteckungsgefahr mit sich bringen.

Wie verläuft die AIDS-Infektion?

Sieben bis zehn Prozent der HIV-Träger (»Positive«) bekommen im Laufe eines Jahres Symptome. Drei Viertel aller Virusträger sind nach 7 Jahren an AIDS erkrankt.

Erste Symptome können auch schon nach 3 bis 8 Wochen auftauchen. Meist sind es undeutliche, allgemeine Krankheitszeichen mit Fieber. Danach ist man beschwerdefrei. Monate bis Jahre später beginnt die Lymphknotenkrankheit.

In zwei oder mehreren Körpergegenden sind die Lymphknoten geschwollen, es kommt zu Leistungsabfall, Gewichtsverlust, Fieber und Durchfällen. Die weitere Verschlechterung ist gekennzeichnet durch Candida-Pilzinfektionen von Mund und Rachen, und es bestehen weiterhin Durchfälle.

Alle (!) Krankheitszeichen bei AIDS beruhen auf der Schwäche gewisser weißer Blutkörperchen, der »T-Lymphozyten« oder »Helfer-Zellen«. Die körpereigene Abwehr liegt völlig darnieder.

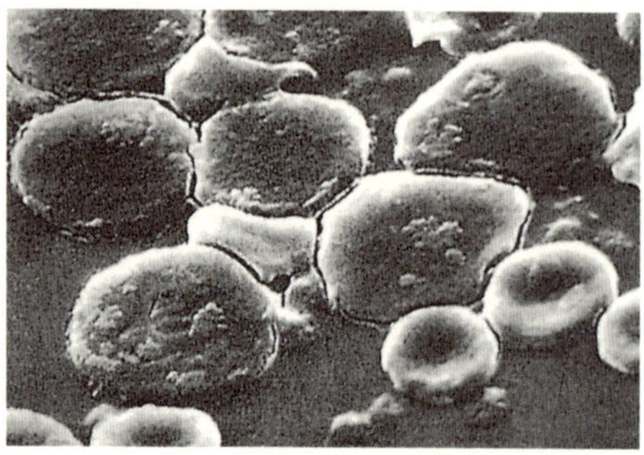

Weiße Blutkörperchen im Elektronenmikroskop.

Was ist typisch für AIDS?

Typisch ist, daß Infektionen mit Erregern auftreten, die beim Nichtinfizierten normalerweise nur harmlose oder viel weniger aggressive Krankheiten erzeugen.

Im Laufe der fortschreitenden AIDS-Krankheit nimmt die Schwere der Infektionen immer mehr zu. Betroffen können alle Organe sein. Am schwersten in Mitleidenschaft gezogen sind Darm und Lunge. HIV-infizierte Menschen sind im besonderen Maße tuberkulosegefährdet. Durch Candida-Pilze, Herpes- und Spitzwarzenviren werden Krankheitsbilder produziert, die ein abwehrgesunder Mensch niemals bekommt.

Typisch sind:

- Lungenentzündung durch den Erreger Pneumocystis carinii,
- Gehirnentzündung durch Toxoplasmose,
- Zytomegalieinfektionen, das sind virusbedingte Lungen- und Leberentzündungen,
- Herpeserkrankung mit virusbedingter Bläschenbildung an Lippen, Nasenschleimhaut und äußeren Geschlechtsorganen,
- Gürtelrose.

Eigentümlich ist das Auftreten der Kaposi-Tumoren. Das sind bläulich-bräunliche Knoten auf der Haut, der Schleimhaut und an inneren Organen. Die Knoten erinnern im Aussehen an Blutergüsse. Auch Tumoren der Lymphknoten und Krebse anderer Organe wie Zungen- und Darmkrebse sowie schwere Gehirnveränderungen treten verstärkt auf.

Wann muß der Verdacht auf AIDS ausgesprochen werden?

Dann, wenn

- Lymphknotenschwellungen nicht vergehen,
- häufige Infektionen mit ungewöhnlich schwerem Verlauf vorkommen,
- ungeklärte Durchfälle und Gewichtsverlust (mehr als 10 % des Gewichtes) bestehen,
- Hautentzündungen lange bleiben, ohne daß man einen bestimmten Erreger nachweisen könnte.

Äußere Verdachtszeichen, die ganz typisch für AIDS wären, gibt es nicht.

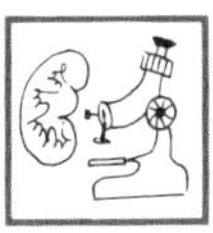

AIDS-Diagnose

Alle Personen, die mit HIV infiziert sind, bilden mit sehr hoher Wahrscheinlichkeit Antikörper (das sind Eiweißkörper) gegen das Virus. Diese Antikörper können im Blut allerdings erst 3 Monate nach der Infektion nachgewiesen werden.

Eine HIV-Infektion wird nur dann diagnostiziert, wenn bestimmte Blut-Antikörper zweifelsfrei (!) zuerst im sogenannten »ELISA-Test« und als nochmalige Gegenprobe im »Westernblot«-Test vorhanden sind. Der direkte Virusnachweis ist möglich, aber sehr aufwendig.

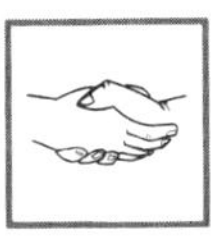

Behandlung

Virushemmende oder virustötende Medikamente gibt es noch nicht. Lediglich das Präparat Retrovir kann den Krankheitsverlauf etwas verzögern.

Die Voraussetzung ist aber, daß noch einige Funktionen der T-Zellen intakt sind. Begleiterkrankungen wie Infektionen und Tumoren werden, so wie auch beim Nichtinfizierten, medikamentös und chirurgisch behandelt.

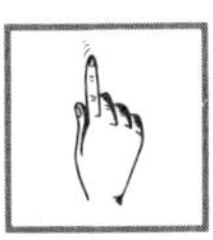

Wie kann man AIDS vorbeugen?

Dies zu wissen ist lebenswichtig, weil man die bereits eingetretene Infektion ursächlich nicht behandeln kann.

1. Es ist jeglicher sexuelle Kontakt zu vermeiden, der erhöhte Gefahren mit sich bringen könnte.
2. Die Benutzung von Kondomen verbessert die Sicherheit gegen eine mögliche Infektion. Stichwort: »safer sex« (= sicherer Geschlechtsverkehr).
3. Drogenabhängige müssen sterile Spritzen benutzen.
4. Für Ärzte, Zahnärzte, Krankenhaus- und Laborpersonal gelten besonders strenge Richtlinien.
5. Vorsicht bei nichtsterilen Spritzenbestecken und Akupunkturnadeln. Dies gilt besonders für Fernreisende nach Asien, für »Drogen- und Akupunkturtouristen«.

Antibiotikabehandlung und Hygiene

Der Harntrakt ist besonders oft mit Bazillen verseucht. Antibiotika sind daher in dieser Körpergegend häufig »zu Gast«. In einem hohen Prozentsatz aber kommt es zu Behandlungsfehlern, deren Ursachen auch beim Patienten zu suchen sind. Es geht dabei um die Einnahme eines Antibiotikums, wo keines angebracht wäre. Es geht um eine falsche Dosierung (zu wenig oder zu viel), und es geht um eine falsche Behandlungsdauer. Alle Fehler sind vor allem hinsichtlich möglicher Nebenwirkungen schädlich. Auch an sogenannte Zweitinfektionen ist zu denken, die überhaupt nur auftreten, weil die Antibiotikaeinnahme nicht korrekt war.

Die Durchforstung des »Penicillin-Dschungels« soll an Hand von 10 durchschaubaren Regeln geschehen.

1. Ein Antibiotikum soll nicht als Fiebermittel mißbraucht werden.
2. Vor einer Antibiotikaeinnahme soll die Erregerart bekannt sein.
3. Üblicherweise braucht man Antibiotika nur bis zu 5 Tage nach der Entfieberung.
4. Ist das Antibiotikum unwirksam, kann der Grund
   - das falsche Mittel,
   - die falsche Dosierung,
   - ein anderer Erreger,
   - eine abgekapselte Infektion,
   - ein Abwehrmangel des Patienten,
   - ein Medikamentenfieber,
   - ein an einem liegenden Katheter haftender Fremdkörper sein.
5. Bei unklarem Fieber muß eine Blutkultur gemacht werden.
6. Antibiotika sollen nicht örtlich verwendet werden.
7. Zur Antibiotikabehandlung ist der »Steckbrief« des Erregers nötig.
8. Bereits bewährte Mittel nutzen.
9. Bei nebenwirkungsträchtigen Antibiotika muß der Blutspiegel kontrolliert werden.
10. Vor Operationen soll die Vorbeugung mit Antibiotika möglichst kurz sein.

Die richtige Hygiene im Harntrakt

Dieses Kapitel richtet sich vor allem an Patienten mit Harnproblemen und deren Betreuer.

30 bis 50 Prozent der Infektionen bei »Harnpatienten« entstehen von innen heraus. Es sind meistens Keime aus der körpereigenen Darmflora, umso wichtiger ist es, daß sie so wenig wie möglich verändert wird (z. B. durch unnötige Breitbandantibiotika).

Äußere Infektionen sind möglich

- durch die Übertragung von Mensch zu Mensch,
- mittels Gegenständen und
- durch die Luft.

Die Übertragung durch Menschen läßt sich im häuslichen Bereich vermindern durch

- Händewaschen vor und nach jedem Kontakt mit Kathetern oder Harnbeuteln und
- das Tragen von Einmal-Latexhandschuhen.

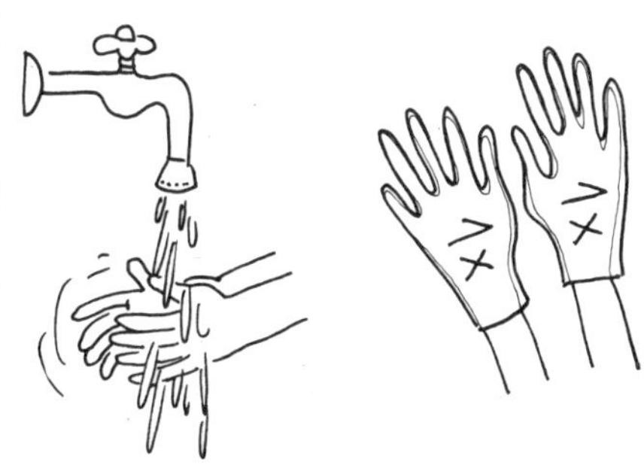

Zwei Säulen des Infektionsschutzes: Waschen und Handschuhe tragen!

Die Übertragung durch Gegenstände läßt sich vermindern durch peinliche Sauberkeit und Desinfektion mit geeigneten Mitteln.

Eine geringere Rolle spielt die Übertragung durch die Luft. Hier ist das Tragen von Gesichtsmasken empfehlenswert.

Vor der Anschaffung eines Desinfektionsmittels sollte Rücksprache mit dem behandelnden Arzt gehalten werden.

Einige wichtige Merksätze für die Hygiene von »Harnpatienten«:

- Durchnäßte Verbände immer sofort wechseln.
- Harnbeutel niemals über das Niveau der Blase heben (der Harn rinnt zurück!).
- Kein Blasentraining bei Katheterträgern. Man versteht darunter das Abklemmen eines Dauerkatheters zum Aufdehnen der Blase.
- Sauberkeit und Waschen sind wichtiger als Desinfektion.
- Häusliche Raum- und Sprühdesinfektion ist unnötig.

Die künstliche Harnableitung über Katheter

Zur Harnableitung verwendet man Katheter. Im Gebrauch sind mehr oder weniger dünne Schläuche aus biegsamem Kunststoff oder starre Röhren aus Metall.

Angewendet wird ein Katheter zur Ableitung aus dem unteren oder dem oberen Harntrakt.

Für die Ableitung aus dem unteren Harntrakt wird die Harnblase entweder kurzfristig oder dauernd katheterisiert, oder es wird die Blase über dem Schambein angestochen (= »punktiert«).

Das besondere Problem der Katheterableitung durch den Harnröhrenkatheter liegt in der Vielzahl der Infektionen, die dadurch gesetzt werden.

Das Einführen des Katheters geht so vor sich:

Zuerst wird die Mündung der Harnröhre mehrmals desinfiziert. Danach werden einige Milliliter Gleitmittel aufgebracht, sodann wird der Katheter unter sterilen Bedingungen eingeschoben. Bei einem Dauerkatheter wird der Katheter steril mit dem Auffangbeutel zusammengeschlossen. Die Häufigkeit des Katheterwechsels schwankt zwischen Tagen bis zu maximal 4 Wochen.

In Einzelfällen kann der Patient die Katheterisierung auch selbst machen. Diese »Selbstkatheterisierung« verläuft zuhause unter sauberen, aber nichtsterilen Bedingungen. Bezweckt wird damit eine saubere Entleerung der Blase in regelmäßigen Abständen zur Verhinderung der Blasenüberdehnung. Bei richtiger Technik ist die Infektionsgefahr gering, weil sich die Blase von selbst eventuell eingeschleppter Bakterien entledigt.

Die Hauptkomplikationen des Katheters:

- Verstopfung durch Blut- und Schleimhautbestandteile.
- Infektionen: Liegt ein Katheter einen Monat lang, ist mit einer 100%igen Besiedelung durch Bakterien zu rechnen.
- Verengung der Harnröhre durch Verwachsen kleinster Schleimhautverletzungen.

Vorbeugen — wenigstens läßt sich die Komplikationsrate senken — kann man durch

- größte Reinlichkeit,
- ausreichend Trinken: Bakterien und Entzündungsprodukte werden ausgewaschen,
- Vermeidung von Verletzungen beim Setzen des Katheters.

Die schon erwähnte Punktion der Blase steht in Konkurrenz zum Dauerkatheter. Die Punktion ist hinsichtlich der Infektionsgefahr und der Belästigung des Patienten dem Dauerkatheter überlegen. Es gibt aber eine Reihe von Gegengründen zur Blasenpunktion. Die wichtigsten davon sind verstärkte Blutungsbereitschaft, Schrumpfblase und Blasentumoren, weiters Schwangerschaft, Unterbauchtumoren mit Verdrängung der Blase, Aussackungen der Blase, Unterbauchnarben und Hautinfektionen im Bereich der Punktionsstelle.

Zur Ableitung aus dem oberen Harntrakt verwendet man Harnleiterkatheter.

Sie werden entweder

- von der Blase aus nach oben geschoben,
- durch die Haut von oben in das Nierenbecken und von dort über den Harnleiter nach unten geschoben oder
- von außen durch die Haut in den Harnleiter und von dort nach unten in die Blase bzw. nach oben in das Nierenbecken befördert.

Geleitet wird der Katheter von einer Schiene. Das ist ein Führungsdraht, der nach der richtigen Katheterplazierung wieder entfernt wird. Die Fähigkeit der inneren Harnleiterkatheter beruht auf der Einrollbarkeit der beiden Enden, was man »Pigtail« (»Schweineschwänzchen«) nennt. Die Komplikationen sind ähnlich dem schon bekannten Dauerkatheter, sie sind aber im Vergleich zum Behandlungsgewinn gering und üblicherweise beherrschbar.

Ist der Harnleiterkatheter nicht möglich, läßt sich der Harn auch durch Punktion des Nierenbeckens ableiten. Man nennt dies »Nierenfistel«. Die Punktion geschieht in der Höhe zwischen dem 12. Brustwirbel und dem 2. bis 3. Lendenwirbel. Das Einstechen der 1,5 Millimeter dicken Nadel geschieht unter Kontrolle des Ultraschalls oder des Röntgens (bzw. von beiden zugleich). Der Zugang zum Nierenhohlraum wird anschließend durch einen Führungsdraht gesichert, über den wiederum ein Pigtailkatheter vorgeschoben wird. Die Anlage einer erfolgreich »tropfenden« Nierenfistel gelingt — je nach anatomischen Gegebenheiten — in 80 bis 98 Prozent der Fälle.

Angelegt wird eine Nierenfistel immer dann, wenn die Harnableitung — wegen eines tiefer sitzenden Verschlusses — in Nierenhöhe nötig ist. Bei einer Harnblutvergiftung kann die Nierenfistel die entscheidende Behandlung sein, die lebenserhaltend ist.

Der Katheter in der Mitte kann sich durch sein Schweineschwänzchen (»Pigtail«) einrollen. Dadurch bleibt der Katheter von selbst an Ort und Stelle.

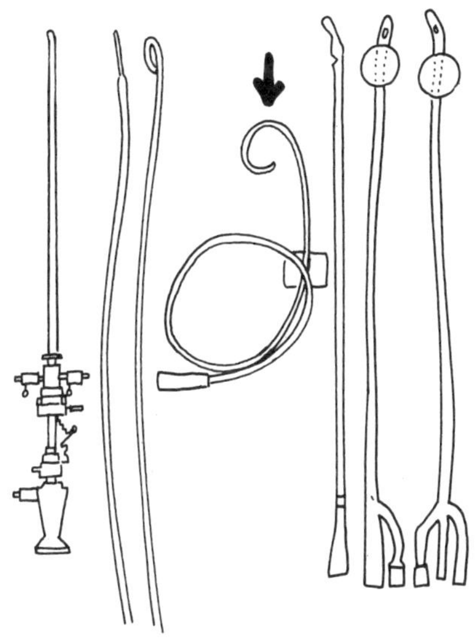

Verschiedene Arten von Kathetern. Ihr Durchmesser wird in »CHARRIERE« angegeben.

Die künstliche Harnöffnung zur Harnableitung

Sie ist dann notwendig, wenn die Harnblase operativ entfernt wurde oder so in ihrer Funktion gestört ist, daß sie umgangen werden muß. Welche Form der künstlichen Harnableitung gewählt wird, ist davon abhängig, ob die Ableitung nur vorübergehend oder dauernd geschehen soll.

Folgende Methoden stehen zur Verfügung:

1. Ableitung des Harnes nach außen in einen Kunststoffbeutel:

   Dazu wird der Harn über eine durch die Haut geschaffene Eröffnung des Nierenbeckens mittels Katheter abgeleitet, oder es werden die Harnleiter mit der Öffnung nach außen in die Haut eingenäht.

   Bei einer anderen Methode wird ein Harnleiter mit dem zweiten verbunden. Nur ein Harnleiter wird als »Stoma« nach außen geleitet.

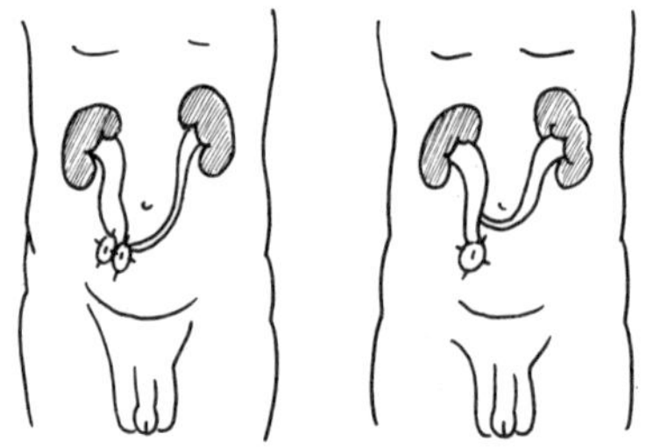

Die Harnableitung nach außen.

Es kann auch ein Darmstück zwischen Harnleiter und Haut eingesetzt werden = »Conduit«. Dazu werden eine Dünndarmschlinge (»Dünndarmconduit«) oder ein Stück Dickdarm (»Dickdarmconduit«) ausgeschaltet und die Harnleiter in das Darmstück eingepflanzt. Das betreffende Darmstück wird nun nach außen zur Haut geleitet und ebendort nippelartig eingepflanzt. Der Darmabschnitt dient in diesem Fall nicht als Ersatzblase oder Reservoir, sondern als Ableitung. Bei dieser Operationsart ist auch später noch eine Schleimbeimengung im Harn zu beobachten. Das ist normal, da besonders der Dickdarm auch weiterhin seine Schleimproduktion beibehält.

2. Ableitung des Harnes durch Einpflanzen der Harnleiter in den unteren Dickdarm: Bei dieser ältesten Form der Harnableitung überhaupt geht dann der Harn mit dem Stuhl ab.

3. Ableitung des Harnes in ein aus Darm gebildetes Reservoir: Diese »Darmersatzblase« wird durch Selbstkatheterisierung entleert. An der Haut kann dazu eine harndichte (= kontinente) Öffnung gemacht werden, oder es erfolgt der Abfluß auf natürlichem Weg über eine Verbindung zwischen Darmersatzblase und Harnröhre.

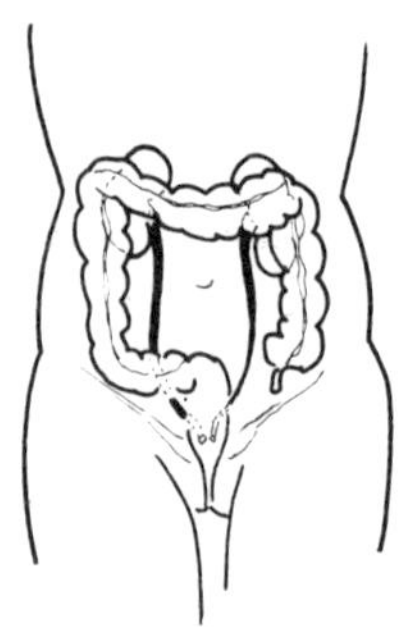

Die Harnableitung in den Darm.

Jedes Verfahren hat gewisse Vor- und Nachteile bzw. bestimmte Gegenanzeigen.

Es kann notwendig sein, neben der Harnblase auch die Harnleiter zu ersetzen. Eine Möglichkeit ist, den quer verlaufenden Dickdarm mit den Nierenbecken zu verbinden. Dasselbe läßt sich auch mit dem Dünndarm machen. Muß bei erhaltener Blase, aber fehlendem Harnleiter dieser ersetzt werden, kann dies mit Dünndarm geschehen. Die operativen Ergebnisse sind gut, die Nierenfunktion ist langfristig nicht beeinträchtigt.

Patienten mit einer künstlichen Harnöffnung, »Stoma« (griech.: Mund) genannt, müssen besondere Pflege- und Hygienevorschriften beachten. Diese Vorschriften sind einerseits allgemeiner Natur (Hygiene, Hautpflege), andererseits hängen sie mit der speziellen Machart der Stomageräte (Beutel usw.) zusammen. Das Anlegen der Hilfsmittel lernt man üblicherweise dort, wo die künstliche Ableitung operativ hergestellt wurde. Wir interessieren uns hier für die Vorkehrungen im »weiteren Leben«.

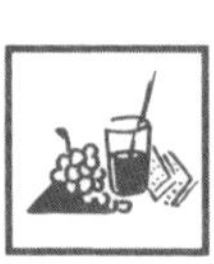

Wie sollte man sich mit einem Stoma ernähren?

Es ist sinnvoll — mittels Tagebuchaufzeichnungen — durch längere Zeit die Wirkung der verspeisten Nahrungsmittel auf die Verdauung bzw. den Harn zu beobachten.

Etliche Lebensmittel verändern die Zusammensetzung des Harnes, oder sie erzeugen einen unangenehmen Geruch. Zu beachten ist, daß hochprozentige Getränke zu einer gesteigerten Harnausscheidung führen. Bei manchen Patienten ist es wichtig, daß der Harn sauer oder basisch reagiert.

Folgende Lebensmittel säuern den Harn	**Folgende Lebensmittel machen den Harn basisch**
Schwarzer Tee, Kaffee, Nierentee, Preiselbeeren, Preiselbeersaft, tierische Nahrungsmittel, Johannisbeersaft.	Zitrussäfte: Orangen-, Grapefruit-, Zitronensaft, Fruchtsäfte von Apfel und Birne, pflanzliche Nahrungsmittel.

Auch Mineralwässer können die Zusammensetzung des ph-Wertes beeinflussen. Ist eine Ansäuerung des Harnes erwünscht, kann Vitamin C, mehrmals über den Tag verteilt, eingenommen werden.

Im Berufsleben dürfen schwere Lasten nicht mehr gehoben werden; auch Arbeiten in der Hocke und im Bücken sind problematisch.

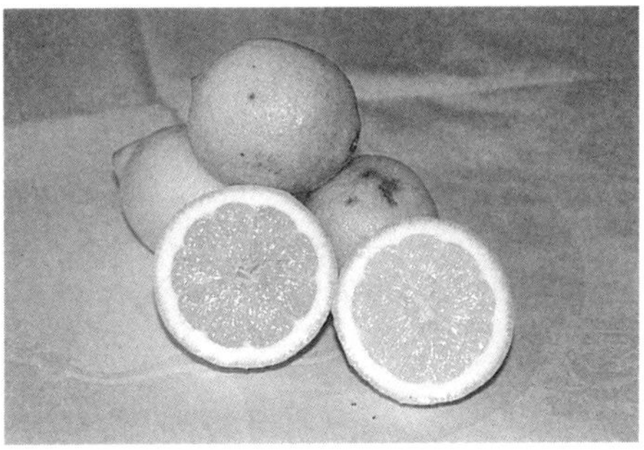

Zitrusfrüchte wie Zitronen machen den Harn laugenhaft (= basisch).

Zur Sicherheit hält man auch auf dem Arbeitsplatz das Versorgungssystem (Entsorgungsbeutel, Versorgung, Kompressen) bereit. Auch wenn man mit dem Auto unterwegs ist, sollte man einen Satz Unterwäsche und Bekleidung für eine Panne bereithalten.

Unter der normalen Kleidung sieht niemand ein Stoma bzw. eine Stomaversorgung. Es ist dennoch zweckmäßiger, eine weit geschnittene, bequeme Kleidung zu wählen.

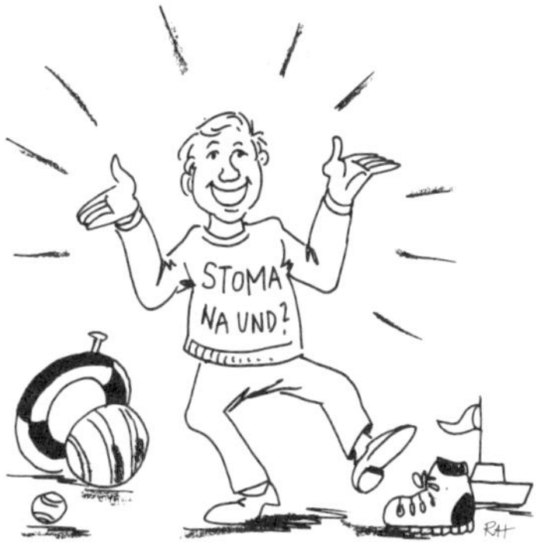

Auch mit einem Stoma läßt sich Lebensfreude gewinnen.

In der partnerschaftlichen und sexuellen Beziehung können Probleme auftauchen, die sich durch offene Gespräche mittelfristig meist mildern oder lösen lassen. Schwangerschaften sind auch mit einem Stoma möglich. Komplikationen wie z. B. Fehlgeburten treten nicht häufiger auf als bei anderen Schwangeren.

Wie ist es mit dem Sport?

Man muß darauf achten, daß die Bauchdecke nicht übermäßig beansprucht wird, beispielsweise durch Rudern oder

Gewichtheben. Gute Möglichkeiten bieten leichte Gymnastik und aufbauendes Konditionstraining. Ballspiele, Segeln, Wandern und Skifahren sind möglich. Auf das Schwimmen muß nicht verzichtet werden. Auch Baden im Meer ist möglich, wenn die Versorgung gut abgedichtet ist. Frauen tragen dazu einteilige Badeanzüge und Männer spezielle Badehosen.

Auf Reisen muß sichergestellt sein, daß genügend oft Zeit und Gelegenheit ist, das Stoma richtig zu versorgen. Eine eigene Toilette sollte zur Verfügung stehen. Bei Flugreisen denken Sie daran, daß Ihre Koffer verspätet ankommen könnten: Packen Sie sich einen »Beutel-Vorrat« für 2 bis 3 Tage unbedingt ins Handgepäck.

Über die Behandlung mit »Stahl, Strahl und Chemie«

Einer der berühmtesten Chirurgen war Konrad Langenbeck. Für ihn gab es nur zwei »Sorten« von Menschen.
Im Jahre 1851 erklärte Langenbeck:
»Die Menschen lassen sich in zwei große Gruppen teilen: Solche, die operieren, und solche, die operiert werden.«

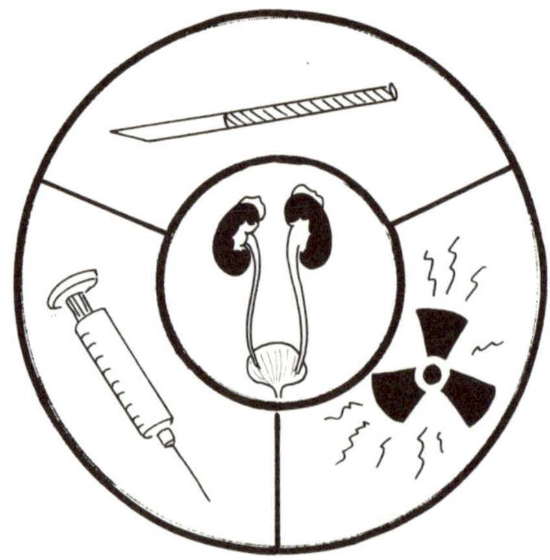

Die drei Säulen jeder Behandlung: Stahl, Strahl und Chemie.

Operationen am Harntrakt

Während sich zur Entfernung von Tumoren die chemische Behandlung und die Strahlentherapie in anderen Körpergegenden immer mehr in den Vordergrund schieben, spielt der Chirurg im Harntrakt nach wie vor die »erste Geige«.

»Konkurrenz« bekommen hat das »normale« Operieren durch die Technik der Bauchspiegelung.

Der besondere Vorteil der Operation durch Spiegelung liegt in der

- geringen Verletzung der Körpergewebe,
- raschen Wiederherstellung nach der Operation,
- kurzen Aufenthaltsdauer im Spital und
- kleinen Narbe (für gewisse Berufe sehr wichtig).

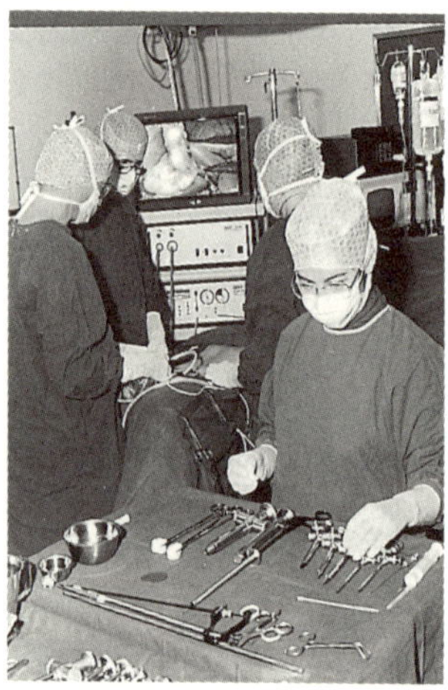

Laparoskopie: Die Zahl der Operationen, die mittels Bauchspiegelung durchführbar ist, wird immer größer.

Die Operationsdauer ist nicht immer ein Pluspunkt, denn etliche laparoskopische Eingriffe dauern länger als die »normalen«. Dies ändert nichts an der zunehmenden Ausbreitung der »Spiegelungstechnik«. Die Vorbereitung auf eine laparoskopische Operation ist dieselbe wie für eine »herkömmliche« Bauchoperation.

Wie geht eine Bauchspiegelung vor sich?

Zuerst muß im Bauch ein künstlicher Raum geschaffen werden. Dies gelingt durch Einblasen von Kohlendioxid (CO_2) mittels einer dünnen Nadel. Ist genug »Luft« im Bauch, können nun gefahrlos die Arbeitskanäle und das eigentliche Spiegelgerät, das Endoskop, eingebracht werden. Durch das Endoskop werden die Bilder aus dem Bauchinneren auf Bildschirme übertragen. Zum Bergen von Steinen, Gewebeteilen, Tumorresten usw. wird ein Beutel in den Bauch eingeführt. Am Ende der Operation wird der gefüllte Bergebeutel geschlossen und nach außen gezogen. Das weitere Zubehör umfaßt Sonden, Nadeln, Fremdkörperfaßzangen, Elektroden und Kanülen. Einer der wichtigsten Akteure für eine erfolgreiche Operation ist der Kameramann, der natürlich selbst ein versierter Chirurg ist. Weiters gehören der eigentliche Chirurg und ein Assistent sowie zusätzliche Hilfskräfte zum Team. Der Spitalsaufenthalt dauert nur 1 bis 3 Tage.

Folgende Operationen im Harntrakt können mit der Bauchspiegelung gemacht werden:

- Diagnose des Bauchhodens.
- Entfernung von Krampfadern im Bauch.
- Entfernung des Bauchhodens.
- Leistenbruchoperation.
- Lymphknotenentfernung.
- Entfernung einer Blasenaussackung.
- Entfernung der Harnblase.
- Harnröhrenplastik.
- Nierenentfernung.
- Nierentumorentfernung.
- Harnleiterentfernung.
- Nierenzystenoperation.
- Harnleiterlösung (von Verwachsungen).
- Nierenbeckenplastik.
- Nebennierenentfernung.

Die Gerätschaft für die Bauchspiegelung wird ebenso wie die Fertigkeit der Chirurgen immer weiter perfektioniert.

Die Feststellung des Operationsrisikos

Jede Operation birgt — auch in unserer »modernen« Zeit — Gefahren. Diese ergeben sich aus den örtlichen Einwirkungen auf das Operationsgebiet selbst und durch operationsbedingte Einflüsse auf den Gesamtorganismus.

Diese Einflüsse bestehen im wesentlichen aus:

- Schmerz,
- Streß,
- Blutverlust,
- Flüssigkeitsverlust und
- eventuell Organverlust.

Viele Einflüsse lassen sich zwar durch die Schmerzdämpfung, die medikamentöse Hypnose und Muskelentspannung abschwächen, andererseits bergen die modernen Methoden zur Abschwächung der genannten Einflüsse selbst Gefahren in sich. So kommt es, daß sich der Operationsverlauf beim einzelnen niemals sicher voraussagen läßt.

Im Mittelpunkt der Überlegungen »Wie überstehe ich die Operation?« steht die Leistungsfähigkeit von

- Herz und Kreislauf,
- Atmung,
- Gehirn,
- Stoffwechsel,
- Wasser- und Salzhaushalt,
- Blutgerinnung und
- körpereigener Abwehr (= »Immunsystem«).

Die häufigsten Krankheiten und Leiden, die einen geplanten operativen Eingriff stören, sind

- Herzschwäche,
- Verkalkung der Herzkranzgefäße,
- Herzrhythmusstörungen,
- Bluthochdruck,
- Bronchial- und Lungenerkrankungen,
- Hirndurchblutungsstörungen,
- Wasser- und Salz-(= »Elektrolyt«) haushaltsstörungen.

Wenn nun alle erforderlichen Daten bekannt sind, ergibt sich die Risikoeinstufung in vier Gruppen:

<u>Gruppe I:</u> Es handelt sich um einen Patienten ohne gesundheitliche Einschränkung.

<u>Gruppe II:</u> Patient mit geringer Allgemeinerkrankung ohne Einschränkung der Gesamtleistungsfähigkeit.

<u>Gruppe III:</u> Patient mit schwerer Beeinträchtigung des Allgemeinzustandes oder schwerer Erkrankung.

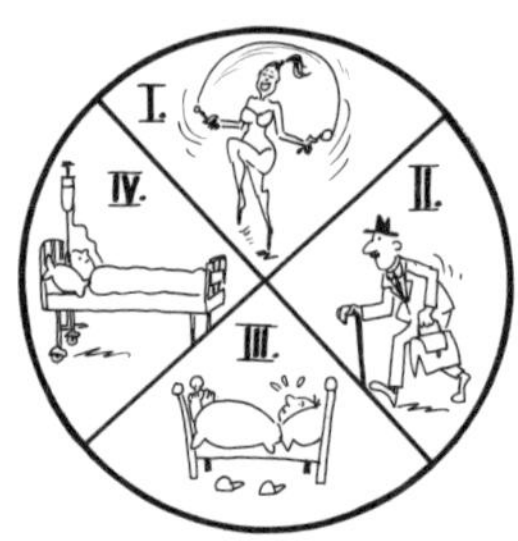

Die Risikogruppen für das Operationsrisiko.

Gruppe IV: Patient mit lebensbedrohlicher Allgemeinerkrankung.

Immer ist bei diesen Überlegungen zu bedenken: Alle Maßnahmen vor der Operation richten sich danach, ob die Operation dringlich (also sofort) notwendig ist oder nicht. Besteht ohne Operation unmittelbare Gefahr für das Leben, wird zwar das Risiko auch kurzfristig abgeschätzt, es hat aber auf den Entschluß zur Operation meist keinen Einfluß. Natürlich wird alles getan, um den Eingriff sehr kurz zu halten, und der Eingriff wird eventuell auch nur provisorisch sein. Die sanierende Operation kann — nach dem ersten Noteingriff — auch auf einen Zeitpunkt verschoben werden, zu dem der Patient in einer besseren Verfassung ist.

Eines jedenfalls ist vor jeder Tür eines Operationssaales in Granit eingemeißelt:

Der Nutzen der Operation muß größer sein als das Risiko der Operation.

Die Komplikationsrate der Operationen im Harntrakt ist deswegen höher, weil es sich in vielen Fällen um ältere Patienten handelt. Bekanntlich steigen Zahl und Ausmaß von Organschäden im fortgeschrittenen Alter an.

Bei den Komplikationen handelt es sich meistens um

- Gerinnsel durch Thrombose oder Embolie,
- Infektion,
- Blutung und
- Magen-Darmprobleme, wie Darmverschluß.

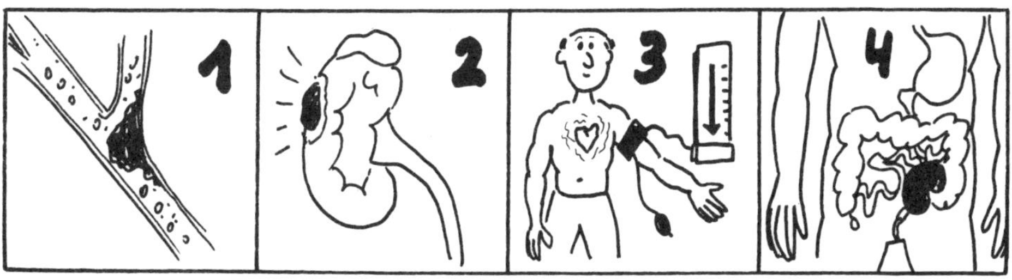

Die Hauptkomplikationen der Operation sind Thrombose (1), Embolie (2), Kreislaufschock und Blutung (3), und Darmverschluß (4).

Bei Operationen im Harntrakt kann es durch eine Verletzung des Harnleiters zum Austritt von Harn kommen. Diese »Urinom« genannte Komplikation muß operativ nach außen abgeleitet und der Harnleiter »geschient« werden. Bis die »wasserdichte« Heilungsphase erreicht ist, kann es Wochen dauern.

Die Strahlentherapie bei Tumoren

Diese Behandlungsform ist bei Tumorkrankheiten meist in ein größeres Konzept eingebunden, denn in vielen Fällen kommen ja Operation (= »Stahl«), Bestrahlung (= »Strahl«) und die medikamentöse Therapie (= »Chemie«) gemeinsam zum Einsatz. Verwendet werden Röntgen-, Photonen- und Gammastrahlung. Strahlen schwächen nicht nur das Tumorgewebe, sondern auch die gesunde Nachbarschaft.

Es ist daher mit Nebenwirkungen zu rechnen. Die Haut wird mehr oder weniger belastet. Sie wird rot, später dunkler gefärbt. Es erweitern sich die kleinen Hautgefäße und die Haut wird derber. Übelkeit, Blähungen und Durchfälle sind Ausdruck einer Beeinträchtigung der Magen-Darm-Funktionen. Wenn die Blase mit einer Entzündung reagiert, entsteht die Strahlenzystitis.

Dabei kann die Blasenwand so geschädigt werden, daß löchrige Verbindungen zu anderen Organen entstehen, sogenannte »Fisteln«. Solche Fisteln sind zwischen Blase und Scheide oder Mastdarm und Scheide möglich.

Die Dosierung in der Strahlenbehandlung wird in Gray (Gy) oder in Sievert angegeben. Durchgeführt wird die Bestrahlung vor oder (bzw. und) nach der Operation.

Mit der Bestrahlung vor der Operation werden folgende Ziele angestrebt:

- Verkleinerung und bessere Abgrenzung des Tumors.
- Zerstörung von Tumorzellen, die bereits in die Lymphgefäße eingedrungen sind.
- Verhinderung der Verschleppung von Tumorzellen.
- Allgemeine Abschwächung der Tumorzellkraft.

Die Langzeit-Vorbestrahlung verläuft über 4 bis 5 Wochen. Die Operation folgt 3 bis 4 Wochen später. Bei der Kurzzeit-Vorbestrahlung ist die Gesamtdosis niedriger, die Operation folgt aber unmittelbar im Anschluß an die letzte Bestrahlungs»sitzung«. Günstig ist die Vorbestrahlung z. B. beim Blasenkrebs.

Die Nachbestrahlung verfolgt zwei Ziele:

- Im Operationsgebiet verbliebene Tumorzellen sollen abgetötet werden.
- Angesiedelte Tumorherde sollen durch Strahlen »sterilisiert« werden, damit sie sich nicht weiter vermehren können.

Bei einer anderen Form der Strahlenbehandlung werden keine speziellen Ziele angepeilt. Man versucht lindernd oder »palliativ« einzugreifen. Diese Art kommt dann zum Tragen, wenn dem Patienten die Belastung einer möglicherweise heilenden Strahlentherapie wegen des schlechten Allgemeinzustandes nicht mehr zugemutet werden kann. Die Stabilisierungsbestrahlung hält bekannte Tumorherde und Absiedelungen, wenn sie aus irgendwelchen Gründen nicht entfernbar sind, in gleicher Größe. Das Tumorwachstum wird dadurch so weit aufgehalten oder »stabilisiert«, daß der Patient vor drohenden schweren Komplikationen bewahrt oder von bereits eingetretenen Notsituationen befreit wird.

Die Schmerzbestrahlung schließlich hat den Sinn, tumorbedingte Schmerzen zu lindern und starke Medikamente wie Morphium, die das Bewußtsein trüben können, einzusparen.

Von den Organen besonders belastet werden

- Haut,
- Lunge,
- Dünndarm und
- Mastdarm.

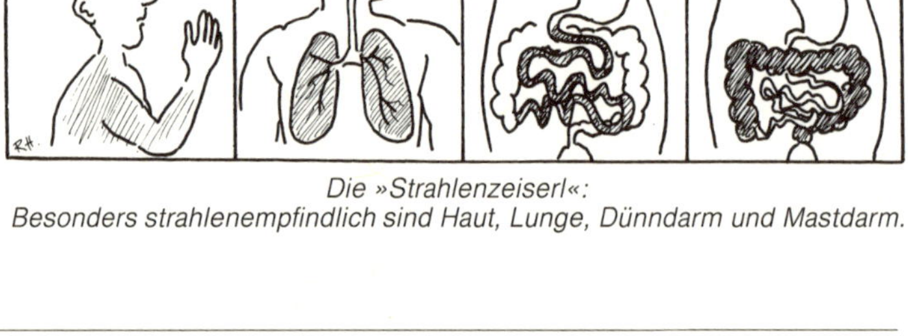

Die »Strahlenzeiserl«:
Besonders strahlenempfindlich sind Haut, Lunge, Dünndarm und Mastdarm.

Sehr empfindlich ist die Haut in der Achsel- und Leistengegend. Wenn das Bestrahlungsziel nahe unter der Haut liegt, treten Rötung, Haarausfall, Hautentzündung und eventuell auch eine Hautablösung auf.

Zur Vorbeugung dieser Strahlenschäden muß die Haut sorgfältig gepflegt werden. Günstig sind kühlende Puder. Schlecht sind Waschen, Reiben, Bürsten, Wärme, Sonne, Rotlicht, »Deos« und Parfüm. Unreinlichkeit ist natürlich auch nachteilig. Am besten sind lauwarme Bäder im Leisten- und Intimbereich. Akut gereizte Hautstellen behandelt man mit Cremen oder Baby-Öl. Salben schmieren und verkleben, sie sollen daher gemieden werden. Nach der Abheilung sind Salben mit Lebertran, wie etwa Mirfulan, wieder günstig. Wundflächen reinigt man mit Betaisadona-Lösung.

Zur Vorbeugung von Mundkomplikationen empfehlen sich Spülungen mit Salbei und Bepanthen, Sole-Inhalationen, Gleichenberger oder Emser Pastillen und linde Kost.

Alkohol und Nikotin müssen gemieden werden. Bei stärkerer Lungenbestrahlung kann eine »Strahlen«lungenentzündung und nachfolgend eine Verhärtung des Lungengerüstes, die »Strahlenfibrose« auftreten. Symptome sind dennoch selten und wenn welche auftreten, dann als Kurzatmigkeit, Husten ohne Auswurf und gelegentlich Fieber.

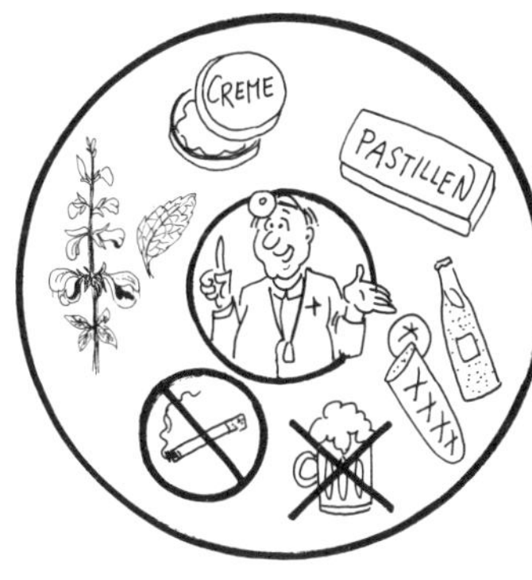

Auch bei Strahlenkomplikationen gilt: Vorbeugen ist besser als heilen!

Wichtig ist die Vorbeugung mit Sole-Inhalationen, guter Ernährung und Atemgymnastik. Rauchen muß strikt unterbleiben.

Der Strahlenschaden des Dünndarmes äußert sich in Übelkeit, Erbrechen und Durchfall, aber auch Verstopfung. Dazu kommen noch Blähungen, Krämpfe, Blut- und Schleimabgang. Ist die Schleimhaut stärker geschädigt, kommt es auch zum Verlust von Eiweiß, Wasser und Mineralsalzen. Die Vorbeugung ist wichtig, daher wird die Bestrahlungstechnik so angelegt, daß nicht immer dasselbe Darmstück mitbestrahlt wird. Die Kost soll leicht verdaulich, schlacken- und fettarm sein. Mineralreicher Flüssigkeitsersatz ist günstig mit gut mineralisierten Mineralwässern. In der Behandlung kann es notwendig werden, alle Mittel, die den Darmtrakt beeinflussen, einzusetzen.

Wenn der Mastdarm strahlengeschädigt ist, sind häufige und kleine Stuhlentleerungen die Folgen. Ist die Schleimhaut ganz wund, erscheinen Blut und Schleim im Stuhl. Eine Vorbeugung gibt es nicht. Zur Behandlung bewähren sich örtlich Pantothen, Sulfonamide und Vitamin A. Kortison ist hier ungünstig, weil die Spätschäden verstärkt werden.

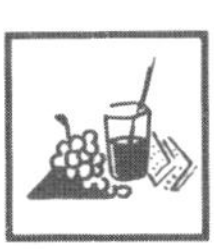

Wie sollte man während einer Bestrahlungsserie essen?

Zu empfehlen ist eine hochkalorische Kost mit viel Eiweiß, wenig Schlacken, wenig Kohlenhydraten und knapper Fettmenge. Die tägliche Kalorienmenge soll nicht unter 2.000 — 3.000 kcal liegen. Milch, Milchprodukte, wie Joghurt und Topfen, sowie Mixgetränke mit Milch sind sehr vorteilhaft. Eine eigentliche »Schonkost« ist eher nachteilig. Besonderer Wert sollte auf hochwertiges Brot gelegt werden.

Chemie gegen Tumoren

Die Behandlung bösartiger Tumoren mit Hilfe von Medikamenten heißt »Chemotherapie«. Sie kann mit der Operation und der Bestrahlung kombiniert oder auch als alleinige Therapieform gegeben werden. Beispiele für die kombinierte Anwendung sind Hodentumoren und der bösartige Wilmstumor der Niere. Nur chemotherapeutisch behandelt man Metastasen gewisser Krebse. Auch ist die Kombination verschiedener Mittel möglich. Sinnvoll ist die »chemische Kombination« allerdings nur dann, wenn jede Einzelsubstanz eine bestimmte gesicherte Tumorwirksamkeit hat. »Überschneidende« Wirkungen müssen vermieden werden, da sonst die Gesamtgiftigkeit der Mittel zu groß wird.

Was ist von der Chemotherapie zu erhoffen?

Die »Heilchemotherapie« zielt auf die vollständige Heilung der Tumorkrankheit.

Die »palliative« (palliativ = krankheitsmildernd, ohne zu heilen) Chemotherapie möchte

- die Lebensqualität verbessern und
- die Lebenserwartung erhöhen.

Die »voroperative« Chemotherapie versucht, das Tumorgewicht zu verkleinern und die Absiedelung von Krebszellen zu verhindern.

Üblicherweise werden die Mittel intravenös (= in eine Blutader) gespritzt oder als Infusion (= »Flasche«) gegeben. Eine Sonderform ist die Einspritzung in die Blase.

Der optimale Behandlungserfolg einer Chemotherapie ist die »komplette Remission«. Gemeint ist damit das Verschwinden aller nachweisbaren Tumorzeichen in zwei Kontrolluntersuchungen, welche mindestens vier Wochen auseinanderliegen.

Wie stark Nebenwirkungen ausfallen, hängt auch davon ab, wie lange und in welcher Dosierung die Mittel gegeben werden. Nicht von der Dosierung abhängig und auch nicht vorhersehbar sind allergische Reaktionen, die ganz plötzlich wie ein Blitz aus heiterem Himmel auftreten. Eine längerfristige Nebenwirkung wiederum ist das Nierenversagen. Eine typische »Summenwirkung« passiert am Herzmuskel. Dazu kommt es, wenn mehrere Mittel in zwar bescheidener Dosierung gegeben werden, aber jedes einzelne der Mittel giftig auf das Herz wirkt.

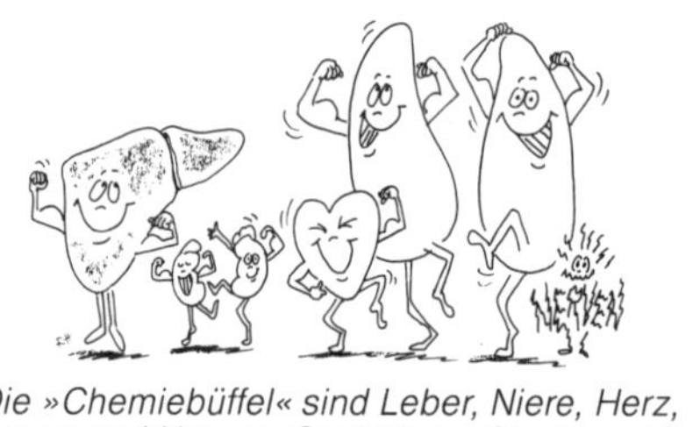

Die »Chemiebüffel« sind Leber, Niere, Herz, Lunge und Nerven. Sie halten »Chemie« am besten aus.

Fast alle Mittel machen Blutbildveränderungen. Die meisten erzeugen Übelkeit und Haarverlust, doch meistens wachsen die Haare wieder nach. Auch Schäden der Mund- und Geschlechtsschleimhaut sind nicht selten. Relativ robust verhalten sich die inneren Organe Leber, Niere, Herz und Lunge sowie die Nerven gegen Chemie. Dennoch ist es vor der Chemotherapie erforderlich, diese Organe genau zu untersuchen, um eventuell auftretende Nebenwirkungen besser kalkulieren zu können. Insgesamt ist zu berücksichtigen, daß Mittel der Chemotherapie ausreichend gute Körperfunktionen benötigen. So können andere — nicht mit der Tumorkrankheit im Zusammenhang stehende — Leiden oder bloß das höhere Alter zu einer wesentlichen Einschränkung dieser Behandlungsform führen.

Es gibt eine Reihe von Situationen, in denen man von einer Chemotherapie Abstand nimmt bzw. diese abbricht:

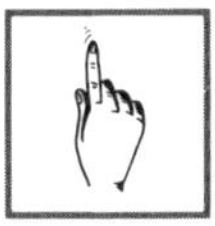

- Frische Infektionen.
- Unklares Fieber.
- Nierenversagen.
- Schwangerschaft.
- Schlechter Allgemeinzustand.
- Unverträglichkeit der medikamentösen Grundbehandlung mit der geplanten Chemotherapie.
- Schwere Nebenwirkungen.

Auch in der Chemotherapie gilt der schon bekannte Grundsatz: Die zu erwartenden Vorteile der Chemotherapie müssen die möglichen Nachteile überwiegen.

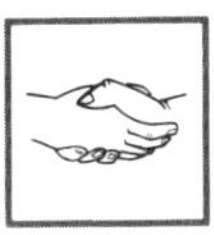

Die Schmerzbehandlung

Ein auch in absehbarer Zukunft nicht lösbares Problem der Schmerzbehandlung ist die Tatsache, daß wir über keine Möglichkeiten verfügen, den Schmerz zu »messen«.

Der akut entstandene Schmerz ist in vielen Fällen unser Helfer und Wegweiser. Er zeigt dabei oft den Ort und — je nach Schmerzqualität — auch die auslösende Ursache an. Vor Beginn einer Schmerzdämpfung sollte die Diagnose bekannt oder wenigstens die Diagnostik in die Wege geleitet sein. Zur Behandlung leichter bis mäßiger Schmerzen genügen Mexalen, Paracetamol, Aspirin oder Brufen bzw. Voltaren.

Bei der Einnahme von Aspirin und Paracetamol (= Mexalen) muß man bedenken, daß mit einer Wirkungsdauer der Mittel von nur bis zu 4 Stunden gerechnet werden darf. Aspirin wird zudem vom Magen eher schlecht vertragen. Da vom Harntrakt ausgehende Schmerzen zu einer verminderten Magen-Darm-Tätigkeit führen, sind eventuell Zäpfchen der Tablette vorzuziehen.

Stärkere Schmerzen verlangen nach Novalgin in Form von Tabletten, Tropfen oder Zäpfchen. Zu beachten sind allergische Reaktionen und ein möglicher Blutdruckabfall.

Als Alternative bieten sich auch »Rheumamittel«, wie z. B. Brufen, Voltaren oder Fenaren, an. Ihre Wirkungsdauer beträgt 6 bis 12 Stunden. Am längsten wirken Zäpfchen und »Retard«-Tabletten. Im Magen-Darm-Trakt können sie Entzündungen und Blutungen auslösen.

Ist auf die bisher genannten Mittel keine Besserung eingetreten, kommt Tramal in Frage. Das Mittel wirkt ebenfalls nur ca. 4 Stunden und muß daher bis zu 6mal in 24 Stunden genommen werden. Tramal wirkt fast so stark wie Morphium und auch die Nebenwirkung »Verstopfung« ist ähnlich (aber etwas schwächer) ausgeprägt.

Stärkere Schmerzen brauchen zu ihrer Stillung Morphium, dessen Dosierung besonders sorgfältig vom Arzt festgelegt werden muß. Morphium gibt es auch als Temgesic-Tablette, die man unter der Zunge zergehen lassen kann.

Es ist keineswegs so, daß die Grundkrankheit in jedem Fall die Art des Schmerzmittels bestimmt. Auch bei tumorbedingten Schmerzen kann und soll auf der einfachsten Stufe der »Schmerzmittelleiter« begonnen werden.

1. Stufe: Aspirin und Mexalen.

2. Stufe: Novalgin und Voltaren.

3. Stufe: Tramal allein oder zusätzlich 1 oder 2.

4. Stufe: Morphium allein oder in Kombination mit Stufe 1 bis 3.

Auf jeder Stufe ist die Einnahme von zusätzlichen Mitteln zu erwägen, welche die Schmerzlinderung positiv beeinflussen. Zu diesen zählen krampflösende Mittel, nervenstabilisierende Stoffe, Kortison gegen Entzündung und Schwellung, muskelentspannende Substanzen und Mittel gegen Depressionen (= Antidepressiva).

Bei einem Vergleich zwischen der kurz- und langfristigen Einnahme von Schmerzmitteln fällt auf: Die kurzfristige Einnahme von sehr wirksamen Mitteln selbst in hoher Dosierung ist relativ unbedenklich. Im Gegensatz dazu kann die langdauernde Einnahme »harmloser« (rezeptfreier!) Mittel zu schwersten Nebenwirkungen führen. Schmerzmittelmischungen lösen zumindest bei vorgeschädigter Niere weitere Einschränkungen der Funktion aus. Es ist deshalb immer auch nach anderen alternativen Methoden der Schmerzdämpfung Ausschau zu halten. So sind physikalische Anwendungen oder sanfte Massagen durchaus überlegenswert. Auch die Akupunkturbehandlung kommt in Frage. Bei allen Überlegungen, wie man dem Schmerz zu Leibe rücken sollte, darf man die älteste Erfahrungstatsache nicht vergessen: Menschliche Zuwendung, Interesse für den Mitmenschen, Liebe in jeder Art und »Dosierung« können die stärksten Mittel gegen den Schmerz sein.

DIE KRANKHEITEN UND STÖRUNGEN DER EINZELNEN ORGANE

Die Niere

Mißbildungen

An keinem anderen Organ unseres Körpers sind angeborene Mißbildungen mit drei bis vier Prozent so häufig wie an der Niere. Ein fehlerhafter Bau kann die Niere allein oder das Organ zusammen mit anderen betreffen. Wichtig sind Nierenmißbildungen vor allem wegen der Komplikationen, die sie verursachen.

Die wichtigsten davon sind:

- Verletzungen (erhöht!),
- Gefäßprobleme,
- Infektionen,
- Steine und
- Tumoren.

Erkannt werden Mißbildungen mit Ultraschall, Röntgen, CT und Radioaktivität (Szintigraphie). Oft ergibt sich die Diagnose einer mißgebildeten Niere als Zufallsbefund anläßlich einer Untersuchung aus anderen Gründen.

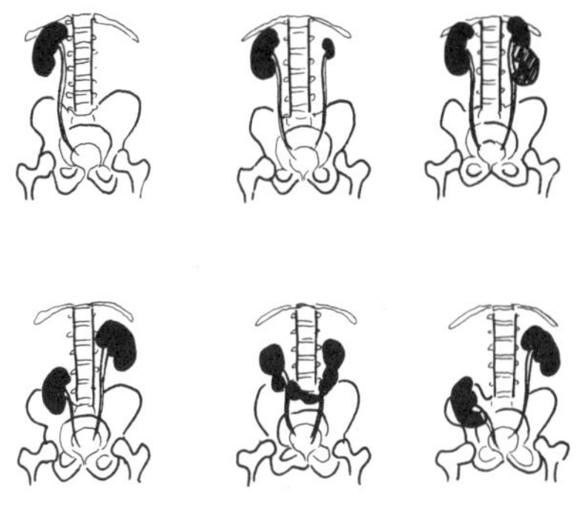

Die häufigsten Möglichkeiten einer Nierenfehlbildung.

Die Behandlung erfolgt abwartend. Eine Entfernung des fehlerhaften Organs ist nur dann gerechtfertigt, wenn sich keine Funktion nachweisen läßt.

In der Schwangerenüberwachung wurden vor dem Zeitalter des Ultraschalls Mißbildungen meist erst nach der Geburt des Kindes beobachtet — sobald Symptome aufgetreten waren. Die (normale oder krankhafte) Nierenfunktion des wachsenden Kindes läßt sich heutzutage annähernd gut bestimmen durch Ultraschalluntersuchungen ab der 12. Schwangerschaftswoche und durch Punktion der kindlichen Harnblase.

Die fehlende Niere

Dies kann ein- oder beidseitig der Fall sein. Die Häufigkeit der einseitig fehlenden Niere ist nicht bekannt, weil diese Menschen meist keine Beschwerden haben. Ein beidseitiges Fehlen — was mit dem Leben nicht vereinbar ist — kommt einmal bei 4.800 Geburten vor. Beim einseitigen Fehlen vergrößert sich die andere Niere.

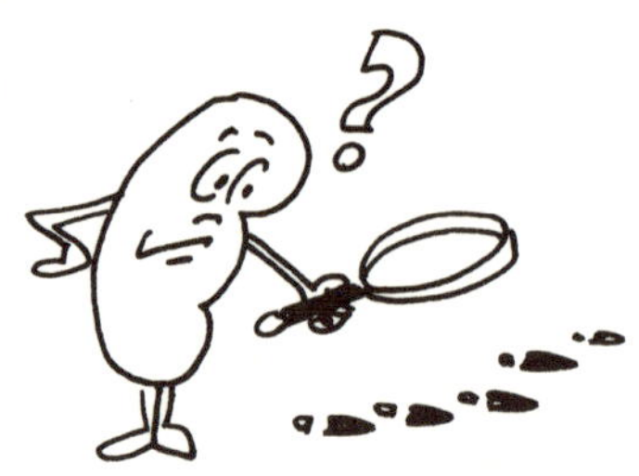

Nur eine Niere zu haben ist nicht »schädlich«!

Ist es schädlich, nur eine Niere zu haben?

Viele Menschen besitzen nur eine Niere — und wissen das gar nicht. Als »Einnieriger« geht man nicht nur von Geburt an herum. Auch Unfälle oder Operationen wegen einer Nierenkrankheit können dazu führen. Schließlich kann auch eine Nierenspende an einen Verwandten zur »Einzahl« der Nieren führen.

Diese eine Niere vergrößert sich normalerweise und übernimmt alle Tätigkeiten der zweiten fehlenden. Lebensqualität und Lebenserwartung sind mit einer Niere völlig normal. Probleme kann es nur geben, wenn die Niere ernstlich erkrankt. Es ist uns bekannt, daß es nicht so wenige Nierenkrankheiten gibt, die uns wegen der Symptomenarmut nicht zwingend zum Arzt führen. Als einnieriger Mensch sollte man daher in regelmäßiger ärztlicher Obhut bleiben, auch dann, wenn man sich vollkommen gesund fühlt. Zeichnet sich eine — symptomlose — Krankheit ab, die der Arzt schon erkennen kann, so kann die einzige Niere geheilt werden, ohne daß wir einen Schaden davon tragen.

Die Zwergniere

Die Häufigkeit der untergewichtigen Niere liegt unter 1 %, und die Zwergniere hat weniger als 50 % des Normalgewichts.

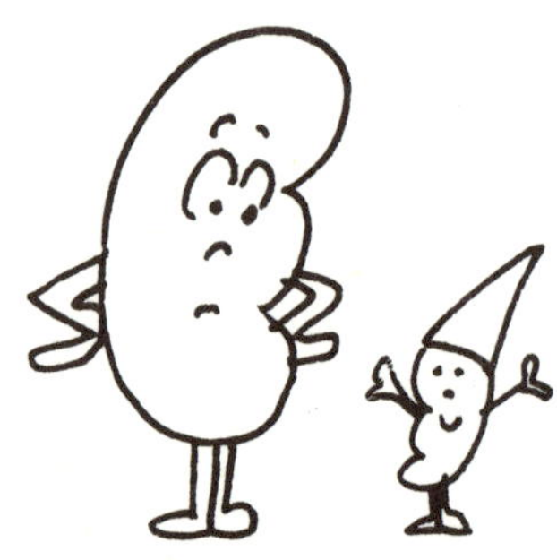

Die Zwergniere macht keine Symptome.

Beachte:

Normalgewicht der Niere bei der Geburt: 10 — 12 Gramm, Normalgewicht der Niere beim Erwachsenen: 140 — 160 Gramm.

Wenn die andere Niere normal entwickelt ist, wird man nicht krank und die Zwergniere muß auch nicht entfernt werden. Der Befund wird meist zufällig bei einer Ultraschalluntersuchung entdeckt. Sind beidseits Zwergnieren vorhanden, gedeihen die Kinder schlecht und es stellt sich schon im Kindesalter ein Nierenversagen ein. Nicht verwechselt werden darf die Zwergniere mit der (ebenfalls kleinen) Schrumpfniere auf Grund von Entzündungen oder Gefäßkomplikationen.

Die Doppelniere

Dies bedeutet zwei Nieren mit jeweils einem Nierenbecken. Als Zufallsbefund wird die Doppelniere in bis zu 10 % aller Nierenröntgen gefunden. Wenn Störungen

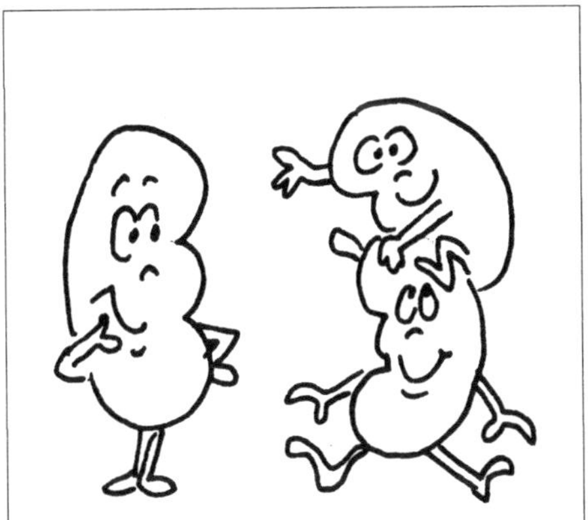

Die Diagnose einer Doppelniere ist meist ein Zufallsbefund.

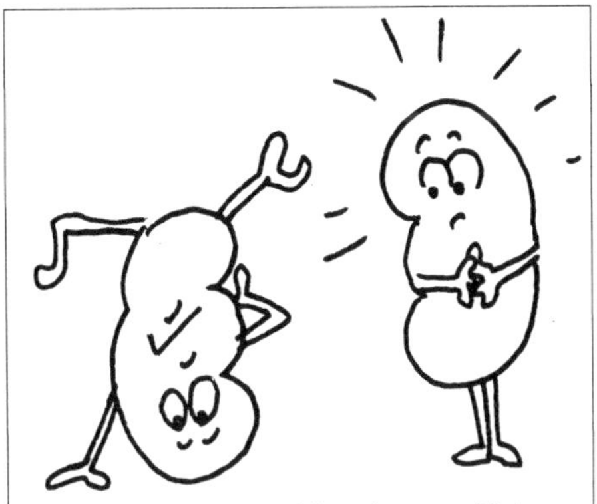

Eine falsch liegende Niere ist umso kleiner, je weiter weg sie von ihrem normalen Platz liegt.

auftreten, ist es die Jo-Jo-Komplikation: Der Harn pendelt im gespaltenen Harnleiter hin und her. Weiters können sich ein Rückfluß von der Blase in den Harnleiter, Verengungen und Nierensteine einstellen.

Die falsch liegende Niere

Vorkommen: unter 1 Promille.

Eine »woanders« liegende Niere ist immer kleiner als die normal liegende. Sie ist umso kleiner, je weiter unten sie liegt. Die sogenannte Beckenniere ist daher relativ klein.

Sehr selten kann eine Niere auch im Brustkorb (!) liegen. Von einer »S«- oder »Sigmoid«-Niere spricht man, wenn der untere Teil der normalen Niere mit dem oberen Teil (oder »Pol«) der falsch liegenden verbunden ist. Eine Kuchenniere liegt vor, wenn beide Nierengewebe und die Nierenbecken zu einer einzigen Niere verschmelzen. Die Nebennieren folgen einer falsch liegenden Niere nicht, das heißt sie bleiben an ihrem richtigen Ort.

Die Hufeisenniere

Die Häufigkeit ist 1 : 425, Männer überwiegen mit einem Verhältnis von 2 : 1 gegenüber Frauen.

Wer so eine Niere hat, muß auch noch mit anderen familiär gehäuft vorkommenden Nierenmißbildungen rechnen. Das Hufeisen kommt dadurch zustande, daß beide Nieren an ihrem unteren Pol miteinander verwachsen sind. Die Verschmelzungsbrücke liegt in der Höhe des 4. bis 5. Lendenwirbels.

Die Hufeisenniere wird meist zufällig entdeckt. Wenn Beschwerden da sind, dann als unklares Bauchweh. Schlafen auf dem Bauch wird als unangenehm empfunden. Infektionen sind häufiger, auch »roter« Harn.

Eine Behandlung ist nur bei fortgesetzten komplizierten Beschwerden mit Infektionen, Steinbildung oder Verengung des abgehenden Harnleiters nötig. Die bloße

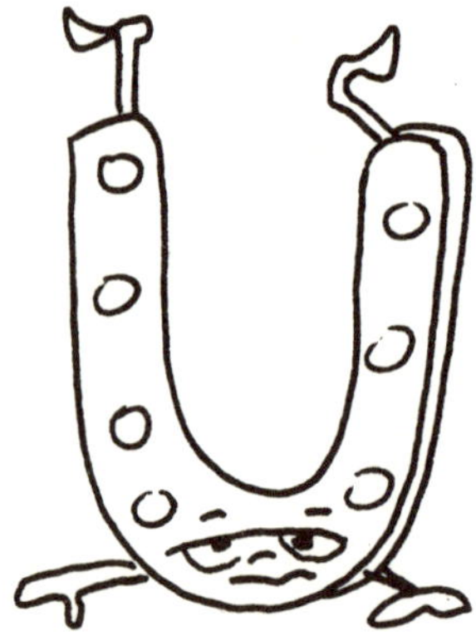

Hufeisennieren sind bei Männern doppelt so häufig.

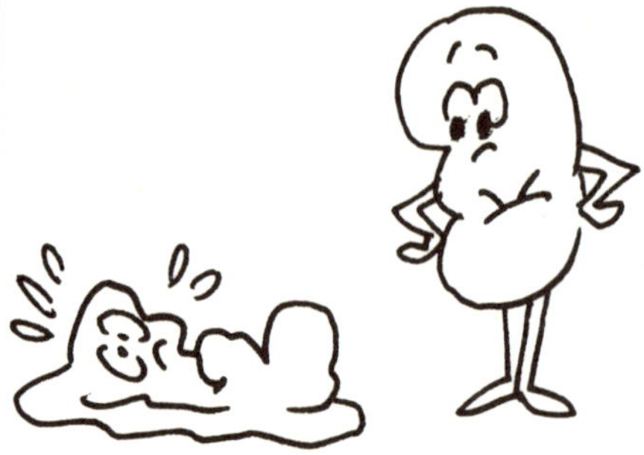

Die Senkniere macht sich durch häufige Infektionen bemerkbar.

Durchtrennung der Brücke wegen Bauchbeschwerden ist ungünstig, da nach der Operation die Beschwerden gleich bleiben. Bei schweren einseitigen Nierenkomplikationen ist an die operative Entfernung des kranken Teiles zu denken.

Die Senkniere

Normal ist, daß die rechte Niere tiefer als die linke liegt und sich beide Nieren beim Stehen um 3 — 4 cm senken.

Die krankhafte Nierensenkung kann beidseits vorkommen, häufiger ist sie rechts, bei Frauen und schlanken, schmalen Menschen vom »leptosomen« Typ.

Die Ursachen für diese »Wanderniere« sind:

- allgemeine Muskelschlaffheit,
- Abmagerung,
- viele Schwangerschaften,
- Neigung zu Anomalien.

Symptome sind Bauch-Lenden-Beschwerden im Stehen, Schmerzen nach körperlicher Anstrengung, Magen-Darm-Störungen, allgemeine Nervosität, gelegentlich roter Harn. Die Schmerzen entstehen gewöhnlich nicht durch eine Harnstauung, sondern durch eine Durchblutungsstörung der Niere. Diese Minderdurchblutung entsteht durch den Zug am Nierengefäßstiel beim Absinken der Niere. Alle Beschwerden verschwinden im Liegen!

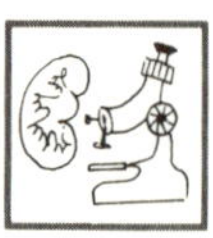

Diagnose: Die Senkniere ist vom Arzt meist gut tastbar und beweglich. Im Ultraschall und im Röntgen sieht die gesenkte Niere normal aus. Im Kontrastmittelröntgen ist das Absinken der Niere um 2 Wirbelkörperhöhen zu sehen. Der geschlängelte Harnleiter ist normal.

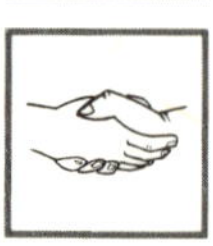

Behandlung: Behandelt wird meist nur medikamentös, wenn gerade Beschwerden bestehen. Es ist fraglich, ob ein magerer Mensch mit Wanderniere durch Gewichtszunahme eine Stabilisierung der Niere erreicht.

Günstiger sind gymnastische Übungen, die zu einer Stärkung von Bauch- und Rückenmuskulatur führen. Wer beim Gehen oder Stehen Beschwerden hat, profitiert eventuell von einer Leibbinde oder einer Miederhose.

Von der »Aufhängung« (= Nephropexie) der Niere, also der operativen Befestigung in ihrer »richtigen« Position, macht man nur sehr selten Gebrauch. Die Voraussetzungen zur Operation müssen durch die radioaktive Untersuchung im Liegen und im Stehen gesichert sein.

Entscheidend für den Weg zum Chirurgen ist die Verminderung der Nierendurchblutung im Stehen einerseits, andererseits muß geklärt werden, ob im Liegen eine eindeutige Verbesserung der Durchblutung beobachtet werden kann.

Nierenzysten

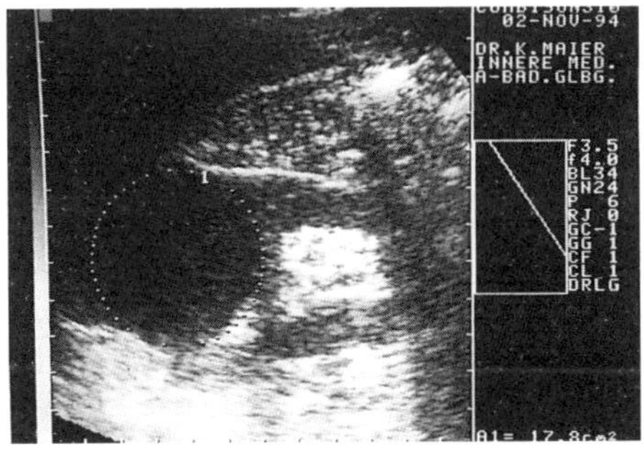

Ultraschallbild: große Nierenzyste in der rechten Niere. Vereinzelte Nierenzysten sind fast immer harmlos.

Es handelt sich um flüssigkeitsgefüllte Hohlräume, die mit Schleimhaut ausgekleidet sind. Diese sind ungemein häufig und dürfen mit der Verzystung der Niere nicht verwechselt werden.

Die Hälfte aller über 50 Jahre alten Menschen hat Nierenzysten, Männer sind häufiger davon betroffen.

Seitdem es den Ultraschall gibt, werden Nierenzysten üblicherweise zufällig entdeckt. Wichtig ist die Unterscheidung der Zyste von einem Tumor. In 10 Prozent der Fälle sind auch Zysten neben der Niere vorhanden.

Warum Nierenzysten überhaupt entstehen, ist nicht sicher bekannt. Teilweise werden Giftwirkungen auf die Niere angenommen. Es wäre auch daran zu denken, daß Abflußstörungen der Niere Verletzungen im Organ setzen, die sich dann »zystisch« umwandeln.
Auch erbliche Faktoren zusammen mit einer Stoffwechselstörung könnten maßgeblich daran beteiligt sein. Kurzum: Die Ursache ist unbekannt.

Wie kommen die Zysten vor?

1. Allein ohne weitere Veränderung.
2. Kombiniert mit Steinen.
3. Kombiniert mit Bluthochdruck: Die Zyste drückt auf das Nierengewebe und die Nierengefäße, die krankhafte Antwort darauf ist ein erhöhter Blutdruck.
4. In 3 % der Fälle kombiniert mit einem Tumor.
5. Zyste und Tumor kommen ohne Zusammenhang miteinander vor.
6. Als Nierenkrebs, der zystisch zerfällt.
7. Als Zystenwandkrebs: In der freien Zystenwand entwickelt sich ein Krebs.

Normalerweise wachsen Zysten langsam, und sie machen in 80 Prozent der Fälle nie Beschwerden.

Manchmal (1 Prozent) blutet es in eine Zyste (sie ist normalerweise mit klarer, bernsteinfarbener Flüssigkeit gefüllt) hinein, man spricht dann von einer »Schokoladenzyste«. Die Zyste kann auch platzen, besonders bei der Nierenprellung. In 2 Prozent der Fälle entstehen — ausgehend vom Nierenbecken oder auf dem Blutweg — Infektionen. Große Zysten können die Niere zusammendrücken, Bluthochdruck erzeugen oder den Harnleiterabgang verengen.

Beschwerdereiche Zysten können folgende Krankheitszeichen machen:

- Flankenschmerz, der nicht ausstrahlt.
- Nierenkoliken bei Steinen und Stauung.
- Bluthaltigen Harn.
- Magen-Darm-Probleme durch Verdrängung.
- Harnwegsinfektionen.

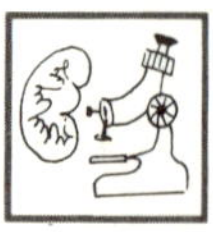

Diagnose

In den meisten Fällen ist der Ultraschall ausreichend. Bleiben trotz Ultraschall Zweifel zurück, dann werden zusätzlich Röntgen, Gefäßuntersuchung und CT zur Anwendung gebracht. Nur in Ausnahmefällen ist es nötig, die Zyste zu punktieren und den Zysteninhalt zu untersuchten; ebenso verhält es sich mit der Spiegelung (= Nephroskopie), wobei die Zyste unter direkter Sicht in Augenschein genommen wird.

Behandlung

»Normale« unauffällige Zysten werden nicht behandelt, sondern nur regelmäßig — zuerst halbjährlich, dann jährlich — kontrolliert. Wenn man die Zyste durch Punktion entleert, ist die Rückfallquote sehr hoch.

Operiert werden Zysten nur, wenn

- der geringste Verdacht auf Krebs besteht,
- es wegen der Größe zu Verdrängungserscheinungen und Beschwerden kommt,
- ein Rückfall nach Punktion und Entleerung eingetreten ist,
- sich durch Stauung eine Sackniere (= Hydronephrose) gebildet hat,
- ein Bluthochdruck mit Vermehrung der roten Blutkörperchen entstanden ist.

Die Zystenniere

Es fehlt hier weitgehend das eigentlich funktionsfähige Nierengewebe, auch der Harnleiter kann fehlen. Symptome sind schon im Kindesalter da, wenn das zystische Gebilde die Nachbarorgane wie ein Tumor verdrängt oder Magen-Darm-Beschwerden verursacht.

Diese Erbkrankheit kann in zwei Varianten vorkommen:

1. Die kindliche Form ist mit einem Fall auf 40.000 Geburten sehr selten und wird »schwach« vererbt, das heißt, die Anlage der Krankheit kann vom gesunden Elternteil unterdrückt werden.
2. Die Erwachsenenform hat eine 100%ige erbliche Durchschlagskraft.

Zystennieren treten meist beidseitig auf, und man findet dann Zysten auch in anderen Organen wie Leber, Milz, Bauchspeicheldrüse und Lunge.

Bei der Erwachsenenform droht ab dem 50. Lebensjahr ein Nierenversagen, so daß man mit der Nierenwäsche (= Dialyse) oder durch Nierenverpflanzung behandelt werden muß.

Neben dem Nierenversagen sind die Hauptkomplikationen

- Bluthochdruck und Gefäßverkalkung (= Arteriosklerose),
- Nierenbeckenentzündungen,
- Infektion und Blutung einer Zyste sowie
- Aufbrechen von Zysten.

Symptome

Sie beginnen meist zwischen dem 30. und 40. Lebensjahr. Die Nieren sind von Zysten durchsetzt und werden groß wie ein Tumor: Die Niere kann ein Gewicht von bis zu 5 Kilogramm erreichen. Die bloße Größe macht Schmerzen in den Flanken und Spannungsbeschwerden durch Verdrängung der Nachbarorgane. Zeichen des Nierenversagens sind Müdigkeit, Durstgefühl und Appetitlosigkeit, Blutarmut und zunehmender Bluthochdruck.

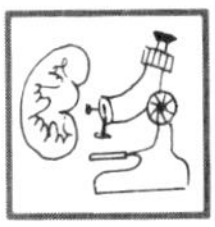

Diagnose

Sie ergibt sich aus der Krankengeschichte, dem tastbaren »Tumor« und dem Labor mit Blutarmut und eingeschränkter Nierenfunktion. Im Harn tauchen Blut und Eiweiß auf, der Körper verliert allmählich die Fähigkeit, den Harn zu konzentrieren.

Gelegentlich wird eine Zystenniere auch zufällig bei der Klärung eines Bluthochdruckes gefunden, der ja die Folge einer Zystenniere sein kann.

Apparativ werden Ultraschall, Röntgen und CT gebraucht.

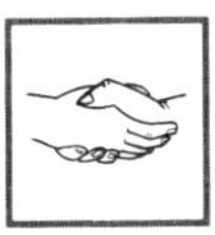

Behandlung

Solange die Komplikationen in Schach gehalten werden können, behandelt man »konservativ«, das bedeutet im medizinischen Sprachgebrauch nichtoperativ.

Wichtig sind

- genügend Flüssigkeit,
- eiweißarme Kost und
- Antibiotika bei Infektionen.

Die Operation kommt dann in Frage, wenn ein- oder beidseitig schwere Komplikationen auftreten. Gefürchtet sind schwere, anhaltende Blutungen und die Nierenvereiterung.
Operiert wird auch bei Verdacht auf gleichzeitigen Nierentumor.
Da das Nierenversagen bei allen Zystennieren (bitte nicht mit der »Nierenzyste« verwechseln) zu erwarten ist, müssen rechtzeitig die Nierenwäsche bzw. die Transplantation geplant werden. 5 bis 10 % aller Blutwäschepatienten leiden an Zystennieren.

Die Markschwammniere

Diese angeborene, aber nicht erbliche Fehlentwicklung findet sich zu 75 % überwiegend beidseitig und tritt vor allem im mittleren Lebensalter mit Symptomen in Erscheinung.

Es handelt sich um kleinste Zysten im sogenannten Mark der Niere. Die Zysten sitzen in den Sammelrohren, und sie enthalten eine eher dicke Flüssigkeit. Später können sich darin kleine Steine bilden.

Symptome

Die Nierenfunktion selbst wird durch die Markschwammniere nicht beeinflußt, vielmehr machen eventuelle Komplikationen auf die Fehlbildung aufmerksam:

- Blutungen durch kleinste Steine.
- Eiter- und Bakterienausscheidung bei Infektion.
- Koliken, wenn ein Stein abgeht.

Bleiben Steinbildung und Infektion aus, entstehen auch keine Nierenschmerzen.

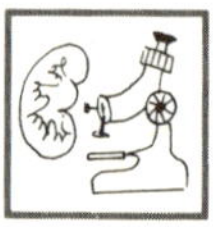

Diagnose

Im Ultraschall kann man die Verkalkungen ab einer Größe von 2 bis 3 mm erkennen. Sie sind im Röntgen als »Strahlen« zu sehen.

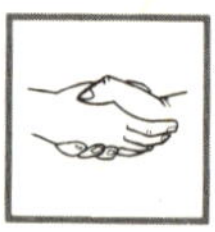

Behandlung

Nur bei Komplikationen nötig. Die Entfernung der betroffenen Niere ist nur bei schweren Zusatzkomplikationen erforderlich — und wenn die andere Niere gesund ist. Der Heilverlauf der Krankheit ist durchwegs gutartig.

Weitere Anomalien der Niere betreffen die **Nierenkelche.** Sie können sich sackartig ins Nierenbecken vorstülpen, man nennt dies »Divertikel«. Sie sind harmlos und machen nur bei Infektionen auf sich aufmerksam.

Ähnlich ist es bei den **Riesenkelchen.** Harnabfluß und Nierenfunktion bleiben ungestört.

Unter den Gefäßfehlbildungen hat ein **ungewöhnlicher Verlauf der unteren Hohlvene** gelegentlich Bedeutung. Sie kann vor dem Harnleiter verlaufen und wird dann durch »Nachvorverlagerung« des Harnleiters korrigiert.

Sogenannte »abweichende« Blutgefäße aus der Körperschlagader (= Aorta) können ebenfalls zu einer Einengung des Harnleiters führen. Wichtig werden solche zusätzlichen Gefäße bei einer Nierentransplantation, besonders dann, wenn sie zum Nierenstiel laufen. Der technische Ablauf einer Operation kann erschwert werden.

Weniger Bedeutung als die Schlagadern haben die Blutadern, denn sie können ohne weitere Gefahr während der Operation abgebunden werden.

Gefäßmißbildungen innerhalb der Niere führen zu Bluthochdruck ebenso wie die Verdickung der Nierenschlagader.
Bringt eine Dehnung nicht den gewünschten Erfolg, so muß man das verengte Gefäßstück operativ entfernen.

Die Gefäßerkrankungen der Niere

Die Verengung der Nierenschlagader

Wichtig wegen der Folgen für den ganzen Körper ist die Verengung der Nierenschlagader. In der ersten Phase wird dadurch die Blutversorgung der Nierenkörperchen vermindert. Als Reaktion darauf erhöht sich in der zweiten Phase in der Niere die Produktion an Renin. Wir kennen den Stoff Renin schon: Als Folge auf die Mehrproduktion entsteht auch mehr Angiotensin I, welches in das Angiotensin II umgewandelt wird. Angiotensin II verursacht eine Gefäßverengung und eine vermehrte Ausschüttung von Aldosteron in den Nebennieren. Dies alles hat — wie wir bereits wissen — einen Bluthochdruck zur Folge. In der dritten Phase entwickelt sich durch den hohen Blutdruck eine allgemeine Gefäßverkalkung. In der vierten und letzten Phase wird durch die Gefäßverkalkung in der anderen (vormals gesunden) Niere die Durchblutung herabgesetzt — was wiederum eine Erhöhung der Reninausschüttung mit sich bringt: Der Teufelskreis beginnt von neuem. Der Patient ist jetzt durch beide Nieren gefährdet.

Ist die Einengung der Nierenschlagader nur einseitig und besteht der dadurch hervorgerufene Bluthochdruck noch nicht allzu lange, bildet sich der Hochdruck meistens wieder zurück, sobald die Einengung beseitigt ist.

Ursachen der Nierenschlagaderverengung:

1. Gefäßverkalkung (Arteriosklerose), kommt hauptsächlich bei Männern nach dem 50. Lebensjahr vor.
2. Verdickung des Gefäßmuskels, zu 80 % bei jüngeren Frauen. Die Einengung des Gefäßes kann auch die Folge einer Gerinnselbildung sein.
3. Eine Einengung der Nierenschlagader von außen ist sehr selten.

Symptome sind Kopfschmerzen, Schwindelattacken, Ohrensausen, sonst nicht erklärbarer Bluthochdruck im jugendlichen Alter ohne erbliche Belastung, Flankenschmerzen, Blut im Harn und Herzbeschwerden.

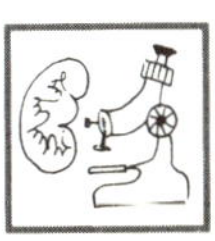

Diagnose

Zur Anwendung kommen alle Verfahren, eine eindeutige Diagnose liefert aber nur der Gefäßkatheter.

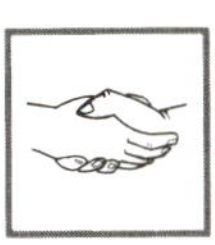

Behandlung

Der hohe Blutdruck wird zuerst einmal medikamentös gesenkt.

Operiert wird dann, wenn

- der hohe Blutdruck mit Werten von über 160/95 weiterbesteht,

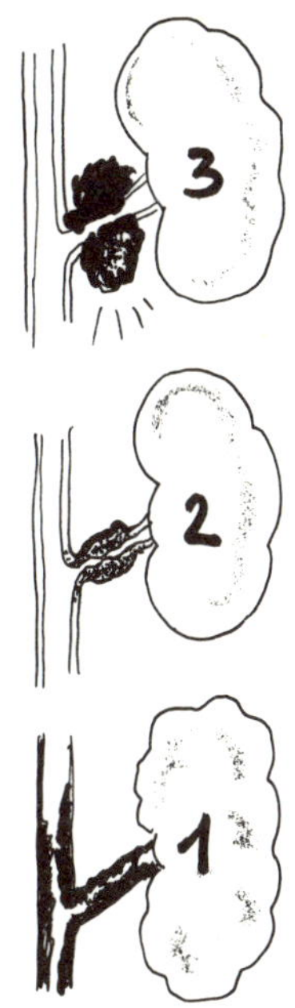

Die drei Möglichkeiten der Nierenschlagaderverengung: Gefäßverkalkung (1) Gefäßmuskelwucherung (2) Einengung (Tumor) von außen (3)

- die Verengung der Nierenschlagader im Katheter eindeutig nachweisbar ist und
- Nierenschäden als Folge der Durchblutungsstörung im Röntgen und Szintigramm vorhanden sind.

Operativ gibt es drei Möglichkeiten:

1. Die Aufdehnung des Engstückes durch die »Ballon«-Methode.
2. Entfernung des Engstückes (»Herausschneiden«).
3. Entfernung des Engstückes und Einsetzen eines künstlichen oder natürlichen Gefäßersatzes.

An die Entfernung der ganzen Niere ist zu denken, wenn die Gefäßplastik unmöglich ist oder bereits eine Schrumpfniere besteht.

Die Aussackung der Nierenschlagader

Sie wird »Aneurysma« genannt. Durch die Ausbuchtung der Gefäßwand bekommt das Blutgefäß eine andere Gestalt, z. B. die einer Spindel. Auch ist die Ausbuchtung rund um das ganze Gefäß möglich. Das Aneurysma führt zu gefährlichen Komplikationen, dennoch wird die Diagnose meist zufällig gestellt.

Ursachen: Ist das Aneurysma nicht angeboren, spielen Gefäßentzündungen und -verkalkungen oder Verletzungen eine Rolle, auch die Syphilis kann verursachend wirken.

Symptome bestehen entweder keine, oder es kommt zu dumpfen Schmerzen im Oberbauch und in der Nierengegend, zu Blutspuren im Harn und Bluthochdruck. Platzt das Aneurysma, sind Schock und starke Bauchbeschwerden die sofortigen Folgen.

Die Diagnose ist mittels Röntgen, Gefäßkatheter und CT möglich.

Behandlung: Kleine verkalkte Ausbuchtungen läßt man meist in Ruhe, weil sie sehr selten aufbrechen. Größere Aneurysmen, welche zu Beschwerden führen, werden herausgeschält. Eventuell müssen auch ein Teil der Niere und manchmal auch die ganze Niere entfernt werden.

Der Niereninfarkt

Wie jedes andere Organ (Herzinfarkt, Lungeninfarkt, Gehirninfarkt) kann auch die Niere einen Infarkt erleiden. Begünstigend sind Verengungen oder Ausbuchtungen der Nierenschlagader, Entzündungen der Gefäße und des Herzens, Herzfehler und Blutveränderungen, welche die Fähigkeit zur Gerinnselbildung erhöhen.

Symptome bestehen keine, wenn der Infarkt klein ist. Ist er größer, dann finden sich

- plötzliche Schmerzen im Mittelbauch,
- Bauchschmerzen, die an Blinddarmreizung, Gallen- oder Nierenkolik oder an ein Geschwür denken lassen,
- Blut im Harn,
- Bluthochdruck,
- wenig oder keine Harnproduktion.

Ein paar Tage nach dem Niereninfarkt kann auch Fieber auftreten.

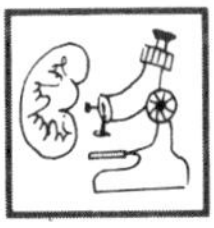

Diagnose

Auffällig ist der plötzliche Bluthochdruck. Im Harnlabor sieht man rote und weiße Blutkörperchen, Eiweiß und »Zylinder«. Wichtige Hinweise bringen Röntgen und CT. Die endgültige Diagnose liefert uns aber der Gefäßkatheter.

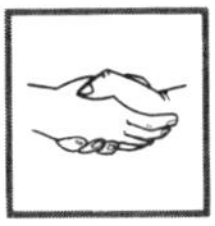

Behandlung

Im akuten Stadium ist eine Intensivtherapie nötig. Die Harnproduktion muß durch Wassertreiber gefördert und das Blut ungerinnbar gemacht werden. Operieren muß man, wenn die Schmerzen weiter bestehen und der Bluthochdruck nicht zurückgeht.

Die operativen Möglichkeiten sind

- die Entfernung des Gerinnsels,
- die Teilentfernung der Niere bei »Teilinfarkt« und
- die Entfernung der ganzen Niere bei »Totalinfarkt«.

Hat sich der Infarkt entzündlich mit Bazillen infiziert, muß man die Niere ebenfalls entfernen.

Das Blutaderngerinnsel (= Nierenvenenthrombose)

Bei dieser seltenen Gefäßkomplikation sind oft beide Nierenblutadern (= Venen) befallen. Meistens steht die Komplikation im Zusammenhang mit Gerinnseln in der unteren Hohlvene.

Vollzieht sich die Gerinnselbildung schnell, ist ein Bluthochdruck die Folge. Eine langsame Gerinnselbildung hat eine nachhaltige Nierenerkrankung zur Folge.

Ursachen: Sie sind sehr zahlreich, z. B. eine vom Becken aufsteigende Venenentzündung. Auch ein Herzinfarkt oder ein schwerer Kollaps können auslösend wirken. Weiters: Nierenkrebs mit Tumorwachstum in die Nierenvene hinein, Überfunktion der Nebenschilddrüse, Blutkrebs, starke Entwässerung mit Wassertreibern, Hormoneinnahme.

Symptome: Die akuten Schmerzen sind ähnlich einer Nierenkolik. Bei langsamer Gerinnselbildung sind die Oberbauchschmerzen eher dumpf. Auffällig ist der Blutrückstau in den Beinen. Im vermindert gebildeten Harn ist Blut, die Harnproduktion kann auch aufhören. Der Blutdruck steigt an.

Diagnose

Stetiger Blutdruckanstieg. Im Harn sind Blut und Eiweiß. Die Eiweißausscheidung im Harn bleibt so lange bestehen, wie der venöse Abfluß verlegt ist. Nierenröntgen und Magnetresonanz sind wichtig, entscheidend ist das Gefäßröntgen der Nierenvene und der unteren Hohlvene.

Behandlung

Bei früher Diagnose kann die Ausputzung des Gefäßes versucht werden, sonst muß die Niere entfernt werden.

Den berühmten Professor Eiselsberg führte während des 1. Weltkrieges eine Inspektionsreise an die Südtiroler Front. Der Internist Dr. Kahn aus Martinsbrunn bei Meran machte Eiselsberg mit den Besonderheiten des Gebirgskrieges vertraut. Der ständige Aufenthalt in großen Höhen, verbunden mit reichlichem Genuß von Tee und schwarzem Kaffee führte zu Steigerungen des Blutdruckes, der sich unter anderem in heftigen Krämpfen beim Harnlassen äußerte.
Ein dem Professor vorgeführter Tiroler Standschütze drückte diesen Zustand drastisch aus. »Herr Doktor«, meldete er, »i kann's nit derschiffen!«

Der Nierenbluthochdruck

Fünf Prozent aller Blutdruckfälle (über 160/95) werden durch ein »Nierenproblem« verursacht. Für die Behandlung spielt es eine große Rolle, ob das Problem an den Nierenblutgefäßen oder im Nierengewebe selbst liegt. Somit kommen wir also zur Unterscheidung zweier Nierenbluthochdrucke.

1. Der Nierengefäßhochdruck

Die Hauptursachen haben wir indirekt schon bei der Besprechung der Nierenschlagaderverengung kennengelernt. Es sind dies die Einengung des Gefäßes durch Verkalkung und (bei jungen Frauen) durch Verdickung des Gefäßmuskels.

Man darf aber nie vergessen: Der Nachweis einer verengten Nierenschlagader (egal aus welchen Gründen) bedeutet nicht automatisch, daß diese Einengung auch die Ursache des Bluthochdruckes sein muß.

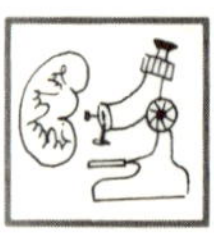

Diagnose

Eindeutige Zeichen, daß ein Nierengefäßhochdruck vorliegt, gibt es nicht. Immer daran denken muß man aber, wenn der Bluthochdruck rasch entsteht. Das mittlere Alter der Patienten liegt bei 53 für Männer und bei 37 für Frauen. Erniedrigtes Kalium, Röntgen und die radioaktive Untersuchung (Szintigramm) der Niere geben wichtige Hinweise. Eine Spezialuntersuchung ist die Bestimmung des Reninspiegels im Blut oder mittels Gefäßkatheter im Nierenvenenblut. Die höchste Treffsicherheit hat der Gefäßkatheter (= Angiographie) bzw. die »DSA«(= digitale Subtraktionsangiographie). Damit lassen sich über 95 % der Verengungen erfassen.

Behandlung

Abhängig ist die Art der Behandlung
- vom Alter der Patienten,
- von der Restfunktion der verengten Niere und
- vom Operationsrisiko.

In jedem Fall müssen vorerst jene Patienten herausgefiltert werden, die durch eine Gefäßplastik heilbar sind.
Die einzelnen Methoden der Behandlung — »Pillen«, Operation oder Dehnung und Entfernung der Niere — stehen miteinander nicht in Konkurrenz, sondern werden je nach Befundlage und Risiko maßgeschneidert eingesetzt.

Unbehandelt (auch das gibt es) nimmt die Verengung innerhalb von 4 bis 5 Jahren deutlich zu.

»Pillen« kommen bei älteren Patienten in Frage, für die jeglicher operativer Eingriff ein zu hohes Risiko ist. Gegeben werden Betablocker, Gefäßerweiterer und Wassertreiber. Durch ACE-Hemmer tritt eine (meist vorübergehende) Verschlechterung der Nierenfunktion ein.

»Dehnung«: Ist die Aufdehnung der Engstelle erfolgreich, sinkt der Blutdruck bereits nach 2 Stunden und auch die Nierenfunktion bessert sich. Dehnungen können auch in verpflanzten (= transplantierten) Nieren durchgeführt werden.

Die Erfolge sind bei der Verengung durch Gefäßmuskelverdickung besser als bei derjenigen durch Gefäßverkalkung. Je genauer die Voruntersuchungen waren und je sicherer die Entscheidung zu dieser Behandlungsmethode getroffen wurde, umso besser sind auch die Ergebnisse.

Die Nierenentfernung kommt heutzutage nur mehr bei einer Schrumpfniere mit einer geringeren Restfunktion als 10 % in Frage, wenn die Plastik nicht möglich ist und die medikamentöse Therapie nicht hilft.

2. Der Nierengewebshochdruck

Ein nierenbedingter Hochdruck kann sich bei allen Erkrankungen entwickeln, die das Nierengewebe in Mitleidenschaft ziehen. Wenn auch die Entstehung des Hochdrukkes — im Vergleich zum Nierengefäßhochdruck — im einzelnen noch nicht genau geklärt ist, kennt man folgende krankmachende (= blutdruckerhöhende) Vorgänge:

- Die Störung der Wasser- und Kochsalzausscheidung.
- Gefäßverengung durch Renin.
- Erhöhung des Adrenalinspiegels.
- Verminderte Bildung blutdrucksenkender Stoffe wie Prostaglandin und Bradykinin.

Die Diagnose, vor allem auch mit apparativen Methoden, soll einige Fragen klären:

- Welche Nierenkrankheit liegt vor?
- Ist eine oder sind beide Nieren erkrankt?
- Bestehen Fehlbildungen am Harntrakt?
- Wie ist die Nierenfunktion, und welche Niere hat welchen Anteil daran?
- Wird beidseits gleich viel Renin erzeugt?
- Läßt sich der erhöhte Blutdruck mit geringen Dosen einstellen?

Zur Beantwortung der Fragen kommen praktisch alle Diagnoseverfahren zum Einsatz.

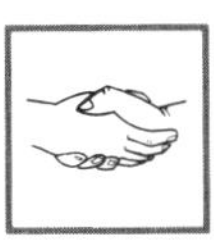

Behandlung

Die einseitig erkrankte Niere wird unter folgenden Umständen operativ entfernt:

- Einseitige Schrumpfniere mit weniger als 10 % Funktion.
- Die zweite Niere ist gesund.
- Der Patient ist jung.

Nach der Nierenentfernung fällt der Blutdruck meist sehr rasch auf normale Werte ab. Bei beidseitiger Nierenerkrankung (wie z. B. durch Entzündungen) wird medikamentös behandelt und Operationen sind nicht angezeigt. In der Behandlung spielt die Sanierung von Infektionen eine besondere Rolle.

Insgesamt kommt die medikamentöse Behandlung für 97 % aller Nierengewebshochdrucke in Frage, es wird also nur ein kleiner Rest operativ behandelt. Zur »Pillen«behandlung verwendet man Wassertreiber, Betablocker, Kalziumhemmer, ACE-Hemmer und Gefäßerweiterer.

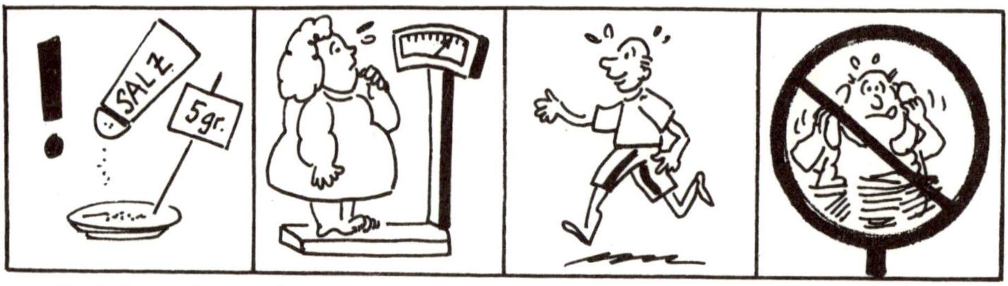

Der Lebensstil gegen Bluthochdruck: Salz reduzieren, runter mit dem Gewicht, Bewegung, weniger Streß.

Sehr wichtig sind kochsalzarme Kost mit weniger als 5 Gramm Kochsalz pro Tag, Gewichtsreduktion bei Übergewicht, Vermeidung von Streß und regelmäßige (milde) sportliche Betätigung.

Alkohol sollte auf 20 Gramm reinen Alkohol (entspricht ca. 1/2 Liter Bier) pro Tag beschränkt werden, für Frauen ist die Hälfte davon erlaubt. Bohnenkaffee kann man dann trinken, wenn durch wiederholte Messungen bewiesen wurde, daß dadurch kein Blutdruckanstieg zu verzeichnen war. Nikotin — der wichtigste Gefäßmörder — muß völlig gemieden werden.

Körperliches Training mit dem Einsatz großer Muskelgruppen ist sehr günstig zur Blutdrucknormalisierung. Laufen, Radfahren, Gymnastik und sportliches Wandern sind gefragt.

Ein gefährlicher Hochdruck entwickelt sich bei jedem 100sten aller Hochdruckpatienten, dabei sind alle Organe befallen. Bei »zweiten« (= diastolischen) Blutdruckwerten von über 120 — 130 geht die Netzhaut des Auges zugrunde, es entwickeln sich Herzschwäche, Nierenversagen und Blutarmut. Die Mitbeteiligung des Gehirns wird spürbar durch Kopfschmerzen, Erbrechen, Sehstörungen, Krämpfe und Lähmungen. Die Ursachen der Gehirnstörungen sind Gefäßkrämpfe, Gefäßgerinnsel und Wassereinlagerung (Ödem). In der Behandlung sollte der 2. Wert nicht unter 90 gesenkt werden. Wichtig ist dies vor allem bei älteren Patienten und wenn Einengungen der Halsschlagadern bestehen. Gegen plötzlich auftretende — und lebensgefährliche — Blutdruckkrisen sollte jeder davon bedrohte »Nierenpatient« bestimmte Medikamente mitführen: Der »Krisenvorrat« besteht aus Kapseln von Adalat, Nifedipin oder Majolat bzw. Buconif-Spray. Vom Spray nimmt man 1 bis 2 Sprühstöße in den Mund, von den Kapseln werden 1 bis 2 Stück zerbissen, um sie im Mund zergehen zu lassen. Daß die laufende Selbstmessung des Blutdruckes selbstverständlich ist, sollte doch bekräftigt werden.

Die Stoffwechselerkrankungen der Niere

Alle Zellen brauchen außerhalb ihrer Zellwand eine annähernd gleiche Umgebung: Wasser und die sogenannten »Elektrolyte« Natrium, Chlorid, Kalium, Kalzium, Magnesium und Phosphat müssen in gleichbleibender Konzentration vorhanden sein.

Elektrolyte

- sind die »Schlüssel« zur Informationsverarbeitung,
- dienen der Zellsteuerung und
- lösen elektrochemische Vorgänge in den Zellen aus.

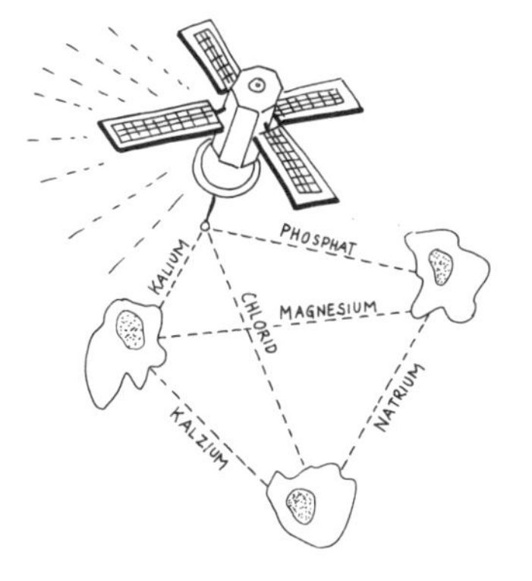

Bei den Körpersalzen (= Elektrolyte) kommt es nicht auf den absoluten Gehalt an, sondern auf ihr Verhältnis zueinander!

Natrium und Wasser

Das Gesamtkörperwasser schwankt abhängig von Geschlecht, Alter und Körperbau zwischen 55 und 80 % des Körpergewichtes. Bei einer täglichen Kochsalzaufnahme von 5 bis 20 Gramm kann die Natriumbilanz durch die Niere in weiten Grenzen aufrecht erhalten werden. Einen verminderten Natriumgehalt nimmt man unter einem Blutwert von 135 an. Wichtige Natriumquellen für den Menschen sind gesalzene Lebensmittel, Wurst und Brot.

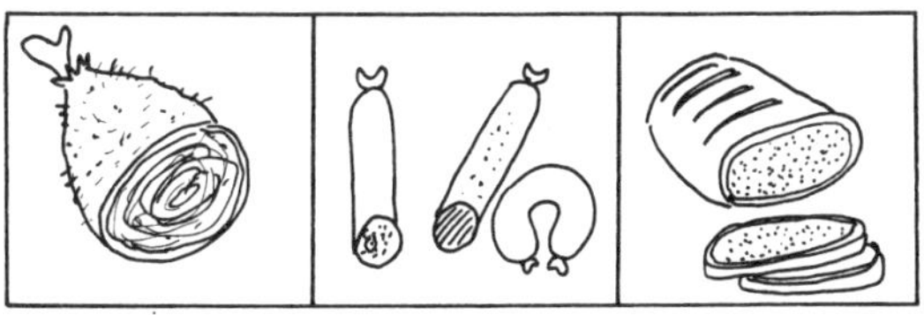

Dies sind unsere wichtigsten Natriumquellen.

Ursachen der Natriumverminderung sind Nierenversagen, Herzschwäche, Schwäche der Nebennierenrinde, Unterfunktion der Schilddrüse, Leberzirrhose, großflächige Entzündungen von Organen, Erbrechen, Durchfälle, starkes Schwitzen, Verbrennungen, Einnahme von Wassertreibern und übermäßige Wasserbelastung durch Trinken.

Die Symptome werden weniger durch das Ausmaß des fehlenden Natriums bestimmt, sondern durch die Geschwindigkeit, mit der sich ein Natriummangel einstellt. Im Vordergrund stehen jedenfalls Symptome des Gehirns, das im kochsalzarmen Wasser »ertrinkt«: Kopfschmerzen, Müdigkeit, »Wurstigkeit«, Muskelkrämpfe, Verlust der Orientierung, Wahnvorstellungen und Krampfanfälle.

Die Diagnose des Natriummangels kann sehr rasch im Labor gestellt werden.

Die Behandlung erfolgt durch die langsame (!) Gabe von Kochsalz.

Ein erhöhter Natriumgehalt liegt ab 150 vor. Die Gründe dafür können in angeborenen oder erworbenen Nierenerkrankungen liegen.
Auch Schwitzen, Durchfall und Erbrechen sowie Blutwäsche oder übermäßige Natriumzufuhr können dafür verantwortlich sein.

Beim Natriumüberschuß schrumpft das Gehirn, demgemäß sind wiederum Hirnsymptome im Vordergrund: Reizbarkeit, »Wurstigkeit«, Krampfanfälle.

Die Diagnose erfolgt ebenso im Labor.

Zur Behandlung braucht man Kochsalzlösung und Traubenzucker (= Glukose).

Kalium

Kalium ist neben Natrium für den Nierenstoffwechsel das entscheidende Elektrolyt. Kalium nehmen wir hauptsächlich über pflanzliche Lebensmittel, Orangen und Bananen auf.

Das meiste Körperkalium ist in der Muskulatur. Der Großteil der Kaliumausscheidung erfolgt über die Niere. Zuviel Kalium hat man ab 5,5, zuwenig unter 3,5.

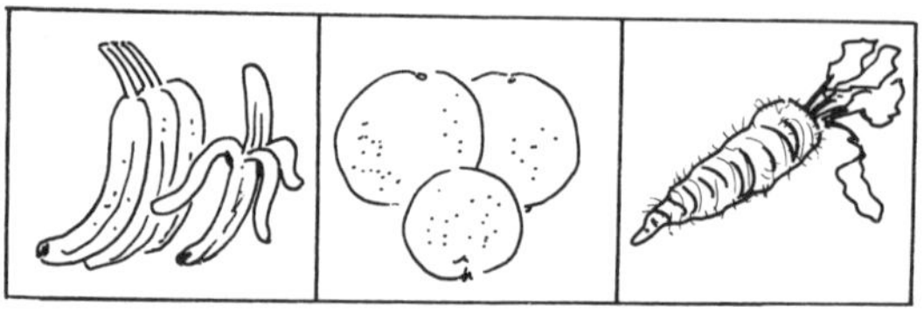

Nahrungsmittel mit viel Kalium.

Die Ursachen von zuviel Kalium sind Nierenversagen, Unterfunktion der Nebennierenrinde, Zerfall von Zellen, Chemotherapie, Verbrennungen, Insulinmangel, besondere »kaliumsparende« Wassertreiber (diese halten Kalium im Körper zurück, z. B. Dytide), gesteigerte Kaliumzufuhr.

Symptome: Das erhöhte Blutkalium steigert die Erregbarkeit von Muskeln und Nervenfasern. Es drohen Herzrhythmusstörungen bis zum Kammerflimmern und Herzstillstand. Verstärkt wird ein Kaliumüberschuß durch ein Zuwenig an Kalzium und Natrium sowie durch eine Blutübersäuerung.

Die Diagnose stellt das Labor, erkennbar ist »Überkalium« aber schon an typischen EKG-Veränderungen.

Behandlung: Behandelt wird mit Kalzium, Kochsalz und Wassertreibern. Bei Nierenversagen muß man den chronischen Kaliumüberschuß durch die tägliche Kost regulieren.

Beim Kaliummangel steht ursächlich der Verlust des Minerals über die Nieren im Vordergrund.

Ursachen sind Nierenfunktionsstörungen, Überfunktion der Nebennierenrinde, Leberzirrhose, Bluthochdruck, Magnesiummangel, Abführmittel, Wassertreiber, Durchfall, Erbrechen, Verdauungsstörungen, basisches Blut und Insulinbehandlung.

Symptom des niedrigen Kaliums ist die verminderte Erregbarkeit von Muskeln und Nervenfasern. Es kommt zu besonderer Schwäche der Beine, Verstopfung, Reizbarkeit, Abgeschlagenheit, Krämpfen und eventuell sogar zu Herzschwäche. Anhaltend niedriges Kalium, z. B. nach ständigem Mißbrauch mit Abführmitteln oder Wassertreibern, schweren Durchfällen und Erbrechen, kann zu Nierenschäden führen.

Die Diagnose erfolgt im Labor.

Behandlung: Am besten — und billigsten — ist die Regulierung durch kaliumhältige

Kost wie Obst, aber auch Nüsse und Schokolade. Ein medikamentöser Ausgleich muß sehr vorsichtig erfolgen, da ein Überschwappen in das Zuviel mindestens ebenso gefährlich ist.

Kalzium

Zuviel Kalzium hat man ab 2,7; die Folgen sind Nerven- und Herzrhythmusstörungen. Zuwenig Kalzium liegt bei einem Wert unter 2,1 vor, mit gesteigerter Erregbarkeit von Muskeln und Nerven.

99 % des Körperkalziums sind im Skelett, nur 1 % steht zum freien Austausch zur Verfügung. Den Hauptanteil des Kalziumstoffwechsels mit der »Außenwelt« bewältigt die Niere. Kalzium liefern Milch und Milchprodukte, Gemüse und Obst.

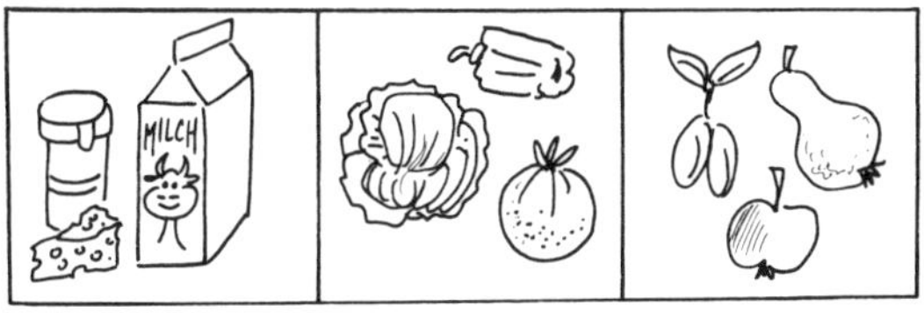

Die »Heimat« des Kalziums.

Ein Kalziumüberschuß ist fast immer die Folge einer gesteigerten Kalziumfreisetzung aus dem Knochen durch bösartige Tumoren von Brust, Lunge, Prostata und Niere. Der zweithäufigste Grund ist die Überfunktion der Nebenschilddrüse. Eine weitere Ursache kann die überdosierte Einnahme von Vitamin D und natürlich von Kalzium selbst sein: Das letztere geschah etwa bei der früheren Behandlung des Magengeschwürs mit Kalzium und Milch.

Die Symptome betreffen viele Organsysteme. Anfangszeichen sind Abgeschlagenheit, Appetitlosigkeit, Muskelschmerzen, Übelkeit und Erbrechen. Konzentrationsstörungen und Reizbarkeit können sogar in eine Depression übergehen. Bluthochdruck, Herzrhythmusstörungen und Verstopfung sind weitere Begleitumstände eines überhöhten Kalziumspiegels. Magen-Darm-Geschwüre und eine Entzündung der Bauchspeicheldrüse kommen vor. Der akut hohe Blutkalziumspiegel schädigt die Nierenkanälchen und kann zu akutem Nierenversagen führen. Symptome sind vermehrtes Harnlassen und Durst. Beim chronisch hohen Blutkalziumspiegel wird die Niere langfristig durch Entzündung und Verkalkung geschädigt. Sie wird zerstört wie ein verkalkter Wasserboiler.

Die Diagnose erfolgt durch das Labor, dabei wird auch das Hormon der Nebenschilddrüse (= Parathormon) bestimmt. Wegen möglicher Gelenkveränderungen gehört zur Diagnose auch ein Röntgen der Hände. Bei jeglicher Erhöhung des Blutkalziums ist immer an einen auslösenden Tumor zu denken. Der Diagnoseausschluß erfolgt durch eine gründliche Untersuchung.

In der Behandlung werden Kochsalz, Kortison und Calcitonin verwendet. Bei Überfunktion der Nebenschilddrüse muß das Organ operativ entfernt werden.

Ein erniedrigter Kalziumspiegel ist meist die Folge einer versehentlichen Entfernung der Nebenschilddrüse im Rahmen einer Kropfoperation.

Hauptsymptom des niedrigen Kalziums ist die gesteigerte Erregbarkeit von Nerven und Muskeln. Es finden sich Mißempfindungen um den Mund und an den Fingerspitzen. Im Anfall können schmerzhafte Krämpfe des Gesichts, von Armen und Beinen auftreten, ebenso ein Stimmritzenkrampf sowie Magen-Darmkoliken. Der chronische Kalziummangel führt zu Verkalkungen (!) im Gehirn und zu grauem Star.

Die Diagnose wird im Labor gestellt.

Behandlung mit Kalziuminjektionen und Vitamin D.

Achtung:

Ähnliche Zustände können bei nervösen Menschen auch durch eine intensive, rasche Atmung entstehen. Diese »Überatmung« oder »Hyperventilation« spricht zwar auch auf Kalziuminjektionen an, obwohl dabei der Kalziumspiegel immer normal ist. Am raschesten vergeht der Zustand, wenn man in ein Plastiksackerl ein- und ausatmet: Durch die Erhöhung des Kohlendioxidanteils in der Einatmungsluft beruhigt sich alles sehr rasch. Für Personen, die häufig darunter leiden, gibt es ein kleines Gerät namens »Hyperfree«, mit dem die Störungen rasch beseitigt werden können.

Phosphat

Phosphat wird im Dünndarm aufgenommen und über die Niere ausgeschieden. 85% der Phosphatvorräte sind im Skelett. Zu ausreichend Phosphat kommen wir über Milch und Milchprodukte, Fleisch, Fisch, Ei und Getreideprodukte.

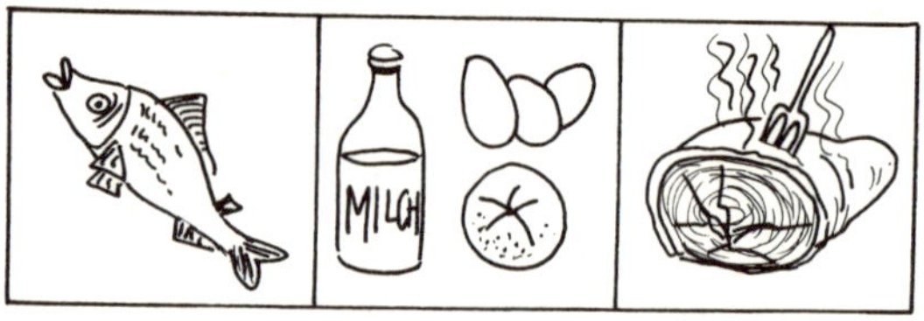

Phosphat-Quellen.

Ein erhöhter Phosphatspiegel besteht ab 1,5. Der häufigste Grund ist eine Ausscheidungsschwäche der Niere. Weiters kommen die Unterfunktion der Nebenschilddrüse, die Überfunktion der Schilddrüse, Zellzerfall, phosphathältige Abführmittel und die übermäßige Kuhmilchernährung der Neugeborenen in Frage. Die Symptome sind ähnlich wie beim Kalziummangel, zusätzlich besteht auch Hautjucken. Nach der Diagnose im Labor erfolgt die Behandlung mit phosphatarmer Kost und der Einnahme von Phosphatbindern wie Aluminium und Kalzium.

Ein niedriger Phosphatspiegel — unter 0,7 — findet sich häufiger bei Alkoholikern, insbesondere im Entzugsstadium, sonst allgemein bei Mangelernährung und exzessiver Überernährung, bei Nierenfunktionsstörungen, Überfunktion der Nebenschilddrüse und nach Nierentransplantation.

Symptome sind Reizbarkeit, Appetitlosigkeit, Mißempfindungen, Muskelschwäche und Knochenschmerzen. Nach der Labordiagnose erfolgt die Behandlung mit Phosphat und Vitamin D.

Magnesium

Die Hälfte des Magnesiums ist an die Knochen gebunden. 95 % des in der Niere filtrierten Magnesiums werden ebendort ausgeschieden.

Magnesium erfüllt wichtige Aufgaben innerhalb der Zelle. Für den Menschen aufnehmbar ist Magnesium mit Gemüse, Hülsenfrüchten, Fisch und Geflügel.

Magnesiummangel liegt unter 0,7 vor. Die häufigste Ursache sind Erkrankungen des Dünndarmes. Auch Durchfälle, Infektionen, Mißbrauch mit Abführmitteln und Alkoholismus können dazu führen.

Die Symptome sind Wesensveränderungen mit Reizbarkeit und Depressionen, Zittern und Krampfanfälle.

Die Diagnose über das Blutlabor ist nicht ganz zuverlässig. Besser abschätzbar ist der Magnesiumspiegel über die Magnesiumausscheidung im 24-Stunden-Harn. Auch das EKG kann mit typischen Veränderungen der »Zacken« zur Diagnose beitragen. Die Behandlung erfolgt durch Magnesiumzufuhr.

Ein erhöhter Magnesiumspiegel liegt ab 1,6 vor. Dazu kommt es praktisch nur nach Verminderung der Nierenfiltration unter 15 % oder nach Magnesiumspritzen.

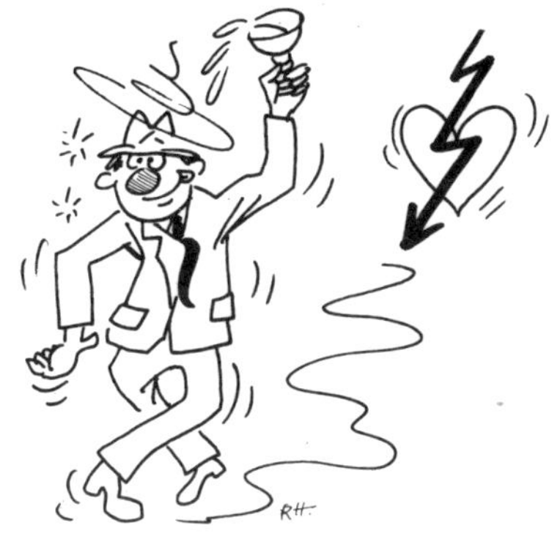

Alkoholismus ist eine häufige Ursache für den Magnesiummangel.

Symptome

Magnesium wirkt — erhöht — als Erregungsblocker. Demgemäß verschwinden ab 2,5 — 3,0 die Muskelreflexe, die Atemfolge und der Blutdruck sinken ab. Ab 5,0 drohen Atemstillstand, Rhythmusstörungen und schwer gesenkter Blutdruck.

Behandlung mit Kochsalz, Wassertreibern und Kalzium. In verzweifelten Fällen muß das Blut gewaschen werden (= Hämodialyse).

Zu den sogenannten Mengenelementen Natrium, Kalium usw. brauchen wir zur richtigen Funktion der Niere noch die »Spurenelemente«. Diese machen zusammengenommen nur 10 Gramm aus (deshalb: »Spuren«). Dazu zählen Eisen in Fleisch und Gemüse, Zink in Fleisch, Leber, Hülsenfrüchten, Nüssen und Getreideprodukten, Kupfer in Leber, Fleisch und Hülsenfrüchten, Jod in Seefisch und Mineralwasser, Mangan in Leber, Fleisch, Bohnen, Erbsen und Getreideprodukten sowie Chrom in Leber, Fleisch, Getreideprodukten und Gemüse. Selen findet sich im Trinkwasser und in pflanzlichen Lebensmitteln, Aluminium in Getreide und Gemüse.

Harnsäure und Gichtniere

Harnsäure entsteht aus dem Stoffwechsel der Zellkerne. Die dort frei werdenden »Purine« sind in den Kernen aller Körperzellen enthalten. Auch die Erbsubstanz besteht daraus.

Harnsäure entsteht im Körper an zwei Orten:

- Zum einen beim Abbau körpereigener Zellen. Wir wissen, daß neben dem Aufbau von Zellen ein ebenso rascher Zellzerfall erfolgt. Wäre das nicht so, würden wir ja ins Unermeßliche wachsen.
- Zum anderen bei der Zufuhr von Zellkernen in der Nahrung.

Diese nun im Körper vorhandene Harnsäure wird zu 1/3 über den Darm, zu 2/3 aber durch die Niere ausgeschieden. Die Gicht, die häufigste Störung des Harnsäurestoffwechsels, entsteht teilweise durch eine erbliche Ausscheidungsstörung der Niere für Harnsäure. Damit sie zum Ausbruch kommt, braucht es aber äußere Einflüsse wie Ernährung oder Medikamente. Eine weitere Ursache ist die vermehrte Bildung von Harnsäure. Zur Gicht kommt es also auf zwei Wegen: Es wird entweder zuwenig Harnsäure ausgeschieden, oder sie wird dem Körper im Überfluß angeboten.

Eine kleine Tabelle soll dies veranschaulichen:

Verstärkte Bildung von Harnsäure	**Verminderte Ausscheidung von Harnsäure**
Gesteigerte Blutbildung	Nierenkrankheiten
Blutkrebs	Zystennieren
Gesteigerter Blutzerfall	Bleivergiftung
Stoffwechselkrankheiten	Hunger, Alkohol
Chemotherapie	Zuckerkrankheit
Strahlentherapie	Medikamente wie Wassertreiber, Rheumamittel und Medikamente gegen Tuberkulose

Die Grundlage der Gichtentstehung ist eine ständige Erhöhung der Harnsäure über 6,5; über diesem Wert fällt Harnsäure in Kristallform aus. Das Blut und die Gelenkflüssigkeit werden mit Harnsäure übersättigt. Folgen sind der hochakute Gichtanfall, Harnsäureablagerungen, Nierensteine und die Gichtniere.

Die Häufigkeit der Gicht ist sehr stark von der Ernährung abhängig. In den Industriestaaten sind 1 bis 3 % der Männer davon betroffen. Nur 5 % aller Gichtpatienten sind Frauen.

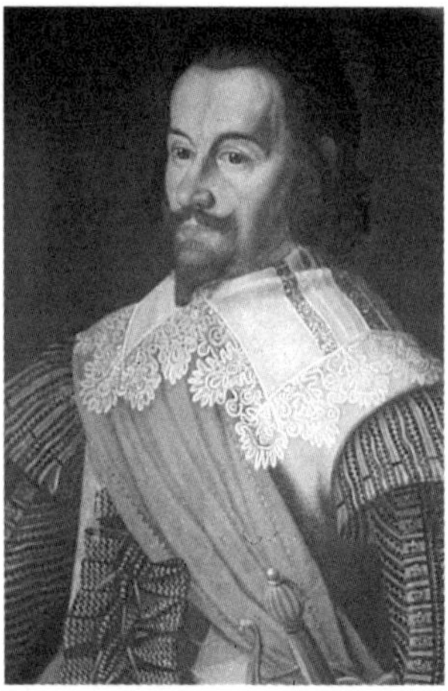

Wallenstein — Feldherr der Habsburger — litt schwer an Gicht.

Symptome

Macht der — zufällig — entdeckte, erhöhte Harnsäurespiegel keine Symptome, sollten dennoch weitere Untersuchungen erfolgen, da bei anhaltend hohen Werten mit großer Sicherheit Gicht und Nierensteine zu erwarten sind.

Der akute Gichtanfall kommt meistens blitzartig, oft in der Nacht, scheinbar aus heiterem Himmel. Besonders gerne befallen wird das Großzehengrundgelenk. Diese entzündliche, schmerzhafte Schwellung wird auch als »Podagra« bezeichnet. Anfälle gibt es aber auch im Sprung-, Knie- oder Daumengrundgelenk.

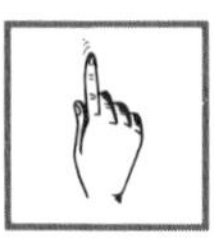

Was ist typisch für den Gichtanfall?

- Plötzlicher intensiver Schmerz.
- Das Gelenk ist geschwollen und heiß.

- Schwellung und Rötung reichen über das Gelenk hinaus.
- Man verträgt über dem Gelenk nicht einmal die Bettdecke.
- Man fühlt sich krank und fiebrig.
- Normale Schmerzmittel helfen nicht.

Der Schmerz verschwindet ohne Behandlung erst nach Tagen, selten nach Wochen, und die Schwellung geht zurück. Der Anfall wird wieder vergessen.

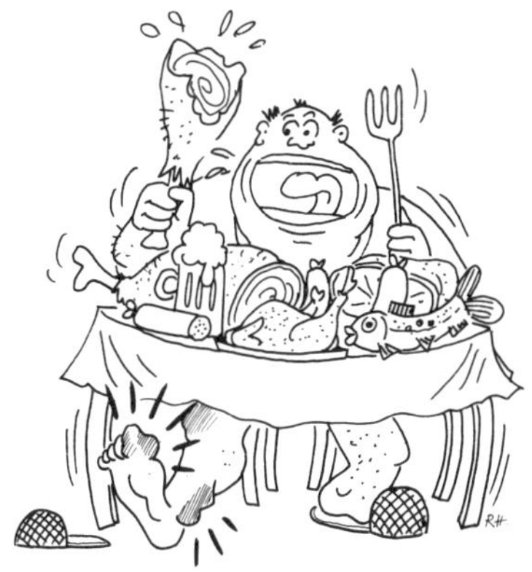

»Gut leben« — im falsch verstandenen Sinn — führt zu Gicht. Gicht zerstört die Niere.

Im Anfall sind Blutsenkung und weiße Blutkörperchen erhöht. Kennzeichnend für die Gicht ist auch eine beschwerdefreie Zeit von Monaten oder Jahren, jedoch werden bei fortgesetzt hoher Harnsäure diese Zwischenräume immer kürzer. Manche Gichtpatienten aber bekommen — trotz weiter bestehender Harnsäureflut — nur einen einzigen Gichtanfall im Leben.

Die chronische Gicht ist heute wegen der Behandlung mit wirksamen Medikamenten selten. Manche Patienten erreichen das Stadium der chronischen Gicht auch ohne Anfall. Typisch für die chronische Gicht sind Ablagerungen, auch »Tophi« genannt, in Schleimbeuteln und an Engstellen der Gelenke. Diese Knoten können als »Gichtgeschwür« aufbrechen.

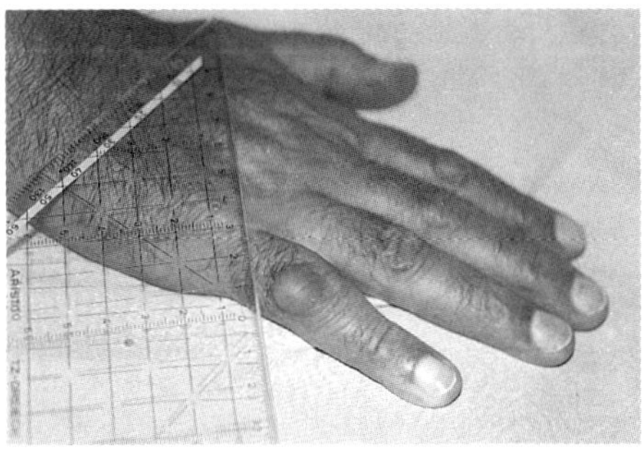

Gichtknoten entstehen auch an den Händen.

Was bewirkt die Gicht an der Niere?

20 % der Gichtpatienten bekommen Harnsäuresteine. Durch Ablagerung von Kalzium entstehen Kalziumoxalatsteine. Gefördert wird die Steinbildung durch sauren Harn und geringe Harnmengen.

Die Gichtniere entsteht durch die Ausfällung von Harnsäurekristallen zwischen den Nierenkörperchen. Die Folge ist ein Konzentrationsverlust der Niere, das Organ wird für Eiweiß durchlässig. Ein Viertel bis die Hälfte der Patienten mit Gichtniere bekommt einen Bluthochdruck. Blutdruckkontrollen sind daher für den Gichtpatienten besonders wichtig.

Manchmal — z. B. bei einer Chemotherapie wegen Blutkrebs — können so große Mengen von Harnsäure in Form von Kristallen in den Nierenkanälchen ausfallen, daß die Niere die Harnproduktion überhaupt einstellt — wir sprechen von Anurie.

Etwa jeder 10. Patient mit einer Gichtniere ist letztlich vom Nierenversagen bedroht.

Diagnose der Gicht: Die erhöhte Harnsäure wird im Labor bestimmt, doch Vorsicht: Während eines Gichtanfalles kann der Harnsäurespiegel erstaunlich niedrig sein.

Auch aus befallenen Gelenken und Geschwüren läßt sich die Harnsäure bestimmen. Zur Klärung einer vermuteten Gichtniere sind eventuell alle nur denkbaren Diagnoseverfahren nötig.

Dies kann auch deshalb notwendig sein, weil die Gicht oft mit Begleitkrankheiten zusammen vorkommt, wie:

- Übergewicht,
- Bluthochdruck,
- Fettblut,
- Fettleber,
- Zuckerkrankheit und
- Gefäßverkalkung.

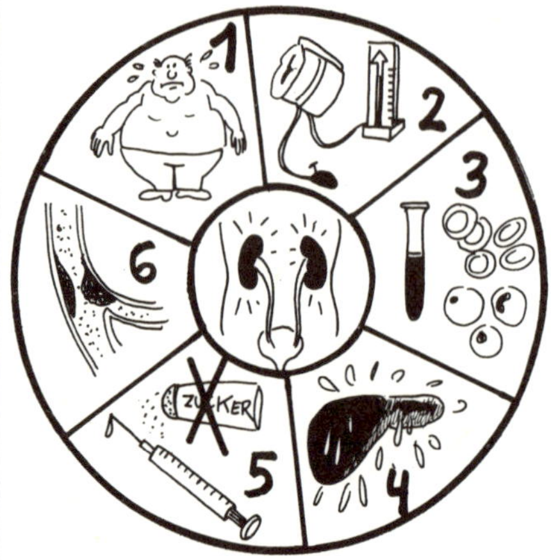

Die unglückseligen Begleiter der Gicht.

Behandlung der Gicht

Im akuten Anfall braucht man Rheumamittel, wie Indocid (ebenso: Flexidin, Gaurit, Indomelan, Indo Tablinen, Ralicid), die man höher als sonst dosieren muß. Das macht wenige oder keine Nebenwirkungen, weil die Behandlung ja nur kurz dauert. Aspirin ist ungünstig, da hiedurch die Harnsäureausscheidung vermindert würde.

Zusätzlich verordnet der Arzt Colchizin-Tabletten in einer Dosierung von 4 bis 8 Milligramm pro Tag: Verschwindet unter Colchizin der Schmerz nicht binnen zwei Tagen, muß die Diagnose »Gicht« in Zweifel gezogen werden. Nebenwirkungen von Colchizin sind Übelkeit, Erbrechen und Durchfall.

Allgemein wichtig sind Bettruhe, Hochlagerung des Gelenkes mit Fernhalten der Bettdecke vom schmerzenden Gelenk und vor allem kein Alkohol und purinarme Kost. Mit der harnsäurevermindernden Behandlung beginnt man erst, wenn der Gichtanfall vollständig abgeklungen ist. Ein zu rascher Abfall des Harnsäurespiegels kann einen erneuten Gichtanfall auslösen.

Die Dauerbehandlung der Gicht zielt auf eine Normalisierung der Harnsäure. An allgemeinen Maßnahmen sind folgende notwendig:

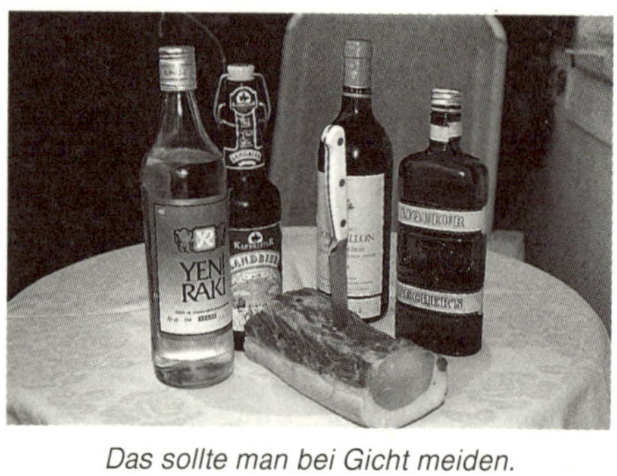

Das sollte man bei Gicht meiden.

- Kalorienarme Kost.
- Normalisierung des Körpergewichtes.
- Regelmäßige körperliche Betätigung (Sport).
- Einschränkung des Alkoholkonsums.
- Zurückhaltung mit purinreichen Lebensmitteln, besonders Fischrogen und Innereien.

Bezüglich der Kost gilt: Die Purinzufuhr muß unter 300 Milligramm pro Tag liegen. Fleisch sollte mit 100 — 150 Gramm nur einmal pro Tag gegessen werden, auf die genannten Innereien wie Leber und Niere muß ganz verzichtet werden. Die Eiweißzufuhr sollte vorwiegend aus Milch und Milchprodukten bestehen.

Der Puringehalt in mg von verschiedenen Lebensmitteln pro 100 Gramm Frischgewicht

Lebensmittel	mg
Innereien	
Bries	900 — 1200
Leber	200 — 300
Niere	240
Fleisch	
Rindfleisch, fett	110
Rindfleisch, mager	130
Schweinefleisch, fett	118
Schweinefleisch, mager	130
Kalbfleisch, fett	118
Kalbfleisch, mager	190
Fisch	
Karpfen	150
Anchovis	450
Seezunge	127
Gemüse	
Spinat	70
Erbsen, grün	145
Spargel	30
Karfiol	25
Salat	20
Milch	
Milchprodukte	0
Brot	
Schwarzbrot	40
Weißbrot	5 — 25
Verschiedenes	
Reis	0
Nudeln	0
1 Ei	1
Butter, Öl	0
Wein	0
Bier	16
Kaffee, Tee	0

Was ist mit Alkohol?

Alkohol wird im Körper zu Milchsäure abgebaut. Diese Milchsäure hemmt jedoch die Ausscheidung von Harnsäure, sie wird damit zu einem Stolperstein auf dem Weg zur gewünschten Harnsäureminderung. Erlaubt sind dagegen Tee und Kaffee, da ihre Abbauprodukte nicht in den Harnsäurestoffwechsel einmünden.

Zur medikamentösen Dauerbehandlung sind Allopurinol, Gewapurol, Gichtex, Purinol, Urosin und Zyloric bestens geeignet. Sie alle enthalten den Wirkstoff Allopurinol, welcher die Harnsäurebildung hemmt. Zuerst nimmt man 300 Milligramm, dann 100 pro Tag. Der Harnsäurespiegel sollte auf alle Fälle unter 5,5 liegen; es ist nutzlos, den Wert durch intensive Behandlungsmaßnahmen ganz tief senken zu wollen. In der ersten Zeit der Dauerbehandlung kann die Zahl der Gichtanfälle zunehmen, weil Harnsäure aus dem Gewebe herausgelöst wird. Verhindern kann man dies durch die Einnahme kleiner Mengen Colchizin (macht keine Nebenwirkungen). Es gibt eine Vielzahl an möglichen Nebenwirkungen bei der Behandlung mit den genannten Stoffen, in der Praxis sind diese aber extrem selten.

Zur Unterstützung der Harnsäureausscheidung wird auch ein Stoff verwendet, der in Allobenz, Duovitan, Gichtex plus, Uricovac und Uroplus enthalten ist. Voraussetzung für diese Behandlung ist jedoch eine tägliche Mindestflüssigkeitszufuhr von 2 Litern, und der Harn muß zusätzlich mit Uralyt-U-Granulat neutralisiert werden. Der täglich zu messende ph-Wert des Harnes soll zwischen 6,2 und 6,8 liegen. Nebenwirkungen können Übelkeit, Durchfall und Hautreaktionen sein.

Verschreibbare Kombinationspräparate aus beiden (Allopurinol und Benzbromaron) sind aber in vielen Fällen ungeeignet, weil sie sich in der Wirkung hemmen können.

Wenn man bei der Gicht eine konsequente Diät einhält und Medikamente einnimmt, läßt sich das lebensbedrohende Nierenversagen sicher vermeiden.

Die Steinerkrankungen

Das »Steinleiden« ist keine Krankheit unserer Zeit. Es begleitet die Menschen schon seit ihrem Beginn. Menschenfunde aus früheren Zeiten beweisen, daß sich auch die Zusammensetzung der Steine nicht geändert hat.

Das Steinleiden ist die »äußere« Erscheinung einer übergeordneten Erkrankung, zu der viele verschiedene Umstände beitragen. Nur ein Teil der krankheitserzeugenden Ursachen ist bekannt. In Europa erkranken bis zu 10 % der Menschen daran. Jeder 12. Amerikaner hat berechtigte Chancen, einmal im Leben damit Bekanntschaft zu schließen. Das Verhältnis Männer zu Frauen war noch vor 100 Jahren

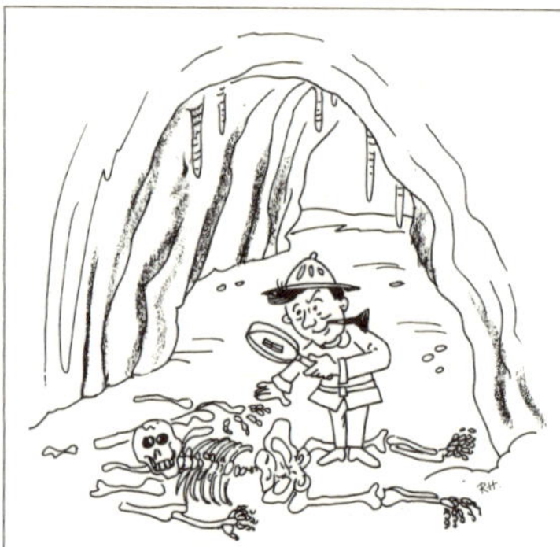

Nierensteine sind ein »altes« Leiden der Menschen. Die Art der Steine hat sich nicht geändert.

20 : 1, heute ist es praktisch ausgeglichen, was mit der Gleichstellung der Frau im Berufs- und Arbeitsleben zusammenhängen mag. Alle Harnsteinpatienten, die nicht behandelt werden, bekommen zu 60 % wieder Steine bzw. darauf zurückzuführende Beschwerden.

Welche Steine gibt es?

Die Bezeichnung der Steinart erfolgt nach den am stärksten vertretenen Bestandteilen. Am häufigsten ist der Kalziumoxalatstein mit etwa 70 %. Bei diesem unterscheiden wir den Whewellit vom Weddellit und Brushit. Darauf folgen Harnsäuresteine mit 15 % und Phosphatsteine mit 14 %. Selten sind Cystinsteine mit 1 % und ganz selten ist der Xanthinstein.

Über die Entstehung der Steine

Der Harnsteinbildung liegen physikalische und chemische Vorgänge zugrunde, die wir aber nur zum Teil kennen und verstehen.

Wichtig sind die Faktoren

- Übersättigung und Lösungsvermittlung,
- Keimbildung und Kristallisation,
- Zusammenballung und Wachstum,
- Umbau und Auflösung.

Am Beginn der Steinbildung steht ein »Keim« oder Kristallisationskern aus körpereigenem Material. Wenn nun ein bestimmter Stoff im ausgeschiedenen Harn so konzentriert (= übersättigt) ist, daß er nicht mehr in gelöster Form bleiben kann, »kristallisiert« er aus und lagert sich dem Kern aus organischem Material an. Seit langem weiß man aber, daß beim Gesunden die Löslichkeitsgrenze, z. B. nach reichlichem Genuß von Spargel, Pilzen und Rohkostgemüse, immer wieder überschritten wird und die gebildeten Kristalle aber durchwegs ausgeschieden werden. Der Gesunde verfügt eben über genügend Hemmstoffe, welche die Steinbildung in Grenzen halten.

Beim Steinpatienten besteht jedoch ein Mangel an kristallhemmenden Substanzen, die beim Gesunden das Wachstum und die Zusammenballung der Kristalle weitgehend verhindern. Bekannte Hemmer sind z. B. Heparin, Zitronensäure und Magnesium.

Die wesentlichen Unterschiede zwischen Steinbildner und Nichtsteinbildner sind:

- Harnsteinkranke haben einen mit steinbildenden Stoffen (Kalzium, Oxalsäure, Harnsäure und Cystin) übersättigten Harn.
- Harnsteinkranke haben weniger Kristallhemmer.
- Harnsteinkranke haben einen gestörten Harnstrom.
- Harnsteinkranke scheiden oft große und viele Kristalle aus.

Weitere Umstände, welche die Neigung zur Harnkristallisation erhöhen, sind fieberhafte Erkrankungen, heißes Klima, starkes Schwitzen, Magen-Darm-Krankheiten mit Erbrechen und Durchfall, auch Bewegungsarmut, überreichliche (!) ballaststoffarme Ernährung mit einem hohen Anteil an tierischem Eiweiß und gesteigerter Alkoholkonsum.

Eine Rolle spielen ebenso Bakterien, die zu Antikörperreaktionen und Gewebeschädigungen führen. Zu bedenken sind weiters Stoffwechselprodukte der Bakterien, die den Harn basisch machen.

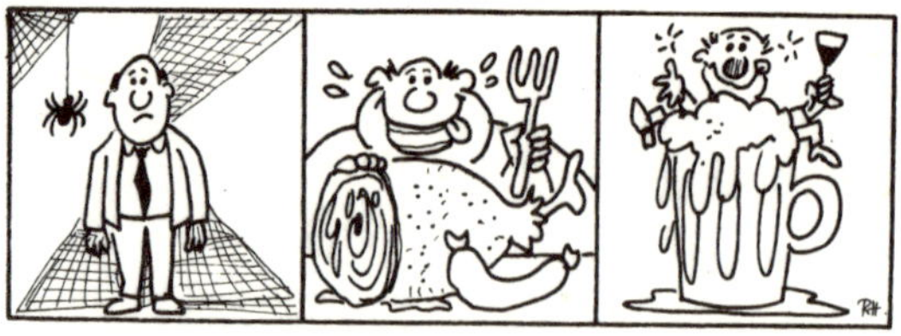

Körperliche Untätigkeit, überreichliches Essen und Alkohol fördern die Steinbildung.

Verengungen und Muskelschwäche der ableitenden Harnwege spielen eine zusätzliche Rolle. Von den Stoffwechselstörungen sind die Überfunktion der Nebenschilddrüse sowie die erhöhte Harnausscheidung von Kalzium, Harnsäure, Oxalsäure und Cystin entscheidend.

Schließlich ist das ganze Lebensumfeld eines Harnsteinpatienten zu berücksichtigen. Erbliche Umstände, Alter, Beruf, Rasse, Klima, Diät und Flüssigkeitsaufnahme werden zu Risikofaktoren für die Steinbildung.

Über den Sitz der Steine

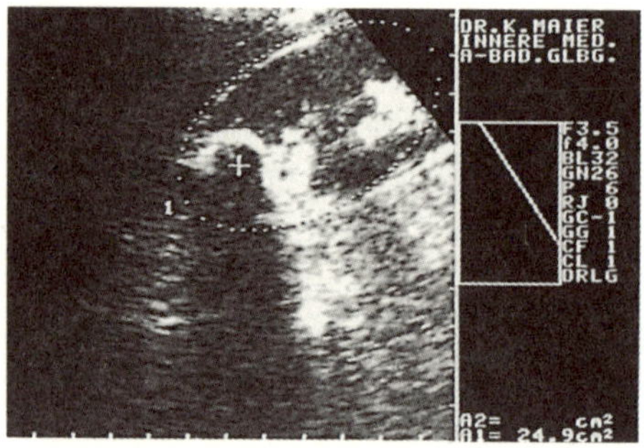

Stein im linken Nierenbecken. Ultraschallbild.

Wir unterscheiden Nieren-, Harnleiter- und Blasensteine.

Nierensteine entstehen an den Papillen oder in den Kelchnischen. Beschwerden treten nur dann auf, wenn sich die Steine ablösen. Zu Schmerzen kommt es, wenn das erste Hindernis, der Kelchhals, nur mit »Krampf« passiert werden kann. Liegt der Stein nun im Nierenbekken, kann er beim weiteren Durchtritt durch den Nierenbeckenausgang erneut eine Kolik verursachen. Bleibt er im Nierenbecken liegen, macht er zwar meistens keine Beschwerden, er kann aber als Nierenbeckenausgußstein zum »Korallenstein« heranwachsen. Der Harn läuft dabei am Stein vorbei. Koliken finden sich nur, wenn vom Stein Bröckel abgehen. Langfristig kann eine massive Nierenschädigung die Folge sein.

Harnleitersteine werden, wenn sie nicht zu groß sind, mit Koliken zur Blase weitertransportiert.

Steine in der Harnblase werden üblicherweise nur dann gebildet, wenn der Blasenausgang verengt ist. Jene Steine, die »von oben« in die Blase heruntergewandert sind, gehen von selbst ab, wenn die innere und äußere Harnröhrenöffnung weit genug sind.

Die »Steinbetrachtung«

Der Kalziumoxalatstein ist der häufigste. Die Steine sind hart, unregelmäßig und zackig, die Oberfläche ist rauh und höckerig, wobei größere Steine wie eine Maulbeere aussehen. »Normal« sind sie weißgrau bis braun, durch Färbung mit dem Blutfarbstoff (= Hämoglobin) werden sie schwärzlich. Im Röntgen sind sie gut zu sehen mit einer Streifung, die von innen strahlig nach außen verläuft. In der Hälfte der Fälle findet man keine Ursache für diese Art der Steinentstehung, eine wichtige (nachgewiesene) Rolle spielt der Mangel an Hemmern.

Phosphatsteine sind eher fein, aufgerauht oder glatt, auch bröckelig. Die Farbe schwankt von weiß bis graubraun. Im Röntgen sind sie nicht besonders gut zu sehen. Begünstigt werden Phosphatsteine durch Infektionen der Harnwege. Bakterien machen den Harn basisch und im basischen Harn wachsen Steine »lieber«. Auch wird die Löslichkeit von Phosphat im basischen Harn vermindert. Sogenannte »Tripelphosphatsteine« sind selten, sie sehen mörtelartig aus und haben eine gekörnte Oberfläche. Sie werden durch das Röntgen nur schwach abgebildet.

Harnsäuresteine finden sich bei jedem 5. Gichtpatienten, und wir wissen, daß nur ein Teil der Gichtpatienten eine erblich angelegte, erhöhte Harnsäureproduktion hat. Harnsäuresteine sind sehr hart, rundlich, die Oberfläche ist glatt bis feinhöckerig. Die Farbe ist gelbgrau bis dunkelrotbraun. Wenn die Harnsäuresteine »rein« sind, also nur aus Harnsäure bestehen, sind sie im Röntgen nicht sichtbar, im Ultraschall aber gut erkennbar. Harnsäuresteine kommen immer wieder »gleichzeitig gleichseitig« vor. Gefördert werden Harnsäuresteine durch sauren Harn (niedriger ph-Wert), geringe Harnmenge, Blutkrebs und Chemotherapie.

Achtung:

40 % aller Harnsäuresteinbildner haben im Blut normale Harnsäurewerte!

Ammoniumuratsteine sind ähnlich den Harnsäuresteinen, jedoch weich und bröckelig.

Beim Cystinstein besteht eine angeborene Störung in den Nierenkanälchen, die Cystin nicht ausreichend wiederaufnehmen können. Cystinsteine sind rund bis oval, gekörnt und sehr hart. Die Farbe schwankt von gelblich bis ocker. Im Röntgen sind sie als schwacher, flauer Schatten erkennbar.

Welchen Schaden können die Steine anrichten?

Ist der Stein klein und glatt, wird die Schleimhaut nicht geschädigt. Anders ist es bei zackigen Steinen. Sie bleiben hängen und schädigen die Schleimhaut durch Druck. Die Folgen sind Schleimhautwucherung und Entzündung. Daß ein Stein von selbst durch den Harnleiter nach außen durchbricht, ist ebenso selten wie eine Harnleiterverengung als Folge einer »Steinabschürfung«. Häufig ist dagegen eine Harnstauung, wenn der hinunterwandernde Stein den Harnleiter und somit den ganzen »Abfluß« verlegt.

Wird die Harnleiterverstopfung nicht behoben, kommt es zur »Sackniere« oder »Hydronephrose« mit zuerst eingeschränkter und dann funktionsloser Niere.

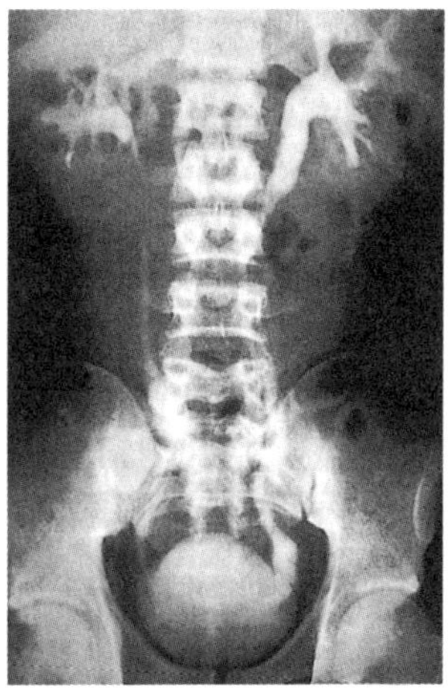

Durch einen vor der Harnblase sitzenden Stein werden der Harnleiter und die Niere links ausgeweitet. »Kontrastmittelröntgen«.

Achtung: Wenn die Niere vom blasennahe gelegenen Harnleiter aus gestaut wird, kann sich die funktionslose Sackniere auch ohne Symptome entwickeln.

Eine weitere Störung ergibt sich durch die Infektion. Jeder Stein wirkt als Fremdkörper und begünstigt Harninfektionen. Nierenbeckenentzündung, Geschwüre und Abszesse sind typische Komplikationen, die komplette Nierenvereiterung ist darunter die schlimmste. Bei Blockierung eines infizierten Harnes ist auch eine Blutvergiftung möglich. Bei jedem chronischen Steinleiden ist man über eine chronische Nierenbeckenentzündung von einer Schrumpfniere bedroht.

Symptome

Sie hängen von der Lage der Steine, ihrer Größe und Beweglichkeit ab. »Ruhende« Steine in den Nierenkelchen oder im Nierenbecken machen keine oder nur geringe Beschwerden mit Druck- und Spannungsgefühl in den Flanken.

Die Beschwerden bei Blasensteinen sind meist ganz anders als bei Harnleitersteinen. Durch das Scheuern des Steines an der Harnblasenwand liegt gleichzeitig eine Infektion vor, welche das Krankheitsbild bestimmt. Brennen beim Harnlassen und häufiges schmerzhaftes Harnlassen sind die Folgen. Der Harn selbst ist durch die Entzündung trüb und riecht ziemlich unangenehm. Besonders kleinere Steine in der Blase können zum Störfall werden. Sie verlegen beim Harnlassen wie ein Ventil plötzlich den Blasenausgang oder die Harnröhre. Als Folge davon bricht der Harnstrahl schlagartig ab, und es entstehen starke Schmerzen. Löst sich der Stein nicht von selbst, ist rasches ärztliches Eingreifen gefragt.

Gänzlich anders ist die Situation bei der Steinkolik:

- Schmerzen setzen plötzlich ein.
- Schmerzen ziehen von der Flanke in den Hoden bzw. die weibliche Scham.
- Als Kolikpatient ist man unruhig und ständig in Bewegung, läuft herum, krümmt sich vor Schmerzen, hockt sich hin und preßt die Hände auf den Leib.
- Der Kolikschmerz ist wellenförmig.
- Heftigste Schmerzen machen Schweißausbrüche und Kollaps.

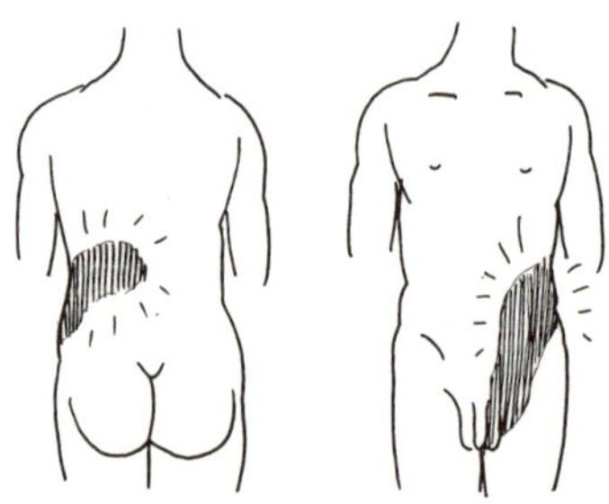

Die Ausstrahlung der Schmerzen bei der Steinkolik.

- Ist die Kolik vorüber, bestehen keine Schmerzen.
- Kinder haben meistens nur »Bauchweh« und die Zeichen eines Harnwegsinfektes.
- Die Kolik dauert Minuten bis Stunden.
- Darmlähmung führt zu Blähungen, Brechreiz, Erbrechen und Verstopfung.
- Blut im Harn (mikroskopisch) taucht fast immer auf. Sichtbar roter (blutiger) Harn weist auf eine großflächige Schleimhautverletzung durch einen großen Stein hin.
- Fieber mit Schüttelfrost und Blasenbeschwerden sind Zeichen der Infektion.
- Ein sichtbarer (oder wenigstens in der Toilettemuschel hörbarer) Steinabgang ist oft die Erlösung und die sichere Diagnose. Aber Vorsicht, ein abgegangener Stein muß nicht die Heilung bedeuten, denn es können noch weitere Steine im Harntrakt lauern.

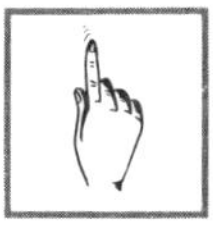

Die Steinkolik wird manchmal verwechselt mit

- Gallenkolik,
- Blinddarmreizung,
- Unterleibskrankheiten der Frauen,
- entzündlicher Dickdarmaussackung (= Divertikulitis),
- Nierenschlagaderinfarkt,
- Hodenverdrehung und
- akuter Entzündung der Prostata (= Prostatitis).

Bei der Diagnose sind für den Arzt auch die Schmerzorte entscheidend.

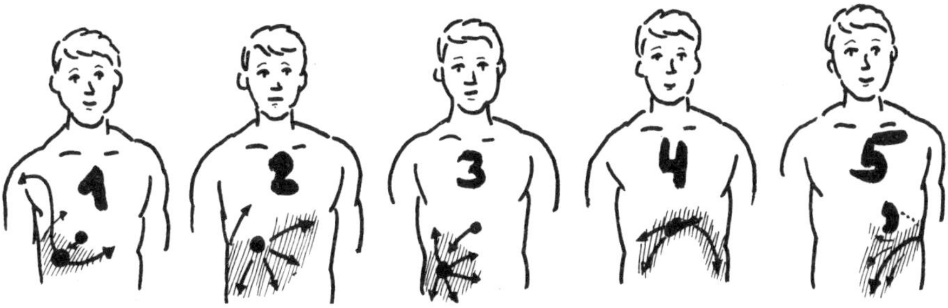

Zu wissen, was wo weh tut, klärt bereits viele Fragen: 1 Gallenkolik, 2 Gallenblasenentzündung, 3 Blinddarmentzündung, 4 Bauchspeicheldrüsenentzündung, 5 Nierenkolik.

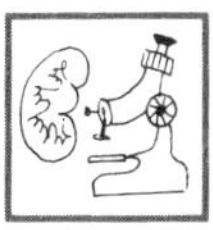

Diagnose

Schon die Familienchronik und die Krankengeschichte sind hinweisend. Operationen, längere Bettruhe und die Einnahme gewisser Medikamente können der Steinkrankheit vorangehen.

Das Blut muß untersucht werden. Im Harn sieht man rote und weiße Blutkörperchen. Apparativ braucht man Röntgen und Ultraschall, weil ja nicht alle Steine »röntgendicht« (= im Röntgen sichtbar) sind.

Sicher sieht man Steine im Ultraschall, wenn sie über 5 mm groß sind. Besonders für alle weiteren Kontrollen ist der Ultraschall ideal (rasch, schmerzlos, keine Strahlenbelastung).

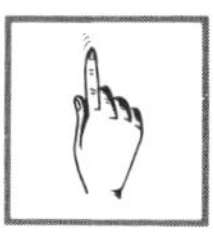

Achtung: Während oder kurz nach einer Steinkolik darf man kein Kontrastmittelröntgen der Niere machen, denn es besteht dabei die Gefahr eines Geweberisses.

Das CT braucht man, wenn man nicht sicher ist, ob es sich um einen nichtschattengebenden Stein oder einen Tumor des Nierenbeckens handelt.

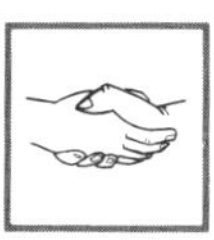

Die Behandlung der Steinkolik

Nach bzw. schon während der Untersuchung beginnt der Arzt sofort mit der Schmerzstillung. Bei Koliken mit Brechreiz oder Erbrechen geht das nur mit einer Injektion oder Infusion. Bewährt dafür haben sich Novalgin (oder

Inalgon) und — als Kombination mit einem krampflösenden Mittel — Baralgin oder Buscopan compositum. Unter einer fortgesetzten Behandlung kann man in 85% der Fälle nach 8 bis 10 Tagen auf einen selbständigen Steinabgang hoffen, falls der Steindurchmesser kleiner als 5 mm ist. Liegt ein Stein in dieser Größenordnung vor und bleibt er auch nach 6 Wochen in der gleichen Lage, ist mit einem selbständigen Abgang nicht mehr zu rechnen.

Wichtig neben der Schmerzbehandlung sind:

- die Förderung des Harnflusses,
- örtliche Wärme oder ein warmes Bad (Vollbäder nur bei Kreislaufgesunden. Die Wärmeanwendung wirkt krampflösend und fördert die Durchblutung.),
- reichlich Bewegung und
- geregelter Stuhlgang.

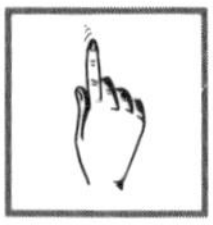

Bei Fieber mit Verdacht auf eine Harnwegsinfektion muß rechtzeitig mit Antibiotika behandelt werden.

Wie kann man mit einer Diät erneuten Harnsteinen vorbeugen?

Das einfachste Mittel, eine Harnübersättigung mit steinbildenden Substanzen zu verhindern, ist die Steigerung der Harnproduktion durch reichliches Trinken.

Dies hat zwei Gründe:

1. Im verdünnten Harn unterhalb eines spezifischen Gewichtes von 1,015 bilden sich sehr selten Steine.
2. Durch die raschere Strömungsgeschwindigkeit des Harnes werden die Keim- oder Kernbildung, das Kristallwachstum und die Zusammenballung hintangehalten.

Die Tagesmenge an Harn sollte mindestens 2 bis 2,5 Liter betragen. Es ist wichtig, am Abend 1/2 bis 1 Liter zu trinken, um die Konzentrierung des Harnes während der Nachtstunden zu vermeiden. Ob man den Harn richtig verdünnt hat (durch Trinken), kann man mit dem »Urometer« selbst kontrollieren. Ein- bis zweimal in der Woche kann man zusätzliche »Trinkstöße« machen, um Harngrieß herauszuspülen. Starkes Schwitzen sollte ein »Steinträger« vermeiden, weil dadurch die Harnkonzentration gefördert wird. Kann man besonderer Hitze nicht entgehen — und damit dem Schwitzen — sollte soviel getrunken werden, daß trotzdem eine tägliche Harnmenge von 2 Litern erreicht wird.

Was soll man trinken?

Als Flüssigkeiten empfehlen sich verdünnte Frucht- und Gemüsesäfte mit hohem Vitamin- und Mineralstoffgehalt.
Uneingeschränkt zu empfehlen ist auch Leitungswasser. Früchtetee und Malzkaffee sind unbeschränkt. Früchte- und Blättertees haben neben ihrer harntreibenden Wirkung noch zusätzliche günstige Wirkungen gegen die Steinbildung. Von den Mineralwässern sind schwach mineralisierte Sorten zu empfehlen. Beim häufigen Kalziumoxalatstein ist ein Mineralwasser günstig, das weniger als 50 Milligramm Kalzium und weniger als 500 Milligramm Natrium pro Liter enthält, dafür aber mehr als 50 Milligramm Magnesium. Von Milch muß man nicht generell Abstand nehmen.

Alkohol muß unbedingt reduziert werden. Das manchenorts noch beliebte »Nierenspülmittel« Bier als »Bierkur« sollen Steinpatienten überhaupt meiden. In kleinen Mengen sind Bohnenkaffee, Schwarztee und Colagetränke erlaubt. In der gesamten Nahrung müssen Kalorien im allgemeinen und tierisches Eiweiß im besonderen beschränkt werden, dafür sollen Ballaststoffe wesentlich höher »dosiert« werden.

Man beachte: Vegetarier haben viel seltener Nierensteine! Die kalorisch reduzierte Mischkost sollte täglich weniger als 100 Gramm tierisches Eiweiß enthalten sowie reichlich Faserstoffe in Form von Gemüse, Obst und Salat, dazu Vitamine.

Die Steinkost

Flüssigkeit: 2 — 2,5 Liter in 24 Stunden, gleichmäßig verteilt, bei Herz- und Kreislaufstörungen reduzieren und den Arzt fragen. Leitungswasser, Früchte- und Blättertees bzw. Nieren- und Blasentees, Apfelsaft. Wenig Kaffee und Schwarztee. Sehr wenig Alkohol.

Feste Kost: Mischkost oder vegetarisch. Weniger als 100 Gramm Fisch, Fleisch oder Geflügel pro Tag. Meiden purinhältiger Nahrungsmittel wie Gehirn, Leber, Niere, Sardinen, Sardellen, Heringe, Fleischextrakte. Fett und Zucker reduzieren. Weniger als 5 Gramm Salz pro Tag.

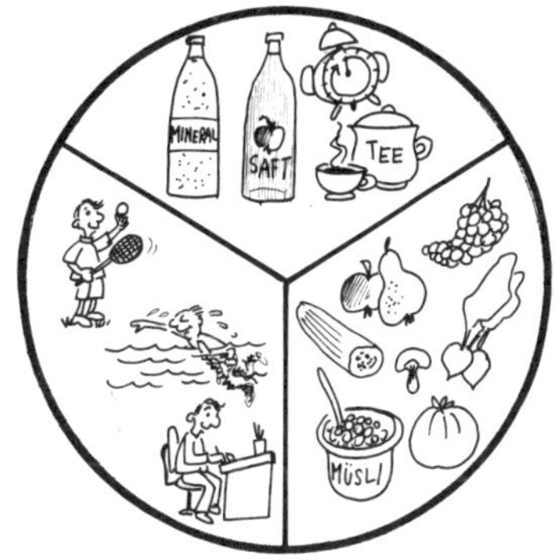

So sollen »Steinkost« und »Steinleben« aussehen.

Lebensführung: Häufige, kleine Mahlzeiten. Durch Verzehr von Ballaststoffen Verstopfung vermeiden. Regelmäßige körperliche Bewegung. Genügend Erholungspausen und Schlaf.

Gibt es eine Möglichkeit, der neuerlichen Steinbildung medikamentös vorzubeugen?

Die gibt es zwar, doch ist die Vorbeugung mittels Pillen sehr schwierig, weil sie eine (kontrollierte) Dauereinnahme von einem oder mehreren Medikamenten voraussetzt.

Die Auswahl der Pillen richtet sich nach der Art der Steine und der erkennbaren Stoffwechselursache.

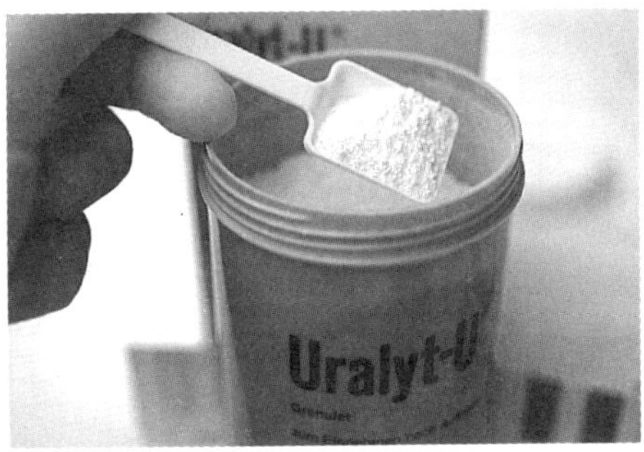

Die Uralyt-U-Einnahme macht die tägliche und mehrmalige (Selbst-)Untersuchung des Harnes erforderlich.

Harnsäuresteine: Sie bilden sich im sauren Harn. Durch eine zu stark eiweiß- und fettbetonte Ernährung entstehen viele sauer reagierende Stoffwechselschlacken. Wird der ph-Wert zur leicht sauren Seite verschoben, löst sich die Harnsäure besser. Eine medikamentöse Auflösung gebildeter Steine gelingt durch die Verdünnung (viel

Trinken) und die Neutralisierung des Harnes auf einen ph-Wert zwischen 6,8 und 7,0 mittels Uralyt-U. Dieses Mittel besteht aus Zitronensäure und Natrium- und Kaliumsalzen der Zitronensäure. Gefördert werden kann dies noch durch Zitrusfrüchte und ihre Säfte. Der Patient mißt seinen ph-Wert täglich mehrmals (dreimal) selbst und bestimmt auch die Dosierung selbst danach. Der Uralyt-Packung liegen Meßlöffel, Indikatorpapier und ein Kontrollkalender bei.
Geht der ph-Wert auf Werte über 7,0, fallen Phosphatkristalle aus, die den Harnsäurestein wie ein Mantel einhüllen und gegenüber dem Medikament unangreifbar machen. Die beabsichtigte chemische Steinauflösung oder »Chemolitholyse« wird dann unmöglich.

Besteht auch noch eine Gicht dazu, muß ein Harnsäurehemmer wie Allopurinol eingenommen werden. Dessen Dosierung legt der Arzt mit Hilfe regelmäßiger Laborbestimmungen fest.

Cystinsteine:

Die Erblichkeit dieses Leidens bewirkt eine 100%ige Wiederholung der Steinbildung. Wichtig ist die Steigerung der täglichen Harnmenge auf über 3 Liter und die Verschiebung des Harn-ph-Wertes auf über 7,5 bei gleichzeitiger Einnahme von Vitamin C. Eine Reihe von Medikamenten ist je nach Krankheitsstärke einzunehmen. Die Nebenwirkungen sind zum Teil erheblich.

Xanthinsteine:

Wichtig sind Harnverdünnung, fleischarme Kost, Uralyt-U und Harnsäuresenker wie Zyloric oder Urosin.

Kalziumoxalatsteine:

An erster Stelle steht die Beeinflussung des Kalziumstoffwechsels. Kalzium wird an sehr vielen Orten des Körpers »verstoffwechselt«, so daß mehrere (viele) medikamentöse Eingriffe möglich sind.

Die Kalziumaufnahme im Darm läßt sich durch Kleiepräparate vermindern, die Kalziumausscheidung über die Niere durch den Wassertreiber Hygroton verstärken. Nebenwirkungen sind Kaliumverlust, niedriger Blutdruck und erhöhte Harnsäure.

Durch das Rheumamittel Voltaren werden Rückfälle seltener. Besonders gut geeignet ist Magnesium, wenn in der »steinigen« Krankengeschichte Streß eine Rolle spielt. Auch Uralyt-U ist wirksam. Ein Problem dabei ist die Notwendigkeit der dreimaligen Einnahme täglich ohne Therapiepause.

Infektsteine:

Aus Struvit oder Apatit bestehend, entwickeln sie sich im basischen Harn, so daß der Harn-ph-Wert unter 6,0 gesäuert werden muß.

Für Phosphatsteine ist die erhöhte Phosphatausscheidung im Harn bedeutungsvoll. Man kann diese Phosphatausscheidung senken, wenn phosphathaltige Stoffe im Darm durch Medikamente gebunden werden und somit gar nicht erst in den Organismus gelangen. Über Katheter können sie mit bestimmten Lösungen bespült werden, worauf sie innerhalb von 1 bis 2 Wochen zerbröckeln. Die gezielte Antibiotikagabe (nach »Antibiogramm«) ist das 2. Standbein.

Insgesamt ruht die Vorbeugung vor weiteren Steinen auf drei Säulen.

Wesentlich sind

- die Steigerung der Flüssigkeitszufuhr,
- die Reduzierung des Körpergewichtes und
- die regelmäßige körperliche Bewegung.

Zur vorbeugenden Kost siehe noch das Kapitel »Ernährung«, zum Thema Bewegung siehe »Sport«.

In einem Teil der Fälle nützt die »konservative« Behandlung (= nichtoperative) nichts, und der Stein bleibt, wo er ist. Jetzt schlägt die Stunde des Chirurgen bzw. des sogenannten »aktiven Vorgehens«. Zur Tat — also zur »Steinholung« — schreiten muß man vor allem bei folgenden Situationen:

- Mißverhältnis von Steingröße zur Harnleiterlichtung, d. h. wenn der Stein so groß ist, daß nicht einmal eine theoretische Chance besteht, daß er von selbst abgeht.
- Ein Stein, der — wegen seiner Größe — eigentlich abgehen könnte, und dies aber durch 6 Wochen oder länger nicht tut.
- Steinbedingte Stauung des Nierenbeckens über zwei Wochen.
- Fieberhafte Infektion und Flankenschmerz bei bestehender Steineinklemmung.
- Koliken, welche auf die »konservative« Behandlung nicht besser werden.
- Besondere berufliche Gegebenheiten: Piloten, Buslenker, Lastwagenfahrer.

Grundsätzlich stehen mehrere Verfahren zur Steinzähmung zur Verfügung: Schlingen, Sonden, mechanische Steinzertrümmerung in der Blase, Harnleiterspiegelung, Entfernung des Nierenbeckensteins mittels Spiegelung von außen durch die Haut und die Ultraschallzertrümmerung von außen = ESWL. Die rein operativen Verfahren zur Steinentfernung betreffen die Eröffnung des Nierenbeckens und des Harnleiters, Eröffnung des Nierengewebes selbst, Entfernung des Nierenpols und Entfernung der Niere überhaupt. Die meisten operativen Verfahren können miteinander kombiniert werden.

Was macht man wann?

Nierenkelchsteine:

Ultraschallzertrümmerung (ESWL).

Nierenbeckensteine:

ESWL. Sind die Steine im Nierenbecken größer als 3 cm, muß die sichere Harnableitung gewährleistet sein. Sichergestellt wird dies durch die Einlage eines Katheters in den Harnleiter oder durch Anlegen einer Nierenfistel.

Hochsitzende Harnleitersteine:

ESWL. Fallweise muß der Stein mit

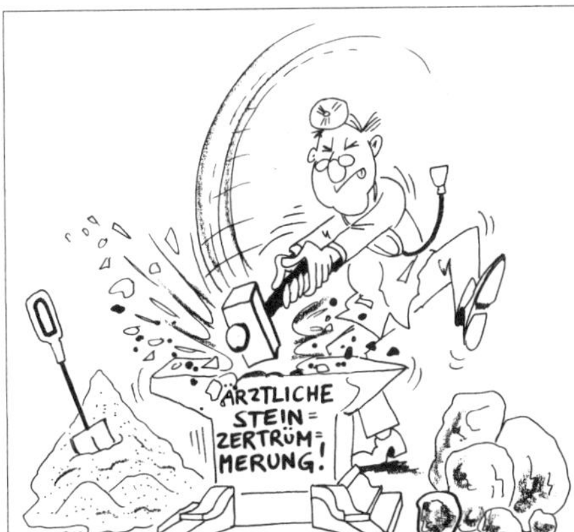

Die meisten Steine lassen sich mittels Ultraschall zertrümmern.

einem eingeführten Harnleiterkatheter nach oben ins Nierenbecken »bugsiert« werden. Ist der Abfluß blockiert, muß das Nierenbecken vorher punktiert werden.

Harnleitersteine im mittleren Drittel: ESWL und Einlage eines Katheters.

Tiefsitzende Harnleitersteine:

ESWL oder Spiegelung.

Insgesamt werden Schlingenbehandlungen nur noch in Ausnahmefällen durchgeführt. Gut faßbar sind Harnleitersteine, die bis in die Nähe der Harnblase heruntergewandert sind. Sie können mit der Schlinge oder einem Gitterkörbchen gefaßt werden. Steine in der Blase sind instrumentell leicht zu fassen. Kleine Steine werden durch das Endoskop herausgespült, größere elektrohydraulisch oder mit Ultraschall in absaugfähige Teilchen zerkleinert.

Ist das Nierenbecken durch einen Stein ganz ausgefüllt, spricht man von einem Ausgußstein. So ein Ausgußstein kann auf zwei Arten entfernt werden: entweder durch Eröffnung des Nierenbeckens und der Niere oder durch ESWL kombiniert mit Nierensteinentfernung mittels Spiegelung durch die Haut.

Weitere Gründe zum Operieren sind die Steinentfernung bei Fehllagen der Niere und wenn gleichzeitig ein anderes Abflußhindernis beseitigt werden soll, so etwa bei Verengungen an den Nierenkelchen, am Nierenbecken und an den Harnleitern.

Technik gegen Steine — die Ultraschallzertrümmerung

Die Möglichkeit, Steine mit Ultraschall zu zertrümmern, hat die Anzahl der Operationen stark verringert. Erstmals erfolgreich behandelt wurde ein Nierensteinpatient am 7. Februar 1980 in der Universitätsklinik München.

Wie funktioniert eine »ESWL«?

Die Abkürzung ESWL bedeutet **E**xtrakorporale **S**toß**w**ellen**l**ithotripsie.

Die ausgesandten Stoßwellen sind Schallwellen (vom Menschen nicht hörbar), deren Druck sehr rasch ansteigt und wieder sehr rasch abfällt. Der Druckabfall wirkt beim Aufprall auf den Stein als Zug. Die Zug- und Druckspannungen an der Vorder- und Rückfläche des Steines übersteigen dessen Materialfestigkeit, es kommt dadurch zu Rissen und Sprüngen — der Stein zerbröselt. Die Stoßwellen können von außen durch die Haut an den Stein geschickt werden, man nennt dies »extrakorporal«. Die zweite Möglichkeit besteht darin, eine Sonde in den Körper direkt an den

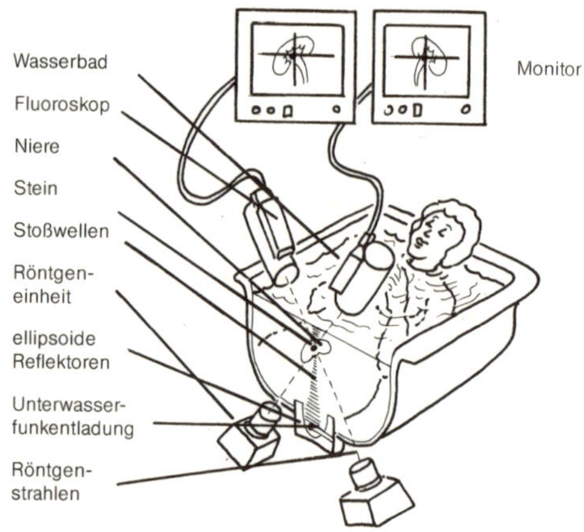

Wichtig für eine erfolgreiche Zertrümmerung ist die genaue Ortung des Steines mit dem »Echolot«.

Stein heranzuführen — wir nennen dies »intrakorporal«. Weitere Möglichkeiten der ESWL sind die Energieerzeugung in unmittelbarer Steinnähe durch Funken, Elektrohydraulik und Laser.

Gelegentliche Organschäden durch die ESWL sind gering. Diese betreffen kleinste Blutergüsse, Wassereinlagerung ins Gewebe und Narben. Störungen der Nierenfunktion sind nicht nachzuweisen.

Wer darf nicht »geschallt« werden?

Von der Ultraschallzertrümmerung ausgeschlossen sind schwangere Patientinnen und Patienten mit einer Störung der Blutgerinnung. Eine verhältnismäßige Einschränkung besteht beim frischen Harninfekt und wenn »abwärts« vom Stein der Harnabfluß nicht möglich ist. Technische Probleme kann es bei ausgeprägter Fettsucht über 130 kg und sehr kleinen Kindern unter 6 Monaten geben. Zusätzliche Schwierigkeiten tun sich auf bei Beckenniere und Hufeisenniere sowie bei Anomalien des Skelettes. Mit Ausnahme von Säuglingen und kleinen Kindern wird die ESWL heute üblicherweise ohne Narkose vorgenommen.

Ein typischer Ablauf der ESWL sieht so aus:

Vorher: Benötigt werden Nierenröntgen, Nierenultraschall, EKG, Lungenröntgen und Labor mit der Blutgerinnung.

Am Vortag: Darm abführen und entblähende Mittel einnehmen.

Unmittelbar vor der Behandlung wird der Stein nochmals im Röntgen kontrolliert und fallweise ein Katheter in den Harnleiter eingesetzt.

Die Behandlung selbst kann bei manchen Patienten zu Nerven- und Kreislaufreaktionen führen, wie Blutdruckabfall, Übelkeit oder Erbrechen. Bei voraussichtlicher Notwendigkeit einer wiederholten Behandlung, bei großer Steinmasse und hartem Stein wird fallweise doch zu bestimmten Narkoseformen gegriffen — Kleinkinder kriegen ohnehin eine Narkose.

Nach der Behandlung müssen 2 Drittel der steinzertrümmerten Patienten wegen der abgehenden Steinreste mit Koliken rechnen.

Der Behandlungserfolg einer Stoßwellenbehandlung wird mittels Röntgen und Ultraschall kontrolliert. Bei ca. 2 Drittel der Patienten ist nach der Zertrümmerung mit einer Steinfreiheit zu rechnen. In Konkurrenz zum Ultraschall stehen die elektrohydraulische und die Laserzertrümmerung sowie der sogenannte Lithoclast. Dieser arbeitet mit Druckluft, die über Sonden durch Blase und Harnleiter an den Stein herangebracht wird.

Nierenschäden durch Gifte

Man schätzt, daß 25 % aller Nierenkrankheiten ihren Ausgang von einer äußeren Giftwirkung genommen haben. Es ist dabei unerheblich, auf welchem Weg das Gift in den Körper gelangt ist.

Die Zahl möglicher schädigender Stoffe ist außerordentlich groß.

Den Löwenanteil machen

- Medikamente wie Schmerzmittel, Antibiotika, Chemotherapie und Blutdrucksenker,
- Röntgenkontrastmittel,
- Umwelt- und Industriegifte (Blei, Kohlenwasserstoffe) und
- in der Landwirtschaft verwendete Substanzen (z. B. DDT, Paraquat) aus.

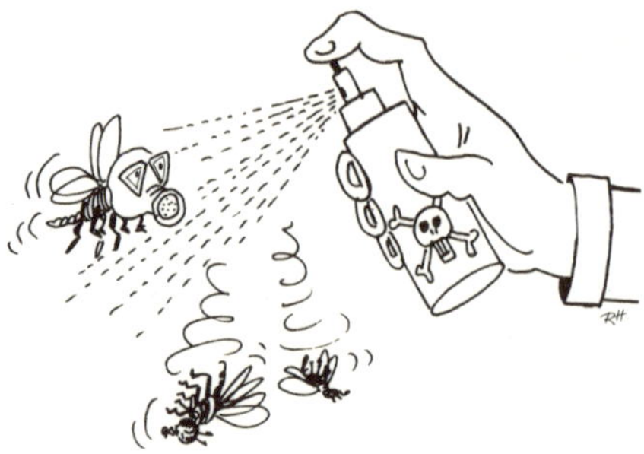

Gifte gegen Insekten sind auch Gift für die Niere!

Die Nieren reagieren auf Gifte besonders empfindlich. Diese Empfindlichkeit ergibt sich aus drei Gründen:

1. Der Blutfluß in der Niere ist sehr hoch.
2. Die Niere transportiert und konzentriert fast alle Stoffe.
3. Die Niere selbst ist ein Stoffwechselorgan.

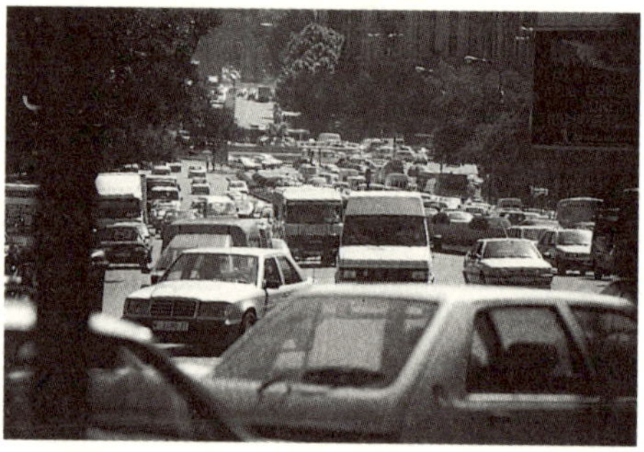

»Stadtgifte« mit Schwermetallen erhöhen die Nierenbelastung.

Obwohl die Nieren nur 0,5% des Körpergewichtes ausmachen, erhalten sie 25% des Kreislaufblutes. Innerhalb des Organs durchströmt das Blut zwei Haargefäßnetze (= Kapillaren), so daß gleich zweimal die Chance besteht, Giftstoffe aufzunehmen.

Das Gegenstromprinzip in der Niere führt zu einer Anreicherung von Giften besonders im Mark — ähnlich dem Filter einer Wasseraufbereitungsanlage für das Schwimmbad. Erschwerend kommt noch hinzu, daß chemische Umwandler in der Niere verschiedene Medikamente in giftige Stoffwechselprodukte verwandeln oder an Eiweiß gebundene Stoffe von diesem lösen können.

Die Giftwirkung kann selbst zur eigentlichen Schädigung führen, oder es handelt sich um allergische Wirkungen oder um die nachteiligen Folgen einer Antikörperreaktion. Bei gewissen Antibiotika wird die Giftwirkung nochmals erhöht, wenn sie untereinander kombiniert werden. Dasselbe kann eintreten, wenn z. B. Wassertreiber ohne ausreichende Flüssigkeitszufuhr genommen werden. Eine weitere Schädigungsmöglichkeit durch Medikamenteneinnahme besteht in der Auslösung einer Gefäßentzündung. Ein eigenständiges Problem ist der starke Zellzerfall durch Chemotherapie. Dabei wird so viel Harnsäure in den Nierenkanälchen frei, daß diese verstopft werden können. Schmerzmittel können zu einem chronischen Nierenversagen führen.

Zu einem traurigen Bekanntheitsgrad hat es der Schmerzhemmer Phenacetin gebracht. Der »Nierenkiller« ist bzw. war — da mittlerweile verboten — als »Mischkulanz« auch in etlichen Schmerzmittelmischungen enthalten. Die langdauernde Einnahme dieser Mittel führt zu einer Gewebsentzündung in der Niere, welche langfristig darauf mit einem totalen Funktionsausfall reagiert. Über 2 Drittel der betroffenen Patienten sind Frauen. Neben den eigentlichen Entzündungen machen diese Schmerzmittelkomplikationen einen guten Teil der Ursachen aus, daß ein Mensch mit der künstlichen Niere behandelt werden muß. Interessanterweise führen diese Schmerzmittel nach der Zerstörung der Nieren selbst zu Schmerzzuständen, besonders zu Kopfschmerzen. Weitere Folgen der »Phenacetinniere« oder »Analgetikaniere« (»Analgetika« = Schmerzmittel) sind Zittern, Nervosität, Schlaflosigkeit, Abnahme der Merkfähigkeit und Konzentrationsstörungen.

Ein großes Problem der Schmerzmittelniere sind die »schleichenden« Symptome, welche im Anfangsstadium meist nicht zu diagnostizieren sind.

Ab wann spricht man eigentlich von einem Schmerzmittelmißbrauch?

Bereits die regelmäßige Einnahme von einer Tablette täglich beinhaltet das Risiko von möglichen Schädigungen. Neben dem Phenacetin sind vor allem die erwähnten Mischanalgetika gefährlich, die sich meist aus drei Komponenten zusammensetzen. 80 % dieser Mittel werden gegen Kopfschmerzen, 20 % gegen Rückenschmerzen eingenommen.

Der dringende Verdacht auf eine Schädigung der Niere durch Schmerzmittel besteht, wenn sich im Harn ohne sonstige Ursache Eiweiß nachweisen läßt.

Manche Fachleute schätzen, daß 20 % der Patienten mit Nierenversagen durch Schmerzmittel in diesen Zustand geraten. Dies entspricht in Östereich ungefähr 400 Dialysefällen. Eine weitere Gefahr ergibt sich durch das häufigere Auftreten von Krebsen im Harntrakt bei Menschen, die Schmerzmittelmißbrauch betreiben. Insbesondere der Blasenkrebs bei Frauen unter 50 Jahren kommt praktisch nur mit der gleichzeitigen Einnahme von Schmerzmitteln zustande. Ebenso ist das Risiko für Gefäßverkalkung, Herzinfarkt und Schlaganfall auf das 2- bis 3fache gesteigert.

Ein ähnlicher Mechanismus läuft auch bei chronischer Belastung mit den Umweltgiften Blei und Cadmium ab. Östrogene (= weibliche Hormone) können zu Blutzerfall und Nierenverstopfung führen, Vitamin D kann über einen zu hohen Blutkalziumspiegel die Niere durch Verkalkung bedrohen. Die langdauernde Einnahme von Abführmitteln, Wassertreibern und Kortison löst durch den Abfall des Blutkaliums fallweise eine Nierenkrankheit aus.

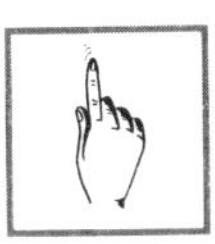

Am wichtigsten im Zusammenhang »Niere und Gift« ist die Vermeidung von Giftstoffen. Vorrang hat also der kritische Einsatz von Medikamenten überhaupt.

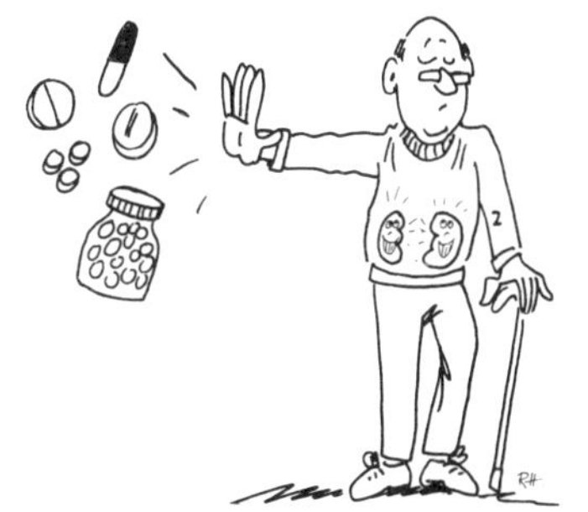

Jeder ältere Mensch, der sparsam mit Medikamenten umgeht, macht seinen Nieren eine Freude.

Auch ist daran zu denken, daß viele Medikamente erst in der Überdosierung zu Giften für die Niere werden. Umso mehr ist die Dosis zu reduzieren, wenn schon eine Vorschädigung der Niere bekannt ist. Diesbezüglich zu »Nierenschwächlingen« zählen alle älteren Menschen. Ist eine Behandlung nur mit Substanzen möglich, von denen man eine Nierengiftigkeit wahrscheinlich annehmen kann, so ist während der Behandlung besonders sorgfältig die Nierenfunktion zu kontrollieren. Das Verfahren in der Medizin, den Spiegel verabreichter Medikamente laufend zu kontrollieren, nennt man »drug monitoring«.

Übersicht über Nierengifte

Akute Schäden an den Nierenkanälchen können folgende Stoffe erzeugen: Antibiotika, Harnsäuresenker, Wassertreiber, Chemotherapie, Quecksilber, Arsen, Narkose- und Röntgenkontrastmittel, DDT und Äthylenglykol.

Chronische Schäden können Schmerzmittel, Blei, Cadmium, Lithium, organische Lösungsmittel, Heroin und Aufputschmittel anrichten.

Eine krankhafte Durchlässigkeit der Niere erzeugen fallweise Gold, Quecksilber, Wismut, Penicillin und Blutdrucksenker.

Nierenverkalkung kann durch Vitamin D entstehen, Blutzerfallsniere durch Östrogene, Kaliumniere durch Abführmittel, Wassertreiber und Kortison.

Nierenbeteiligung bei anderen Krankheiten

Sprechen wir von einer »Krankheit«, so verbinden wir damit üblicherweise ein erkranktes Organ. Auch neigen wir dazu, bei Ursprung, Sitz und Folgen einer Krankheit gerne an ein einziges Organ zu denken. Anders verhält es sich bei den »Systemkrankheiten«. Diese sind übergeordnete Krankheiten und Leiden, die den ganzen Körper befallen — und das eine oder andere Organ gelegentlich etwas stärker in Mitleidenschaft ziehen. Von solchen Krankheitsprozessen ist in diesem Kapitel die Rede. Wir sprechen von Allgemeinkrankheiten, welche die Niere besonders stark in die Krankheit miteinbeziehen.

Zu den Nierenfolterern zählen

- die Zuckerkrankheit (Diabetes mellitus),
- der Bluthochdruck (Hypertonie),
- Bindegewebskrankheiten (Kollagenosen),
- hohes Blutkalzium,
- niedriges Blutkalium,
- Gicht,
- Blutkrankheiten,
- »Amyloidose« und
- »Sarkoidose«.

Von allen die größte Bedeutung haben die Zuckerkrankheit und der Bluthochdruck.

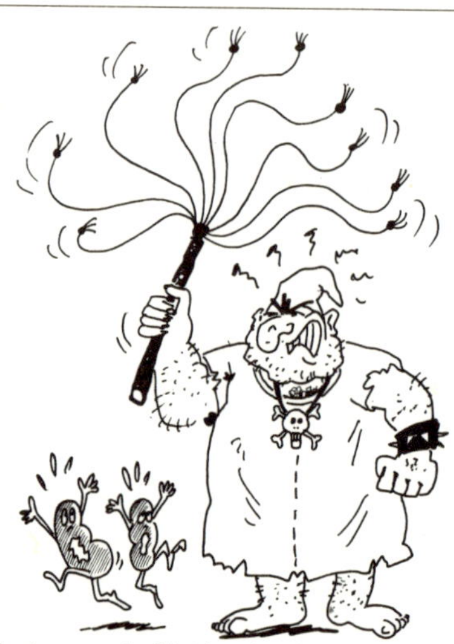

»Zucker« und »Blutdruck« sind die wildesten Folterknechte für die Nieren.

Zuckerkrankheit und Niere

Schon zwei Jahre nach Beginn einer Zuckerkrankheit kann man im Nierengewebe Veränderungen an den Blutgefäßen nachweisen. Nur bei einem Teil der Diabetiker (= Zuckerkranke) aber wirken sich diese Veränderungen später — in 10 bis 25 Jahren — so aus, daß daraus eine für den Betroffenen spürbare Krankheit wird.

In den feinsten Nierenadern, den Haargefäßen oder »Kapillaren«, spielt sich dabei eine Verdikkung der Gefäßwand ab, wodurch diese durchlässiger wird. Das erste Zeichen dafür sind Eiweißspuren im Harn. Im weiteren Verlauf verkalken die Nierengefäße, was im Auftreten von »Zylindern« und Blutspuren im Harn erkennbar wird. Der jetzt eintretende Bluthochdruck übernimmt in diesem Stadium die Schrittmacherfunktion für die Nierenschädigung. Im allgemeinen geht das Ausmaß der Eiweißausscheidung im Harn mit der Krankheitsstärke Hand in Hand. Verstärkt wird der Eiweißverlust durch körperliche Belastung. Der Krankheitsfortschritt zeigt sich nun im Anstieg des Blutdruckes und in der Abnahme der Nierenfiltration. Die stark erhöhten Reninwerte treiben den Blutdruck weiter in die Höhe. Unbehandelt endet dieses Krankheitsbild im Nierenversagen.

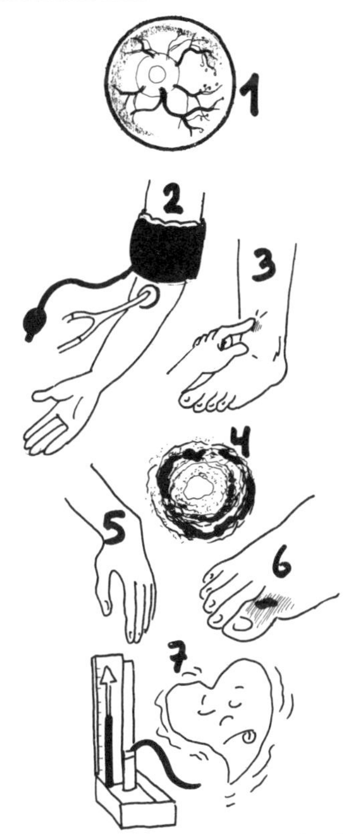

Die Auswirkungen der Zuckerkrankheit: 1 Verkalkung der Netzhaut, 2 Bluthochdruck, 3 Wasser in den Beinen, 4 Gefäßverkalkung, 5 Durchblutungsstörungen, 6 Nierenlähmungen, 7 Herz- und Nierenversagen.

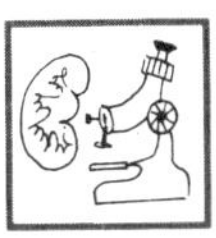

Diagnose

Es gibt kein eigenständiges Symptom, welches diese Krankheit beweisen würde.

Wahrscheinlich ist die Diagnose, wenn

- eine mehrjährige Zuckerkrankheit besteht,
- ein krankhafter Harnbefund vorliegt,
- die Nierenfunktion eingeschränkt ist und
- am Augenhintergrund die Zeichen der Zucker-Netzhaut zu sehen sind.

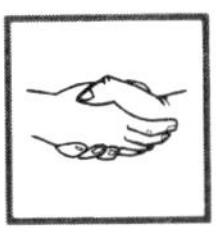

Behandlung

Die bestmögliche Einstellung der Zuckerkrankheit ist am wichtigsten. Die Behandlung des Bluthochdruckes soll schon bei Werten von 140/90 einsetzen und eine Blutdrucknormalisierung in Ruhe und unter Belastung erreichen. Auch der Lebensstil trägt zur Beruhigung der Krankheit bei: Gewichtsnormalisierung, cholesterinarme Kost, Mäßigung des Alkoholkonsums und Nichtrauchen.

Muß es schließlich doch zu einer Blutwäsche kommen, bestehen Probleme wegen der Gefäßverkalkung und der häufigen Infektionen. Auch die Nierentransplantation muß erwogen werden.

Über **Bluthochdruck** findet sich Näheres unter den Gefäßkrankheiten der Niere.

Als **»Bindegewebskrankheiten« oder »Kollagenosen«** bezeichnet man Störungen, denen eine Allergie des Zwischen- oder Bindegewebes zugrunde liegt. Dabei wird »Kollagen« erzeugt, das ist ein Eiweißkörper. Es kommt auch zum teilweisen Absterben des Gewebes, woran auch die Gefäße der Niere beteiligt sind. Die dadurch ausgelöste Nierengefäßkrankheit tritt immer stärker in den Vordergrund und beherrscht das Krankheitsgeschehen. Die Nierensymptome der Kollagenosen zeigen sich in roten und weißen Blutkörperchen im Harn, Eiweiß im Harn, Bluthochdruck, Fieber und schließlich Nierenversagen. Wenn auch meist keine Ausheilung durch die Behandlung zu erzielen ist, so werden Besserungen in der Regel erreicht. In der Behandlung muß die körpereigene Abwehr unterdrückt werden, man nennt dies »immunsuppressive Therapie«.

Blutkrankheiten

Männer im mittleren und hohen Alter sind bevorzugt von einer Krankheit betroffen, die man »Plasmozytom« nennt. Ein Großteil von diesen Patienten scheidet dabei Eiweiß im Harn aus. Durch Niederschlag von Eiweiß in den Nierenkanälchen und darauf folgende Entzündungen wird die Niere verstopft, und im Extremfall kann es dadurch zum Nierenversagen kommen. Häufige Infektionen und Blutarmut sind Begleiterscheinungen. Zur Behandlung des Plasmozytoms steht die Chemotherapie zur Verfügung.

Bei einer anderen Blutkrankheit, der »Waldenström«-Krankheit, werden die Nierenkörperchen befallen. Der bei dieser Krankheit exzessiv gebildete »IgM«-Antikörper bildet in den Nierenkörperchen und Haargefäßen Eiweißgerinnsel. Die Eiweißausscheidung im Harn selbst ist gering, sodaß die Nierenkrankheit lange Zeit unentdeckt bleiben kann.

Auch Leukämien und Lymphknotentumoren schädigen die Nieren auf sehr unterschiedliche Weise:

- durch krebsige Zersetzung,
- durch Stoffwechselgifte des Tumors und
- durch Antikörper.

Die erkennbaren Symptome, die zur Nierenbelastung führen, sind der hohe Kalziumspiegel (durch Knochenabbau), die hohe Harnsäure (durch Gewebszerfall), stark vergrößerte Nieren (durch Einlagerung von Krebszellen) und gestörte Blutsalze. In allen Fällen ist die Folge eine Nierenschädigung mit der Gefahr des Nierenversagens.

Die **»Amyloidose«** ist eine recht eigentümliche Erkrankung. Vorwiegend in die Nieren, aber auch in alle anderen Organe, wird eine Eiweißsubstanz ausgeschieden, die bevorzugt die Nierenkörperchen schädigt. Äußerlich erkennbar wird der Nierenschaden durch Eiweißverlust im Harn. Dazu treten Funktionsstörungen der meisten Organe. Eine Amyloidose kann »von selbst« auftreten oder als Folge von langdauernden und langwierigen Entzündungen, wie chronisch-entzündliches Rheuma oder

Tuberkulose. Die Diagnose wird durch eine Gewebsprobe gestellt, in vielen Fällen genügt dazu die Schleimhaut des Mastdarmes, sodaß man auf die Nierenpunktion verzichten kann. Leider gibt es noch keine sichere aussichtsreiche Behandlung der Amyloidose.

Sarkoidose

In 10 % der Fälle von »Boeck'scher«-Krankheit sind die Nieren befallen. Als ursächlich unbekannte Krankheit bildet sie entzündliche Knötchen in den Nieren und erzeugt dadurch Nierenentzündung (= Nephritis), Nierensteine und Nierenverkalkung. Die für den Kranken spürbaren Auswirkungen sind Harninfektionen, Koliken, Eiter und Blut im Harn sowie eine gestörte Nierenfunktion. Wird in der Behandlung rechtzeitig Kortison eingesetzt, ist die Heilungsquote sehr hoch.

Die akute und chronische Entzündung der Niere und des Nierenbeckens

Entzündungen, bei denen »bloß« das Nierenbecken allein betroffen ist, gibt es nicht. Immer ist das Nierengewebe selbst mitentzündet. Es handelt sich also um eine Nierenbecken-Nierenentzündung, welche einseitig verläuft, wenn die auslösenden Ursachen nur auf eine Seite beschränkt sind. Diese häufigste Form der Nierenentzündung, auch als »Pyelonephritis« bezeichnet, betrifft ca. 3 % aller Menschen. Die Infektion kann auf dem Blut- oder Lymphweg in die Niere verschleppt worden sein, oder sie ist »von unten« über den Harnleiter heraufgestiegen. Es handelt sich meist um die sogenannten »Darmkeime« Coli und Enterokokken. Ein Harnrückfluß (= »Reflux«) oder eine Harnstauung begünstigen jegliches Emporsteigen einer Infektion.

Akute Entzündungen können

- einmal im Leben vorkommen und folgenlos abheilen, was in 80 % der Fälle vorkommt,
- zum Ausgangspunkt einer chronischen Entzündung werden oder
- der akute Schub einer bereits chronischen Nierenentzündung sein.

An den Symptomen läßt sich meistens nicht unterscheiden, welche der bisher genannten Arten vorliegt. Gerade diese Unterscheidung ist aber sehr wichtig, da sich »aufsteigende« Infektionen durch entsprechende Eingriffe ja vermeiden lassen. In einem Teil der Fälle allerdings liegen »gemischte« (also Blut-, Lymph- und Harnweg) Infektionswege vor. Es gibt viele Umstände, welche die Entstehung einer Nierenentzündung fördern.

Die wichtigsten »Straßen zur Entzündung« sind:

1. Schwangerschaft,
2. behinderter Harnabfluß,
3. Harnrückfluß (Reflux),
4. Nierensteine,
5. Mißbildungen und Tumoren,

6. Zuckerkrankheit,
7. Nervenstörungen und Mißbrauch mit Schmerzmitteln, die Phenacetin enthalten, und
8. Magen-Darm-Erkrankungen.

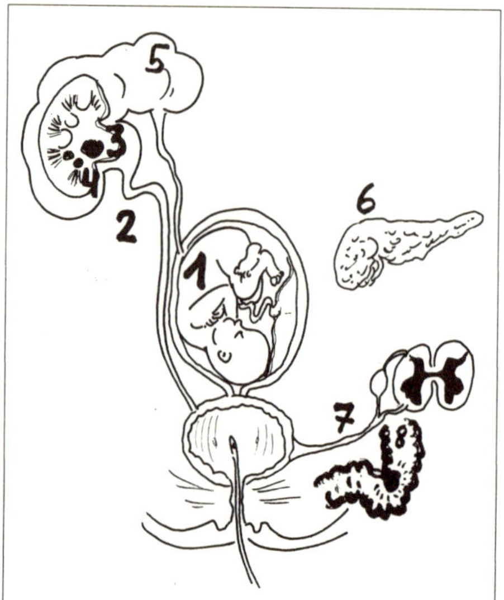

»Die Straßen zur Entzündung«.

In nicht wenigen Fällen aber läßt sich gar keine erkennbare Ursache oder Förderung der Krankheit feststellen.

Frauen unter 50 sind dreimal häufiger davon betroffen als gleichaltrige Männer. Erst bei älteren Männern ist die Krankheit verstärkt anzutreffen. In fast 100 % der Fälle wird bei Männern die Entzündung durch eine prostatabedingte Abflußstörung ausgelöst.

Die Gründe für das häufige Vorkommen der Krankheit bei jungen Frauen sind vielfältig: Regelzyklus, Aufnahme des Geschlechtsverkehrs, Schwangerschaften und Unterleibserkrankungen der Frauen. Dazu kommt bei Frauen noch ein häufiger Mißbrauch mit Abführmitteln und Schmerztabletten.

Symptome

Die akute Nierenentzündung macht sehr plötzlich starke Krankheitszeichen, die den Betroffenen ins Bett zwingen:

- Fieber bis 40 Grad C und Schüttelfrost,
- ein- oder beidseitige Schmerzen in der Nierengegend,
- Beschwerden beim Harnlassen,
- Brechreiz und Erbrechen,
- manchmal Darmlähmung.

Die Harnproduktion geht zurück, im Harn sind Eiter, weiße und rote Blutkörperchen.

Von allen Symptomen am wichtigsten für die Diagnose ist die »Dreier«-Kombination

- Fieber,
- Schmerz und
- weiße Blutkörperchen im Harn.

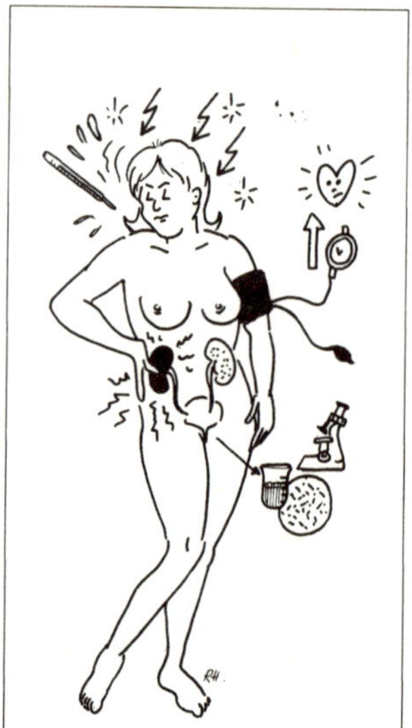
Krankheitszeichen bei Nierenentzündung.

Vorrangig wichtig für die Diagnose ist demnach das Harnlabor. Der Ultraschall und das Röntgen dienen mehr dazu, andere als Auslöser verdächtigte Krankheiten auszuschließen. Handelt es sich um den ersten Schub einer Nierenentzündung, sind Ultraschall und Röntgen der Nieren meistens normal.

Komplikationen drohen dann, wenn die Diagnose »verpaßt« wurde oder die Behandlung unzureichend war. Es darf andererseits nicht vergessen werden, daß es Übergänge in die chronische Entzündung auch dann gibt, wenn Diagnose und Behandlung der akuten Form richtig und angemessen waren.

Die wichtigsten Komplikationen sind Abszesse, Vereiterung der Niere, Giftschock, Bluthochdruck und Nierensteine.

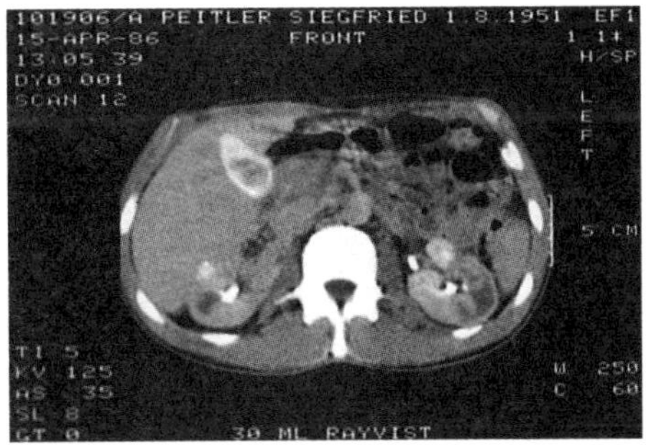

Nephritis. Entzündungsherde sind in beiden Nieren sichtbar. Computertomographie.

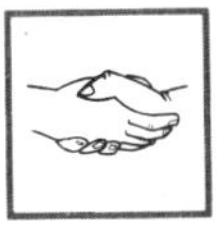

Behandlung

1. Bettruhe und ausreichend Flüssigkeit. Die Bettruhe muß mindestens 3 Tage nach dem Ende fiebriger Temperaturen eingehalten werden.
2. Antibiotika: Auswahl und Dosierung erfolgen nach der Keimbestimmung, die Einnahme ist durch mehrere Wochen nötig. Kontrollen des Harnes und der Harnbakterien sind laufend nötig.
3. Fieber- und Schmerzmittel.

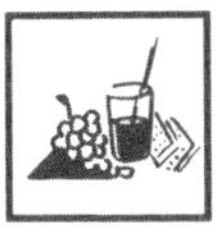

4. Die Kost muß leicht verdaulich und soll wenig gesalzen und mild gewürzt sein. Auf Vitamine und ausreichend Kalium muß geachtet werden — mit Obst, Gemüse und Kartoffeln. Flüssigkeit ist in einer Menge von 1,5 bis 2 Litern am Tag in Form von verdünnten Obst- und Gemüsesäften, Blasen-, Nieren- und Früchtetees empfehlenswert. Milch soll nicht mehr als 1/2 Liter pro Tag getrunken werden, Bohnenkaffee und Schwarztee sind in kleinen Mengen erlaubt, auf Alkohol muß man verzichten. Stuhlverstopfung muß verhindert werden; wenn es nicht von selbst »geht«, kann man mit Abführtees oder Früchtewürfeln nachhelfen. Die Anwendung von Wärme im Nieren- und Blasenbereich wird meistens als lindernd empfunden.
5. Nach der Ausheilung müssen eventuell vorliegende Mißbildungen, Abflußstörungen und Nierensteine ausgeschlossen werden. Wenn man eine akute Nierenentzündung mitgemacht hat, soll man längerfristig an einer Verbesserung der körperlichen Abwehr arbeiten.

Wichtig und unterstützend für dieses Vorhaben sind

- gesunde vitamin- und mineralstoffreiche Kost,
- die »Drittel-Lebensweise«: 8 Stunden Schlaf, 8 Stunden Freizeit und 8 Stunden Arbeit,
- körperliche Abhärtung,
- regelmäßig Sport und
- Abstinenz von Alkohol und Nikotin.

In den ersten 6 Monaten sollten auch regelmäßige Kontrollen beim Arzt erfolgen. Die Kontrollen umfassen Blutdruck, Harn und Blutwerte alle 6 Wochen in einem Zeitraum von einem halben Jahr. Nach Ablauf eines halben Jahres sollten die Befunde weiterhin halbjährlich durch 2 Jahre kontrolliert werden.

Neben der unsachgemäßen (oder unterlassenen!) Behandlung der akuten Entzündung als fördernde Grundlage einer chronischen Entzündung gibt es eine Reihe von anderen Umständen für das Chronischwerden:

- Nierensteine,
- Zuckerkrankheit und Gicht,
- Schmerzmittelmißbrauch,
- gehäufte Schwangerschaften nach bereits geschädigter Niere,
- Harnentleerungsstörungen und Mißbildungen,
- Harnkatheter und künstliche Harnableitungen,
- alle Krankheiten, welche die Nieren mitbeteiligen.

Welche Symptome macht die chronische Nierenentzündung?

Sehr häufig — leider! — ist die chronische Entzündung symptomarm. Dies ist auch der Grund dafür, daß ihre rechtzeitige Entdeckung oft erschwert ist.

Nur beim akuten Schub nämlich bestehen

- Schmerzen in der Nierengegend,
- Störungen der Harnentleerung und
- Fieber.

Allgemein ist man müde, manchmal werden die Schmerzen auch mit »Ischias« verwechselt, sogar kolikartige Schmerzen kommen vor.

Im weiteren Krankheitsverlauf sind die führenden Symptome

- Gewichtsverlust durch Appetitlosigkeit und Brechreiz,
- Kopfschmerzen, Müdigkeit und Abgeschlagenheit,
- immer wieder Fieberanfälle,
- verringerte Harnbildung,
- Harninfektionen mit Eiter und Blut im Harn.

Das gelegentlich einzige Symptom einer chronischen Nierenentzündung kann die bloße Ausscheidung von weißen Blutkörperchen sein.

Langfristige Spätfolgen der chronischen Nierenentzündung sind steigender Bluthochdruck und zunehmende Harnvergiftung des Körpers.

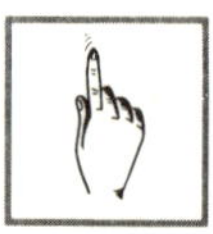

Achtung:

Die große Gefahr der chronischen Nierenentzündung liegt in ihren schleichenden Symptomen, die oft zu Täuschungen Anlaß geben.

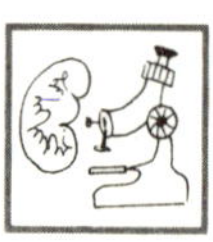

Diagnose

Im Labor sind die Einschränkung der Nierenfunktion und die Übersäuerung des Blutes erkennbar. Der Ultraschall zeigt das verschmälerte Nierengewebe und Narben. Ähnlich stellt sich die Niere im Röntgen dar.

Die Hauptkomplikationen der chronischen Entzündung sind die Schrumpfniere, das Nierenversagen und der Bluthochdruck.

Behandlung

Größte Bedeutung kommt den Risikofaktoren zu, sie müssen verringert werden. Störungen des Harnabflusses, wie Steine oder eine vergrößerte Prostata, müssen beseitigt, Mißbildungen korrigiert und Fremdkörper, wie Katheter, überhaupt gemieden werden. Einmalkatheter sind besser als Dauerkatheter. In vielen Fällen ist eine Langzeitbehandlung mit Antibiotika notwendig. Die Blutwäsche und eventuell die Nierenverpflanzung (Transplantation) sollen vorausschauend geplant werden.

Wann muß die Niere wegen chronischer Entzündung operativ entfernt werden?

Dann, wenn
- die Entzündung nur einseitig,
- die zweite Niere gesund und
- die kranke Niere zur Ursache von Infektionen und Bluthochdruck geworden ist.

Die Entscheidung zur Operation fällt nur dann, wenn alle drei genannten Umstände gegeben sind.

Eine Sonderform der Nierenentzündung ist die **Entzündung der Nierenkörperchen** (= Glomeruli). Der Arzt nennt dies »Glomerulonephritis«. Die Krankheit kann akut und chronisch verlaufen und befällt beide Nieren. In den beiden Nieren können alle Nierenkörperchen oder nur einzelne herdförmig befallen sein.

Die akute Glomerulonephritis entwickelt sich oft nach Infektionen mit Bakterien oder Viren. Als Antwort auf den Einfluß dieser eiweißhältigen Fremdstoffe bildet der Organismus Antikörper. Durch eine überschießende Reaktion richten sich diese Antikörper schließlich gegen das körpereigene Gewebe. Von der Krankheit werden daher auch andere Organe, wie Herz, Leber, Lunge, Gelenke, ja sogar Gehirn und Haut, betroffen. Solche allumfassenden Krankheiten bezeichnen wir als »systemisch«.

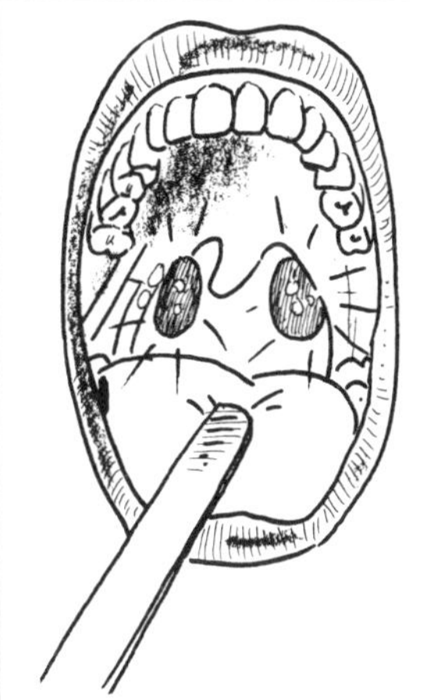

Bei und vor allem nach eitriger Mandelentzündung soll man den Harn untersuchen lassen.

Gut bekannt ist die Glomerulonephritis nach Mandelentzündungen (»Angina«), aber auch eitrigen Entzündungen der Haut. Die Erreger sind bestimmte Bakterien, die man als »beta-hämolysierende Streptokokken« bezeichnet. Sie sind kugelförmig und lagern sich in Ketten aneinander. Hämolysierend heißen sie, weil sie die roten Blutkörperchen zerstören; in der Folge erscheint der rote Blutfarbstoff Hämoglobin als Zersetzungsprodukt im Blut.

Die Nierenkrankheit beginnt meistens erst einige Wochen (1 — 3) nach der Infektion, z. B. der Mandeln. Die zeitliche Verschiebung erklärt sich durch die Antikörperbildung, welche einige Wochen braucht, um richtig in Gang zu kommen. Die Eiweißkomplexe aus fremden Giftstoffen (= Antigene) und vom Organismus gebildeten Antikörpern gelangen auf dem Blutweg in die Gefäßschlingen der Nierenkörperchen. Sie lagern sich dort an die Gefäßwände und erzeugen so die Entzündung. Das Bedenkliche und Gefährliche der Krankheit liegt darin, daß sie erst entsteht, wenn an die auslösende Infektion — vor einigen Wochen — gar nicht mehr gedacht wird.

Symptome

Ziemlich plötzlich kommt es zu Fieber und Wasseransammlungen im Gesicht, besonders um die Augenlider, aber auch an anderen Körperstellen. Dazu kommen Atemnot, hoher Blutdruck und Herzschmerzen. Die Harnproduktion läßt nach.

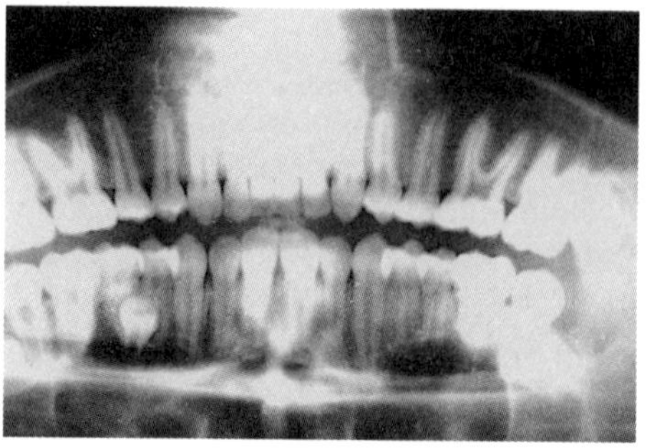

Nierenentzündungen können auch von den Zähnen ausgehen. Das Panorama-Röntgen gibt Aufschluß über »beherdete« Zähne.

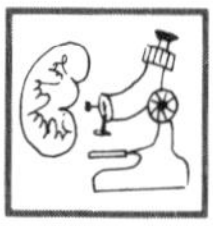

Diagnose

Im Harn findet man Eiweiß und rote Blutkörperchen; im Blut lassen sich die Zeichen der Entzündung und die gestörte Nierenfunktion nachweisen.

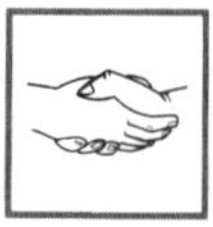

Behandlung

Antibiotika gegen die auslösenden Erreger und entzündungshemmende Mittel. Zum Teil sind auch Kortison und eine Chemotherapie (wie gegen Krebs) notwendig. Strenge Bettruhe mit Beschränkung der Flüssigkeits-, Salz- und Eiweißzufuhr sind unbedingt erforderlich. Beim Kind ist mit einer hohen Ausheilungsrate bis zu 95 % zu rechnen, beim Erwachsenen bleiben in einem Drittel der Fälle Schäden zurück, oder die Entzündung geht in ein chronisches Stadium über.

Die **chronische Form** geht entweder aus der akuten hervor, oder die Entzündung hat von vornherein chronisch begonnen. Die Auslöser sind aber auch hier dieselben. Wegen der geringen oder untypischen Beschwerden ist die Entdeckung der chronischen Entzündung oft ein Zufallsereignis.

Symptome

Kopfschmerzen sind meist das Zeichen eines erhöhten Blutdruckes. Eiweißverluste und Blutarmut führen zur Minderung der körperlichen Leistungsfähigkeit. Durch die

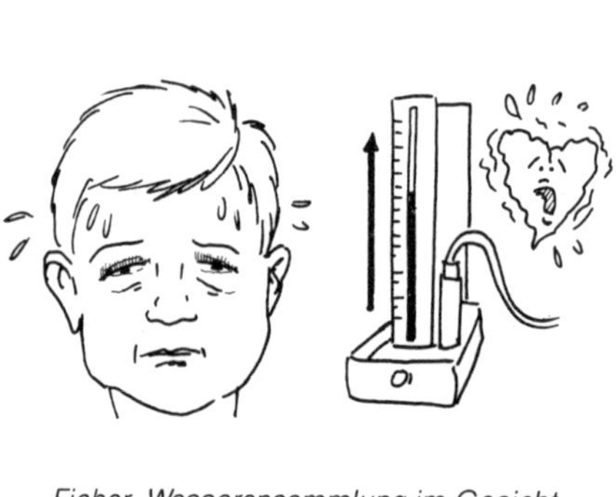

Fieber, Wasseransammlung im Gesicht, hoher Blutdruck und Herzschmerzen sind wichtige Symptome der »Glomerulonephritis«.

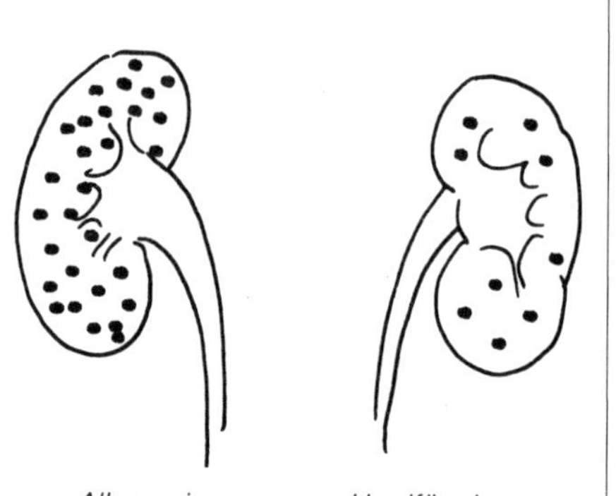

Allgemeiner Herdförmiger Organbefall

Der Organbefall ist oft »herdförmig«.

Eiweißverarmung des Körpers sammelt sich Wasser an, wir sprechen von »Ödemen«. Die Eiweißausscheidung im Harn kann man schon selbst am Schäumen des Harnes erkennen. Blutharn und Schmerzen sind eher selten. Wenn an den Körperstellen, an denen die Harnorgane liegen, Schmerzen vorkommen, dann sind diese eher Ausdruck einer zusätzlichen Entzündung im Nieren-Blasenbereich.

Diagnose

Im Harn finden sich Eiweiß, rote und weiße Blutkörperchen. Das Blut weist die Zeichen der Entzündung und verminderte Nierenfunktionswerte auf.

Die Behandlung ist so wie bei der akuten Form. Sie ist langfristig — manchmal lebenslang — und braucht die ständige ärztliche Kontrolle. Zu Beginn ist immer die Behandlung im Spital erforderlich.

Wegen der geringen Beschwerden der Krankheit — aber langfristig gravierender Folgen — kommt der Vorbeugung besondere Bedeutung bei. Das Beste ist natürlich die Vorbeugung von Infektionen.

Diese wird uns durch eine geregelte Lebensweise, wohl dosierte Abhärtung und körperliche Sauberkeit erleichtert. Mit gestärkten Abwehrkräften reduziert sich die Empfängnisbereitschaft für Infektionen. Ein weiterer Punkt ist die sorgsame Behandlung (lang genug und ausreichend wirksam) von bereits eingetretenen Infektionen. Eine zusätzliche Möglichkeit der Vorbeugung von Schäden ist die Früherkennung (ein Harnbefund dauert nur wenige Minuten!) durch den Arzt. Dies ist allerdings nur dann zu verwirklichen, wenn ein Arztbesuch auch außerhalb der Vorsorgetermine (nur einmal im Jahr!) stattfindet.

Der Nierenabszeß

Unter einem Abszeß versteht der Arzt eine abgekapselte Eiteransammlung im Gewebe oder in einem Organ. Nierenabszesse entstehen in der Nierenrinde, wenn Bakterien auf dem Blutweg dorthin eingeschleppt werden, z. B. von einem eitrigen Finger, einer eitrigen Hautentzündung oder einem Furunkel (= eitrige Entzündung eines Haarbalges). Nierenabszesse neigen dazu, in das die Niere umgebende Fettgewebe durchzubrechen. Sind zusätzlich Steine vorhanden, ist auch ein Durchbrechen der Niere möglich.

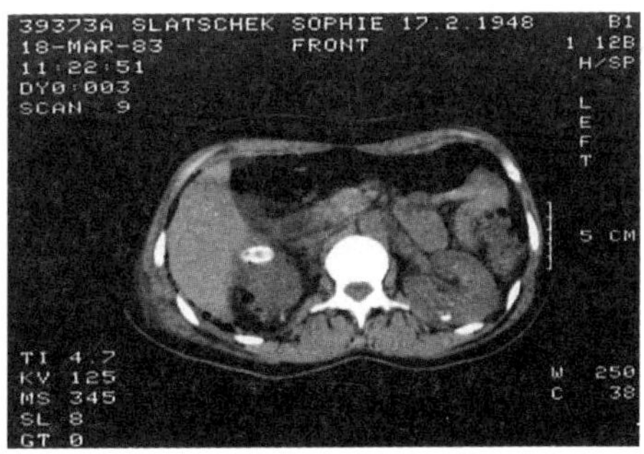

Abszesse in beiden Nieren. Computertomographie.

Symptome

Fieber mit hohen Fieberzacken und Schmerzen in der Nierengegend, was zu einer Schonhaltung der Lendenwirbelsäule führt. Frißt sich der Abszeß durch

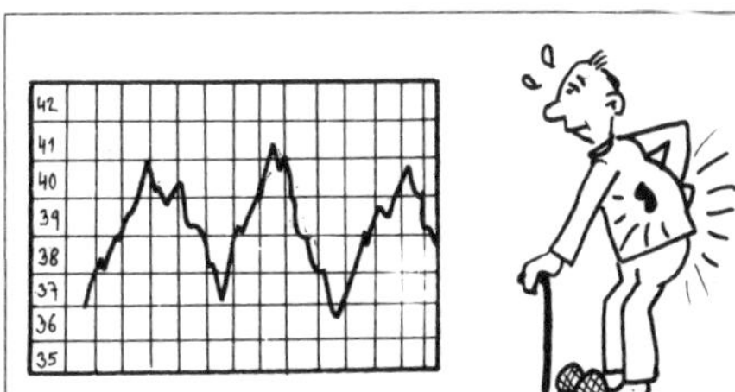

»Schonhaltung« und »zackendes« Fieber sind Ausdruck des Nierenabszesses.

die Niere hindurch, dann verstärken sich alle Symptome. Im Winkel zwischen Rippe und Wirbelsäule kann eine Hautrötung sichtbar werden. Durch Reizung des Zwerchfells ist auch das Einatmen schmerzhaft behindert.

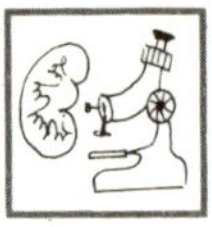

Diagnose

Im Labor sehr hoher Anstieg der weißen Blutkörperchen. Die Zeichen des Harninfektes können im Harnlabor fehlen! Wichtig sind Ultraschall und Nierenröntgen, entscheidend für die Diagnose aber wird die Computertomographie, welche Ort und Ausdehnung des Abszesses ganz genau anzeigt.

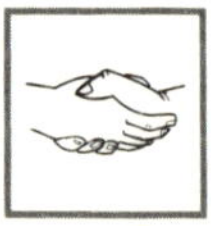

Behandlung

Die alleinige antibiotische Behandlung darf nur im Anfangsstadium versucht werden. Sonst muß operiert werden, wobei die bloße Entfernung des abszeßtragenden Nierenanteils oft nicht genügt. Ist der Abszeß sicher abgekapselt, kann die Ableitung — die »Drainage« — des Eiters durch Einlegen eines Drainageschlauches von außen versucht werden. Aber auch hier und in vielen anderen Fällen ist die Entfernung der Niere (= Nephrektomie) oft nicht zu umgehen.

Das Harnfieber — die Blutvergiftung

Am Beginn dieses »Urosepsis« genannten, lebensbedrohenden Zustandes steht eine Allgemeininfektion mit Ausschwemmung von Bakterien ins Blut. Der Giftschock bei der »Sepsis« (= Blutvergiftung) rührt von Giften aus den Zellwänden abgestorbener Bakterien her. Diese Gifte bewirken eine Gefäßverengung. Verengte Gefäße in der Niere bedeuten aber eine starke Minderung der Harnproduktion.

Wovon kann man eine Harnvergiftung bekommen?

1. Von Infektionsherden im Harntrakt, diese machen 70 % der Ursachen aus.
2. Von Harnleiterverengungen mit Stauungen und Harnröhrenverengungen.
3. Von Nierensteinen.
4. Von infizierten Blutergüssen nach Operationen im Harntrakt.
5. Nach Spiegelungen (= Endoskopien) im Harntrakt.
6. Nach längerdauernder Infusionsbehandlung durch infizierte Katheter.
7. Bei infizierten Venenentzündungen.

Die häufigsten Erreger sind »Coli«-Bazillen.

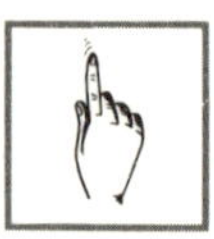

So wie bei der Nierenentzündung auch, gibt es eine Reihe von Umständen, welche die Harnvergiftung fördern:

- Alter und schlechter Allgemeinzustand.
- Mangel an Abwehrstoffen.
- Zuckerkrankheit.
- Tuberkulose und Leberzirrhose.
- Herz- und Lungenerkrankungen.
- Chemotherapie und Kortison.

- Langdauernde Antibiotikabehandlung.
- Krebserkrankung.
- Harnröhrenentzündung wegen Dauerkatheter.
- Harnfisteln, also künstliche Harnableitung.

Symptome

Die Krankheit beginnt mit einer rapiden, dramatischen Verschlechterung des Allgemeinzustandes. Das erste Symptom überhaupt kann Benommenheit sein, es folgen Unruhe und Schläfrigkeit. Darauf Fieber mit hohen Zacken und Schüttelfrost. Tritt nun ein Schock ein, ist man durch das drohende Kreislaufversagen gefährdet. Der Herzschlag kann sowohl zu schnell als auch zu langsam sein, typisch ist in jedem Fall eine gesteigerte Atmung.

Die produzierte Harnmenge sinkt, ebenso der Blutdruck. Die Durchblutung ist stark herabgesetzt, die Harnproduktion von 20 bis 30 Milliliter bei Beginn der Vergiftung kann zum Erliegen kommen. Das Knochenmark wird überfordert, und es kommt zum völligen Fehlen weißer Blutkörperchen.
In der Spätphase wird die Lunge wäßrig durchtränkt, im Magen-Darm-Trakt entstehen Blutungen, Blut erscheint im (spärlichen) Harn. Letztlich wird auch das Gehirn mit Wasser überschwemmt.

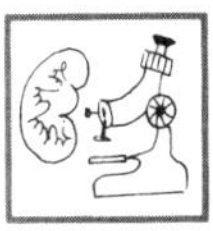

Diagnose

Wichtig ist das Labor. Man sieht Blutarmut und einen Mangel an Blutplättchen. Zuerst sind die weißen Blutkörperchen vermehrt, später im Schock fehlen sie ganz. Durch Anlegen von »Kulturen« wird die Art der Bazillen im Blut bestimmt. Im übrigen werden alle Untersuchungen herangezogen, die auf einer Intensivstation vorhanden sind.

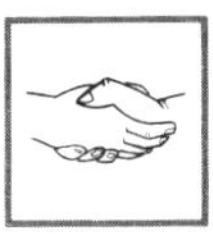

Behandlung

Örtliche operative Sanierung mit Abszeßeröffnung und Wiederherstellung einer ungestörten Harnableitung. Antibiotika, zusätzlich alle lebenserhaltenden Maßnahmen wie Schockbekämpfung, Sauerstoff usw.

Wird die Harnvergiftung sofort behandelt, besteht Aussicht auf Heilung, sonst muß mit schwerwiegenden Komplikationen gerechnet werden. Die häufigsten sind Gerinnungsstörungen, Blutungen, Magengeschwüre, Leberversagen, Lungenprobleme, Eiterabsiedelungen in die Lungen, Leber, Milz, Bauchspeicheldrüse, Herz (Herzklappen!) und Gehirn (Hirnabszesse).

Nierentumoren

Gutartige oder »benigne« Tumoren der Niere sind selten, sie werden meistens durch einen Zufall entdeckt, da sie kaum Beschwerden machen. Bekannt ist, daß sich aus gutartigen drüsigen Nierentumoren bei zunehmender Größe Nierenkrebse entwickeln können. Gewebsmäßig können Nierentumoren von allen Sorten des Nierengewebes ihren Ausgang nehmen.

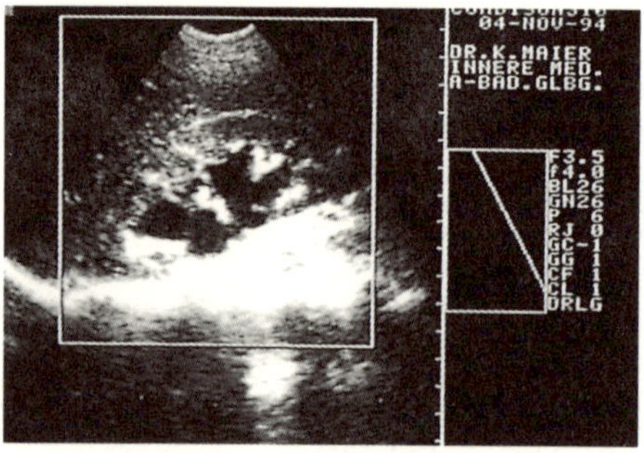

Die Erweiterung von Blutgefäßen und die Vermehrung von Fettgewebe in der Niere können Tumoren vortäuschen. Ultraschallbild.

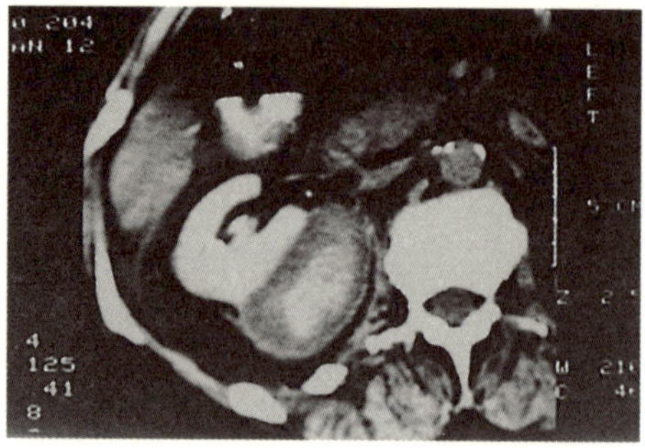

»Hamartom«.
Eine »Mischgeschwulst« der rechten Niere.
Computertomographie.

Symptome

Entweder keine — oder bei Gefäßtumoren Auftreten von Blut im Harn. Auch wenn der gutartige Tumor sehr groß ist, wird der Allgemeinzustand nicht beeinträchtigt, es können aber durch Verdrängung der Nachbarorgane Flankenschmerzen auftreten.

Diagnose

Ultraschall, Röntgen und Computertomographie.

Beachte:

Üblicherweise wird ein im Ultraschall gesehener Tumor solange als grundsätzlich bösartig eingestuft, bis durch andere Untersuchungen die Gutartigkeit positiv bewiesen ist.

Behandlung

Kleine gutartige Tumoren, die — wie üblich — keine Beschwerden machen, werden lediglich kontrolliert. Bei Blutharn und großen Tumoren wird die Teilentfernung der Niere versucht. Bei sehr großen Tumoren mit Gefäß-, Muskel- und Fettreichtum ist fallweise nur die Entfernung der ganzen Niere möglich.

Bösartige Tumoren

Einige Zahlen über den Nierenkrebs:

- Ca. 2 % aller bösartigen Tumoren gehen von der Niere aus.
- Beim Kind dagegen stellt der bösartige »Wilms«-Tumor der Niere fast ein Drittel aller Krebse!
- Wichtiger aber ist eine andere Prozentangabe: 80 % aller Nierentumoren sind bösartig.
- Männer sind doppelt so häufig vom Nierenkrebs befallen als Frauen.
- In der Hälfte der Fälle ist der untere Nierenpol befallen.
- Zwei Prozent der Nierenkrebse treten beidseitig auf.

Der Krebs befällt beide Nieren gleich oft, die Ursachen der Krebsentstehung in der Niere sind praktisch unbekannt. Es spricht vieles dafür, daß sich der Krebs aus einer ursprünglich gutartigen Drüsengeschwulst entwickelt. Das Wachstum des Krebses geht langsam — über Jahre — vor sich. Von Anfang an aber wächst der Nierenkrebs verdrängend, das Einwachsen in die Nachbarorgane Zwerchfell, Leber, Milz, Dickdarm, Zwölffingerdarm und Bauchspeicheldrüse ist jedoch selten. Ein Tumoreinbruch in die Nierenvene und die untere Hohlvene kommt hingegen oft vor.

Wenn der Nierenkrebs Metastasen setzt, dann tut er dies am häufigsten in die Lungen, Knochen, Leber, Nebennieren und das Gehirn.

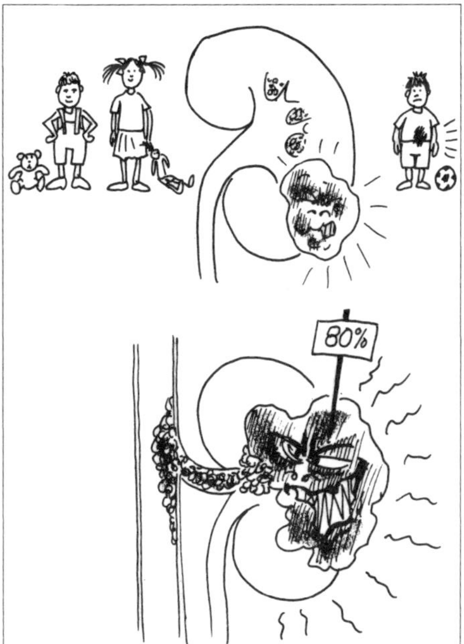

»Steckbrief« für den Nierenkrebs:

1) *Nierentumore sind Kinderkrebse.*
2) *50 % der Tumoren sitzen am unteren Nierenpol.*
3) *80 % der Nierentumoren sind bösartig.*

Welche Symptome macht ein Nierenkrebs?

Leider bedeuten Symptome meist ein bereits fortgeschrittenes Tumorleiden.

Als »klassisch« wird die »Dreier«-gruppe

- Blutharn,
- Flankenschmerz und
- tastbarer Tumor in der Nierengegend

bezeichnet.

Der Blutharn entsteht dann, wenn der Tumor in das Kelchsystem der Niere einbricht. Normalerweise ist der Blutharn schmerzlos.
Zu kolikartigen Beschwerden kann es kommen, wenn kleine Blutgerinnsel den Harnleiter zeitweilig verstopfen. Ist der Blutharn sehr arg, kann die Blase ganz mit Blutgerinnseln ausgefüllt werden.

Schmerzen in der Nierengegend sind ein Zeichen, daß es in den Tumor blutet und die Nierenkapsel durch die Größenzunahme gedehnt wird.

Blutharn, Schmerz und eine tastbare Geschwulst sind Symptome für den Nierenkrebs.

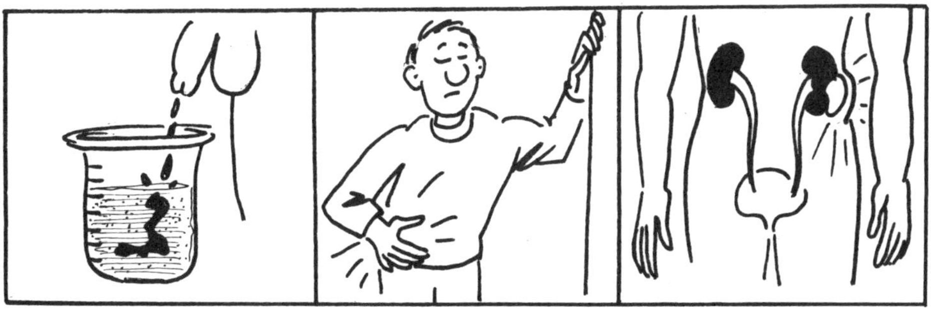

Weitere Symptome sind

- Nachtschweiß,
- Blutarmut,
- Krampfaderbildung in der Leisten-Hodengegend,
- Magen-Darm-Beschwerden durch Verdrängungserscheinungen des Tumors.

Kreuzschmerzen und Knochenbrüche sind Hinweise auf Metastasen in den Knochen, Atembeschwerden treten bei Lungenmetastasen und Nervenausfälle bei Hirnmetastasen auf.

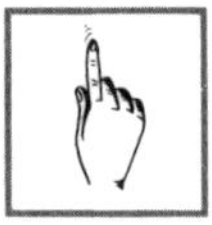

Achtung:

Bei jedem 2. bis 3. Nierenkrebs erscheinen zuerst sogenannte »Fremdsymptome«: Bluthochdruck, hohes Blutkalzium und Vermehrung der roten Blutkörperchen.

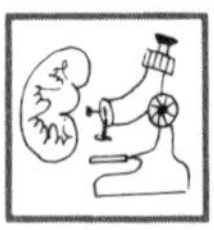

Diagnose

Tastbar sind die meisten Tumoren — zumindest am Anfang — nicht, sodaß uns das Labor und »Apparate« weiterhelfen müssen. Im Harnlabor kann man rote Blutkörperchen finden, im Blut hohes Kalzium und vermehrt rote Blutkörperchen. Später entwickelt sich daraus durch wiederholte Blutungen eine Blutarmut.

Der Ultraschall ist wichtig, mit ihm kann eindeutig zwischen Nierenzyste und Nierentumor unterschieden werden. Eine Hilfsuntersuchung ist das Nierenröntgen, wesentlich exakter ist das Gefäßröntgen (= Angiographie). Wir bekommen einen genauen Aufschluß darüber, wie die Gefäßversorgung der Niere ist. Zur Planung des operativen Vorgehens ist dies unerläßlich. Die meisten Informationen aber liefert uns die Computertomographie. Mit 90%iger Sicherheit erfahren wir damit das genaue Tumorstadium. Das MR braucht man zur Feststellung, ob sich eventuell Tumorgerinnsel in die untere Hohlvene ausgebreitet haben. Das Gefäßröntgen der unteren Hohlvene und das Lungenröntgen beschließen die Diagnostik. Zur Beantwortung der Frage, ob Absiedelungen im Skelett vorhanden sind, benötigt man noch die radioaktive Untersuchung.

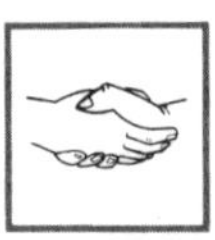

Behandlung

Die Methode der Wahl ist die Entfernung der Niere. Sitzt der Tumor am oberen Pol (dem die Nebenniere aufsitzt), wird auch die Nebenniere entfernt. Bei Tumoren am unteren Pol wird die Nebenniere belassen. Die Niere wird auch dann entfernt, wenn schon Metastasen nachzuweisen sind, besonders wenn Blutharn und Schmerzen sehr stark ausgeprägt sind. Strahlen, Hormone und Chemotherapie helfen sehr wenig. Zum Teil erfolgversprechend sind Behandlungen mit Interferon und Interleukin. Der Heilerfolg hängt von der Ausdehnung des Tumors bei der Erstuntersuchung ab. Ist der Tumor örtlich begrenzt (= kein Lymphknotenbefall, keine Metastasen), kann die Heilungsquote auf 100 % steigen.

Unter den **Tumoren des Nierenbeckens** sind gutartige äußerst selten. Es handelt sich meist um Nierenbeckenkrebse, und sie machen 10 % aller Nierentumoren aus. Männer überwiegen im Verhältnis 3 : 1, und der Altersgipfel liegt zwischen 40 und 80 Jahren.

Gefördert werden die Krebse des Nierenbeckens durch

- chronische Infektionen, wie etwa durch Bilharziose (= Egelkrankheit),
- chemische Stoffe, wie Amine und Endoxan,
- Mißbrauch mit dem Schmerzmittel Phenacetin,
- langjähriges starkes Rauchen,
- Thorotrast: Dies ist ein Röntgenkontrastmittel, das früher verwendet wurde. Thorotrast wurde in 5 % der Fälle im späteren Verlauf zum Krebsverursacher. Das Mittel ist schon längst aus dem Verkehr gezogen.

Symptome

Typisch ist der in 80 % vorkommende schmerzlose Blutharn. Bei starker Blutung gehen kleine Blutklumpen mit dem Harn ab, diese können durch Harnleiterverstopfung auch Koliken und Harninfektionen auslösen. Oft erst sind Erstsymptome bemerkbar, wenn die Krankheit schon weit fortgeschritten ist.

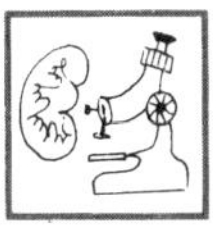

Diagnose

Der Ultraschall hat wenig Bedeutung, denn Nierenbeckentumoren sind im Ultraschall praktisch nicht zu erkennen. Wichtig sind das Röntgen und die Blasenspiegelung. Zusätzliche Informationen bringt die Endoskopie (Spiegelung). Auch die Untersuchung der mit dem Harn ausgeschiedenen Zellen liefert wertvolle Hinweise: Je mehr bösartige Zellen ausgeschieden werden, umso höher ist das Tumorstadium und umso bösartiger ist der Krebs selbst.

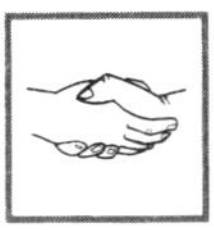

Behandlung

Es muß die ganze Niere, der ganze Harnleiter und jenes Blasenstück, in das der Harnleiter einmündet, entfernt werden. Nur dann, wenn man als »Einnieriger« am Nierenkrebs erkrankt, können nierenerhaltende Eingriffe gewagt werden. Besondere Tumorarten werden fallweise auch mit Laser behandelt.
Nach der Operation sind regelmäßige Blasenspiegelungen zur Kontrolle eines Rückfalles (= Rezidiv) notwendig.

Achtung: Wird der Harnleiter belassen, ist die krebsige Rückfallquote 20 %!

Im gesamten ist der Heilerfolg aber nicht nur vom Operationsverfahren abhängig, sondern sehr stark auch vom Bösartigkeitsgrad.

Die Sackniere

Diese Veränderung entsteht durch eine akute Harnstauung. Das Nierenbecken und der Harnleiter werden durch eine Behinderung des Harnabflusses ausgeweitet. Wird der verstopfte Abfluß wieder freigegeben, kann sich die Niere wiederum erholen.

Solange der Abflußstopp und die Ausweitung bestehen, spricht man von »Hydronephrose«. Ist der Verschluß des Harnleiters dagegen dauernd, hat dies eine nicht umkehrbare Schädigung des arbeitenden Nierengewebes zur Folge. Die Niere wird zu einem Sack ausgedehnt, funktionslos und stirbt ab. Die Ursache des Absterbens ist in einem Krampf der vor den Nierenkörperchen liegenden Blutgefäße zu finden.

Bei der chronischen (die akute ist ja umkehrbar) Hydronephrose wird das Nierengewebe zu einer papierdünnen Hülle ausgewalzt.

An jeder Stelle des »Abflußrohres« (= Harnleiter) kann der Harn gestaut werden, dennoch gibt es einige »Lieblingsstellen«, so am Abgang des Harnleiters vom Nierenbecken, an Kreuzungsstellen mit Blutgefäßen und am Beckenboden.

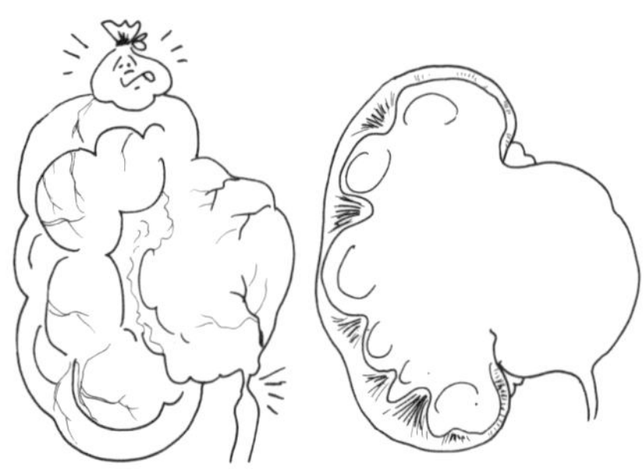

Bei der »Sackniere« (= Hydronephrose) wird die Niere zu einem funktionslosen Beutel.

Symptome

- Schmerzen: Sie sind dumpf, seitlich in den Flanken oder im Oberbauch und strahlen nicht aus.
- Koliken können gelegentlich zu Beginn auftreten.
- Bei entzündeter Niere gibt es auch Fieber mit Schüttelfrost.
- Übelkeit, allgemeines Krankheitsgefühl, Blähungen und Verstopfung.
- Harnlassen kann erschwert sein, im Harn selbst finden sich rote Blutkörperchen.
- Der Winkel zwischen Rippen und Wirbelsäule schmerzt auf Drücken oder Klopfen.

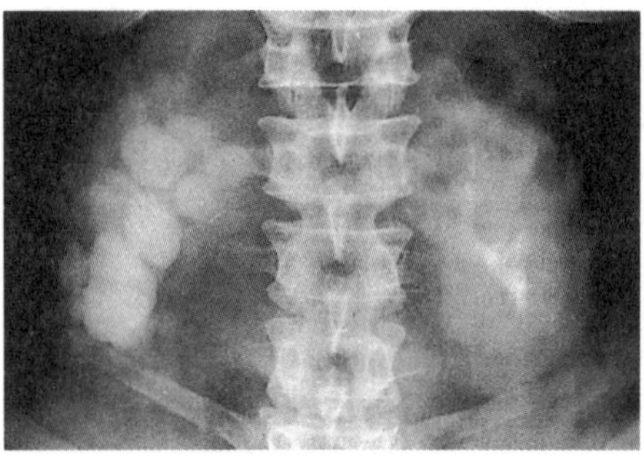

Sacknieren beidseits. Röntgenbild mit Kontrastmittel.

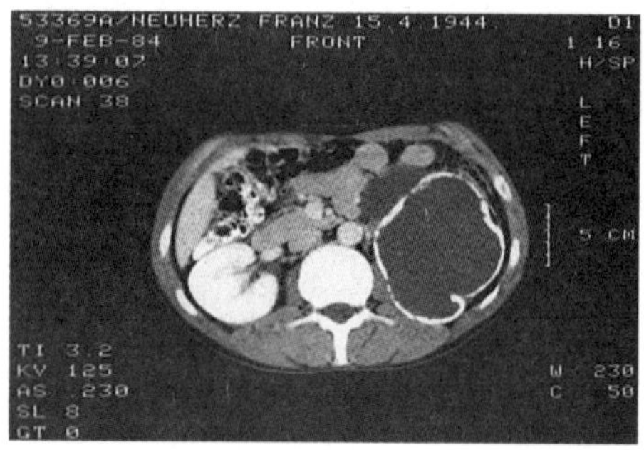

Sackniere links. Die Niere ist zu einem funktionslosen Sack ausgewalzt. Computertomographie.

Diagnose

Deutlich sind die Veränderungen schon im Ultraschall. Zusätzlich wertvoll sind Röntgen und vor allem die Nierenbeckenfüllung »von unten«, weil damit der Ort des Abflußhindernisses geortet werden kann. Computertomographie und die ultraschallgezielte Gewebsentnahme klären restliche Fragen.

Komplikationen sind Blutvergiftung und Nierendurchbruch mit dem Austritt von Harn in das Körpergewebe.
Gefördert wird auch die Steinbildung, denn das »Wasser« steht ja, und die Kristallbildung ist somit viel leichter möglich.
Auch ein Bluthochdruck kann ausgelöst werden.

Behandlung

Operiert — mittels Nierenentfernung — wird dann, wenn die »Wasserniere« zu einem funktionslosen Sack geworden ist. Voraussetzung für das operative Vorgehen ist, daß die gegenseitige Niere normal funktioniert. Auch die schwere Harninfektion kann ein Operationsgrund sein. In jedem Fall ist es das Ziel aller anderen Operationen, das gestaute Nierenbecken wiederum frei zu bekommen und zu entleeren.

Die kleinere operative Variante ist die Punktion der Niere, um den Harn nach außen abzuleiten. Dieses Verfahren bietet die Möglichkeit, daß sich die Niere in ihrer Funktion wieder erholen kann. Gleichzeitig kann bei dieser Methode Kontrastmittel eingespritzt werden, und am Abflußstopp im Harnleiter kann man dann erkennen, wo das Hindernis liegt.

Eine Drainage nach außen kommt auch für die infizierte Sackniere, dann »Eiterniere« oder »Pyonephrose« genannt, in Frage, ebenso als Notmaßnahme bei der Blutvergiftung.

Eine **»unechte« oder »Pseudosackniere«** liegt dann vor, wenn sich Harn außerhalb von Nierenbecken oder Harnleiter befindet und im Gewebe abgekapselt wird. Die Ursachen können unbekannt sein — »einfach so« — oder durch Verletzungen und bei medizinischen Eingriffen und Operationen entstanden sein. Gefördert wird der Harnaustritt — auch als »Urinom« bezeichnet — durch Steine, Blutgerinnsel und Verengungen im Harnleiter.

Die aus Bindegewebe bestehende Hülle um den ausgetretenen Harn bildet der Körper innerhalb von Stunden. Die Hülle ist dann in der Lage, weiteren Harn aufzunehmen.
Der eingeschlossene Harn kann infiziert werden. Auch wenn keine Infektion hinzutritt, geht die Niere durch Druck und/oder Abflußstörung — oft ohne Symptome — zugrunde.

Am Anfang bestehen nur wenige oder keine Symptome. Blut im Harn kann, muß aber nicht sein. Schmerzen in der Nierengegend oder im Unterbauch können auftreten, auch schwerste Bauchbeschwerden — wie bei einer Bauchfellentzündung — sind möglich. Bei einer Infektion gibt es Fieber.

Diagnose

Zuerst Ultraschall, dann Röntgen und Röntgenkontrastmitteluntersuchung »von unten«.
Komplikationen sind die Infektion, Blutvergiftung und die Dickdarmverdrängung mit Darmverschluß.

Behandlung

Wichtig ist die frühzeitige ultraschallgesteuerte Ableitung des Harnaustrittes. Sonst muß der Harn vom Nierenbecken aus abgeleitet werden. Durch die Entlastung besteht dabei auch die Chance, daß sich das Leck von selbst wieder schließt. Hilft das nicht, müssen größere operative Korrekturen veranlaßt werden. Wird der Frühfall versäumt, ist die Entfernung der ganzen Niere meist nicht zu umgehen.

Verletzungen der Niere

Wie oft und auf welche Weise man sich eine Verletzung der Niere zuzieht, hängt stark von der Weltgegend ab, in der man lebt. Sind es in Tirol eher Wintersportunfälle, welche Anlaß zu Nierenverletzungen geben, sind in Deutschland Verkehrsunfälle und in den USA hauptsächlich Stich- und Schußwaffen die Verursacher. Von allen Organen des Harntraktes ist die Niere am meisten von Verletzungen betroffen, noch stärker ist dies mit 93 % bei Kindern ausgeprägt.

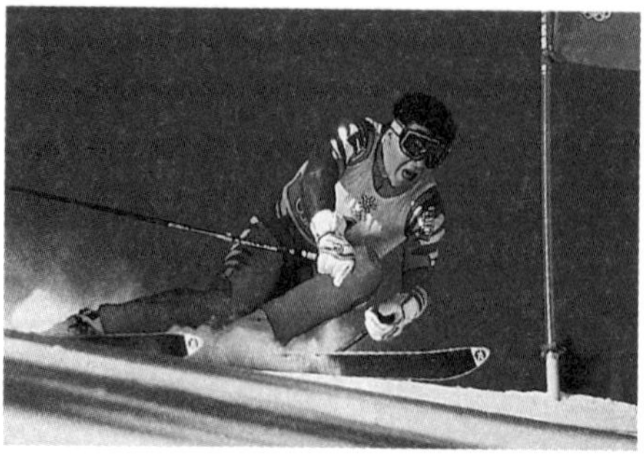

Skifahrer sind häufig Opfer von Nierenverletzungen.

Je nachdem, wie die Gewalt einwirkt, unterscheiden wir die offene Verletzung, z. B. durch eine Pfählung, von der stumpfen mit Quetschung und Prellung. Auch indirekt kann die Niere verletzt werden, etwa als Anspießung der Niere durch eine gebrochene Rippe. Insgesamt am häufigsten ist die stumpfe Nierenverletzung durch Sturz, Tritt oder Quetschung in der Flanke.

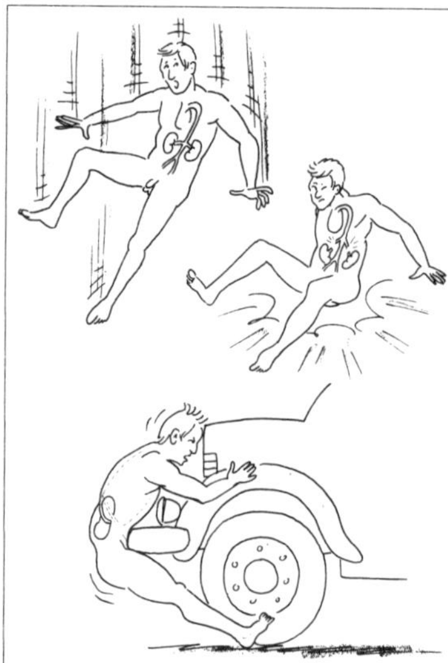

Häufige Verletzungsfolgen sind das Abreißen der Nierenblutgefäße oder der Harnleiter. Der Sturz auf das Gesäß und das Angefahrenwerden von vorne führen dazu.

Symptome

Kleinere Verletzungen können sich durch Flankenschmerzen und blutigen Harn bemerkbar machen. Bei einer größeren Verletzung sind ein gespannter Bauch und Blutdruckabfall mit Herzjagen bis hin zum Schock die Folgen. Gestocktes Blut verschließt den Harnleiter und löst damit eine Kolik aus.

Wird der Harnleiter zur Gänze verschlossen oder der Nierengefäßstiel abgerissen, ist der Harn nicht blutig.

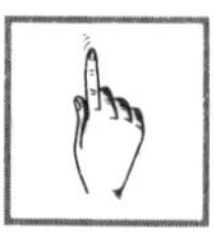

Achtung:

Bei Verletzungen in den Flanken und bei Brüchen der 10. bis 12. Rippe sollte immer nach einer Nierenverletzung gefahndet werden.

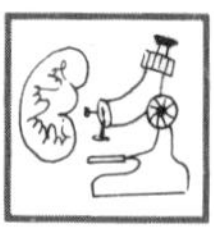

Diagnose

Nach der ärztlichen Untersuchung werden Blut und Harnwerte bestimmt, sodann sofort der Ultraschall veranlaßt. Blut- oder Harnaustritt aus der Niere sowie Gewebsverletzungen werden sicher erkannt. Mit dem Kontrastmittelröntgen wird auch die verdächtigte Beteiligung der ableitenden Harnwege sichtbar. Das Ausmaß der Nierenverletzung aber wird am besten mit dem CT bestimmt, darüber hinaus eignet es sich hervorragend zur Verlaufskontrolle.

So geht der Arzt beim Verdacht auf eine stumpfe Nierenverletzung vor:

1. Messung von Harn, Puls, Blutdruck, Temperatur.
2. Ultraschall.
3. Röntgen und vorläufige Diagnose.
4. Kontrolle des Verlaufes mit Ultraschall.
5. Weitere Diagnostik mit Gefäßröntgen + CT.

Das Gefäßröntgen braucht man meist nur, wenn eine Operation notwendig ist und vorher die Gefäßverhältnisse geklärt werden müssen.

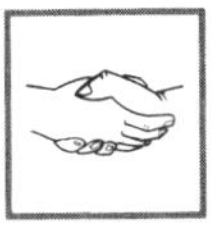

Behandlung

Offene Nierenverletzungen müssen immer operativ behandelt werden. Bei den stumpfen Verletzungen hängt es vom Grad der Verletzung ab, ob gleich operiert werden muß. Dies ist meist der Fall, wenn das Nierengewebe komplett eingerissen und Blut bzw. Harn ins umliegende Gewebe ausgetreten ist.

Spätkomplikationen nach einer Nierenverletzung können der Funktionsverlust der Niere sein, weiters Bluthochdruck, Nierensteine und in 1 % der Fälle eine Schrumpfniere.

Öfter ist zu hören, daß Menschen, denen eine Niere entfernt wurde, doppelt soviel trinken müssen als bisher.

Stimmt das?

Nein. Es besteht grundsätzlich keine Notwendigkeit, nach einer Nierenentfernung — egal aus welchem Grund — das Doppelte zu trinken. Sinnvoll sind größere Flüssigkeitsmengen nur bei Schrumpfniere und Harnsteinen. Die verbliebene Einzelniere kann die Funktion der anderen Niere praktisch voll übernehmen. Auch besteht bei normaler Funktion einer Restniere kein erhöhter Wasserbedarf des Organismus.

Die Überfunktion der Nebenschilddrüse

Die Überfunktion dieses winzigen Organs — je zwei sitzen verborgen in den beiden Schilddrüsenlappen — hat große Auswirkungen auf die Niere. Unter normalen Umständen erhöht das in der Drüse erzeugte »Parathormon« den Kalziumgehalt im Blut und vermindert den Phosphatgehalt des Blutes. Es spielt somit eine entscheidende Rolle im Knochenstoffwechsel. Sein Gegenspieler im Körper ist das Hormon »Kalzitonin«. Zu einer Überproduktion von Parathormon kommt es bei einer Vermehrung der Organzellen der Drüse, bei gutartigen Tumoren und Krebsen.

Die Folgen des krankhaft hohen Blutspiegels an Parathormon sind:

- vermehrte Phosphatausscheidung im Harn,
- verminderter Phosphatgehalt im Blut,
- vermehrter Kalziumgehalt im Blut,
- verstärkte Kalziumausscheidung im Harn,
- erhöhte Magnesiumausscheidung über die Niere und
- Knochenabbau.

Die Symptome ergeben sich aus dem schwer gestörten Haushalt der »Elektrolyte«. Neben Müdigkeit, Kreuz- und Knochenschmerzen sind häufige Knochenbrüche auffällig.

70 % der Symptome hängen mit den Nieren zusammen:

- Durstgefühl, viel Trinken, große Harnmengen,
- schwach konzentrierter Harn, nicht über 1,016,
- Nierensteine,
- Nierenverkalkung und
- Nierenbluthochdruck.

Bei einer besonderen Ausprägung der Krankheit stehen auch die verschiedensten Störungen des Magen-Darm-Traktes im Vordergrund. Ist der Kalziumspiegel über 15, dann droht ein lebensgefährliches Koma.

Diagnose

Blut- und Harnlabor, Röntgen und EKG.

Behandlung

Ist die Diagnose gesichert, müssen die Epithelkörperchen operativ entfernt werden. Ist die Überproduktion von Parathormon nicht durch einen Tumor bedingt, dann wird ein Behandlungsversuch mit Vitamin D gestartet. Kommt man damit nicht zum Ziel, werden drei Epithelkörperchen ganz und das vierte teilweise entfernt.

Das Nierenversagen – Dialyse und Nierentransplantation

Wenn die Nierenfunktion plötzlich aussetzt, sprechen wir vom akuten Nierenversagen. Die Erzeugung von Harn hört auf, und die im Stoffwechsel angesammelten Schlacken können nicht mehr ausgeschieden werden. Die Kontrolle über Körperwasser, Blutsalze, Säuren und Basen geht verloren.

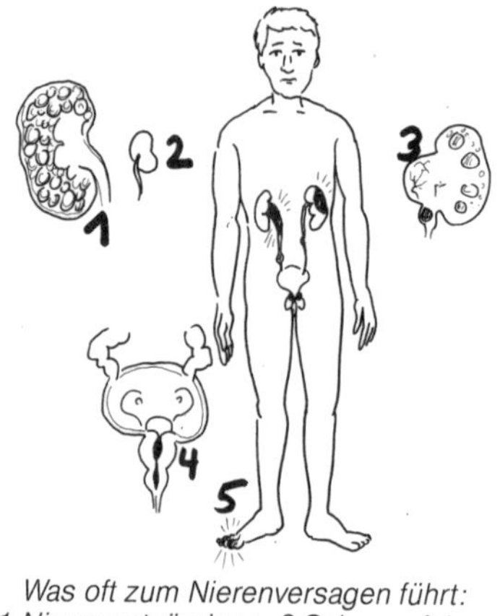

Was oft zum Nierenversagen führt: 1 Nierenentzündung, 2 Schrumpfniere, 3 Sackniere durch Steinverschluß, 4 Prostatavergrößerung, 5 Gicht.

Verschiedenste Zustände enden im akuten Nierenversagen. So führt etwa ein Kreislaufschock zur Durchblutungsstörung der Niere und nachfolgenden Schädigung des Nierengewebes. Weitere Ursachen sind akute Entzündungen beider Nieren, akute Gefäßverschlüsse und schwere Allergien. Auch durch die Einnahme von Medikamenten ist ein Nierenversagen möglich. Antibiotika, wassertreibende Mittel, Beruhigungs-, Schmerz- und Schlaftabletten müssen besonders vorsichtig ausgewählt und dosiert werden. Zu denken ist ursächlich auch an Vergiftungen mit nierenschädlichen Stoffen. Eine kleine Auswahl davon umfaßt Gold, Blei, Quecksilber und Wismut, Tetrachlorkohlenstoff, Phosphor, Arsen, Dieselöl, Essigsäure, Frostschutzmittel, Pilzgifte und DDT.

Das wichtigste Symptom des akuten Nierenversagen ist der drastische Rückgang der Harnproduktion. Sie kann völlig versiegen und dennoch vom Patienten nicht bemerkt werden, weil andere Beschwerden eventuell im Vordergrund stehen. Die fehlende Aussscheidung der Schlackenstoffe über den Harn führt innerhalb von Tagen zur Harnvergiftung oder »Urämie«. Man befindet sich damit in Lebensgefahr und muß dringend im Spital behandelt werden — meist kann das Leben nur durch Dialyse gerettet werden.

Ist das akute Nierenversagen behoben, schließt sich üblicherweise daran ein Zeitraum mit einer stark erhöhten Harnproduktion. Dieser Zustand kann über Wochen anhalten und bis zur Ausheilung vergehen Monate. Bis zur völligen Wiederherstellung bleiben die Nieren besonders empfindlich gegenüber Durchblutungsstörungen, Infektionen und Nierengiften. Wer ein akutes Nierenversagen mitgemacht hat, muß sich körperlich monatelang schonen, Unterkühlung und Nässe meiden. Eigenmächtig dürfen keine Medikamente genommen werden.

Die Dialyse ist unter dem populären Namen »Blutwäsche« bekannt geworden. Stark aufgeholt hat in den letzten Jahrzehnten die Verpflanzung (= Transplantation) von Nieren. Beide zusammen sind die wesentlichen Säulen in der Behandlung des Nierenversagens.

Bei Betrachtung der Ursachen für das Nierenversagen kommt man zu folgenden Zahlen:

Nierenentzündung und Steine	43 %
Unbekannte Ursache	13 %
Zuckerkrankheit	11 %
Bluthochdruck	9 %
Zystennieren	8 %
Schwere Allgemeinerkrankungen	5 %
Erbkrankheiten	3 %
Schmerzmittelmißbrauch	3 — 20 %
Abflußstörungen	2,5 %
Tumoren	0,5 %
»Verschiedene« Ursachen	6 %

Der Grund dafür, daß mehr als 100% herauskommen, ist, daß es im Einzelfall mehr als eine Ursache gibt, die zum Nierenversagen geführt hat. Auffällig ist jedenfalls der hohe Prozentsatz »unbekannte Ursache«. Bei Kindern ist der Anteil an Erbkrankheiten wesentlich höher, der Prozentsatz für Zucker- und Gefäßursachen aber wesentlich geringer. Die Symptome bei Nierenversagen sind — jedes für sich betrachtet — nicht typisch. Manchmal sind die Krankheitszeichen so schwach, daß sie dem betroffenen Patienten, auch über Jahre hinweg, gar nicht richtig auffallen.

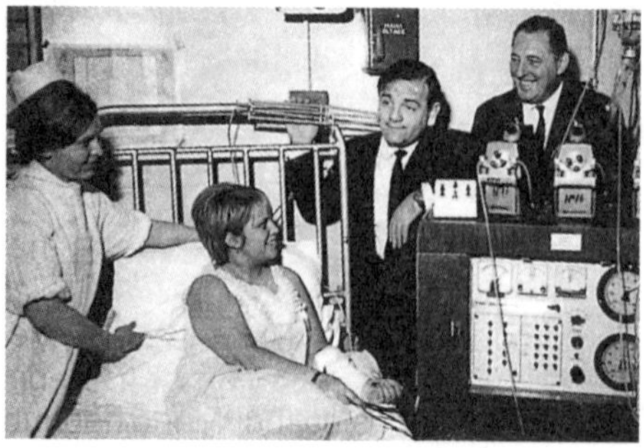

Der Siegeszug der rettenden Blutwäsche begann in den 60er Jahren. Im Bild die 18jährige Cheryl Post in London am 23. November 1965.

Sehen wir uns an, was man bei chronisch versagenden Nieren spüren und fühlen kann:

- Rasche Ermüdbarkeit.
- Japsen nach Luft bei geringer körperlicher Belastung.
- Kaum ein Tag vergeht ohne Kopfschmerzen.
- Haut und Schleimhäute sind blaß.
- Starker Mundgeruch durch Ammoniak und »pappiger« Geschmack.
- Durstgefühl, häufiges Wasserlassen.
- Unklare Rückenschmerzen.
- Schwellungen der Augenlider, Hände und Füße.

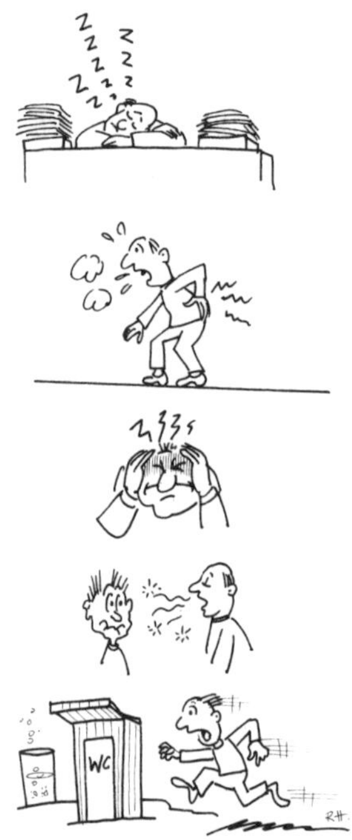

Die Symptome bei chronischem Nierenversagen.

Eingeschränkt in ihrer Funktion werden die Nieren erst, wenn sie zu weniger als 50 % arbeiten. Erkennbar wird dies für den Arzt an der Verminderung des Klärvermögens (= Clearance) für Kreatinin. Im Stadium des chronischen Nierenversagens sind alle Schlackenstoffe im Blut stark angereichert. Das Kreatinin im Blut kann von normalerweise weniger als 1 Milligramm auf 30 ansteigen. Auch alle anderen Nierenfunktionen wie Regulierung von Wasser-, Salz-, Säure-Basen- und Hormonhaushalt sind schwer gestört.

Im allgemeinen stehen für die Blutwäsche in den deutschsprachigen Ländern praktisch unbegrenzt Behandlungsplätze zur Verfügung. Dagegen ist die Zahl der Nierenverpflanzungen von der Kapazität der jeweiligen Länder abhängig. Derzeit rechnet man pro 1 Million Einwohner mit ca. 400 Patienten, die wegen eines Nierenversagens behandelt werden.

Pro 1 Million Einwohner kommen jährlich 80 neue Patienten hinzu. Von 100 Patienten mit Nierenversagen bekommen in Österreich 42 eine »neue« Niere. Wir nehmen damit einen absoluten Spitzenplatz in Europa ein.

Der noch höhere norwegische Prozentsatz erklärt sich daraus, daß es in Norwegen sehr viele Verpflanzungen von Lebendspendernieren gibt.

In praktisch allen Fällen steht vor einer »neuen Niere« die Dialyse. Wir kennen zwei Verfahren zur Blutwäsche. Das eine ist die »künstliche Niere« oder »extrakorporale Hämodialyse« und das andere die Bauchfellwäsche oder »Peritonealdialyse« (= intrakorporale Hämodialyse).

In beiden Fällen läßt sich der Körper damit entgiften. Die Körpersäfte werden normalisiert, dem Organismus wird überschüssiges Wasser und Salz entzogen, der Bluthochdruck dadurch gesenkt und Herz und Kreislauf entlastet. Über die Spüllösungen lassen sich auch vom Körper benötigte Substanzen einschleußen. Beiden Verfahren gelingt es aber nicht, die regulierende Funktion einer gesunden Niere nachzuahmen. So bleiben gewisse hormonelle Leistungen auf der Strecke und eine rasche Reaktion auf geänderte Kreislauf- und Stoffwechselverhältnisse ist nicht möglich. Das Fehlen der regulierenden Nierenkraft bringt es mit sich, daß »wäschebedürftige« Nierenpatienten sehr empfindlich auf Wasser-, Eiweiß-, Kochsalz- und Kaliumschwankungen reagieren.

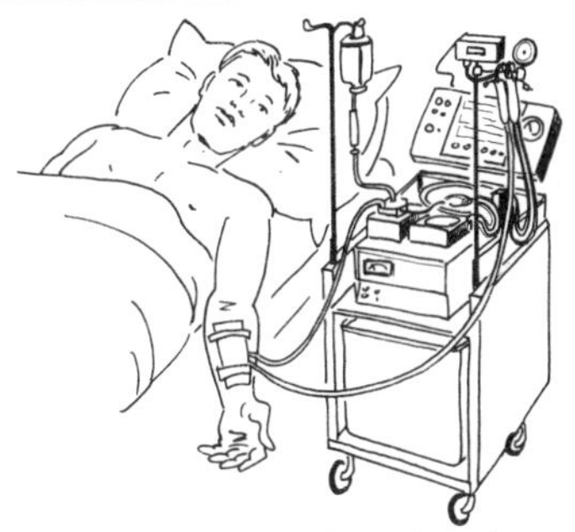

Die Blutwäsche ist mehrmals wöchentlich notwendig.

Immer muß daher die Dialyse mit Diät und Medikamenten ergänzt werden.

Die Blutwäsche mit der künstlichen Niere

Der Anschluß an den Apparat ist dreimal in der Woche für 4 — 5 Stunden erforderlich — wenn keine Nierenfunktion mehr vorhanden ist.

Aus der Schlagader am Arm wird Blut entnommen und mittels Pumpe und Schlauch in die »künstliche Niere« gepumpt. Die Poren der Innenwände der künstlichen Niere sind halbdurchlässig für die Schlackenstoffe des Blutes. Sie sind so bemessen, daß die Schlackenstoffe Harnstoff, Kreatinin, Harnsäure, Salze und Gifte, aber keine Blutkörperchen, Bluteiweiße oder Krankheitserreger hindurchtreten können. Das Durchwandern der Teilchen heißt »Dialyse«.

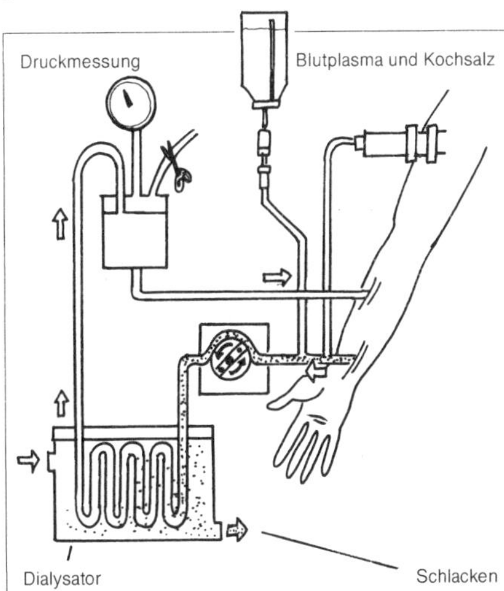

So wird das Blut bei der Nierenwäsche gefiltert.

Umspült werden die halbdurchlässigen Wände von einer Salzlösung. Da Blut und Salzlösung »halb und halb« in Kontakt stehen, wollen sich die beiden entsprechend physikalisch-chemischen Gesetzen ausgleichen.

Die körperwarme Spüllösung besteht aus Wasser und Salz. Durch das Druck- und Konzentrationsgefälle treten nun Schlacken und auch Körperwasser in die Spüllösung über. Am Ende der künstlichen Niere wird das gereinigte Blut über eine Kanüle wieder den Blutadern (= Venen) zugeführt.

In der Apparatur der künstlichen Niere sind verschiedene kontrollierende Meßfühler eingebaut, so etwa für Temperatur, Druck, Luft und Blut. Wenn irgend etwas nicht stimmt, »meldet« dies die Maschine durch Licht- und Tonsignale oder sie schaltet sich im Extremfall von selbst ab. Auf diese Weise ist das ganze Verfahren für den Patienten eine äußerst sichere Sache.

Eine Blutwäsche kann im Spital oder zuhause als »Heimdialyse« praktiziert werden. In beiden Fällen muß vorher eine kleine Gefäßoperation durchgeführt werden. Eine Schlagader wird mit einer Vene kurzgeschlossen, dies wird »Shunt« genannt. Dadurch wird die Vene zu einem starken Blutgefäß, das sehr oft angestochen werden kann. Diese »Vene« pulsiert dann wie eine Schlagader. Komplikationen sind Gefäßverengungen, Gerinnsel und Gefäßaussackungen. Manchmal ist auch der Ersatz durch eine Gefäßprothese aus Kunststoff erforderlich.

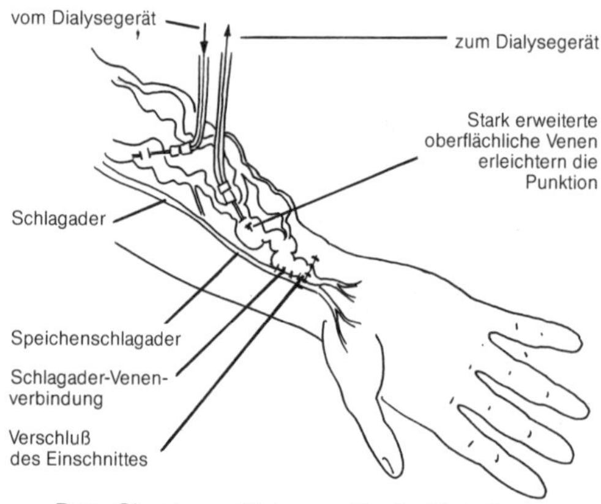

Der »Shunt« am Unterarm für die Blutwäsche.

Die Folgeerscheinungen einer Blutwäsche sind Salzverschiebungen im Blut, Blutübersäuerung, Blutarmut, Fettblut und Bluthochdruck. Durch eine gezielte medikamentöse Behandlung kann aber viel zur Normalisierung oder Milderung beigetragen werden.
In einer Notsituation, wenn also das Nierenversagen akut auftritt, kann man auch sofort an eine künstliche Niere angeschlossen werden. Als Blutgefäße nimmt man dazu Blutadern am Oberschenkel oder unter dem Schlüsselbein. Für eine Dauerbehandlung sind diese Gefäße jedoch nicht geeignet.

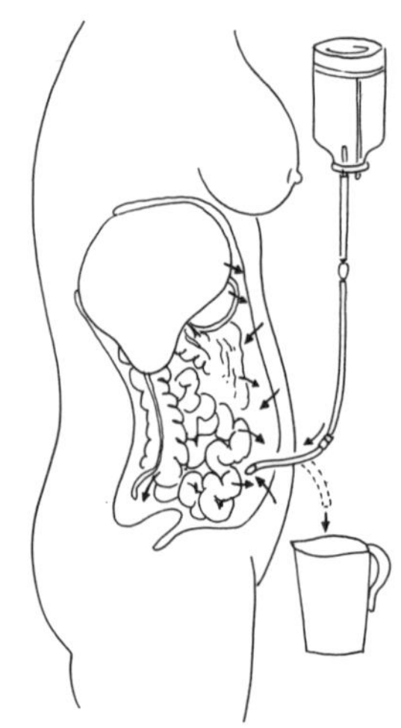

Schematische Darstellung der Bauchfellwäsche.

Die Bauchfellwäsche

Sind es in der künstlichen Niere besondere Membranen, die den Schlackenaustausch bewerkstelligen, so benutzt man hier das Bauchfell als halbdurchlässige Membran. Das Bauchfell mit 1,7 bis 2 Quadratmeter Oberfläche hat ein dichtes Netz sehr feiner

Blutgefäße und ähnliche Poren wie die Kunststoffmembranen der künstlichen Niere. Über diese Membranen kann nun der Stoffaustausch zwischen dem Blut in den feinsten Gefäßen (= Kapillaren) und der Flüssigkeit in der Bauchhöhle stattfinden.

Technik:

Nach Vereisung der Bauchdecke oder in Narkose werden über einen Katheter 1 bis 2 Liter Spüllösung in den Bauch eingefüllt, 6 bis 8 Stunden dort belassen und danach wieder abgelassen. Das Einlassen der körperwarmen, keimfreien Lösung erfolgt durch die Schwerkraft. Der Spüllösungswechsel erfolgt regelmäßig ca. viermal täglich. Nach dem Einlaufen der Flüssigkeit kann der Beutel zusammengefaltet am Körper getragen werden. Der Beutel wird später für den Auslauf verwendet. Bei anderen Fabrikaten wird der Beutel nach dem Einlauf entfernt und beim Spüllösungswechsel gegen einen neuen Beutel ausgetauscht. Nach der Bauchdialyse wird die Spüllösung gewogen und besichtigt. Treten Trübungen auf, ist dies ein Zeichen für eine Bauchfellentzündung. Die ein- und auslaufende Flüssigkeitsmenge sollen annähernd gleich sein. Läuft mehr Wasser heraus, ist dies ein Zeichen für Wasserentzug. Läuft weniger Wasser heraus, deutet dies auf Wassereinlagerung hin. Es muß daher ständig auch das Körpergewicht kontrolliert werden. Die Kontrolle erfolgt am besten nach dem Auslauf der alten, aber vor Einlauf der neuen Spüllösung und nach Möglichkeit immer zur gleichen Tageszeit.

Das Verfahren hat sich vor allem bei Kindern bewährt, und es ist nicht schlechter als die Blutwäsche. Komplizierte »Geräte« und ein Gefäßanschluß sind nicht notwendig.

Komplikationen sind Infektionen über den Katheter und Bauchfellentzündung. Die fühlbaren Zeichen für eine Bauchfellentzündung sind Bauchschmerzen und erhöhte Körpertemperatur. Auch Undichtigkeiten und Verlagerungen des Bauchraumkatheters kommen vor.

Zur »üblichen« täglichen Bauchfellwäsche gibt es auch Variationen. Eine davon ist die nächtlich-automatische, »CCPD« genannt. Sie wird vom Patienten selbst vorgenommen. Man koppelt sich am Abend an die Bauchfelldialysemaschine an, der Spülungswechsel erfolgt automatisch während der Nachtruhe. Am Morgen schließt man sich vom Gerät ab, verschließt den Katheter und kann ungehindert seinen Tagespflichten nachgehen.

Bei ausgewählten Patienten läßt sich die Bauchfelldialyse sogar nur dreimal pro Woche anstatt täglich durchführen. Auch diese Form wird meistens nachts und automatisch vorgenommen. Sie ist natürlich weniger wirksam als die tägliche Wäsche.

Was ist nun besser — künstliche Niere oder Bauchfellwäsche?

Vorteile der Bauchfellwäsche zur künstlichen Niere:

- Bessere Stoffwechsellage und erhöhtes Wohlbefinden durch den ständigen Stoffaustausch.
- Weniger Beschränkungen in der Diät, bei Flüssigkeit, Kalium- und Phosphatzufuhr.
- Fast normale Lebensführung, da keine fixierten Behandlungszeiten.
- Weniger gestörtes Berufsleben.
- Freie Wahl des Urlaubsortes.

Nachteile der Bauchfellwäsche:

- Gestörter Zuckerstoffwechsel, da die Spüllösung Traubenzucker enthält. Nicht betroffen von der Gefahr einer Kohlenhydratmast sind Zuckerkranke, bei denen man mit Insulin diesen Nachteil ausgleichen kann.
- Großer Eiweißverlust mit bis zu 60 Gramm pro Woche. Er muß mit der Nahrung ausgeglichen werden.
- Der Dauerkatheter im Bauch wirkt auf etliche Patienten sehr störend.
- 50% der »Bauchdialysierer« brauchen zum Wechsel der Spüllösung fremde Hilfe (Angehörige usw.).
- Die tägliche zeitliche Beanspruchung beträgt an die 2 bis 3 Stunden.

Von der Wirkung her sind beide Verfahren gleich gut. Wegen der Vor- und Nachteile sollte man sich an der letztlichen Auswahl selbst beteiligen. Entscheidend für die erfolgreiche Bauchfellwäsche sind aber die absolute Zuverlässigkeit eines Patienten und die umfassende Einschulung in die Methode!

Tips für Dialysepatienten

Wegen der jahrelangen Behandlung ist eine ziemlich große Selbstdisziplin erforderlich.

Die Flüssigkeitsaufnahme muß beschränkt werden und soll pro Tag die Harnmenge um 1/2 Liter nicht überschreiten. Ein stark schwankendes Gewicht zwischen den einzelnen Dialysen ist eine große Belastung für Herz und Kreislauf.

Von Ausnahmen abgesehen, kann man als Dialysepatient eine normale gemischte Kost zu sich nehmen. Eiweiß muß beachtet werden, mehr als ca. 100 Gramm pro Tag, also 1,5 Gramm pro Kilogramm Körpergewicht sollten es nicht sein.

Der Energiegehalt der Nahrung soll 2.000 kcal (= 8.000 kJ) pro Tag nicht übersteigen. Bei Bluthochdruck muß Kochsalz beschränkt, bei der Neigung zu Kaliumanstieg die Kaliumzufuhr gedrosselt werden. Wenn es gelingt, mit Salz und Wasser sehr sparsam auszukommen, können öfter blutdrucksenkende Mittel gänzlich weggelassen werden.
Vitamine muß man extra in Pillenform »essen«, ebenso Mittel, die das überschüssige Phosphat im Blut binden.

Gasthaus- oder Kantinenmahlzeiten entsprechen üblicherweise nicht der Kostform für Nierenkranke. Soweit es nur irgendwie möglich ist, darf das tägliche Fitneßprogramm nicht fehlen.

Welches »Training« ist dem Dialysepatienten erlaubt?

Erlaubt und empfohlen sind:

- gymnastische Übungen,
- Spaziergänge, dreimal täglich 45 Minuten,
- Treppensteigen,
- kleine Radtouren, ein- bis zweimal täglich 2 bis 5 Kilometer.

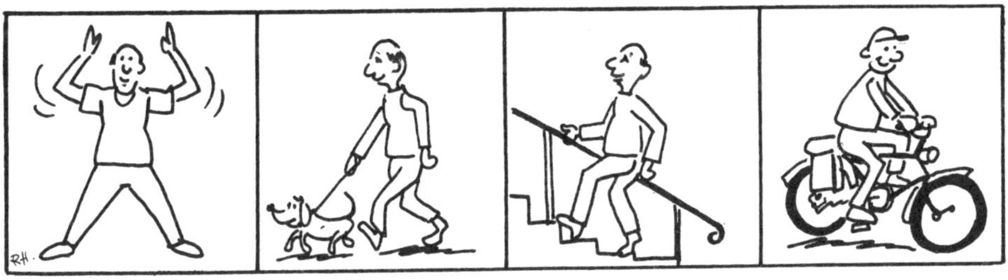

Bewegungsprogramm für Dialysepatienten.

Wann soll ein Dialysepatient sofort den Arzt benachrichtigen?

Ärztliche Beratung und Hilfe muß in Anspruch genommen werden bei:

- Fieber und Atemnot,
- Erbrechen,
- Kopfschmerzen und Flimmern vor den Augen,
- rascher Zunahme des Körpergewichtes,
- plötzlicher Müdigkeit und Schwäche,
- Durchfall und schwarzem Stuhl.

Die Nierenverpflanzung

Der Alltag eines Patienten nach einer erfolgreichen Nierenverpflanzung ist von der Lebensqualität her wesentlich besser als derjenige unter den Bedingungen einer Dialyse. Es entfallen ja die vielen Dialysestunden, die Punktionen, das Abhängigkeitsgefühl von Arzt und Maschine sowie die Einschränkungen der Kost.

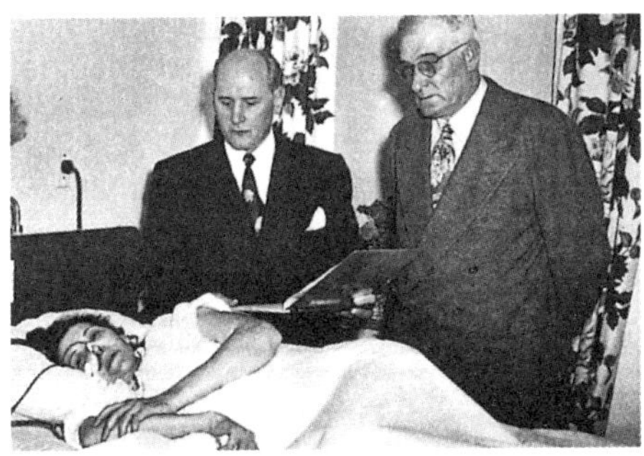

17. Juni 1950: Ruth Tucker war die erste Patientin, der eine Niere erfolgreich eingepflanzt wurde.

Auch kommt es nicht zu den typischen Komplikationen der Dialyse wie Blutarmut, Impotenz, Nerven- und Knochenstörungen. Andererseits darf nicht auf die Probleme der Transplantation vergessen werden, wenn man beide Möglichkeiten miteinander vergleichen will — man denke nur an die Notwendigkeit der lebenslangen Chemotherapie, um die Abstoßungsreaktion zu vermeiden. Daher sollte man mit dem Wunsch nach einer »neuen« Niere zurückhaltend sein, wenn die Dialyse gut vertragen wird, eine Transplantation aber sehr komplikationsträchtig erscheint. Gut geeignete Patienten mit Nierenversagen sollten hingegen frühzeitig zur Transplantation angemeldet werden: Die gewebemäßig am besten verträgliche Niere kann dann in Ruhe abgewartet werden.

Welche Patienten mit Nierenversagen kommen für eine Transplantation in Frage?

Während die Dialyse heutzutage schon so routiniert abläuft, daß jeder Patient mit Nierenversagen damit behandelt werden kann, gibt es für die Nierenverpflanzung

Risikofaktoren und Gegengründe. Die Altersgrenze hingegen, um für eine Transplantation in Betracht zu kommen, wurde in den letzten Jahren ständig nach oben (den Anfang damit machte in Österreich der frühere Bundeskanzler Dr. Bruno Kreisky) und nach unten erweitert.

Ältere Patienten sind nicht grundsätzlich von der Transplantation ausgeschlossen: Es zählt mittlerweile mehr das »biologische« Alter (= »wie gut jemand beisammen ist«) und weniger das kalendarische (= »wieviel Jahre«).

Bevor man in ein Transplantationsprogramm aufgenommen wird, sind Untersuchungen durch

- den Internisten,
- Nierenspezialisten und
- Urologen notwendig.

Man muß sehr weit in die Zukunft blicken, wenn man eine »neue« Niere im Kopf hat. Nach der Transplantation bekommt man nämlich Mittel, welche die körpereigene Abwehr unterdrücken. Dadurch werden aber alle Infektionen und deren Ausbreitung gefördert. So müssen vor der Operation mögliche (und häufig vorhandene) Infektionsherde ausgeschlossen oder völlig saniert werden.

Solche Herde sind

- Zähne,
- Nebenhöhlen und Mandeln,
- Blinddarm und Gallenblase sowie
- Harnwege.

Läßt sich ein Infektionsherd nicht sanieren, ist dies gleichbdeutend mit einer völligen Gegenanzeige (= »Kontraindikation«) für die Transplantation.

Leberleiden wie Hepatitis (infektiöse Gelbsucht) oder Leberschrumpfung (Zirrhose) sind ebenso Ausschließungsgründe wie eine Gefäßverkalkung. Eine höhergradige Gefäßverkalkung würde ja den Anschluß der Empfängergefäße unmöglich machen.

Zu den Gegengründen gehört auch ein unheilbares bösartiges Leiden: Die Abwehrunterdrückung, die »Immunsuppression«, würde demnach das Wachstum und die Ausbreitung des Krebses fördern.

Wann nicht transplantiert werden kann:

- Akute und nicht heilbare chronische Infektionen.
- AIDS.
- Bösartige Tumoren, wenn sie unheilbar sind.
- Fortgeschrittenes Organversagen von Herz, Leber, Lunge.
- Hochgradige Gefäßverkalkung.
- Nichtbefolgung von Maßnahmen der Diagnose und Behandlung, der Arzt nennt dies »Noncompliance«. Als »Compliance« wird die gute Befolgung ärztlicher Verordnungen bezeichnet.

Keine absoluten Gegengründe zur Transplantation, aber Risikofaktoren (das sind Umstände, die das Risiko einer Transplantation erhöhen) sind:

- Zuckerkrankheit,
- Tuberkulose,
- Bronchitis und Lungenblähung,
- durchgemachter Herzinfarkt und Herzschwäche.

Bei besonderen Formen der Nierenentzündung ist zu bedenken, daß diese auch in der empfangenen Niere wieder aufflackern können.

Eine wichtige Voraussetzung für das Gelingen ist, daß die ableitenden Harnwege des Empfängers »rein«, also nicht infiziert, sind. Patienten, denen wegen eines Nierentumors die Niere entfernt worden ist, müssen bis zur Transplantation eine Zeit von 2 Jahren abwarten. In diesen 2 Jahren dürfen keine Absiedelungen aufgetreten sein.

Die Unterdrückung der Abwehr ist nicht immer in gleicher Stärke notwendig. Je »ähnlicher« (sprich: »verwandter«) das Gewebe der Spenderniere und das Gewebe des Patienten selbst sind, umso weniger muß die Abwehr unterdrückt werden. Wie sehr Spenderniere und Patient gewebsmäßig »zusammenpassen«, nennt man Gewebeverträglichkeit oder »Histokompatibilität«. Wenn diese Verträglichkeit maximal ist, braucht man die Abwehr überhaupt nicht zu unterdrücken. Dieser Fall tritt ein bei eineiigen Zwillingen.
Es ist daher einer der wichtigsten Grundsätze in der Verpflanzungsmedizin, eine möglichst große Gewebeverträglichkeit zwischen Spender und Empfänger anzustreben.

Eine für die Körperabwehr wichtige Regulation ist das HLA-System. HLA ist die Abkürzung für **H**uman **L**eukocyte **A**ntigen = menschliches Leukozytenantigen. Dieses System umfaßt Stoffe, die außer auf den roten Blutkörperchen auf fast allen Zellen des Körpers sitzen. Sie sind durch die »Gene« oder Erbträger erblich bestimmt und können Antikörper- (= Abwehr-) Reaktionen auslösen. Empfänger und Spender bekommen gemäß HLA-Typisierung eine Art »Typenschein«. Für den Erfolg der Transplantation ist es entscheidend, daß die Typenscheine möglichst gut zusammenpassen.

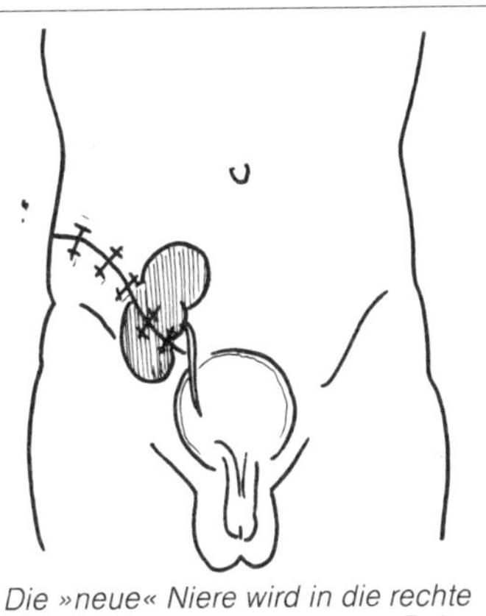

Die »neue« Niere wird in die rechte oder linke Darmschaufel des Beckens eingepflanzt. Um eine Abklemmung des Harnleiters am Beckenrand zu verhindern, wird die linke Spenderniere rechts und die rechte Spenderniere links eingesetzt.

Neben der HLA-Angleichung müssen natürlich auch die Blutgruppen (A, B, AB, 0) übereinstimmen; der Rhesusfaktor ist weniger maßgeblich.

Je besser mögliche Abwehrreaktionen vor der Verpflanzung bedacht werden, umso geringer ist nach der Operation die Gefahr einer Abstoßung. An einer Abstoßungsreaktion sind vor allem sogenannten »Freßzellen«, »T-Helferzellen«, »Gedächtniszellen«, weiße Blutkörperchen, »Killerzellen« und viele Gewebsstoffe beteiligt. Der Vorgang der Abstoßung ist äußerst kompliziert, läuft aber im wesentlichen in drei Schritten ab:

1. Schritt: Erkennen der Niere als »fremd«.

2. Schritt: Einwanderung von Killer- und Freßzellen in die fremde Niere und Zerstörung der Nierenzellen.

3. Schritt: Bildung von Antikörpern gegen das fremde Organ.

Blutgruppen, HLA-System und vorhandene Antikörper von den ca. 10.000 Patienten, die auf der Warteliste zur Transplantation stehen, werden zentral gespeichert. In der holländischen Stadt Leiden ist der Sitz von »Eurotransplant«, der »Nieren-Typenscheinzentrale«.
Zu dieser Vereinigung haben sich 1987 Holland, Belgien, Luxemburg, Deutschland und Österreich zusammengeschlossen. Wenn nun irgendwo in einem Krankenhaus, das zu Eurotransplant gehört, eine Spenderniere zur Verfügung steht, werden alle vorhandenen Daten der Zentrale mitgeteilt. In der Zentrale wird dann mittels Computer der geeignetste Empfänger ausfindig gemacht.

Bei der Auswahl richtet man sich nach der

- größtmöglichen Gewebeähnlichkeit (»Verwandtschaft« oder Histokompatibilität),
- der Dringlichkeit (»es ist höchste Zeit für die Transplantation«) und
- der bisherigen Wartezeit.

Wenn nun der Empfänger ausfindig gemacht worden ist, werden das Transplantationszentrum (= das Krankenhaus, in dem die Verpflanzung stattfinden soll) benachrichtigt und die Spendernieren auf dem schnellsten Weg dorthin verschickt.
Eurotransplant arbeitet auch mit ähnlichen Organisationen in anderen Ländern wie etwa France-Transplant, Scandia-Transplant, UK-Transplant oder den USA zusammen.

Woher stammen die Nieren?

Lebendspenden werden in unseren Breiten nur dann akzeptiert, wenn sie von nahen Verwandten kommen. Der Grund dafür liegt in der Absicht, »Organhandel« zu unterbinden. Verpflanzungen von Nieren nicht verwandter Lebendspender bzw. lebhaften Organhandel gibt es in einigen Ländern wie Pakistan, Indien, Singapur oder Indonesien, nicht aber im Einflußbereich der europäischen Transplantationszentren. Fast ausschließlich kommen die in unseren Breiten zu verpflanzenden Nieren von Unfallopfern.

Die Nierenverpflanzung von verwandten Lebendspendern bringt etwas bessere Langzeitergebnisse und auch sonst einige Vorteile:

- Die Wartezeit entfällt.
- Die Vorbereitung des Empfängers ist gründlicher.

Die genannten Langzeitergebnisse sind umso besser, je mehr sich die HLA-Systeme gleichen.

Der Lebendnierenspender muß sich genau untersuchen lassen. Wegen der längeren Vene wird meist die linke Niere bevorzugt. Auch das Risiko der Nierenentnahme einschließlich der immer möglichen Operationszwischenfälle muß vorher geklärt sein. Voraussetzung für die Lebendspende ist völlige Freiwilligkeit und Volljährigkeit.

Für die anonyme — nicht lebende — Organspende kommen vor allem Unfallopfer mit Kopfverletzungen in Frage. Herangezogen werden auch Patienten mit Hirntumoren oder -blutungen sowie Selbstmörder. Im Zuge der Nierenentnahme werden ebenso andere Organe wie die Hornhaut des Auges, Leber, Herz, Lunge und Bauchspeicheldrüse entnommen.

Wann können Nieren entnommen werden?

Die Voraussetzungen dafür sind

- nachgewiesener Hirntod,
- Einwilligung der Angehörigen oder ein vorliegender Organspenderausweis,
- Alter unter 65 — 70,
- keine Krebserkrankung,
- normale Nierenfunktion und
- keine schwere Gefäßverkalkung.

Der Zeitraum zwischen der Entnahme der Spenderniere und der Verpflanzung in den Empfänger dauert bei Leichennieren durchschnittlich 12 bis 24 Stunden. Diese Zeit ist nötig, um die Gewebeverträglichkeitsprüfung durchzuführen und den geeigneten Empfänger zu finden. In dieser Wartezeit wird die Niere von einer kalten Salzlösung durchspült. Normalerweise wird die Spenderniere dem Empfänger in die rechte oder linke Darmschaufel des Beckens verpflanzt. Um eine Abklemmung des Harnleiters am Knochenrand zu vermeiden, werden die Nieren seitenverkehrt eingesetzt. Die linke Spenderniere wird rechts und die rechte Spenderniere links eingesetzt.

Das wichtigste nach der erfolgreichen Verpflanzung ist die Unterdrückung der körpereigenen Abwehr. Die am häufigsten dazu verwendeten Medikamente sind Kortison und Sandimmun.

Nachteilig sind mögliche Nebenwirkungen, die man aber in Anbetracht einer funktionierenden Niere in Kauf nehmen muß. Durch Kortison werden Infektionsanfälligkeit, Magen-Darmstörungen, Wasserstau, seelische Veränderungen, Knochen- und Hautschwund, Zuckerkrankheit, Fettblut, gesteigerter Appetit und Gewichtszunahme sowie Augenprobleme gefördert.

Sandimmun ist sehr wirksam und hat die Verträglichkeit des Körpers für die fremde Niere entscheidend verbessert. Nieren- und Leberschäden, Bluthochdruck, Blutsalzstörungen, Blutzuckererhöhung, Zittern und vermehrte Behaarung kommen vor.

Die Hauptkomplikation der chemischen Behandlung nach der Transplantation ist mit 40 % die Infektion. Ein besonderes Problem sind dabei die »opportunistischen« Infektionen. Man versteht darunter Infektionen mit Keimen, die beim gesunden Menschen »einfach so« mitleben und keine Krankheitserscheinungen machen. Beispiele dafür sind der Herpes- und Zytomegalievirus sowie Pilze (z. B. Candida).

Da durch die Chemobehandlung auch das HI-Virus in seiner Ausbreitung massiv gefördert wird, sind HIV-positive Patienten von der Transplantation ausgeschlossen. Auch die bloße Zugehörigkeit zu einer HIV-Risikogruppe (sie umfaßt Drogensüchtige, Homosexuelle und Prostituierte) schließt eine Nierenspende aus.

Eine ähnliche Häufigkeit wie Infektionen haben auch die Störungen der Leberfunktion. 50 % der Nierenempfänger weisen erhöhte Blutdruckwerte auf. Wegen der nachteiligen Folgen des hohen Blutdruckes ist eine dauerhafte, medikamentöse

Blutdruckeinstellung notwendig. Während Magen-Darmprobleme als Folge der Abwehrunterdrückung eher selten geworden und dann gut beherrschbar sind, zwingen Schädigungen des Blutbildes zur Dosisverminderung oder zum Absetzen des Medikamentes.

Überdurchschnittlich gefährdet sind chemobehandelte Nierenpatienten durch bösartige Tumoren. Die Nachsorge von transplantierten Patienten wird daher besonders engmaschig angelegt. In der Vorbeugung wichtig sind Meiden von Sonne und die Einhaltung von kürzeren Untersuchungsintervallen, z. B. durch den Frauenarzt. Wenn bei einem Nierenempfänger ein Tumor auftritt, erfolgen Diagnose und Behandlung wie bei jedem anderen Patienten, allerdings mit einer reduzierten Dosis der Chemotherapie.

Abstoßungsreaktionen können rasch innerhalb von Minuten (!) oder Stunden, innerhalb von Tagen oder Wochen oder auch noch nach Jahren auftreten.

Die akute Abstoßung zeigt sich an folgenden Symptomen:

- Bluthochdruck, wenig Harn, Gewichtszunahme,
- »Kranksein«, Schmerzen und Spannungen über der empfangenen Niere,
- Haut-, Bein- und Hodensackschwellung auf der betreffenden Seite,
- Abgeschlagenheit und Fieber.

Alle Laborwerte verschlechtern sich rasch. Apparativ nachweisbar ist die Abstoßung durch Ultraschall und Gewebsentnahme.

Bei der chronischen Abstoßungsreaktion verschlechtert sich die Funktion langsam, begleitet wird dies von Bluthochdruck und Eiweißausscheidung im Harn. Wichtig ist dabei die rechtzeitige Vorbereitung auf die Zweittransplantation oder wiederum auf die Dialysebehandlung. Zu bedenken ist auch, daß 1 — 2 % aller transplantierten Nieren nach der Operation von Anfang an ohne Funktion bleiben. Die Ursache dafür liegt in einer Nierenschädigung durch zu lange oder fehlerhafte Konservierung.

Abgesehen von der Abstoßungsreaktion sind weitere mögliche Komplikationen das Nierenversagen (30 — 40 %), Harnabflußstörungen, Gerinnsel in den Nierenblutgefäßen, Fisteln und Durchbrüche.

Die Nierenverpflanzung bei Kindern gestaltet sich im wesentlichen gleich wie die bei Erwachsenen. Wegen der schlechter zumutbaren Wartezeit wird fallweise die Lebendspende — von Vater oder Mutter — bevorzugt. Nieren von mehr als 40 Jahre alten Spendern werden für Kinder aber nicht verwendet.

Grundsätzlich können alle Kinder mit Nierenversagen auch langfristig dialysiert werden. Es ergeben sich jedoch durch eine Transplantation eindeutige Verbesserungen der Lebensqualität gegenüber der Dialyse.

Nicht zu vergessen sind aber auch hier die Gegengründe, bei denen man von einer Transplantation Abstand nimmt:

- Keine Mitarbeit der Eltern.
- Schwere Mehrfachbehinderung.
- Nicht heilbare Zweiterkrankung.

Die Meßlatte für den Erfolg einer Nierentransplantation ist, wenn das Kind in vollem Umfang am Schulunterricht teilnehmen kann.

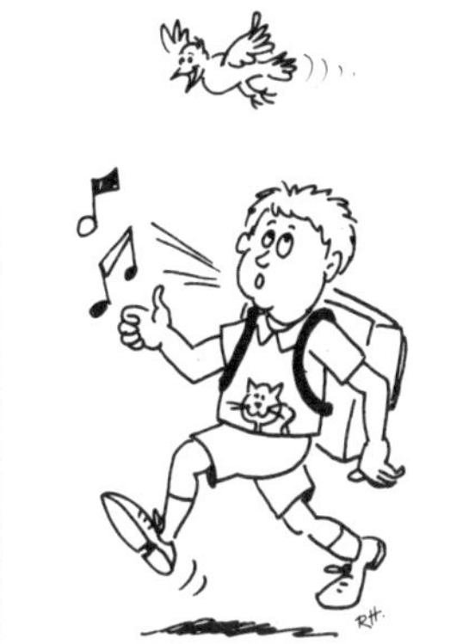

Als erfolgreich gilt die Nierenverpflanzung beim Kind dann, wenn ein normaler Schulbesuch möglich ist.

Wie geht es nach der Transplantation weiter?

Die Entlassung in die ambulante Betreuung ist 2 bis 3 Wochen nach der Operation möglich. Drei bis vier Monate danach kann die Dosierung der abwehrunterdrückenden Medikamente herabgesetzt werden, es folgt eine geringere »Erhaltungsdosis«. Wenn aber auch nach Jahren eines unauffälligen Verlaufes die Mittel völlig abgesetzt werden, führt dies meist zu Abstoßungsreaktionen.

Die Kontrollen beim Nierentransplantierten umfassen

- Gewicht, Trinkmenge, Harnausscheidung,
- Blutdruck (täglich),
- Kontrolle des Sandimmunblutspiegels,
- Kontrolle der Labor- und besonders der Nierenwerte,
- Virusuntersuchungen,
- EKG, Lungenröntgen, Ultraschall und radioaktive Untersuchungen,
- Skelettröntgen,
- Haut, HNO, Zähne, Augen und Mastdarm,
- bei Frauen: Frauenarzt,
- Beachtung von Nebenwirkungen und im Zweifelsfall die Gewebsentnahme.

Jedem Patienten, dem erfolgreich eine neue Niere verpflanzt wurde, geht es besser. Im Vergleich zur Dialysebehandlung bessern sich auch Potenz und Fruchtbarkeit. Bedenken gegen eine Vaterschaft nach der Nierenverpflanzung bestehen nicht. Frauen dagegen müssen auf die Mutterschaft mindestens ein Jahr warten, dabei müssen der Verlauf und die Nierenwerte normal sein. Eine erhöhte Mißbildungsrate ist nicht feststellbar. Milde sportliche Betätigung ist von Vorteil, dabei sind Sportarten zu meiden, bei denen mit einer erhöhten Verletzungsgefahr der Niere zu rechnen wäre.

Urlaub im Ausland macht man am besten dort, wo es ein Transplantationszentrum in der Nähe des Urlaubsquartiers gibt.

Lebendimpfungen — für exotische Reisen — sollten unterlassen werden.

Besteht — durch eine Abstoßung — die Notwendigkeit, neuerlich eine Transplantation vorzunehmen, so sind die Chancen umso besser, je länger die »Erstniere« funktioniert hat. Meistens

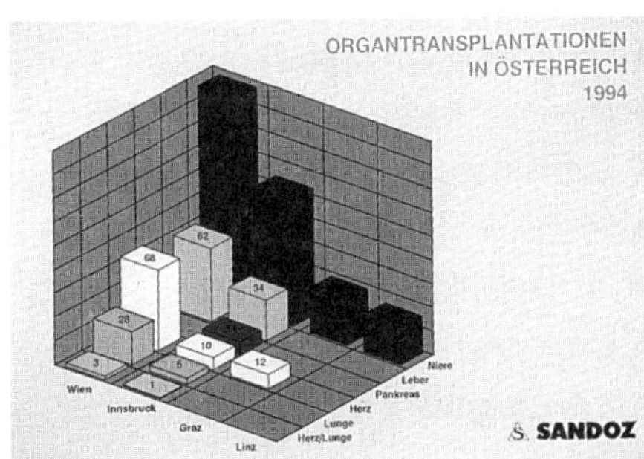

Österreich ist bei den Nierentransplantationen »Weltspitze«.

wird die erneute Einpflanzung in der gegenseitigen Darmbeinschaufel vorgenommen. Grundsätzlich sind auch Viert- und Fünfttransplantationen möglich.

Österreich ist mit 352 Nierentransplantationen an der Bevölkerungszahl gemessen weltweit führend.

Die Nebennieren

Sie haben nur hinsichtlich der »Körpergeographie« direkt mit den Nieren zu tun, sie liegen »neben« der Niere — und heißen deshalb so. Als rein drüsige Organe erzeugen sie Hormone, welche für den ganzen Körper lebensnotwendig sind.

Das Nebennierenmark erzeugt Adrenalin und Noradrenalin, beide zusammen werden auch als »Katecholamine« bezeichnet. 40 % dieser Katecholamine werden als Abbauprodukt »Vanillinmandelsäure« über den Harn ausgeschieden.

Adrenalin bewirkt eine

- Steigerung des Herzschlages,
- Erhöhung des Blutumlaufes,
- Steigerung des 1. Blutdruckwertes und
- Verminderung des Gefäßwiderstandes.

Noradrenalin bewirkt eine

- Senkung des Herzschlages,
- Erhöhung des 1. und 2. Blutdruckwertes und
- Erhöhung des Gefäßwiderstandes.

Tumoren des Nebennierenmarkes erzeugen Symptome, die alle normalen Hormonwirkungen zum Teil dramatisch verstärken.

So ein Tumor, »Phäochromozytom« genannt, macht folgende Krankheitszeichen:

- anfallsweisen Bluthochdruck oder
- Dauerbluthochdruck bei Menschen unter 40 Jahren,
- Anfälle mit Kopfschmerzen, Nervosität, Herzklopfen und massives Schwitzen,
- Gewichtsabnahme, allgemeine Müdigkeit und abnorme Schwäche,
- Brustkorb- und Bauchbeschwerden,
- Flüssigkeitsmangel im Blut,
- stark gesteigerten Stoffwechsel und
- manchmal Zuckerkrankheit.

Zehn Prozent der Phäochromozytome sind bösartig. Sie können ein- oder beidseitig und auch in anderen Körpergegenden als der Nebenniere vorkommen.

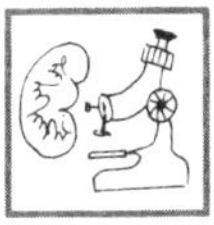

Diagnose

Blut und Harn, Hormonbestimmungen. Genaue Auskunft über Größe und Ausdehnung des Tumors gibt das CT. Weiters notwendig sind Röntgen- und Gefäßuntersuchungen. Der Ultraschall hat keine wesentliche Bedeutung.

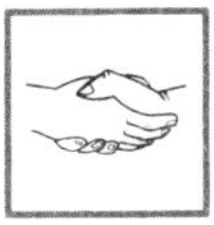

Behandlung

Die einzig mögliche Behandlung besteht in der operativen Entfernung der Nebenniere. Sind beide Nebennieren von der Krankheit befallen, müssen beide Organe entfernt werden.

In der Nebennierenrinde werden hauptsächlich zwei Hormone erzeugt, das »Zuckerkortison« und das »Salzkortison«.
Gesteuert wird die Ausschüttung dieser Hormone durch die Hirnanhangsdrüse (= Hypophyse), die an der Unterfläche des Gehirns in einer kleinen Nische sitzt. Aufgebaut werden die Kortisone aus der Grundsubstanz Cholesterin. Das Zuckerkortison wird täglich in Tausendstelmilligrammdosen ausgeschüttet, nur um den sogenannten Ruhestoffwechsel aufrecht zu erhalten.

Unter normalen Bedingungen bewirkt das Zuckerkortison folgendes:

- Der Körper kommt in Arbeits- und Abwehrbereitschaft.
- Blutdruck und Blutzucker steigen.
- Verdauungssäfte werden verstärkt erzeugt.
- Knochenmark und Blutbildung werden angefacht.
- Der Eiweißaufbau wird gedrosselt.
- Der Anstieg der Körpertemperatur bei Entzündungen wird gehemmt.
- Antikörperbildung und Wundheilung verlaufen langsamer.

Wird der Körper dagegen vom Zuckerkortison im Übermaß durchflutet, ist die **Cushing-Krankheit** die Folge.

Deren Symptome — nach dem amerikanischen Chirurgen Harvey Cushing, 1869 — 1939 in Philadelphia, benannt — sind keineswegs harmlos, sie führen vielmehr zu einer massiven Einschränkung des Lebens:

- Müdigkeit, sie steht im krassen Gegensatz zum blühenden Aussehen der Betroffenen.
- Hochgradige Mattigkeit bis zur Bettlägerigkeit.

Wichtige Symptome bei »Cushing« sind Rückenschmerzen, Stammfettsucht, Osteoporose und Impotenz.

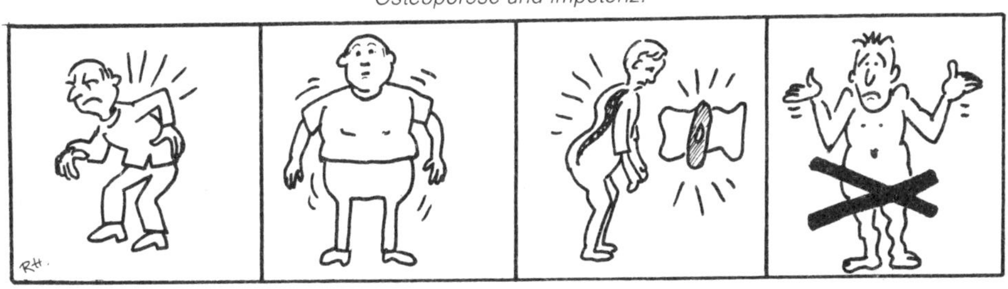

- Hunger- und Durstgefühl.
- Wirbelsäulenschmerzen.
- Stammfettsucht mit massigem, fettem Oberkörper, dünnen Armen und Beinen.
- Vollmondgesicht mit rotem und fettigem Glanz des Gesichtes, Akne.
- Männliche Behaarung und Ausbleiben der Menstruation bei Frauen, Impotenz bei Männern.
- Knochenentkalkung (Osteoporose).
- Zuckerkrankheit.
- Wachstumsstörungen bei Kindern.
- Psychische Störungen.

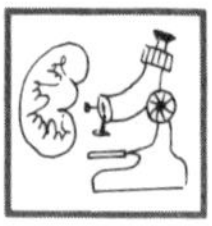

Diagnose

Blut und Harn, Hormonproben. Röntgen, CT und radioaktive Untersuchungen.

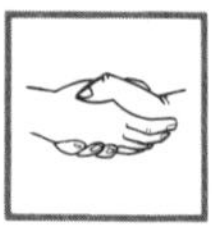

Behandlung

Operation, ein- oder beidseitig, je nachdem, ob der Tumor ein- oder beidseitig vorkommt.

Die **Conn-Krankheit** entsteht durch einen Tumor der Nebenniere mit einer Überproduktion an »Salzkortison«. Die Krankheit kann aber auch ohne Tumor als Folge anderer Störungen ausbrechen, z. B. bei Bluthochdruck, Nierenkrankheit, Leberzirrhose und Herzschwäche. Die Hauptwirkung des »Salzkortisons« oder »Aldosteron« ist die Zurückhaltung von Wasser und Kochsalz in der Niere.

Es fördert hingegen die Ausscheidung von Kalium. Bei Ausfall dieses Hormons verliert der Körper Wasser, und das Kalium steigt an, auch wird das Blut sauer. Eine übermäßige Hormonausschüttung führt zur Conn-Krankheit, zu Ehren des amerikanischen Hormonforschers Jerome Conn, geboren 1907 in Michigan, so bezeichnet.

Was spürt man bei dieser Krankheit?

- Bluthochdruck mit Netzhautveränderungen.
- Abnorme allgemeine Müdigkeit mit Muskelschwäche.
- Kopfschmerzen und Gefühlsstörungen.
- Viel Harn, viel Durst, nächtliches Harnlassen.

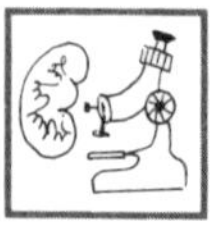

Diagnose

Blutlabor und Hormonbestimmungen. Das CT kann Tumoren über 1 cm Durchmesser erfassen. Weiters Röntgen, Gefäßröntgen und radioaktive Untersuchungen.

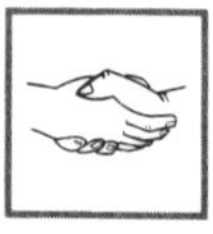

Behandlung

Bei gesichertem Tumor muß die Nebenniere entfernt werden. Kann man nicht operieren, gibt es Medikamente, die dauernd genommen werden müssen.

Als **»Bronzehautkrankheit«** oder **Addison-Krankheit** bezeichnet man die Unterfunktion des Organs. Der Krankheitsentdecker Thomas Addison war von 1793—1860 Arzt in London. Als Ursachen dafür kommen eine organzerstörende Tuberkulose, Tumorabsiedelungen oder krankhafte Abwehrreaktionen des Körpers in Frage. Die Folgen des Organversagens sind gravierend: Muskelschwäche und -schmerzen, verminderte seelische Belastbarkeit, Abmagerung »bis auf die Knochen«, bräunliche Verfärbung der Haut und Schleimhäute, verminderte Herzkraft, niedriger Blutdruck, Untertemperatur, Verdauungsstörungen und Blutarmut. Wenn das Organversagen akut auftritt (= »Addisonkrise«), droht unmittelbare Lebensgefahr. Die Behandlung besteht in der lebenslänglichen Einnahme der Nebennierenhormone.

Die einseitige Entfernung einer Nebenniere bedarf bloß der üblichen Überwachung in der Zeit kurz nach der Operation. Müssen dagegen beide Nebennieren herausgenommen werden, ist lebenslang die Einnahme von Nebennierenhormonen erforderlich.

Ein Leben ohne Nebennieren ist — unter Medikamenteneinnahme — ohne weiteres möglich.

Nach operativen Entfernungen (= Adrenalektomie) bildet sich bei ca. 10 % der Patienten eine Geschwulst der Hirnanhangsdrüse. Diese Geschwulst erzeugt im Übermaß das Hormon »ACTH«, welches die (ja nun fehlenden) Nebennieren stimuliert. Das entstandene Krankheitsbild heißt »Nelson-Syndrom«.

Der Harnleiter

Mißbildungen

Der Harnleiter kann fehlen, doppelt oder dreifach angelegt oder gespalten sein. Wenn der Harnleiter fehlt, ist an der gleichen Seite auch keine Niere vorhanden. Der doppelte Harnleiter kommt mit 1 % relativ häufig bei Doppelnieren oder doppeltem Nierenbecken vor. Der eine von den beiden kann auch in die Harnröhre münden, was bei Frauen zur Unfähigkeit führt, den Harn zu halten — bei Männern nicht.

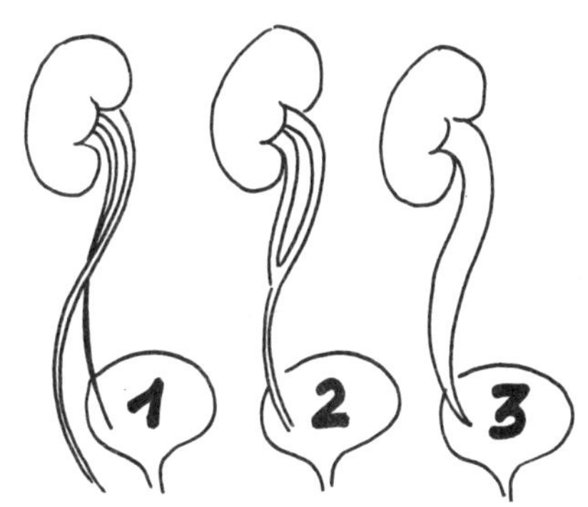

Die wichtigsten Fehlbildungen des Harnleiters: doppelt (1), »gespalten« (2), Riesenharnleiter (3).

Ultraschall und Röntgen sind wichtig, aber nicht immer beweisend. Man braucht zusätzlich die Nierenfüllung von unten und die Blasenspiegelung.

Komplikationen ergeben sich bei Verengungen, Infektionen und »Rückfluß« (= Reflux) von Harn.

Eine Behandlung ist nur bei gehäuften Komplikationen nötig, nach deren Schwere sich auch eventuelle chirurgisch-plastische Eingriffe richten.

Die Harnleiteraussackung (= Divertikel) kann groß werden, sich infizieren und einen »Pendelharn« erzeugen — nur bei diesen Komplikationen machen sie überhaupt Symptome, sonst merkt der Träger nichts von seinem Divertikel.

Der »blind« endende Harnleiter macht fallweise kolikartige Beschwerden durch die Zusammenziehung (= Peristaltik) im Harnleiterstumpf, auch Infektionen kommen öfter vor.

Der Riesenharnleiter (= Megaureter) ist krankhaft erweitert und unmittelbar vor der Einmündung in die Harnblase verengt. Ohne zusätzliche Infektionen oder Steine bestehen keine Symptome. Komplikation ist ein möglicher Bluthochdruck.

Beim Harnleiterbruch (= Ureterozele) ist die Mündung des Harnleiters in der Harnblase ein- oder beidseitig ballonartig aufgetrieben. Dies führt zu einer Verengung und zu einer Abflußbehinderung mit Erweiterung von Harnleiter und Nierenbecken. Komplikationen sind Infektionen, Steine und Störungen der Nierenfunktion.

Wenn der Harnleiter fehlerhaft in die Harnblase oder woanders mündet, sind die Folgen sehr verschieden, je nachdem ob dies bei einer Frau oder einem Mann der Fall ist. Beim Mann erfolgt die krankhafte Mündung in den Harnröhrenanteil im Bereich der Prostata, in die Samenblase oder in den Samenleiter. Meistens jedenfalls an einer Stelle, bevor das Schließmuskelsystem zu Ende ist. Bei der Frau mündet der fehlgeleitete Harnleiter in die (kurze) Harnröhre, die Scheide oder selten in die Gebärmutter. Diese Frauen können den Harn meistens nicht halten, da die Mündungsstelle dort liegt, wo kein Schließmuskel mehr vorhanden ist. In 70 % der Fälle liegt dabei auch eine Doppelniere vor.

Zur Unterscheidung, ob es sich bei der Frau um eine Scheiden-Blasenfistel oder einen abartig mündenden Harnleiter handelt, wird folgendes gemacht: Ein roter Farbstoff wird in die Blase eingespritzt, ein blauer in die Vene injiziert, anschließend wird ein Tampon in die Scheide gelegt. Färbt sich der Tampon rot, handelt es sich um eine Blasen-Scheidenfistel. Färbt er sich blau besteht eine abnormale Mündung.

Als Behandlung wird der Harnleiter operativ neu in die Blase eingesetzt.

Der Reflux

Man versteht darunter das Zurückfließen von Harn aus der Blase in den Harnleiter oder das Nierenbecken während der Blasenfüllung oder während des Urinierens.

Die Ursache ist auch hier meist eine Entwicklungsstörung, welche eine normale Harnleiterperistaltik verhindert. In einem Teil der Fälle kann der Reflux auch die Folge einer anderen Krankheit sein. In Frage kommen

- Entzündungen,
- Strahlenschäden im Becken,
- Nervenstörungen,
- Schäden nach operativen Eingriffen und
- Abflußstörungen »unterhalb« der Harnblase.

Symptome

Ein Reflux kann ganz ohne Symptome bleiben und zufällig entdeckt werden. Sonst bestehen dumpfe Schmerzen unmittelbar vor, während oder unmittelbar nach der Harnentleerung. Harnwegsinfekte kommen gehäuft vor, Bluthochdruck kann entstehen, später ist auch eine Harnvergiftung des Körpers möglich.

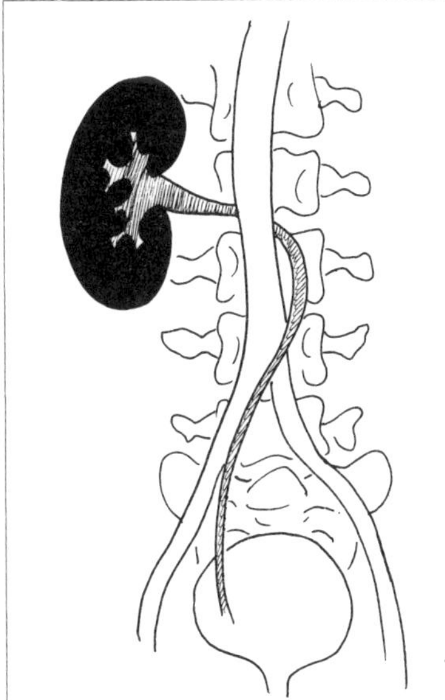

Der »Hohlvenenharnleiter« schwingt sich von hinten um die Hohlvene herum.

Diagnose

Der Ultraschall dient der Orientierung. Viel wichtiger sind spezielle Röntgenuntersuchungen (mit Kontrastmitteln) vor allem während der Harnentleerung, da dann die höchsten Drucke in der Blase bestehen. Je nach Druck und Stärke des Rückflusses unterscheidet man einen Niederdruckreflux vom Hochdruckreflux.

Komplikationen ergeben sich durch Langzeitschäden an den Nieren wie Bluthochdruck, Nierenversagen und Probleme in der Schwangerschaft.

Behandlung

Sie hängt von der Ursache, die zum Reflux geführt hat, ab. Ist er entzündlich bedingt, muß die Infektion saniert werden. Auch alle anderen Ursachen des nichtangeborenen Rückflusses müssen beseitigt werden.

Wenn der Reflux den Harnleiter nicht ausdehnt, kann bei Kindern bis zum 6. Lebensjahr mit einer Selbstheilung gerechnet werden, dies ist beim ausweitenden Reflux nur in bis zu 30 % zu erwarten.

Allgemein operiert wird, wenn

- eine Ausreifung nicht erwartet werden kann,
- zusätzliche Fehlbildungen vorhanden sind und
- Infektionen trotz antibiotischer Vorbeugung ausbrechen.

Der »Hohlvenen«-Harnleiter wird in Höhe des 3. oder 4. Lendenwirbels zwischen Wirbelsäule und Hohlvene zusammengedrückt, was Abflußstörungen zur Folge haben kann.
Symptome sind Nierenschmerzen, ungewöhnliche Koliken und Bauchschmerzen sowie Blut im Harn.

Der »Eierstock«-Harnleiter wird im unteren Drittel durch ein Venengeflecht der Eierstockvene zusammengedrückt. Dieses Geflecht kann in der Schwangerschaft bis zum 60-fachen ihres normalen Blutinhaltes erweitert sein.
Symptome sind Nieren- oder Flankenschmerzen mit oder ohne Koliken während oder nach der Schwangerschaft.

Die Verengungen des Harnleiters

können angeboren oder durch Entzündungen des Harnleiters selbst oder solche in der Umgebung entstanden sein. Ein Beispiel für die letztgenannte Möglichkeit ist etwa die Crohn'sche Krankheit.

Am Übergang vom Dünndarm in den Dickdarm wird der rechte Harnleiter in 30 % der Fälle in den entzündlichen Prozeß miteinbezogen und durch entzündliche Schrumpfung verengt. Alle Verengungen können grundsätzlich ein- oder beidseitig vorhanden sein. Bei Einseitigkeit ist die symptomlose Einstellung der Nierenfunktion möglich.

Eine direkte Harnleiterverengung ist auch möglich, indem Krebse von Magen, Darm, Bauchspeicheldrüse, Eierstock, Blase und Prostata in das Hohlorgan einwachsen. In Frage kommen auch Metastasen oder eine am falschen Ort angesiedelte Gebärmutterschleimhaut (= Endometriose).

Symptome sind Schmerzen in den Flanken, Koliken und unbestimmte Bauchbeschwerden. Im Harn kann etwas Blut ausgeschieden werden.
Harninfekte können zur Vereiterung der Niere und zu Blutvergiftung führen. Bei Doppelseitigkeit der Verengung droht verminderter Harnfluß, er kann auch ganz aufhören (= Anurie).

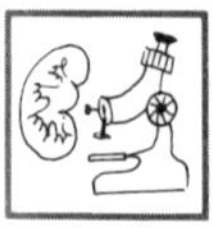

Diagnose

Ultraschall ist wichtig, das Röntgen aber ist entscheidend. Am meisten Auskunft gibt das Computertomogramm des Bauches. Zusätzlich muß immer eine Untersuchung des Mastdarmes, der Geschlechtsorgane bzw. eine frauenärztliche Untersuchung veranlaßt werden.

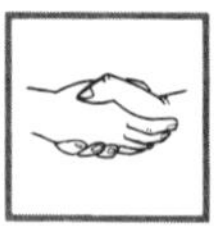

Behandlung

Prinzipiell kommen alle Verfahren zur Harnableitung mit Schienen, Kathetern usw. zur Anwendung, ebenso plastische Operationen, wobei der verengte Harnleiteranteil herausgeschnitten wird. Die Entfernung der Niere ist angebracht bei völligem Funktionsausfall mit Symptomen oder Komplikationen.

Die Ormond'sche Krankheit

Sie beginnt meist beidseitig in der Höhe der Lendenwirbelsäule. Durch Wucherung und Schrumpfung des Zwischengewebes wird der Harnleiter in das schrumpfende und verhärtende Gewebe immer und häufig als erstes Organ miteinbezogen.

Er wird regelrecht eingemauert, beengt und zur Mittellinie hin verzogen. Auch die Schlagadern (Arterien) werden umwachsen, aber nicht eingeengt. Die Blutadern (= Venen) bleiben meist überhaupt verschont.

Die Ursachen sind teils unbekannt, zum Teil handelt es sich um die Folgen von Entzündungen, Blutergüssen und chronischem Harnaustritt. Auch eine Krebserkrankung kann zum Auslöser werden. Das selten verwendete Medikament Methysergid kann ebenso zur Krankheit führen.

Symptome

Unklare, über Monate oder sogar Jahre bestehende Rückenschmerzen. Allgemeine Bauchbeschwerden mit Übelkeit, Erbrechen, Verstopfung bis zum Darmverschluß. Flankenschmerzen finden sich erst bei Nierenstauung, der Harnabfluß kann völlig verlegt werden.

Zur Diagnose führt die Computertomographie mit nachfolgender Gewebsprobe.

Behandlung

Kortison ist im Frühstadium erfolgversprechend, Infektionen werden antibiotisch angegangen. Nützt Kortison nicht, muß der eingemauerte Harnleiter operativ herausgelöst werden. Plastische Operationen sind manchmal nötig, bei funktionsloser Niere auch die Entfernung der ganzen Niere.

Die Harnleiterentzündung

Eine eigenständige Entzündung ist sehr selten, meist ist der Harnleiter an Entzündungen bzw. Krankheiten der Umgebung mitbeteiligt, wie etwa bei Steinen, Nierenentzündung und Tuberkulose.

Spezielle Symptome gibt es keine, sie hängen von der Grundkrankheit ab. Untersuchungsmethoden sind Ultraschall und Röntgen. Auch in der Behandlung steht das auslösende Leiden im Vordergrund, selten sind operative Eingriffe nötig.

Tumoren des Harnleiters

Männer sind dreimal so häufig davon betroffen als Frauen, der Altersgipfel liegt zwischen 40 und 80. Am häufigsten vom Krebs heimgesucht wird das untere Drittel des Harnleiters.

Die Ursachen sind nicht ganz klar, jedoch scheinen Schmerzmittelmißbrauch (Phenacetin), Nikotin, Kohlenwasserstoffe, chronische Entzündungen wie die Egelkrankheit (Bilharziose) und Steine eine wichtige Rolle zu spielen.

Der Heilverlauf ist beim Krebswachstum in die Lichtung hinein günstiger und viel ungünstiger, wenn der Krebs in die Umgebung hinaus wuchert. Absiedelungen werden meist in die Harnblase gesetzt.

Symptome

Wenig oder etwas mehr Blut im Harn, oft nur vorübergehend. Zu Stauungsschmerzen kommt es nur, wenn der Harnabfluß durch den Tumor gestört wird, weiters Harnwegsinfekte.

Für die Diagnose ist das CT am wichtigsten.

Behandlung

Operation. Niere, Harnleiter und das die Harnleitermündung tragende Teilstück der Blase werden entfernt. Nur bei örtlich sehr begrenztem, nach innen wachsendem Tumor kann organerhaltend — »plastisch« — operiert werden.

Verletzungen des Harnleiters

Stumpfe Verletzungen sind selten. Am ehesten passieren sie durch eine abrupte Abbremsung, z. B. beim Sturz auf das Gesäß. Am häufigsten von dieser Verletzungsart betroffen ist der untere Harnleiterabschnitt. Eine weitere Möglichkeit ist die Quetschung am Querfortsatz einer Rippe. Zahlreich sind die Verletzungen durch einen Schuß, meist in Kombination mit Darmverletzungen. Auch ärztliche Eingriffe, wie Operationen am Dickdarm und Endoskopien zählen zu den Ursachen.

Komplikationen sind Abszesse, größerer Harnaustritt, Verengungen und Harnleiterfisteln.

Symptome

Sie sind schwach, zumal auch ein Blutharn fehlt; dadurch wird die Diagnose spät gestellt. Druckschmerzen, Vorwölbungen durch Harnaustritt, Fieber, Bauchfellreizung und erhöhte weiße Blutkörperchen sind am ehesten vorhanden.

Diagnose

Ultraschall und das wichtigere Röntgen weisen den richtigen Weg.

Behandlung

Beim teilweisen Riß wird zuerst versucht, den Harnleiter mit einer inneren Schiene für 10 — 20 Tage zu versorgen. Im allgemeinen heilt die Verletzung darunter folgenlos ab.

Beim vollständigen Abriß bedarf es operativ-plastischer Methoden, um den normalen Abfluß wieder herzustellen. Auch der Dünndarm kann als Organersatz herangezogen werden.

Die Harnblase

Mißbildungen

Bei der Blasenausstülpung (= »Ekstrophie« genannt) fehlen Teile der vorderen Bauchwand und der Vorderwand der Harnblase. Immer kombiniert ist dies mit einer Mißbildung der Harnröhre.
Auch die Geschlechtsorgane weisen Abnormitäten auf, ebenso hängen After und Mastdarm meist aus dem Körper heraus (= »vorgefallen«), was dazu führt, daß der Stuhl nicht sicher gehalten werden kann. Am Übergang zur Harnröhre bestehen Verengungen, wodurch es zu Abflußstörungen des Harnes kommt. Chronische Nierenentzündungen sind in der Folge häufig.

Der **bleibende »Harngang« oder »Urachus«** ist ein offener Gang zwischen Harnblase und Nabel. Beim Gesunden verödet dieser Gang zu einem unauffälligen Strang. Bleibt er dagegen bestehen, entleert sich aus dem Nabel Harn oder zumindest eine Absonderung. Ungeklärte Harnwegsinfektionen, Vereiterungen, Steinbildungen und Blasenkrebse können die Folge sein.

Bei der **Blasenaussackung (= Divertikel)** handelt sich um eine örtliche, sackförmige Ausstülpung der Blasenwand. Divertikel können angeboren oder im Laufe des Lebens entstanden sein. Die später entstandenen entwickeln sich meist als Antwort der Blasenwand auf Überdehnungen durch ein Abflußhindernis.

Symptome

Lange Zeit bestehen Divertikel ohne irgendwelche Krankheitszeichen. Sind die Ausstülpungen sehr groß, ist die zweizeitige Harnentleerung typisch. Bei der ersten Entleerung wird die Blase entleert, dabei aber der »Hals« des Divertikels verschlossen. Wenige Minuten später hat sich das Divertikel in die Blase entleert, was nun zum zweitenmal einen Entleerungsreiz verursacht.

Die Divertikeldiagnose mit Blasenröntgen und -spiegelung erfolgt oft erst nach dem Auftreten von Komplikationen wie blutigem Harn, Vereiterungen, Steinbildung, Reflux und Divertikelkrebs.

Bei der **zweigeteilten Blase** ist das Hohlorgan durch eine Muskelwand in zwei Teile geteilt. Die Teilung kann vollständig oder unvollständig sein. Liegt eine echte Verdoppelung der Blase vor, können auch Penis oder Scheide, sowie Harnröhre und Gebärmutter doppelt angelegt sein.

Der **Riesenharnblase** fehlen jene Nervenkörperchen in der Wand, die beim Gesunden den Anreiz zur Zusammenziehung der Blase geben. Durch die Entleerungsschwierigkeiten bildet sich mit den Jahren eine riesige Blase aus. Interessant und typisch ist, daß dies den Betroffenen gar nicht auffällt. Oft ist die Riesenblase mit einem Riesenharnleiter und einem Riesendickdarm vergesellschaftet. Zur Untersuchung kommt es meist erst nach Komplikationen wie Harnverhaltung, Infektionen, Blasensteinen und einem tastbaren »Tumor« im Unterbauch. Auch »läuft die Blase über«, und der Harn kann nicht gehalten werden. Langfristig droht durch die Stauung ein Nierenversagen.

In der Behandlung aller Mißbildungen steht die Operation an erster Stelle.

Blasenfisteln

Bei einer Blasenfistel entleert sich Harn durch eine »Fistel«öffnung im Unterbauch. Komplikationen sind Fieberschübe, blutiger Harn und — eher selten — eine Bauchfellentzündung. Zu den Ursachen zählen angeborene Störungen, Verletzungen — auch bei Operationen —, Harnabflußstörungen, Tuberkulose und Tumoren.

Einfache Fisteln können durch einen vorübergehenden Dauerkatheter saniert werden. Besteht der krankhafte Harnkanal schon länger, muß operiert werden.

Blasen-Darm-Fisteln erzeugen Blasenentzündung, Krämpfe und allgemeines »Bauchweh«. Am Ende der Harnentleerung kommt Luft und es wird im Harn Stuhl ausgeschieden! Der Harn ist demgemäß bräunlich und stinkend. Bei großen Fisteln besteht wegen des fehlerhaften Mineralstofftransportes die Gefahr einer Unterversorgung.

Blasen-Scheiden-Fisteln und Harnröhren-Scheiden-Fistel können nach Unterleibsoperationen vorkommen, auch Bestrahlungen und Radiumeinlagen wegen Krebs geben Anlaß zu Fistelbildungen, ebenso Pfählungsverletzungen und Beckenbrüche, Blasenkrebs, Tuberkulose und Bilharziose.

Das führende Symptom ist unfreiwilliger Harnabgang. Häufig sind Blasenentzündungen mit Krämpfen, Störungen der Harnentleerung und blutiger Harn.

Die Blasen-Gebärmutter-Fistel kommt nach einem Kaiserschnitt vor. Hier gibt es zwei Formen: Bei der einen besteht ein unfreiwilliger Harnabgang, bei der anderen findet sich — periodisch — durch die Regelblutung das Symptom »blutiger Harn«. Ein unfreiwilliger Harnabgang fehlt hier.

Behandelt werden praktisch alle Fisteln durch Operation.

Die Harnblasenentzündung

Die »Zystitis« gehört wegen der Häufigkeit eigentlich zu den »Frauenleiden«.

Die Infektion geschieht »aufsteigend« aus mehreren Gründen:

- Die weibliche Harnröhre ist sehr kurz,
- die unmittelbare Nachbarschaft der Geschlechtsorgane und
- die Nähe zum After.

Dieser letzte Grund ist hauptverantwortlich für die häufigen Blasenentzündungen nach dem Geschlechtsverkehr. Die Blasenentzündung bei Männern ist ein eher seltenes Ereignis und steht meist in Zusammenhang mit einem sogenannten »Restharn« oder einer Prostataerkrankung.

Andere Ursachen einer Blasenentzündung sind:

- die absteigende Infektion von einer Nierenentzündung aus,
- das Übergreifen von Darmkrankheiten, wie z. B. entzündeten Divertikeln, Blinddarmentzündung und Kolitis,
- die Entzündung des Blasenhalses bei chronischer Prostataentzündung,
- Harnröhrenverengungen,
- »Nervenblase«,
- unsachgemäße Katheterisierung und Dauerkatheter.

Die Erreger einer Blasenentzündung sind dieselben, die auch zu einer Entzündung von Niere und Nierenbecken führen.

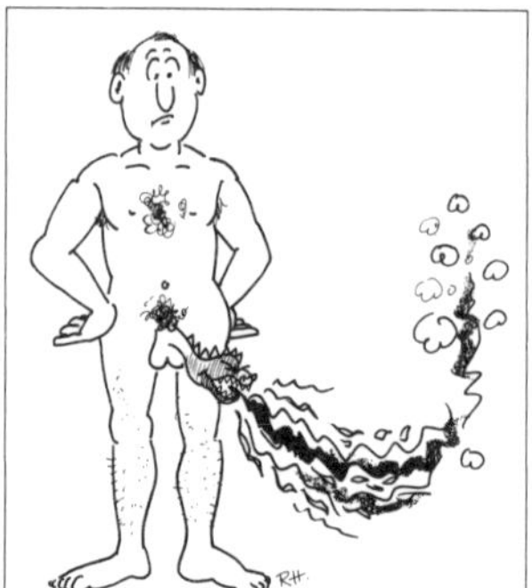

Brennen beim Harnlassen ist ein wichtiges Entzündungszeichen.

Die Symptome setzen meistens sehr akut ein und zwingen die (den) Betroffene(n) nicht selten, Bettruhe einzuhalten:

- Schmerzhafter Harndrang und Brennen beim Wasserlassen.
- Blasenkrämpfe am Ende der Blasenentleerung. Der Krampf läßt oft erst nach, wenn wieder eine gewisse Harnmenge in der Blase ist. Aus Furcht vor diesem Krampf wird die Blasenentleerung vorzeitig

abgebrochen. Der dadurch in der Blase verbleibende Restharn fördert nun seinerseits wieder die Entzündung. Dadurch vermindert sich aber die Ausdehnfähigkeit der Blase. Die Folge ist, daß schon bei geringer Blasenfüllung erneut Harndrang entsteht. Aus diesem Grund sind die entleerten Harnmengen sehr klein. Der entzündliche Blasendruck kann so stark werden, daß der Harn unfreiwillig abtropft.

- Häufiges Wasserlassen und nächtliches Wasserlassen bis zum unfreiwilligen Harnabgang.
- Kreuzschmerzen und Unterbauchbeschwerden.
- Rote Blutkörperchen im Harn bis zum Blutharn.
- Manchmal auch Eiter im Harn.

Ist die Entzündung nur auf die Harnblase beschränkt, so verläuft sie ohne Fieber. Fieber ist immer Ausdruck eines Übergreifens der Entzündung auf Nachbarorgane wie Nierenbecken, Eierstöcke oder Prostata.

Diagnose

Harnlabor, Untersuchung von Prostata und Mastdarm, eventuell frauenärztliche Untersuchung. Im Harnbodensatz (= »Sediment«) sieht man rote und weiße Blutkörperchen, abgestoßene Zellen der Blasenschleimhaut und Bakterien. Eine Keimzahl (= Anzahl der Bakterien) unter 10.000 ist noch normal, bis zu 100.000 pro Kubikmillimeter kann ein Grenzfall sein. Bei Werten darüber kommt man nur ausnahmsweise um die antibiotische Behandlung herum.

Röntgen und Blasenspiegelung sind nur dann angebracht, wenn wiederholt und in kurzen Abständen Infektionen auftreten.

Behandlung

Die Neigung der unkomplizierten Blasenentzündung zur Selbstheilung ist groß, besonders dann, wenn nicht andere Leiden als Verursacher aufscheinen.

Schmerz- und krampflösende Mittel wie Buscopan oder Baralgin sind neben Antibiotika kurzfristig notwendig. Bei Zweifeln über die Art der Erreger muß eine Harnkultur angelegt werden.

Was kann man selbst zur Unterstützung der Behandlung tun?

Das kleine »Blasenbrevier«

1. Unterstütze die Behandlung durch Bettruhe, Wärmeflasche oder Heizkissen. Auch feuchtwarme Umschläge und Sitzbäder lindern die Beschwerden.
2. Achte auf eine reizlose, leicht verdauliche Kost mit wenig Salz und wenig Gewürzen. Fleisch, Wurst und Fett sollen eingeschränkt werden. Durch weniger Schlakken wird der Harn weniger konzentriert — das Brennen läßt nach.
3. Trinke fleißig. Trinken führt zur Verdünnung des Harnes — das Brennen wird dadurch milder. Gut eignen sich hiefür Bärentraubenblättertee und verschiedene Nierentees, z. B. »Nierentee EF-EM-ES« oder Solubitrat-Tee. Die Inhaltsstoffe wirken entzündungshemmend und krampflösend.

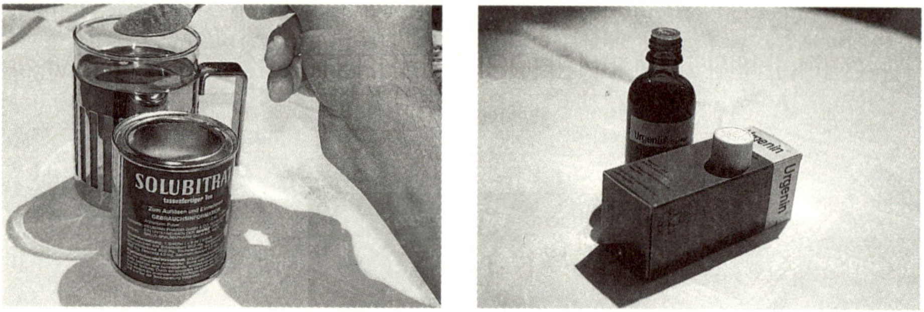

Bei der unkomplizierten Blasenentzündung sind auch Pflanzen- und Kräuterextrakte bewährt.

Wenn die Blasenentzündung nicht von selbst heilt oder bei ungenügender Behandlung, kann sie chronisch werden. Oft ist sie auch die Folge einer chronischen Nierenentzündung oder einer Abflußstörung, von Fremdkörpern oder Tumoren.

Die Symptome der chronischen Entzündung sind sehr schwach oder gar nicht vorhanden.

Macht sich die chronische Infektion bemerkbar, können folgende Beschwerden Zeichen der Krankheit sein:

- Druckschmerz in den Flanken,
- rote Blutkörperchen im Harn oder Blutharn,
- ständig oder vorübergehend schmerzhafter Harndrang,
- häufiger und nächtlicher Harndrang, Nachträufeln am Ende der Harnentleerung,
- entzündliche Schübe einer Nierenentzündung und
- Krankheiten der Geschlechtsorgane.

Die Diagnose erfolgt gleich wie bei der akuten Entzündung. Die Restharnbestimmung ist auch bei Frauen erforderlich. Zur Diagnose kann die Drei-Gläser-Probe wichtig sein. Die Spiegelung von Harnröhre und Blase ist zielführend.

In der Behandlung ist meist die langfristige Einnahme von Antibiotika, die vorher auf ihre Wirksamkeit gegen den verursachenden Keim getestet wurden, am wichtigsten.

Die **Strahlenblase**, vom Arzt »Radiozystitis« genannt, ist eine Reaktion der Blase auf Bestrahlungen im Becken wegen einer dort sitzenden Krebserkrankung. Nicht jeder Mensch, der bestrahlt wird, bekommt auch diese Entzündung. Es gibt einige begünstigende Umstände wie Zuckerkrankheit, Gefäßverkalkung, Rauchen, Harnwegsinfektionen, Bestrahlung schon vor der Operation und Syphilis.

Die Entzündung kann in zwei Erscheinungsformen auftreten:

- Die frühzeitige Entzündung stellt sich während oder unmittelbar im Anschluß an die Bestrahlung ein; sie wird wieder gut und ist nur Ausdruck einer überempfindlichen Blasenschleimhaut.
- Die »Spätentzündung« beginnt frühestens ein Vierteljahr nach der Bestrahlung und bis dahin bestehen auch keinerlei Beschwerden. Auch nach dem Beginn der Entzündung sind oft durch ein bis vier Jahre keine Beschwerden vorhanden. Die Schleimhautveränderungen bilden sich meist nicht mehr zurück, da auch die

Blutgefäße in der Blasenwand betroffen sind. Die Gefäße entzünden sich, sie verkalken und veröden. Dies hat beträchtliche Auswirkungen auf die Ernährung der Blasenwand: Die Blutversorgung wird schlechter, die Schleimhaut dünner und die Nervenfasern schrumpfen.

Damit eine Spätreaktion auftritt, ist es nicht erforderlich, daß ihr eine Frühreaktion vorangegangen ist. Andererseits bedeutet das Auftauchen einer Frühreaktion nicht, daß eine Spätreaktion nachfolgen wird.

Komplikationen sind das Chronischwerden, die Fistelbildung in Scheide, Gebärmutter, Mastdarm und Haut, der »Reflux« und die Schrumpfblase.

Symptome der Strahlenzystitis sind häufiger, schmerzhafter Harndrang, vermehrtes nächtliches Wasserlassen und Infektionen, in ausgeprägten Formen auch Blutharn. Spätbeschwerden sind Blasenkrämpfe, schmerzloser Blutharn und bleibende Infektionen. Die Blase schrumpft, es droht eine Blasenschwäche mit der Unmöglichkeit, den Harn zu halten.

Diagnose durch Harnlabor, Blasenspiegelung, Nieren- und Blasenröntgen.

Behandlung

Bei der Frühreaktion rechtzeitig Antibiotika, krampflösende Mittel und eventuell Kortison. Eine Spätreaktion wird am besten vermieden, wenn Bestrahlungen der infizierten oder frisch operierten Blase und unterhalb eines Fassungsvermögens von 200 Milliliter überhaupt unterlassen werden. Sonst erfolgt die Behandlung gleich wie bei der Frühreaktion. Zusätzlich werden auch Blasenspülungen mit Desinfektions- und Vereisungsmitteln sowie Kortison gemacht. Gegen Blutungen hilft Vitamin K. Bei Schrumpfblasen muß der Harn operativ abgeleitet werden.

Harnblasentumoren

Sie stehen nach den Geschwülsten der Prostata an 2. Stelle der Tumoren des Harntraktes. Mit 75 % sind vor allem Männer zwischen 60 und 70 Jahren betroffen. Bei jedem 10. Tumorleiden der Blase kommt der Tumor an mehreren Stellen der Blase zugleich vor.

Die Ursachen der Blasentumoren sind weitgehend unbekannt. Angeschuldigt werden chronische Entzündungen, die Bilharziose, chemische Gifte und Mittel zur chemischen Krebsbehandlung, Nitrosamine und Tabak.

Ein gesichertes Tumorrisiko ergibt sich durch

- Rauchen und
- Schmerzmittel, die Phenacetin enthalten.

Ein erhöhtes Risiko besteht durch

- Farbstoffe,
- Gummi und Leder,
- Aluminium und
- Benzin.

Es gibt gutartige und bösartige Tumoren der Harnblase. Tumorarten, wie etwa die gutartigen »Papillome«, zeigen eine gewisse Bereitschaft, bösartig zu entarten. Sogenannte »Adenome« dagegen — sie entstehen aus Schleimhautdrüsen — sind und bleiben gutartig. Manche Tumoren, man nennt sie »Sarkome«, sind ausgesprochen häufig bei Kindern. Auch Absiedelungen aller sonstigen Krebse des Körpers kommen in der Blase vor.

Symptome

Leider können Beschwerden auch dann noch fehlen, wenn der Tumor schon sehr weit fortgeschritten ist. Ein Hauptsymptom ist der schmerzlose Blutharn. Typisch etwa für Papillome ist der über Jahre immer wieder auftretende Blutharn mit dazwischen normalem Harn. Blutharn tritt auf, wenn der Tumor Blutgefäße annagt. Wohl aber besteht meistens eine nur im Mikroskop sichtbare Beimengung von roten Blutkörperchen im Harn, was man »Mikrohämaturie« nennt. Ein Blutharn am Ende des Wasserlassens findet sich dann, wenn der Tumor am Blasenhals sitzt. Zerfällt der Tumor, dann entstehen Infektionen, die äußerst schwer behandelbar sind.

Bei jedem infizierten Tumorleiden stehen ganz die Zeichen der Infektion im Vordergrund: Brennen beim Wasserlassen, häufiger, nächtlicher und schmerzhafter Harndrang sowie Blasenkrämpfe. Greift der Tumor auf die ganze Blase über, nimmt die Füllungskapazität der Blase ab. Eigentliche Nierenbeschwerden treten nur dann auf, wenn der Harnabfluß gestaut oder die Niere entzündet wird. Das fortgeschrittene Tumorleiden ist an Schwäche, Appetitlosigkeit, Gewichtsverlust und Blutarmut erkennbar.

Der Blasenkrebs kann mit einer Reihe von Komplikationen aufwarten. Es drohen Entzündung, Blutung, Harnverhaltung, Stauung der oberen Harnwege, Absiedelungen, Befall von Prostata und Scheide, Durchbruch in Gebärmutter, Mastdarm, Dickdarm oder Bauchhöhle.

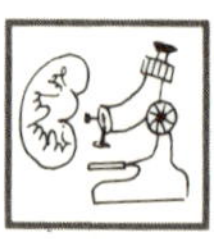

Diagnose

Entscheidend ist das Ergebnis der Blasenspiegelung. Auch die Spülflüssigkeit der Blase ergibt unter dem Mikroskop in 80 % der Fälle ein positives (Krebs-) Ergebnis. Im Röntgen sieht man Stauungserscheinungen, wobei zu beachten ist, daß die (halb-)gutartigen Papillome nie zur Stauung führen. Der Ultraschall kann größere Tumoren sichtbar machen, er ist aber bei der Fragestellung »Besteht ein Tumor oder nicht?« keine Methode, auf die man sich verlassen darf. Das CT gibt Aufschluß vor allem über die Ausdehnung des Tumors. Sehr wichtig ist natürlich — wie bei allen Tumoren — die direkte Gewebsentnahme mit Untersuchung des Materials unter dem Mikroskop.
Von den sogenannten Tumormarkern haben trotz einer Fehlermöglichkeit von über 50 % die Harn-CEA und das TPA eine gewisse Bedeutung.

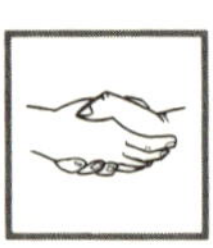

Behandlung

Mit der Operation allein ist ein bösartiger Blasentumor oft nicht zu heilen, es werden daher zusätzlich Bestrahlung und Chemotherapie zur Anwendung gebracht. In der Chemotherapie werden gewisse Mittel, wie etwa Mitomycin, direkt in die Blase eingespritzt. Fortgeschrittene Tumoren müssen durch operative Entfernung der ganzen Harnblase behandelt werden. Der Harnabfluß erfolgt dann durch Harnableitung nach außen oder durch Bildung einer Ersatzblase aus Dünn- oder Dickdarm. Die Einpflanzung des Harnleiters in den Dickdarm stellt eine von mehreren Möglichkeiten dar.

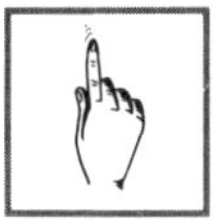

Eine weitere Vorbeugung vor einem Rückfall ist möglich durch Nichtrauchen und Nichtverwendung schädlicher Schmerzmittel sowie Einnahme hoher Dosen von Vitamin C.

Da den verschiedensten Inhaltsstoffen des Harnes als mögliche oder wahrscheinliche Tumorerzeuger eine besondere Rolle zukommt, ist eine lebenslange Kontrolle erforderlich.

Die Blasenschwäche

Zwei bis vier Prozent der Gesamtbevölkerung leiden unter unwillkürlichem Harnverlust oder »Inkontinenz«.

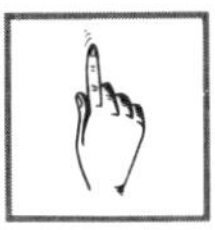

Bei Frauen schon ab dem 35. Lebensjahr, bei Männern erst ab dem 65. Lebensjahr deutlich zunehmend, können im Alter von 75 Jahren etwa 30 % aller Männer und Frauen den Harn nicht halten. Bei bettlägerigen Menschen steigt dieser Prozentsatz auf 83 %.

Der unfreiwillige Harnabgang ist keine Diagnose einer bestimmten Krankheit an sich, sondern nur das Symptom einer übergeordneten Störung. Immer tritt Harnverlust auf, wenn der Druck in der Harnblase größer ist als derjenige, mit dem die Harnröhre zusammengedrückt werden kann.

Die Muskelmanschette, die den Harn in der Blase hält, besteht aus einer dreilagigen Schicht von Muskeln, die nicht unserem Willen unterworfen sind und einer zweilagigen Schicht von Muskeln, die wir willkürlich beeinflussen können. Die Nerven für Blase und Harnröhre kommen aus dem untersten Rückenmark, auch das »innere« Nervensystem von »Vagus« und »Sympathikus« spielt eine Rolle. Willkürlich und unwillkürlich reagierende Muskeln, feinste Nervenfasern und hochempfindliche Nervenkörperchen sorgen dafür, daß wir den Harn auch im Schlaf oder bei Husten, Niesen und körperlicher Arbeit halten können. Schon kleinste Störungen bringen dieses Gleichgewicht zum Kippen und bescheren uns einen unfreiwilligen Harnabgang.

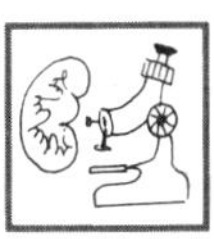

Diagnose

Die genaue Schilderung, wie und wann es zum unfreiwilligen Harnabgang kommt, ist für eine exakte Diagnose sehr wichtig und oft schon zielführend. Es ist immer auch daran zu denken, daß Medikamente zu einer Blasenschwäche führen können. Psychopharmaka, Beruhigungsmittel und Blutdrucksenker zählen dazu.
Im weiteren muß geprüft werden, ob der Harnabfluß von den Organen her unbehindert ist, ob ein Reflux besteht und die Blase intakt ist und ob der Abfluß der unteren Harnwege frei und unbehindert ist.
Erst danach erfolgt die Klärung der gestörten Funktion. Am wichtigsten dabei sind Druckmessungen in Blase, Harnröhre und Mastdarm, Untersuchungen der »Harnmuskeln« und Messungen des Harnflusses. Zur Abschätzung, wieviel Harn verloren wird, gehört auch der »Pad-Test«.

Man bekommt eine frische Windel, die vorher gewogen wurde. Nun muß man eine Stunde lang herumgehen und dabei auch husten. Eine bestimmte, genau festgelegte Flüssigkeitsmenge muß getrunken werden. Nach Ablauf einer Stunde wird das Gewicht der Windel neuerlich gemessen. Die Gewichtszunahme der Windel entspricht der Menge des verlorenen Harnes.

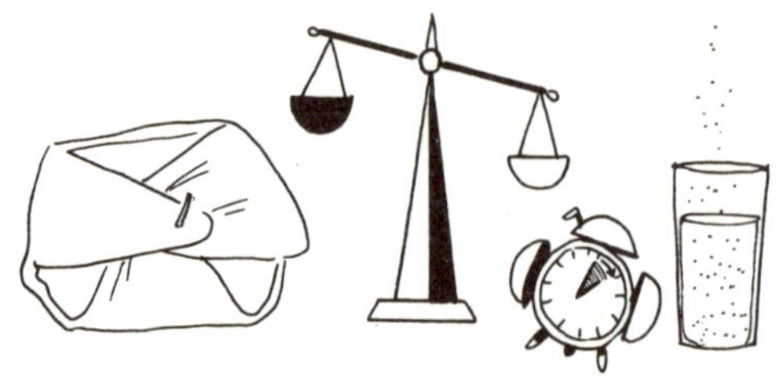

Der Windel- oder »Pad-Test«. Die Windel wird vor und nach einstündigem Tragen gewogen.

Es gibt mehrere Arten des unfreiwilligen Harnabganges. Ihre Unterscheidung ist wichtig wegen der verschiedenartigen Behandlung.

Es können Mißbildungen vorhanden sein, bei denen der Harnleiter so weit »unten« einmündet, daß das Verschlußsystem gar nicht zum Tragen kommt. Eine andere Möglichkeit sind die schon genannten »Fisteln«, bei denen eine direkte Verbindung zwischen Blase und Scheide, Harnleiter und Scheide, Blase und Mastdarm oder Harnröhre und Mastdarm besteht.

Bei der **»Streßinkontinenz«**, die hauptsächlich bei Frauen auftritt, sind die Organe meist in Ordnung, aber die Funktion ist gestört. Die ersten Anzeichen treten oft während der Schwangerschaft auf. Bei dieser »Streßschwäche« gibt es drei Schweregrade:

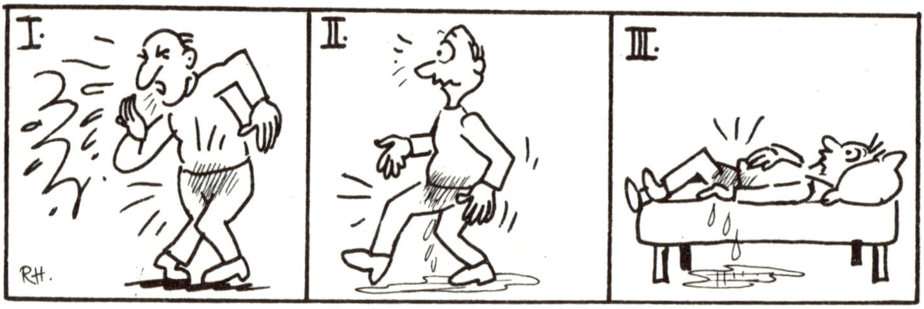

Die Stadien der »Streßschwäche« von I bis III.

Grad I: Harnverlust beim Husten, Pressen, Niesen und schweren Heben.

Grad II: Harnverlust beim Gehen, Bewegen und Aufstehen.

Grad III: Harnverlust schon im Liegen.

Die größte Rolle bei der Streßschwäche spielt der Druck im Bauchraum, der je nach körperlicher Anstrengung wirksam wird. Um den unwillkürlichen Harnabgang auszulösen, muß der Druck auf die Blase größer sein als der »Verschlußdruck« der Harnröhre.

Dafür verantwortlich sind ein Hormonmangel (Östrogen) nach dem Wechsel, eine Schwäche des Beckenbodens nach schweren Geburten oder eine »Senkung« der Blase. Bei Männern dagegen handelt es sich meistens um die Folgen von Prostataoperationen und operativen Eingriffen am Blasenhals. Eine kleine Rolle spielen auch Tumoren.

Bei der **Drang- oder Zwangschwäche** kommt es zum strahlweisen Harnabgang bei starkem Harndrang, der zwar bemerkt, aber nicht aufgehalten werden kann. Eine andere Bezeichnung für diese Form des unwillkürlichen Harnabganges ist auch »instabile Blase«. Verantwortlich dafür sind ungehemmte Austreibungswellen der Muskulatur, die vom normal gebauten Verschlußsystem nicht aufgehalten werden können. Die zugrunde liegende Ursache läßt sich oft nicht finden. Bei Frauen hängt diese Form in einem Drittel der Fälle mit der Streßschwäche zusammen, zum kleinen Teil kommen auch Entzündungen und Tumoren in Frage. Bei Männern sind die Ursachen meistens ein Abflußhindernis unter der Harnblase, ebenso auch Operationen an Blase und Prostata sowie Nervenstörungen.

Bei der **»Krampfblase«** (siehe auch Nervenblase) entstehen immer wieder heftigste Zusammenziehungen der Blase, was zu einem dauernden stoßweisen Harnverlust führt. Dies kommt vor bei Querschnittslähmungen und ausgeprägten Entzündungen.

Bei der **»Reflexschwäche«** können die Blase und die Muskeln des Verschlußsystems nicht mehr richtig zusammenarbeiten. Mißbildungen, Verletzungen, Entzündungen und Tumoren spielen eine Rolle. Bemerkbar macht sich diese Form durch den unbemerkten Harnabgang in Tropfen- oder Spritzerform. Oft ist dies auch mit »Restharn« kombiniert. Es besteht kein Harndranggefühl. Die Reflexblase gehört zum Krankheitsbild der »Nervenblase«.

Die **»Überlaufblase«**, der Harnverlust bei Überdehnung der Blase, ist kein rein mechanisches Problem, bei dem ein volles Gefäß einfach »überläuft«. Es sind daran auch aktive Vorgänge in der hinteren Harnröhre beteiligt. Die Überlaufblase zeigt sich in Harnträufeln bei gleichzeitigem Restharn. Die Überlaufblase kommt bei Blasenhalsverhärtung, Harnröhrenverengung, Vergrößerung und Krebs der Prostata vor. Auch bei Querschnittsverletzung und durch Medikamente kann sie entstehen. Beruhigungsmittel, Betablocker, Antiparkinson- und Antiepilepsiemittel werden zu Verursachern. Auch die Nervenschädigung durch Zuckerkrankheit führt zur Überlaufblase.

Die **»Lachschwäche«** findet sich fast ausschließlich bei Mädchen und jungen Frauen. Heftiges Lachen führt dabei unfreiwillig zu einer vollständigen Entleerung der Blase.

Die **»Operationsblasenschwäche«** ist nicht selten die Komplikation einer Prostataentfernung. Es kann dabei der innere Schließmuskel verletzt werden, die Folge ist ein unfreiwilliger Harnabgang.

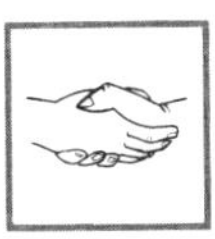

Behandlung

»Einfache«, aber für den Betroffenen schlechte Lösungen sind Dauerkatheter, Vorlagen, Windeln, Gummiunterwäsche oder Penisklemmen. Infektionen, Hautkrankheiten und große hygienische Probleme sind damit programmiert. Man geht in der Behandlung besser so vor, daß man versucht, die auslösende Ursache zu beseitigen. Bei Mißbildungen und Fisteln bedeutet dies die Operation und bei der Streßblase die Behandlung mit weiblichen Hormonen (Östrogenen), Beckenbodengymnastik oder eventuell einer operativen Streckung der Harnröhre. Die tägliche, örtliche Anwendung einer östrogenhältigen Creme führt schon bei einem Drittel der Patientinnen zur Heilung, sodaß sich eine Operation erübrigt.

Bei der Zwangs- und Krampfblase versucht man vornehmlich eine medikamentöse Besserung, eventuell auch Eingriffe am Nervensystem. Das wichtigste Medikament ist Ditropan, Hauptnebenwirkungen sind Mundtrockenheit (80 %!) und Magen-Darm-Beschwerden. Von den vielen Möglichkeiten der operativen Behandlung ist kaum eine als ideal anzusehen.
Bei der Überlaufblase müssen meistens Operationen an Prostata und Blasenhals erfolgen. Die Blasenschwäche nach Operationen kann oft nur durch die Einpflanzung von Prothesen gebessert werden.

Die **Nervenblase** macht oft die größten Probleme in der Behandlung. Sie nimmt eine Sonderstellung unter den Formen der Blasenschwäche ein und soll daher genauer beleuchtet werden.

Um die Vorgänge bei der Nervenblase oder »neurogenen« Blase zu verstehen, ist es notwendig, daß wir uns das »Normale« in Erinnerung rufen. In der Blasenwand befinden sich Nervenkörperchen, welche auf Druck reagieren. Ab einer bestimmten Blasenfüllung und einem bestimmten Blasendruck werden die Körperchen gereizt, welche dies nun höheren Zentren im Rückenmark und Gehirn mitteilen. Am Beginn der Blasenentleerung steht die Eröffnung des Blasenhalses. Diese Eröffnung bewirkt über einen Reflex die Zusammenziehung des »Harnaustreiber«-Muskels und eine gleichzeitige Eröffnung des hinteren Anteiles der Harnröhre. Das alles wird über das innere (= vegetative) Nervensystem gesteuert. Das zeitgerechte Einsetzen vieler Reflexe ist zum richtigen Funktionieren notwendig. Die Blasenwandspannung, Schmerz und Temperatur werden über Nervenfasern über das Rückenmark zum Gehirn geleitet. Vom Gehirn kommt eine Vielzahl von Nervenleitungen zur Blase herunter, diese »Blasenbefehle« steuern und dirigieren die Harnblase. Als »Nervenblase« bezeichnet man alle Zustände, die entstanden sind, wenn es irgendwo auf den Stufen Gehirn — Rückenmark — Nervenkörperchen in der Blase zu einer Schädigung gekommen ist.

Ursachen der Nervenblase

Angeborene Mißbildungen, Verletzungen, Entzündungen, Kinderlähmung, Tumoren, Multiple Sklerose, Syphilis, Zuckerkrankheit, Blutarmut, Schlaganfälle. Auch Medikamente können zur Nervenblase führen, besonders alle »Nervenmittel«. Die Blasenwand selbst kann zur Nervenblase führen, z. B. bei der schon erwähnten Riesenblase, wenn in der Blasenwand die Nervenkörperchen angeboren fehlen. Diese Nervenkörperchen können auch durch Druckschädigung bei der chronischen Überdehnungsblase geschädigt werden — auch dies führt zur Nervenblase. Schließlich gibt es diese Störung auch ohne erkennbare Ursache — einfach »so«.

Symptome

Ist die steuernde Funktion vom Gehirn weggefallen, kommt es zur automatischen oder »Reflexblase«. Die Blasenkapazität ist vermindert, der Druck aber erhöht. Der Harnaustreiber-Muskel zieht sich spontan und unwillkürlich zusammen, der Beckenboden und die Muskulatur um die Harnröhre sind verkrampft. Zum unfreiwilligen Harnabgang kommt es durch die Zusammenziehungen des Harnaustreibers und die kleine Blasenkapazität. Der Restharn andererseits entsteht durch den Krampf der Harnröhrenmuskulatur. Wegen des erhöhten Druckes in der Blase besteht häufig auch ein Reflux von der Blase in den Harnleiter.

Bei der reflexlosen Blase besteht eine Lähmung mit Ausfall der Gefühlsempfindung. Die Blasenkapazität ist erhöht, der Blasendruck vermindert. Der Blasenaustreiber entfaltet keine selbständige Aktivität. Es kommt zur Überlaufblase, ein Reflux von der Blase in den Harnleiter ist selten, aber möglich.

Komplikationen sind Infektionen mit Abszessen in allen Harnorganen; auch die Steinbildung und Geschwüre werden wegen des »stehenden« Harnes begünstigt. Zum Nierenversagen führen die chronische Harninfektion, der Reflux, die Harnstauung und die Steine.

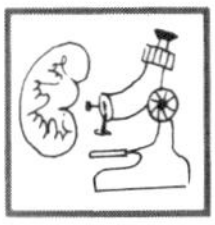

Diagnose

Am Beginn steht die Untersuchung durch den Nervenarzt. Es folgen Röntgen von Niere und Blase sowie die röntgenologische Untersuchung des Ablaufes der Harnentleerung (= Miktionszysturethrographie), weiters Druckmessungen und elektrische Untersuchungen der Muskel- und Nerventätigkeit (EMG = Elektromyographie). Auch der Eiswassertest und der Urecholintest kommen in Betracht. Beim Eiswassertest wird Wasser von 4 Grad C in die Blase gespritzt, die Reaktion der Blase gibt Antwort auf die Frage, in welchem Abschnitt des Rückenmarks der Schaden liegt. Beim Urecholintest wird beachtet, ob sich die Blase in bestimmter Weise nach Injektion eines cholinhältigen Mittels zusammenzieht.

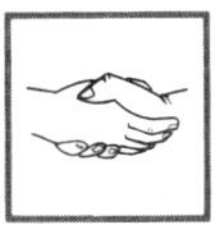

Behandlung

Die Behandlung ist schwierig und aufwendig und gehört daher von Anfang an in die Hände von Spezialisten. Vordergründig gilt es, Nierenversagen und die chronische Infektion zu vermeiden und die Steinbildung zu verhüten. Die Ziele sind eine normale Blasenkapazität und die Verhinderung von Restharn und Reflux. Weiters Antibiotika, kalziumarme Kost, kein Dauerkatheter, sondern immer nur den vorübergehenden Katheter.
Später muß mit dem Blasentraining begonnen werden, um die Ausbildung neuer Nervenleitungen zu fördern. Die Erfolgsquote ist gut bei der automatischen Blase. Restharn und Reflux werden medikamentös behandelt, bei Inkontinenz muß der Restharn beseitigt werden. Bei der Krampfblase helfen »Vereisungen« und eventuell operative Eingriffe an den Nervenwurzeln.
Versagt alle Mühe, bleibt noch das Selbstkatheterisieren durch den Patienten — die entsprechende Mitarbeit und Zuverlässigkeit des Betroffenen vorausgesetzt. Die schlechteste Lösung ist der Dauerkatheter. Auch andere Möglichkeiten der Harnableitung wie die Dünndarmersatzblase können in Erwägung gezogen werden.

Der Steinbildung muß durch genügende Flüssigkeitszufuhr, Harndesinfektion und Harnansäuerung vorgebeugt werden .

Die Harnverhaltung

Die Harnblase kann bei diesem Notfall willentlich nicht entleert werden. Es bestehen quälende Schmerzen oberhalb des Schambeins. Die Blase ist prall mit Harn gefüllt, und man hat einen sehr starken Harndrang.

Ursächlich in Frage kommen die vergrößerte Prostata, Prostata- und Blasentumoren, Blasensteine, Verengungen des Blasenhalses und Verkrampfungen des Beckenbodens. Weiters Verengungen der Harnröhre durch Entzündungen, Steine, Fremdkörper, Tumoren, Peniskrebs und Vorhautverengung. Als häufigste Ursache gilt die vergrößerte Prostata.

Die Diagnose ist durch Betasten und Beklopfen der Blase rasch gestellt, fallweise hilft der Ultraschall weiter.

Die Behandlung erfolgt durch Ableitung des Harnes mittels Katheter.

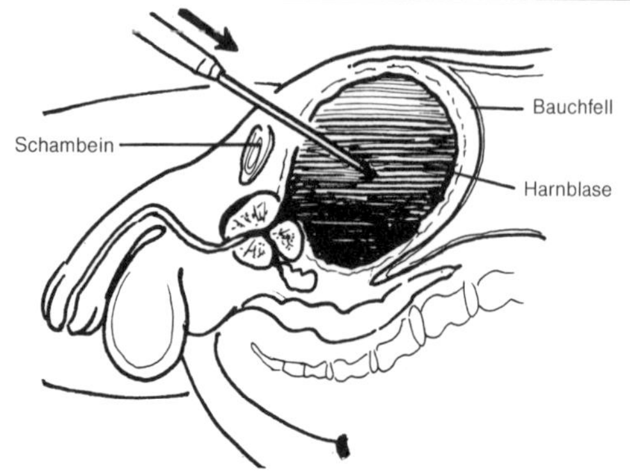

Mittels Blasenpunktion kann die »verhaltene« Blase rascher entleert werden.

Harnblasenverletzungen

Verletzungen können »offen« oder »geschlossen« sein. Offene Verletzungen (mit Eröffnung der Bauchwand) geschehen durch Schüsse, Stiche und seltener durch Pfählung.

Die Hauptursache eines Blasenrisses ist ein Beckenbruch, wobei Knochensplitter die Blase anspießen. Bei einer direkten Gewalteinwirkung auf Unterbauch und gefüllte Blase, z. B. durch den Sicherheitsgurt, reißt die Blasenwand am schwächsten Punkt, dem Blasendach. In Frage kommen auch Blasenverletzungen durch Instrumente bei Operationen im Becken oder am Darm, durch Katheter, bei der Blasenspiegelung und Operationen durch die Harnröhre.

Umstände, die eine Blasenverletzung begünstigen, sind Entzündungen, Narben, Krebs, Harnabflußstörungen, Nervenkrankheiten, Bettruhe, Alkohol und Medikamente.

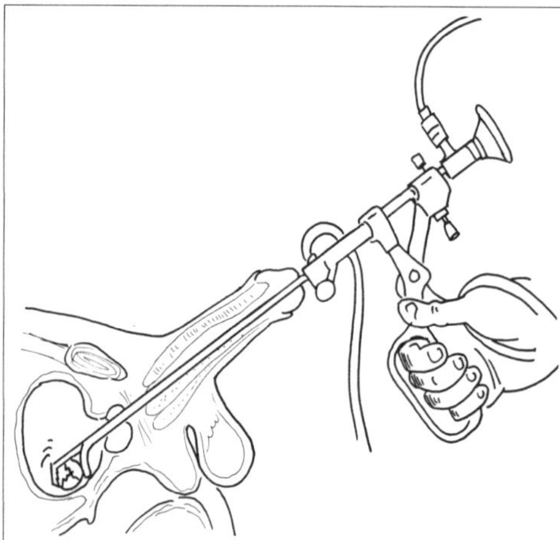

Bei der mechanischen Zertrümmerung von Blasensteinen kann es auch zu Verletzungen der Blase kommen. Im Bild ein Operationszystoskop, mit dem Steine »geknackt« werden. Der »Schutt« kann dann leicht ausgespült werden.

Die allgemeinen Zeichen eines Blasenrisses sind

- Unterbauchschmerz,
- Bluthamn und
- schmerzhafter Harnzwang oder Harnverhaltung.

Später können Schock, Darmlähmung und Harnvergiftung hinzutreten.

Diagnose

Ist das Vorschieben eines Katheters möglich, kommt oft kein Harn sondern nur Blut.

Ist das Kathetervorschieben nicht möglich, besteht meist ein Riß am Blasenhals. Weiters Röntgen der Harnwege und besonders der Blase.

Behandlung

Der Blasenriß gehört sofort in die Hand des Chirurgen. Der Defekt muß vernäht und der in den Bauch ausgelaufene Harn abgeleitet werden. Gelegentlich genügt bei ganz kleinen Rissen die Harnableitung über einen Dauerkatheter. Spätere Komplikationen sind eher selten. Möglich sind eine Schrumpfblase oder ein nochmaliger Riß.

Der »hohe Blasenschnitt«, die »Sectio alta«, ist der erste Schritt bei allen offenen Blasenoperationen. Er dient auch der Entfernung von großen Steinen und Fremdkörpern in der Blase. Die völlige Entfernung der Blase heißt »totale Zystektomie«.

Wie wird der Harn abgeleitet, wenn die Blase operativ entfernt wurde?

1. Über die Harnleiter durch die Haut.
2. Über die Harnleiter in den Dickdarm.
3. Über die Harnleiter in eine Ersatzblase aus Dünn- oder Dickdarm.
4. Über die Harnleiter in ein »Conduit« aus Dünn- oder Dickdarm.

Conduit ist französisch und heißt Röhre. Mit Röhre ist eine isolierte Darmschlinge gemeint, die als Harnreservoir dient.

Die Harnröhre

Die Mißbildungen werden wegen der Folgen auch für die Zeugungsfähigkeit unter den »Männerleiden« besprochen.

Die Harnröhrenentzündung

Es gibt akute und chronische Entzündungen. Die akute ist bei Frauen häufiger — dies wegen der Kürze der Harnröhre und der engen Nachbarschaft zu den Geschlechtsorganen. Die chronische Entzündung ist die häufige Folge einer ungenügenden Behandlung der akuten Entzündung. Beim Mann entstehen chronische Entzündungen oft auch aus einer chronischen Prostataentzündung oder einer Harnröhrenverengung.

Ursachen

Bekannte Erreger sind Coli und »Proteus«, aber auch Trichomonaden und Candida. Beim »Tripper« sind es »Gonokokken«. Die Infektion begünstigen verschmutzte Unterwäsche, Badezusätze, Windeln, Geburten und Geschlechtsverkehr, bei diesem auch Schäume und Gelees zur Empfängnisverhütung. Bei der Entzündung der älteren Frau spielt auch der niedrige Östrogenspiegel eine Rolle, der Hormonmangel bewirkt nämlich ein Dünnerwerden der Schleimhaut mit herabgesetzter Durchblutung.

Chronische Blasen- und Scheidenentzündungen fördern Entzündungen der Harnröhre ebenso wie Abflußstörungen durch Schleimhautschrumpfung, Prostatavergrößerung oder -krebs.

Ein unvorsichtiger Umgang mit Instrumenten wie Kathetern und Endoskopen kann ebenso zu Verletzungen führen wie Operationen durch die Harnröhre. Entzündungen bei einem Dauerkatheter sind praktisch nicht zu vermeiden.
Eine Sonderform der Harnröhrenentzündung gibt es bei der ursächlich unbekannten Reiter'schen Krankheit. Zusätzlich finden sich dabei noch eine rheumatische Entzündung vieler Gelenke und eine Bindehautentzündung. Die Harnröhrenentzündung selbst ist oft mit Entzündungen von Prostata, Hoden und Nebenhoden vergesellschaftet.

Symptome

Akute Harnröhrenentzündung: Ständiges Jucken und Brennen in der Harnröhre. Brennen besonders beim Harnlassen und häufiger Harndrang auch nachts. Die Harnröhrenmündung ist hochrot, und es besteht ein starker Ausfluß. Der Penis kann auch verschwollen sein.

Chronische Entzündung: Das Brennen ist weniger stark, und die Schmerzen in der Harnröhre treten auch unabhängig vom Wasserlassen auf. Ein Ausfluß aus der Harnröhre besteht meist nicht, wohl aber ein Scheidenausfluß. Wenn es sich um eine chronische Infektion mit Trichomonaden handelt, kommt es oft zu Gelenkbeschwerden und auch seelischen Störungen.

Komplikationen der Harnröhrenentzündung sind der Übergang in die chronische Form, Verengungen, Entzündungen von Prostata und Blase, Abszesse und Fisteln.

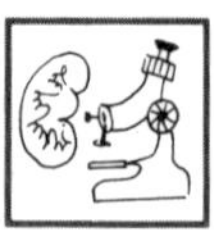

Diagnose

Im Harn sind meist rote Blutkörperchen. Die Bakteriensuche ist bei der chronischen Form oft ergebnislos. In der Dreigläserprobe ist die 1. Portion trüb, bei zusätzlicher Prostataentzündung ist auch die 3. Probe trüb. Das Röntgen zeigt übergeordnete Störungen sowie Verengungen im Harntrakt auf, die Spiegelung kommt bei der chronischen Entzündung zum Einsatz, nicht aber im akuten Stadium.

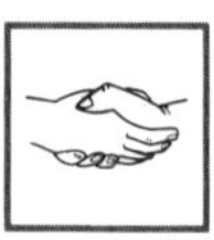

Behandlung

Antibiotika, Alkohol und Geschlechtsverkehr sind verboten. Bei der (ansteckenden) Trichomonadenentzündung muß auch der Sexualpartner behandelt werden, auch wenn er/sie keine Beschwerden hat. Für die Reiter'sche Krankheit wird zusätzlich Kortison benötigt.

Harnröhrenverengungen

Verengungen in Form von Schleimhaut-»Klappen« können bereits angeboren sein. Im Laufe des Lebens entstehen sie durch Entzündungen, Verletzungen, schlecht gesetzte Katheter, länger dauernde Katheterbehandlung und nach Operationen an der Harnröhre.
Oft ist die Entstehungsgeschichte so, daß entzündliche Veränderungen von Schleimhautdrüsen sowie Blutaustritte ins Gewebe narbig abheilen.

Symptome

Schmerzhafter Harndrang, der Harnstrahl nimmt immer weiter ab — bis zur Harnverhaltung. Der Harnstrahl wird zunehmend gedreht und gefächert, auch »Nachtröpfeln« stellt sich ein. Blasensymptome treten mit häufigem Harndrang sowohl tagsüber als auch nachts hinzu. Dies kann bis zum unfreiwilligen Harnabgang gehen. Bei Komplikationen besteht auch Fieber. Die häufigsten Komplikationen sind Aussackungen (= Divertikel), Abszesse und Fisteln, weiters Reflux und Entzündungen von Niere, Blase, Prostata und Nebenhoden. Spätfolgen sind Steine, Ausweitungen von Harnleiter und Nierenbecken (»Sackniere«) und schließlich Nierenversagen.

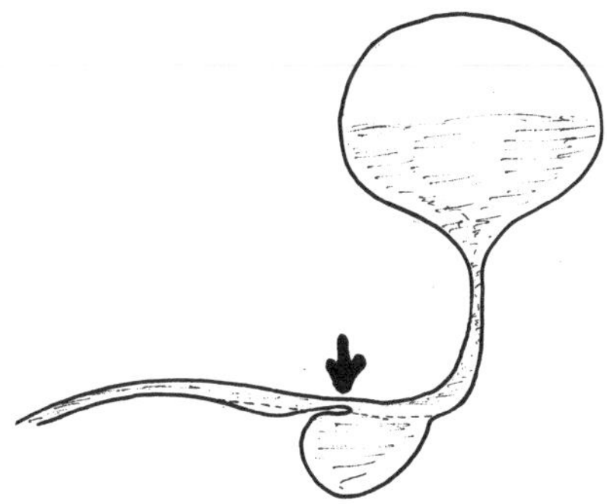

Schleimhautklappe in der Harnröhre. Durch die Klappe (↓) entsteht eine Aussackung (= Divertikel), in der erneut Harn zurückgehalten wird.

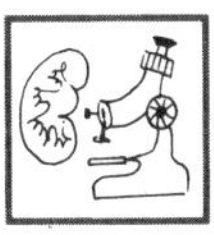

Diagnose

Meist sind rote Blutkörperchen im Harn, bei chronischen Prozessen oft Bakterien. Das Röntgen der Harnröhre, die Urethrographie, zeigt die Verengung sehr gut. Zur Abschätzung der Funktionseinbuße braucht man Flußmessungen, die »Uroflowmetrie«, oder einfach »Flow«.

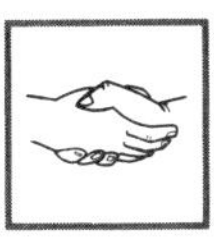

Behandlung

Bei einer Harnverhaltung, weil die Harnröhre unpassierbar geworden ist, muß die Blase punktiert bzw. eröffnet werden. Die Dehnung oder »Bougierung« der Harnröhre ist keine Dauerlösung, weil diese Prozedur immer wieder durchgeführt werden muß. Besser ist die offene Operation in einer oder zwei »Sitzungen«.

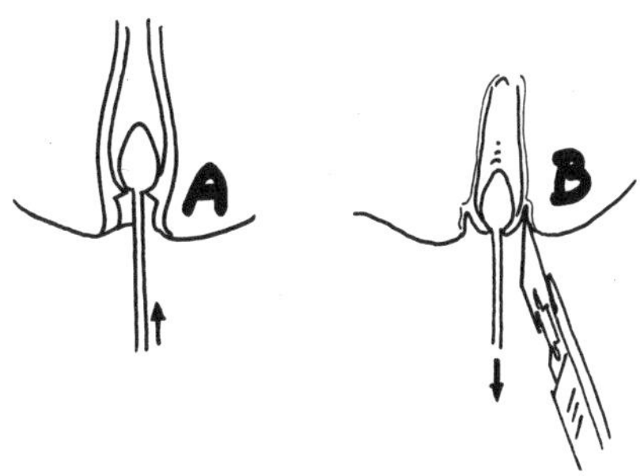

Dehnung (A) und Schlitzung (B) einer verengten Harnröhre.

Harnröhrentumoren

Sie kommen selten vor und sind bei Frauen drei- bis viermal häufiger. Wegen der Seltenheit ist man sich auch über die Ursachen ziemlich im unklaren. Vermutet werden chronische Reizungen, Schleimhautwucherungen, Polypen und Virusinfektionen. Unter den bösartigen Tumoren machen die Schleimhautkrebse den Hauptteil aus, es gibt aber auch Krebse der Muskeln und — häufiger bei der Frau — das bösartige Melanom. Unter den gutartigen Tumoren spielen beim Mann die »Kondylome«, bei der Frau das »Karunkel«, eine gutartige Schleimhautwucherung, und beim Kind das »Hamartom«, eine Art angeborener Polyp, eine Rolle.

Bei beiden Geschlechtern haben Harnröhrenkrebse zum Zeitpunkt der Diagnose schon Absiedelungen in die Lymphknoten gesetzt.

Symptome

Sie sind leider sehr undeutlich, was zur Spätdiagnose beiträgt. Bei der Frau kommt es meist zur Behinderung des Harnablaufes, beim Mann hängen sie vom Ort des Tumors ab. »Vorne« im Penisbereich liegende Tumoren verändern den Harnstrahl und stören den Harnabfluß, ein Knoten kann von außen tastbar sein. Schreitet der vorne gelegene Tumor fort, kann eine schmerzhafte Dauererektion, ein »Priapismus«, die Folge sein. Liegt der Tumor weiter »hinten«, folgen schmerzhafter Harndrang und eventuell unwillkürlicher Harnabgang.

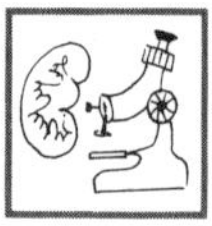

Diagnose

Am wichtigsten ist die Spiegelung. Dabei muß auch immer die Blase begutachtet werden. Gesichert wird die Diagnose mit Hilfe der Gewebsentnahme. Eine eventuelle Ausbreitung des Tumors in die Umgebung klärt die Computertomographie.

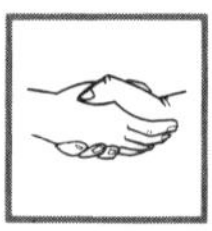

Behandlung

Die Art der Operation ist natürlich bei Mann und Frau verschieden.

Beim Mann werden vordere Tumoren durch teilweise Penisentfernung, hintere Tumoren durch totale Penisentfernung behandelt. Die Strahlenbehandlung bringt wenig.

Bei der Frau wird die Harnröhre ebenfalls teilweise oder vollständig entfernt, bei vollständiger Entfernung wird eine »neue« plastische Harnröhrenöffnung geschaffen, über welche eine Ableitung des Harnes mittels Katheter möglich ist. Im Gegensatz zum Mann hat die Strahlentherapie einen gesicherten Stellenwert.

Die gutartigen Kondylome werden per Spiegelung mit Laser, Kinderpolypen elektrisch und die weiblichen Karunkel örtlich-operativ entfernt.

DIE FRAUENLEIDEN

Die weibliche Reizblase

Das Gefühl der »Blasenreizung« ist ein ausgesprochenes Frauenleiden und kann zu einem äußerst lästigen Symptom werden. Typisch für die Reizblase ist der Drang zu häufigem Wasserlassen. Tatsächlich ist die Harnausscheidung aber nicht vermehrt. Im schwersten Fall kann sich der Drang zu einem Zwang auswachsen. Da uns bekannt ist, daß die Harnblase auf sehr unterschiedliche Einflüsse verschieden reagiert, ist eine genaue Diagnose erforderlich. Dies auch deshalb, um jene Störungen herauszufinden, die man ursächlich behandeln könnte. Im besonderen müssen beim Symptom »Reizblase« Infektionen, Östrogenmangel, körperliche Fehlbildungen, Abflußhindernisse und Tumoren als mögliche Ursachen ausgeschlossen werden.

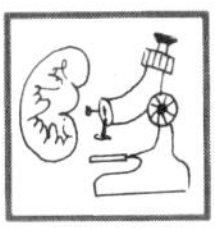

Diagnose

Da die Diagnose »Reizblase« eine »Ausschlußdiagnose« ist, muß eine große Zahl grundsätzlich möglicher Krankheiten ausgeschlossen werden.

Anmerkung: Eine Ausschlußdiagnose ist eine Diagnose, die »übrigbleibt«, wenn alle anderen möglichen Diagnosen durch entsprechende Untersuchungen sicher ausgeschlossen wurden.

Infektionen scheidet man mit Labor und Harnkultur aus. Ein Hormonmangel zeigt sich am Trocken- und Dünnerwerden der Schleimhaut von Scheide und Harnröhre. Abflußstörungen lassen sich durch Druck- und Flußmessungen ausschließen. Röntgenuntersuchungen decken Steine, Fremdkörper und Blasenausstülpungen auf, die Spiegelung der Harnblase klärt einen eventuellen Tumorverdacht. Auch der Nervenarzt sollte bei der Klärung nicht fehlen, er untersucht die Empfindlichkeit der Hautnerven und die Reflexe.

Ziel der ausgedehnten Diagnostik ist es, herauszufinden,

- wie und wann der Harnaustreiber-Muskel arbeitet,
- wie die Druckverhältnisse in der Blase sind und
- wie sich die Muskulatur des Beckenbodens verhält.

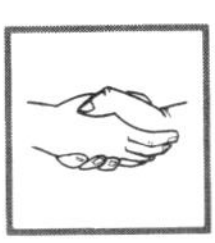

Behandlung

Es wird das Prinzip der Stufentherapie empfohlen, wobei mit den am wenigsten eingreifenden Maßnahmen begonnen wird.

Das Ziel der nichtoperativen Behandlung ist,

- die Zeitspanne zwischen den Blasenentleerungen zu verlängern,
- die Blasenkapazität zu erhöhen und
- den »Blasenaustreiber« zu beruhigen.

Am Beginn stehen Verhaltenstherapie und Biofeedback. In der Verhaltenstherapie wird ein Blasentraining geübt. Dabei soll — mit medikamentöser Unterstützung — eine Ausdehnung der Zeitspanne zwischen den Entleerungen trainiert werden.

Die Behandlungsergebnisse werden in einem Tagebuch eingetragen. Beim Biofeedback — einer Art Lernen durch Fühlen — wird der Patientin der Druckanstieg in der Blase durch seh- und hörbare Signale angezeigt. Die willentliche Beeinflussung dieses Signals wird zum Gegenstand eines Lernprozesses. Die Erfolgsraten betragen ca. 50 %.

Medikamentös gibt es leider kein ideales Mittel, so daß unter den verschiedenen Stoffgruppen öfter »Probieren« notwendig ist. Auch die Kombination verschiedener Präparate kann sinnvoll sein. Medikamentös werden Krampflöser verwendet, welche über das Nervensystem wirken und Mittel, die auf die Muskulatur wirken. Die Zahl der möglichen Nebenwirkungen ist sehr groß und strapaziert langfristig die Geduld der Patientin.

Eine nichtmedikamentöse Alternative ist die elektrische Reizung der Nerven. Auch können Geräte zur dauernden Reizung eingepflanzt werden. Eine weitere Möglichkeit ist die Dehnung der Harnblase mit einem Ballon, der aufgeblasen wird. Es kommt aber teilweise zu Blasenrissen, außerdem sind die Langzeitergebnisse nicht befriedigend, das Verfahren hat sich daher nicht durchgesetzt.

Die Vereisung der Kreuzbeinnerven, entweder vorübergehend oder dauernd, bringt Kurzzeiterfolge von 70 bis 100 %, aber nur für 4 bis 7 Wochen. Bei schwersten Formen einer Reizblase können die Harnblasennerven auch operativ lahmgelegt werden. Weitere operative Möglichkeiten sind die Harnblasenvergrößerung durch Einnähen des Dickdarmes und schließlich die Harnableitung aus der Harnblase auf die schon mehrmals erwähnten Arten.

Verengungen der Harnröhre oder deren Mündung können auch zu den Symptomen einer Reizblase führen. Die Verengung entsteht durch eine Schrumpfung des Zwischengewebes. Die Behandlung erfolgt durch eine operative Durchtrennung der verengten Stelle.

Schleimhautwucherungen der Harnröhre (= Karunkel), Harnröhrenpolypen (= gutartige Schleimhauttumoren) und ein Harnröhrenvorfall machen ähnliche Beschwerden mit Reizblase und Blutungen. Die Behandlung besteht in der Entfernung der krankhaft veränderten Schleimhaut. Aussackungen der Harnröhre, »Divertikel«, entstehen aus erweiterten Drüsen. Sie können symptomlos bleiben, aber auch zu Infektionen mit Abszessen, Steinen und Krebs Anlaß geben. Die Reizblase durch Divertikel wird folgendermaßen verursacht: Bei der Harnentleerung füllt sich die Aussackung und kann dabei die Harnröhre zusammendrücken. Dadurch entsteht einerseits eine Harnabflußstörung und andererseits ein Nachträufeln wegen der Entleerung nach dem eigentlichen Vorgang der Blasenentleerung. Eine Art unfreiwilliger Harnabgang ist also die Folge. Bei der Röntgenuntersuchung sind solche Divertikel mit Kontrastmittel füll- und darstellbar. Die Behandlung der Divertikel ist operativ.

Störungen der Blasenentleerung

Störungen der Blasenentleerung sind bei der Frau viel seltener als beim Mann. Am häufigsten noch kommen sie nach Operationen und Geburten vor, bei Rückenmarkserkrankungen und unter dem Einfluß gewisser Medikamente, wie z. B. Mittel gegen Depressionen, Allergien und Parkinson'sche Krankheit.

Die Symptome sind »Start«verzögerungen bei der Harnentleerung, Verlängerung der Harnentleerung, Abschwächung des Harnstrahles, Mithilfe der Bauchpresse zur Harnentleerung, Nachträufeln, gehäufter Harndrang bei Restharn und Überlaufblase.

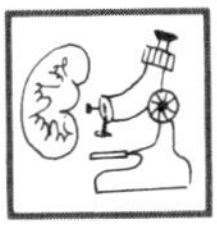

Diagnose

Ultraschall und Einmalkatheter, Spiegelung von Harnröhre und Blase, zusätzlich frauenärztliche Untersuchung, weiters Röntgen und Druck-/Flußmessungen. Auch Videoaufnahmen der Blasenentleerung und elektrische Untersuchungen des Beckenbodens können zur Abklärung gehören.

Alle Untersuchungen haben das Ziel herauszufinden, ob

- die Blase zu wenig empfindlich ist: Dies ist der Fall bei Zuckerkrankheit, Alkohol, Drogen, Syphilis, Vitamin-B_{12}-Mangel;
- der Blasenaustreiber-Muskel zuwenig aktiv ist, wie bei Nervenschädigung durch Bandscheibenvorfall, Entzündung oder Abnützung des Rückenmarks; auch Virusinfekte wie Herpes oder Borreliose führen dazu, ebenso die Drucklähmung von Nerven nach Geburten und nach Operationen im Becken;
- ein Abflußhindernis die Ursache der gestörten Blasenentleerung ist: bei Aussakkung der Harnröhre (Divertikel), Stein, Krebs, Verletzungen des Rückenmarks.

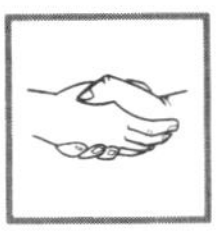

Behandlung

Wichtig ist es vorerst, zu lernen, wie man die Blase mit dem Katheter selbst entleert. Gelingt dies auf Dauer nicht, kann der Harn direkt aus der Blase — durch Punktion des Organs — abgeleitet werden. Ungünstig wegen der Infektion ist ein Dauerkatheter. Langfristig müssen »Blasenentleerungsmanöver« erlernt und geübt werden. Dazu gehören etwa Klopfen auf die Blase, Bestreichen der Oberschenkelinnenseite und diverse Handgriffe am After und Mastdarm. Ziel der Bauchpresse ist, den Harn aus einer Blase, die sich nicht zusammenziehen kann, herauszudrücken.

Medikamente werden als zusätzliche Hilfsmittel gegeben, sie sollen den Druckwiderstand in der Blase herabsetzen und den »Austreiber« stärken. Die elektrische Stimulierung der Blase von außen führt zur Verbesserung der Funktion des Austreibers. Diese Methode ist besonders bei Kindern wirkungsvoll.

Bei Abflußstörungen kommen Dehnungen (= »Bougierung«) der Harnröhre und Operationen an der Blase in Frage.

Komplikationen in der Schwangerschaft

Die Nierenfunktion und der ganze Harntrakt ändern sich im Laufe der Schwangerschaft. Durch den Anstieg der Herztätigkeit und der Nierendurchblutung schon nach dem 3. Schwangerschaftsmonat wird die Menge des »Erstharns« vermehrt. Es werden dadurch verstärkt Schadstoffe ausgeschieden, andere Stoffe wie etwa Zucker dagegen weniger gut zurückgeholt: Daraus erklärt sich die normale Ausscheidung von Zucker (= Glukose) und Eiweiß durch die Schwangere. Eine Ausnahme macht Natrium. Es wird vermehrt zurückgehalten, wodurch sich bis zur Geburt eine Wassereinlagerung von 6 Litern ergeben kann.

Auch Nierenbecken und Harnleiter werden ausgedehnt — in über 80% stärker auf der rechten Seite — was nichts Krankhaftes ist, jedoch kann es leichter zu Infektionen kommen. Mit zunehmender Dauer der Schwangerschaft wird die Harnblase nach vorne und oben verdrängt, wodurch die Harnröhre um 1/2 cm gestreckt wird.

Fast alle Schwangeren »müssen« öfter als sechsmal pro Tag (= »Pollakisurie«) und öfter als einmal nachts (= »Nykturie«). Die Ursache dafür ist nicht so sehr ein Zusammendrücken der Blase, sondern das verstärkte Trinken und die größere Harnmenge der Schwangeren.

Zu einem unfreiwilligen Harnabgang unter Streß kommt es bei der Hälfte aller erstmals Schwangeren und bei über 80 % aller mehrmals Schwangeren.

In über 90 % aller Fälle verschwindet der unfreiwillige Harnabgang wieder nach der Entbindung. Etwas häufiger als etwa beim Kaiserschnitt bleibt eine Blasenschwäche bestehen, wenn die Frauen auf normalem Weg (durch die Scheide) entbunden haben.

2 bis 10 % aller Schwangeren haben im Harn Bakterien — ohne Beschwerden zu haben. Da dies aber in 25 bis 40% doch zu einer Nierenentzündung führt, sind Harnkontrollen während der Schwangerschaft mindestens alle 3 Monate erforderlich.

Was soll in der Schwangerschaft kontrolliert werden?

1. **Harnkontrolle** — günstigenfalls monatlich. Als noch normal werden eine Eiweißausscheidung von 300 Milligramm und eine Zuckerausscheidung bis 140 Milligramm in 24 Stunden angesehen.

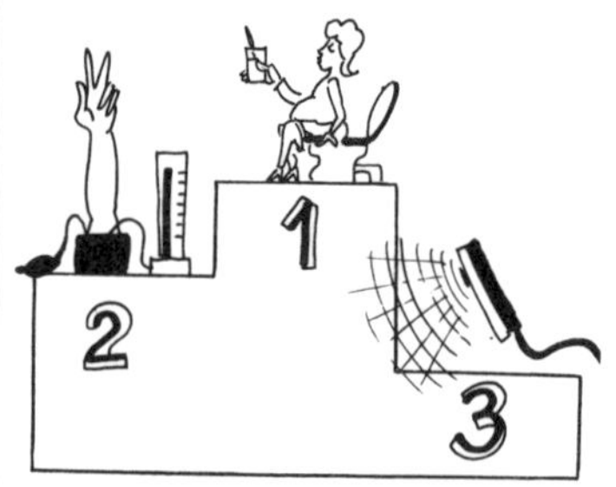

Was soll die Schwangere kontrollieren lassen?
1. Harn · 2. Blutdruck
3. Ultraschall der Nieren

2. **Blutdruckkontrolle** einmal im Monat. In der Schwangerschaft nimmt der Widerstand der Gefäße ab, daher liegt der 2. (»diastolische«) Blutdruckwert um 10 bis 15 unter den nach der Geburt gemessenen Werten. Insgesamt haben 10 % aller Schwangeren einen krankhaften Harnbefund und erhöhte Blutdruckwerte.

3. Der **Ultraschall** ist das apparative Mittel der ersten Wahl, um krankhafte Veränderungen des Harntraktes zu erkennen. Nicht in allen Fällen kommt man damit zurecht, so daß fallweise das Röntgen zu Rate gezogen werden muß. Dies ist aber nur bei einem Verdacht auf eine schwangerschaftsgefährdende oder lebensbedrohende Krankheit gestattet, und es werden möglichst wenige Aufnahmen gemacht. Ein prozentuell sehr geringes Strahlenrisiko besteht im 1. Schwangerschaftsmonat. Man darf niemals vergessen, daß eine wegen mangelnder Diagnostik nur »halb« erkannte Krankheit — z. B. Nierenentzündung oder Steinleiden — ein ungleich größeres Risiko darstellt als das (manchmal notwendige) Strahlenrisiko.

Die Nierenentzündung in der Schwangerschaft ist die häufigste Komplikation.

Beim Großteil der Schwangeren, die Bakterien im Harn haben, läßt sich durch sachgemäße Behandlung eine Nierenentzündung vermeiden.

Neben der Dehnung der Harnwege gibt es zwei zusätzliche begünstigende Umstände für eine Infektion:

- Der ph-Wert des Harnes verschiebt sich nach »oben«, in den basischen Bereich.
- Zucker und Eiweiß werden ausgeschieden, beide fördern das Wachstum der Bakterien.

Die Hauptsymptome sind Flankenschmerz, Fieber, Schüttelfrost, schmerzhafter und häufiger Harndrang.

Achtung: Die Hälfte aller Nierenentzündungen der Schwangeren verläuft untypisch, ohne Fieber, mit Appetitlosigkeit, Abgeschlagenheit, Kopfschmerzen, Übelkeit und allgemeinem Krankheitsgefühl.

Es besteht eine seit langem gesicherte Beziehung zwischen Harnwegsinfektionen einerseits und vorzeitigem Wehenbeginn bzw. niedrigem Geburtsgewicht andererseits.

Diagnose

Harnuntersuchung und Erkennen des verantwortlichen Keimes in der »Harnkultur«; Ultraschall.

Behandlung

Die bevorzugten Mittel sind Penicillin und sogenannte Cephalosporine, beide haben die geringsten Nebenwirkungen.

Sulfonamide sollten nicht genommen werden, da sie beim Kind zur Gelbsucht führen können. Tetracycline sind zu meiden, da sie das Wachstum von Zähnen und Knochen hemmen und die Zähne gelbbraun verfärben können.

Der Harnwegsinfekt ohne Symptome kann mit einer Einzeldosis des Antibiotikums behandelt werden. Sonst läuft die Behandlung üblicherweise nicht länger als 7 bis 14 Tage. Bei Nichtansprechen auf die Behandlung müssen zusätzlich andere Mittel gegeben werden, etwa »Aminoglykoside«. Jede 10. Frau mit einer Nierenentzündung in der Schwangerschaft bekommt nach der Geburt wiederum eine Infektion. Bei diesen Patientinnen muß ein »Reflux« als mögliche Ursache ausgeschlossen werden.

Nierensteine in der Schwangerschaft sind gleich häufig als bei Nichtschwangeren. Unter den Steintypen sind die »Infektsteine« verstärkt anzutreffen.

Symptome: Flankenschmerz, Koliken, rote Blutkörperchen im Harn oder Blutharn.

Zur Diagnose benötigt man den Ultraschall und in dringenden Fällen das Röntgen.

Behandlung

Möglichst lange »konservativ« (= nichtoperativ), da bei der Schwangeren 60 % aller Steine von selbst abgehen. Gegen Schmerzen kann man vom 1. bis zum 6. Monat Aspirin einnehmen, vom 4. bis 9. Monat Paracetamol. In den letzten 3 Monaten soll kein Aspirin genommen werden, weil es die Blutgerinnung abschwächen kann. Gegen größere Schmerzen ist ausnahmsweise Novalgin möglich, eventuell auch noch stärkere Mittel.

An instrumentelle bzw. operative Eingriffe ist zu denken, wenn Steine zu einer Abflußstörung mit Entzündung oder Harnvergiftung führen.

Sind allerdings die akuten Symptome beherrscht, kann man mit der endgültigen Behebung des Steinleidens fallweise auch bis nach der Geburt zuwarten.

»EPH«

Ein vorrangiges Ziel der Schwangerenvorsorge ist die Erkennung einer eigentümlichen Krankheit, die man »EPH« nennt. EPH sind Kürzel für E = Edema (= Ödem, Wasseransammlung), P = Proteinurie (= Eiweißausscheidung), H = Hypertonie (= Bluthochdruck). Dieser Bluthochdruck mit Wasserstau im Körper und Eiweißausscheidung der Niere kann allein, »für sich«, bestehen, oder sich zu anderen bereits bestehenden Krankheiten hinzugesellen.

Die rechtzeitige EPH-Diagnose ist aus mehreren Gründen erschwert:

- Die Schwangere scheidet schon »normal« Eiweiß aus.
- Der als noch normal geltende 2. Blutdruckwert ist niedriger anzusetzen.
- Von den drei Symptomen »Wasser — Eiweiß — Hochdruck« können nur ein oder zwei Symptome vorhanden sein.

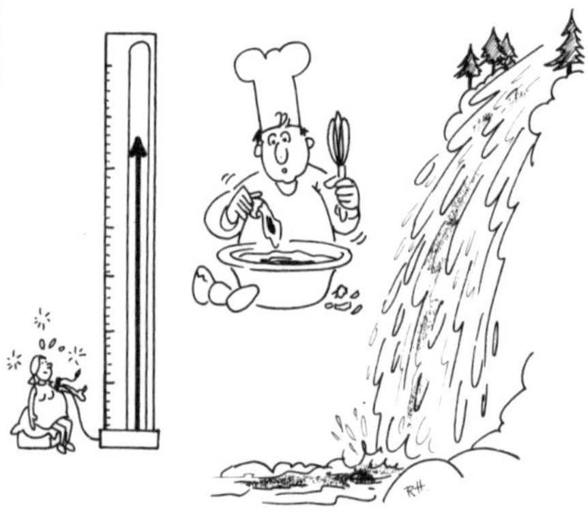

Die Zeichen der »EPH«-Krankheit: Hoher Blutdruck · Eiweiß im Harn · »Wasser« im Körper

Die EPH-Gestose (»Gestose« bedeutet schwangerschaftsspezifische Krankheit) betrifft hauptsächlich das letzte Drittel der Schwangerschaft.

Wichtige Krankheiten, auf die sich eine EPH-Gestose »aufpfropfen« kann, sind Bluthochdruck, Nierenentzündung, Zuckerkrankheit und Leberentzündung (= Hepatitis).

Es ist wichtig, solche schon bestehenden Abweichungen im Harntrakt frühzeitig zu diagnostizieren und einer Behandlung zuzuführen, um

a) Komplikationen in der Schwangerschaft wie die »Pfropfgestose« zu verhindern und

b) ein mechanisches Geburtshindernis zu erkennen.

Weiters können in der Schwangerschaft Harnleiterverengungen und Hufeisennieren zu gehäuften Infektionen führen. Antibiotika sind oft notwendig, eine operativ-plastische Korrektur muß bis nach der Geburt warten.

Abnorm liegende Nieren führen zu Harntransportstörungen, Steinen und Infektionen. Bei besonders ungünstiger Lage einer Niere wird diese zu einem Geburtshindernis. Bei einer Beckenniere ist in bis zu 30% der Fälle ein Kaiserschnitt erforderlich.

Eine Einzelniere macht kein erhöhtes Risiko in bezug auf EPH.

Auch Nierenzysten und einseitige (!) Zystennieren ohne Einschränkung der Nierenfunktion und ohne Bluthochdruck erhöhen nicht das Risiko. Bei beidseitigen Zystennieren ist das EPH-Risiko erhöht, wenn ein Bluthochdruck und ein erhöhter Kreatininwert über 1,5 vorliegen.

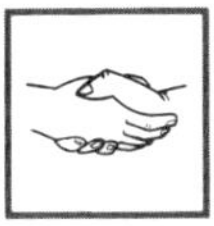

Kommt es während der Schwangerschaft zu einem akuten Nierenversagen mit der Notwendigkeit einer Blutwäsche (= Dialyse), ist dies kein Grund zum Schwangerschaftsabbruch.

Beim chronischen Nierenversagen mit Blutwäsche kommt es dagegen schon in den ersten drei Monaten zu einer Fehlgeburt. Eine erfolgreiche Schwangerschaft ist nur in weniger als 10 % der Fälle zu erwarten, sodaß es triftige Gründe für den Schwangerschaftsabbruch gibt.

Nach einer erfolgreichen Nierenverpflanzung ist die Austragung einer Schwangerschaft grundsätzlich möglich. Die Risiken einer Schwangerschaft nach Nierenverpflanzung sind allerdings sehr hoch. Möglich sind die EPH-Gestose, Entgleisungen einer kortisonbedingten Zuckerkrankheit, Verschlechterung des »Transplantates«, Mißbildungen des Kindes durch Medikamente, welche man zur Unterdrückung der Körperabwehr einnehmen muß (= »Immunsuppression«), erhöhte kindliche Sterblichkeit und Geburtsprobleme durch die Lage der verpflanzten Niere.

Harnkomplikationen bei Erkrankungen der weiblichen Geschlechtsorgane

Wegen der engen Nachbarschaft der weiblichen Geschlechtsorgane mit dem Harntrakt ist es erforderlich, einige typische Komplikationen des Harntraktes als Ausdruck von »Frauenkrankheiten« darzustellen.

Endometriose

Als Endometriose bezeichnet man das Vorkommen von Gebärmutterschleimhaut außerhalb der Gebärmutter.

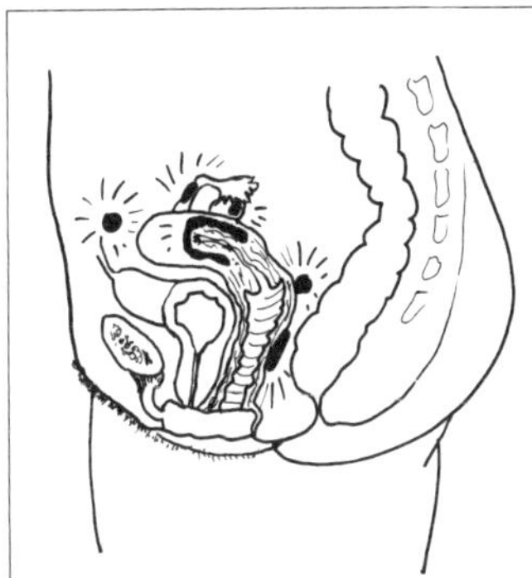

Endometriose-Herde können überall vorkommen, hauptsächlich aber in der Nachbarschaft der Gebärmutter.

Diese Schleimhautherde können überall sitzen: in den Eileitern, auf dem Bauchfell, aber auch in der Harnblase oder im Harnleiter. Das Wachstum dieser »ortsfremden« Gebärmutterschleimhaut hängt natürlich ebenso von der Hormonfunktion der Eierstöcke ab, sodaß die Endometriose nur in der geschlechtsreifen Zeit einer Frau wirksam ist. Mit Symptomen ist jedoch hauptsächlich nach dem 35. Lebensjahr zu rechnen. Über die ursächliche Entstehung der Endometriose gibt es zwei Ansichten. Die eine vertritt die Entstehungstheorie an Ort und Stelle. Die andere ist die »Verschleppungstheorie«: Dabei werden die Zellen der Gebärmutterschleimhaut in die Eileiter oder nach außen bei einem Kaiserschnitt bzw. auf dem Blut- oder Lymphweg verschleppt.

Symptome

Kennzeichnend sind das Auftreten und die Verstärkung der Beschwerden gleichzeitig mit dem Zyklus der Frau. Ist die Blase beteiligt, kommt es zum (zyklisch auftretenden) Blutharn — den man aber wegen der gleichzeitig bestehenden Regelblutung übersehen kann.

Zusätzlich findet sich häufiger, schmerzhafter und zwingender Harndrang. Ist der Harnleiter Sitz der Endometriose, kommt es darauf an, ob der Herd außen oder innen sitzt. Ist der Herd außen, kann er — durch das Wachstum während des Zyklus — den Harnleiter abklemmen. Harnstauungsniere, Koliken und Flankenschmerz sind die Folgen. Ist der Herd innen, so ist ein Blutharn — zum Zeitpunkt der Regel — typisch.

Diagnose

Sie wird durch die Gewebsentnahme bei einer Spiegelung oder Operation gesichert. Zusätzlich Röntgen.

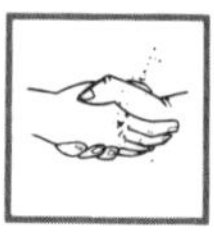

Behandlung

Durch Blasenspiegelung kann der Endometrioseherd in der Blase elektrisch abgetragen werden. Auch im Harnleiter ist dies grundsätzlich möglich, oft muß aber operiert werden.
Begleitend ist eine Hormonbehandlung über 6 bis 12 Monate notwendig, wodurch es zu einer »Aushungerung« und Umwandlung bis zum Verschwinden der Schleimhaut kommen soll.
Medikament der 1. Wahl ist Danokrin, es hemmt beide weiblichen Hormone. Andererseits werden auch Östrogen-Gestagen-Kombinationen (= »Pille«) mit Erfolg angewendet.

Verletzungen der ableitenden Harnwege

kommen seltener als in 0,5 % der Operationen in der Frauenheilkunde vor.

Für das weitere Schicksal solcher Verletzungen sind entscheidend:

- Der Ort der Verletzung: Harnleiter, Blase oder Harnröhre.
- Die Ursache der Verletzung: Operationen, Durchblutungsstörung oder Strahlen.
- Die Art der Symptome und der Zeitpunkt der Diagnose: während und nach der Operation bzw. erst später.

Die Verletzung kann grundsätzlich offen oder geschlossen erfolgen. Bei einer typischen offenen Verletzung der Harnröhre etwa fließt unmittelbar nach der Operation Harn aus der Scheide. Eine geschlossene Verletzung liegt vor, wenn z. B. der Harnleiter durch eine Naht unterbunden oder durch einen Bluterguß abgedrückt wird. Gewebszerfall durch eine Durchblutungsstörung führt zu den schon besprochenen Fisteln, also unnatürlichen Verbindungen von Hohlorganen.

Die Entfernung der Beckenorgane ist fallweise bei ausgedehntem Krebsbefall notwendig. Bei der »vorderen« Ausräumung wird der Mastdarm belassen, bei der hinteren Ausräumung verbleibt die Blase im Becken.

Für die notwendige Harnableitung kommen die verschiedenen Möglichkeiten einer Einpflanzung der Harnleiter in Darmabschnitte bzw. in die Haut in Frage.

Der Harntrakt bei der älteren Frau

Altersabhängige Auswirkungen machen sich bei der älteren Frau vor allem an Harnröhre und Blase bemerkbar. Die Leistung des Blasenaustreibermuskels nimmt ab, auch alle anderen Umstände, die das »Halten« des Harnes bewirken, werden schwächer.

Ist ein Dauerkatheter unvermeidlich, soll sein Durchmesser nicht über 12 bis 14 »Charriere« (1 Charriere = 1/3 mm) betragen, um eine Entzündung der Harnröhre zu vermeiden.

Durch die Wanderbewegung der Bakterien rund um den Katheter ist die Blase bereits nach 24 Stunden zu 60 % mit Bakterien besiedelt, und nach 14 Tagen ist schon zu 100 % mit einer Infektion zu rechnen.

Durch Vorbeugung mit Antibiotika kann diese Infektion nur etwas verzögert, aber nicht verhindert werden, solange der Katheter liegt.

Bei einer längeren Behandlung mit dem Dauerkatheter ist daher die antibiotische Behandlung sinnlos.

Sinnvoll sind die Antibiotika dann, wenn Symptome wie Schmerzen und Fieber bestehen.

Ein typisches Frauenproblem nach dem Wechsel ist die Vitalitätsabnahme der Geschlechtsorgane, an der auch die Harnröhre als hormonabhängiges Organ mitbeteiligt ist. Die Venenwände unter der Harnröhrenschleimhaut verlieren ihre Elastizität und die Wandspannung der Harnröhre verringert sich. All das begünstigt zusammen mit dem Elastizitätsschwund des gesamten Beckenbodens den unfreiwilligen Harnabgang.

Eine geringgradige Streßinkontinenz der älteren Frau spricht manchmal auf die örtliche Behandlung mit Östrogen, Beckenbodengymnastik und gewissen Medikamenten an.

DIE KINDERLEIDEN

Die Störungen der Blasenentleerung

Der Harntrakt als eine »Niederdruckeinheit« ist so aufgebaut, daß der Harn immer nur in eine Richtung, nämlich von der Niere bis zur Harnröhrenmündung, fließt. Ähnliche Abflußhindernisse müssen nicht zu den gleichen Folgen führen.

Harnröhrenverengungen entstehen, wenn sie nicht angeboren sind, durch Verletzungen, Entzündungen und Instrumente, wie Katheter oder Endoskope.

Symptome, Diagnose und Behandlung sind gleich wie beim Erwachsenen.

Angeborene Verengungen sind in den ersten Lebensjahren meist ohne Symptome. Später, im Schulalter, sind Bettnässen, häufige Infektionen, Blut im Harn sowie Entzündungen von Prostata und Nebenhoden auffällig.

Diagnose: Am besten gelingt die Klärung mit einer Röntgenaufnahme während des Harnlassens. Man nennt diese Technik »Miktionszystogramm«. Zur Kontrolle genügen Flußmessungen oder »Flows«. Gelegentlich ist eine Spiegelung erforderlich.

Behandlung: Die verengte Stelle muß operativ erweitert werden.

Harnröhrenklappen und Aussackungen

Die Klappen, eine Art Schleimhautlippen, können vorne oder weiter hinten sitzen. Auch sie können angeboren oder durch Verletzungen, Entzündungen und lange liegende Katheter entstanden sein. Divertikel (= Aussackungen) sind bei Mädchen sehr selten. Bei der Harnentleerung füllt sich die Aussackung und drückt die Lippe nach oben, wodurch der Harnstrahl behindert wird.

Symptome beim Knaben sind Schwellung des Gliedes während und nach der Harnentleerung, starkes Nachträufeln und schwacher Harnstrahl. Manchmal bestehen bis zum Erwachsenenalter auch keine Symptome.

Die Diagnose kann durch ein Röntgen gestellt werden.

Als Behandlung werden Aussackung und Klappe operativ entfernt.

Die **hinteren Harnröhrenklappen** kommen nur bei Knaben mit einer Häufigkeit von etwa einem Fall pro 6.000 Neugeborenen vor.

Die Symptome reichen von minimalen Beschwerden mit normaler Nierenfunktion bis zum schwersten frühzeitigen Nierenversagen. Die größten Probleme machen die jüngsten Kinder.

An Symptomen finden sich Harnstrahlabschwächung, Bauchpresse bei der Harnentleerung und Infektionen. Später stark vergrößerte Blase und gestörte Nierenfunktion.

Diagnose mit Nierenlabor, Röntgen und Ultraschall, gelegentlich Spiegelung.

Achtung!

Mit dem Ultraschall ist eine Diagnose schon im Mutterleib möglich. Dadurch läßt sich unmittelbar für die Zeit nach der Geburt schon eine Behandlung planen.

Behandlung

Der Erfolg ist umso besser, je früher behandelt werden kann. Am besten ist die Zeit vor dem 6. Lebensmonat. Vorrangig wichtig ist die Harnableitung zur Entlastung der Nieren. Erst danach sind operative Maßnahmen zu überlegen, wobei das »elektrische« Messer eine immer größere Rolle spielt. Spätfolgen können Funktionsstörungen der Blase, Bluthochdruck und eingeschränkte Nierenfunktion sein.

Verengungen der Harnröhrenmündung

sind selten angeboren, meist entstehen sie durch Entzündungen und operative Eingriffe. Wenn Symptome auftreten, dann als dünner Harnstrahl und verlängerte Harnentleerungszeit. Behandelt wird operativ.

Organisch bedingte Störungen werden durch Spaltbildungen in der Lendenwirbelsäule und im Kreuzbein verursacht. Die entstehenden Nervenschäden führen zu einer fehlerhaften Versorgung der Blase mit Nervenfasern. Dasselbe kann am Beckenboden, am Enddarm und auch an den Beinen der Fall sein. Die mit einem Promille häufigste dieser Spaltbildungen ist die sogenannte Myelomeningozele (= MMC). Bei diesem »Bruch« hängt das fehlgebildete Rückenmark mit seinen Häuten sackförmig durch den Wirbelspalt nach außen. Die Behandlung besteht in der Frühoperation.

Es gibt auch »gedeckte« Fehlbildungen, bei denen man von außen nichts Krankhaftes erkennen kann. An solche Fehlbildungen ist aber immer dann zu denken, wenn bei Jugendlichen Harn- oder Stuhlprobleme auftauchen.

Wie gelingt es uns eigentlich, den Harn zu halten?

Normal ist es, wenn wir den Harn

- willkürlich,
- zügig und
- restharnfrei entleeren können.

Notwendig dafür ist ein funktionierender Harnentleerungsreflex, der unter der Kontrolle des Gehirns steht. Dazu gehört das richtige Zusammenspiel von Muskeln, die man als Blasenaustreiber und Blasenhalter bezeichnen kann.

Das ganze Haltesystem der Blase besteht aus dem Blasenhals (dem inneren Schließmuskel), dem Muskelmantel der hinteren Harnröhre und dem »quergestreiften« äußeren Schließmuskel. Alle zusammen bilden den Blasenausgang und gehören mit dem Beckenboden zu einer gemeinsamen Einheit.

Der »Blasenaustreiberreflex« läuft über feinste Nervenfasern von der Blase und der hinteren Harnröhre zu tiefer gelegenen Teilen des Gehirns und von dort in die Gehirnrinde. Dort werden sie »reguliert« und unserem Willen bewußt gemacht (»Muß ich, muß ich nicht?«). Danach laufen sie auf ähnlichen Wegen wieder zur Blase zurück.

Die normale Funktion dieses Reflexes ist auch für das richtige Wechselspiel von Blaseöffnen und Blaseschließen verantwortlich. Funktioniert dieser Reflex nicht, macht der Blasenauslaß während der Harnentleerung plötzlich »zu«, und Abflußstörungen sind die Folge.

Die Entwicklung einer »reifen« Harnentleerung passiert innerhalb der ersten fünf Jahre. Beim Säugling ist die Blasenentleerung unbewußt, ungehemmt und häufig, in etwa stündlichen Intervallen. Die Blase reagiert dabei nur auf den Reiz »Dehnung«, was direkt auf den Blasenaustreiber wirkt. Zwischen dem 1. und 2. Lebensjahr erst wird der Harndrang bewußt erlebt. Die bewußte Hemmung des Blasenaustreibers setzt im 3. bis 4. Lebensjahr ein. In der ersten Phase des »Reinwerdens« erlebt das Kind den Harndrang zwar, kann ihn aber noch nicht richtig steuern: Die drohende Blasenentleerung durch die Tätigkeit des Blasenaustreibers muß durch »Zusammenzwicken« (Kneifen) des Beckenbodens verhindert werden. Es muß so lange gekneift werden, bis die Tätigkeit des Blasenaustreibers und damit der Harndrang abgeklungen sind. Die willkürliche Steuerung der Blase lernt man erst mit 3 bis 4 Jahren.

Bettnässen

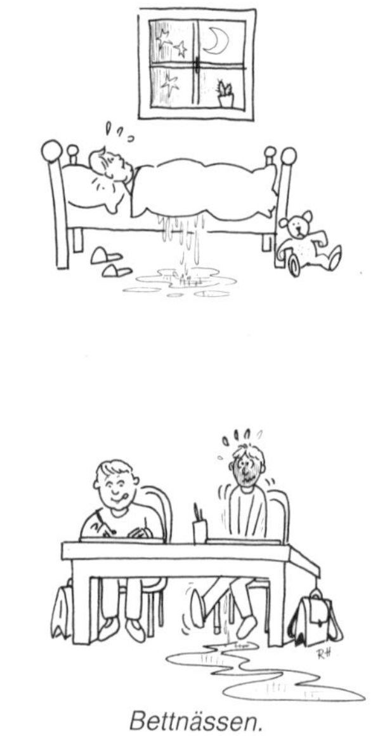

Bettnässen.
Nachts — Enuresis norturna.
Tagsüber — Enuresis diurna.

Bettnässen oder »Enuresis« liegt immer dann vor, wenn ein Kind bzw. Erwachsener zeitweilig oder dauernd einnäßt, obwohl dies aufgrund des Alters nicht mehr vorkommen dürfte. Dieses Einnässen kann nachts, aber auch tagsüber vorkommen.

Einnässen kann überhaupt von »Anfang« an bestehen, das heißt, das/der betroffene Kind/Erwachsene ist überhaupt nie rein geworden. Es kann aber auch nach schon erlangtem Trockensein wieder zum Einnässen kommen. Einnässen ist keine eigene Krankheit, sondern ein Symptom verschiedenster Störungen oder Krankheiten.

Einnässen von Anfang an kann folgende Ursachen haben:

1. Reifungsstörungen jener Nerven, die den Blasenaustreiber-Reflex steuern

Da die erfolgreiche Willkürsteuerung der Blase normalerweise erst um das 4. Lebensjahr erreicht wird, sollte man erst ab diesem Lebensalter von einem krankhaften Einnässen sprechen. Liegt eine Reifungsstörung der Nervenleitung vor, dann kommt eine entsprechende Wahrnehmung des Harndranges erst verspätet, mangelhaft oder überhaupt nicht zustande. Die Folge ist Einnässen tagsüber und nachts.

Diese Störung kann dann bis ins Erwachsenenalter bestehen bleiben und sich als

- häufiger Harndrang,
- zwanghafter Harndrang und
- nächtliches Einnässen äußern.

Der Harndrang durch einen überaktiven Blasenaustreiber wird dabei so spät wahrgenommen, daß eine Willkürsteuerung unmöglich ist. Das Zusammenzwicken (Kneifen) des Beckenbodens als Notbremse kann die drohende Blasenentleerung nur kurzfristig verhindern. Ein Zusammenhang zwischen der Schlaftiefe und dieser Art des Einnässens liegt nicht vor.

2. Mangel eines Hormons, welches der Harnerzeugung entgegenwirkt

Bei dieser Form ist die normalerweise vorhandene nächtliche Mehrproduktion von »Adiuretin« (das ist jenes Hormon, das die Harnerzeugung drosselt) nicht nachzuweisen. Daher werden auch nachts große Mengen von schwach konzentriertem Harn gebildet. Diese Harnmengen überfordern die Fähigkeiten der Harnblase und führen zum Einnässen. Warum bei diesen Menschen die nächtliche Blasenfüllung nicht zum Erwachen durch den Harndrang führt, ist nicht geklärt. Auch der Tag-Nacht-Rhythmus der Produktion des harnbremsenden Hormons ist von einer gewissen Reife abhängig. Ein nächtliches Trockensein ist daher erst dann erreicht, wenn sich einerseits der überaktive Blasenaustreiber beruhigt und andererseits eine Erhöhung der nächtlichen Produktion von Adiuretin zu kleineren und konzentrierteren Harnmengen führt.

3. Seelische Konflikte

In der Entwicklungszeit — bis zum 4. Lebensjahr — besteht noch ein sehr labiles Gleichgewicht. Es braucht keine besondere Begründung, daß in dieser Zeit störende Einflüsse besonders negativ wirken können. Bekanntlich finden sich unter Bettnässern auffällig viele Kinder mit »kranker Seele« und gestörten Familienverhältnissen. Auch jeder Erwachsene kennt dies von besonders aufregenden Erlebnissen und Einflüssen durch negativen Streß. Außergewöhnliche seelische Erschütterungen überspielen die Kontrolle des Gehirns und führen zum Einnässen.

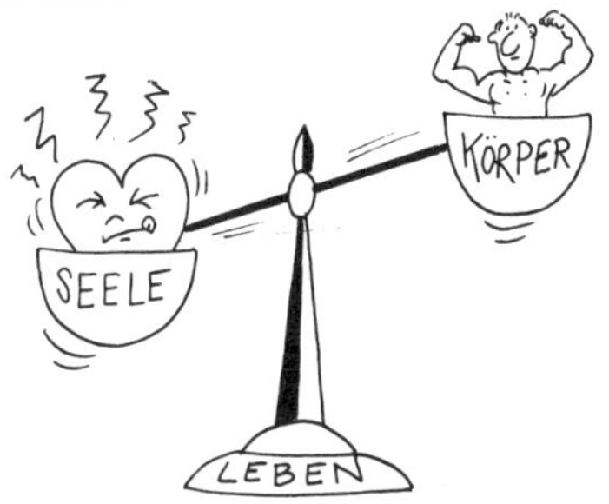

Für die willentliche Harnentleerung müssen Körper und Seele im Gleichgewicht sein.

4. Störungen der Nerventätigkeit

Fehlbildungen des Kreuzbeines sind die häufigsten Ursachen. Oft führt erst das Symptom »Einnässen« auf die Spur dieses angeborenen Leidens. Die Diagnose ist schon durch ein einfaches Röntgen zu stellen.

5. Harnabflußbehinderungen

Sie führen zu einer übermäßigen Aktivität des Blasenaustreibers mit den Folgen häufiger und zwanghafter Harndrang, nächtlicher Harndrang und Einnässen.

6. Harnwegsinfekte

Es kommt dabei zu einer verstärkten Reizung der von der Blase zum Gehirn führenden Nervenfasern. Dies stört das Gleichgewicht zwischen Blasenhemmung und Blasenreizung. Wenn nun im Schlaf die Kontrolle vom Gehirn aus nachläßt, »kippt« dieses Gleichgewicht, und nächtliches Einnässen ist die Folge.

Welche Untersuchungen sollen beim Einnässen »von Anfang an« gemacht werden?

1. Untersuchungen sind erst ab dem 5. Lebensjahr sinnvoll.
2. Eingreifende Untersuchungen sollten — besonders zu Beginn — vermieden werden.
3. Ungemein wichtig sind die Krankengeschichte und die Familienverhältnisse.
4. Über die Anzahl, Dauer und Art der Harnentleerungen müssen genaue Aufzeichnungen geführt werden.
5. Der Arzt untersucht zuerst die äußeren Harn- und Geschlechtsorgane und prüft dann die Nervenfunktionen.
6. Harnuntersuchung und Ultraschall des Harntraktes.
7. Röntgenaufnahmen des Harntraktes und der unteren Wirbelsäule.
8. Harnfluß- und Druckmessungen.
9. Ableitung der elektrischen Ströme vom Beckenboden, sogenanntes »EMG«.
10. Punktion der Harnblase und Spiegelung der Harnwege.

Um seelische Schäden zu vermeiden, ist es wichtig, belastende Untersuchungen möglichst an den Schluß der diagnostischen Klärung zu stellen. Oft ist das Untersuchungsergebnis — trotz bekannter massiver Einnässungsymptome — recht dürftig. Dies liegt daran, daß das Kind während der Untersuchung die maximale Aufmerksamkeit auf die Blase lenkt, sodaß eine kritische Blasenfüllung (mit der Folge eines unwillkürlichen Harnabganges) gar nicht erreicht wird.

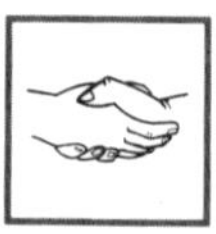

Behandlung

Bei jeglicher Behandlung ist zu bedenken:

- In 15 % heilt das nächtliche Einnässen von selbst.
- In 40 % der Fälle wirken »Placebos«.

Anmerkung: Ein Placebo ist ein wirkstoff-freies, äußerlich nicht von einem »echten« unterscheidbares »Leer«- oder »Scheinmedikament«.

Die Behandlung des Einnässens umfaßt

- Verhaltensmaßregeln,
- spezielle Trainingsprogramme und
- je nach Krankheitsursache Medikamente.

Für den Behandlungserfolg ist der Wille des Kindes/Erwachsenen zum »Trockenwerden« entscheidend.
Beim »Blasentraining« kommt es darauf an, dem ersten Harndrang, der meist durch eine Zusammenziehung der Blase ausgelöst wird, noch nicht nachzugeben und die Harnentleerung hinauszuzögern. Das Blasentraining führt zu einem vergrößerten Füllungsvolumen.
Unterstützt werden kann das Blasentraining durch die Mittel Cetiprin, Ditropan und Urispas. Eine diesbezüglich schwächere Hemmung hat das lange bekannte Mittel Tofranil.
Bei einem Hormonmangel kann Minirin, als Nasenspray verabreicht, rasch zum Abklingen des Einnässens führen.

Auch die Kombination von Krampflösern und Hormonen ist erfolgreich.
Die Eigenverantwortlichkeit des Kindes wird am besten gestärkt durch das Führen eines »Harnkalenders«. Das kindliche Verständnis für das Blasengefühl, das bewußte Erleben von Harndrang und Blasenentleerung verbessern die Steuerung durch das Gehirn. Dies wird auch durch die Verwendung der »Klingelmatte« bzw. Klingelhose und durch die Weckwindel erreicht. Wenn das Kind »blasenbewußter« wird, kann auch eine positive Verhaltensänderung in Gang gebracht werden.

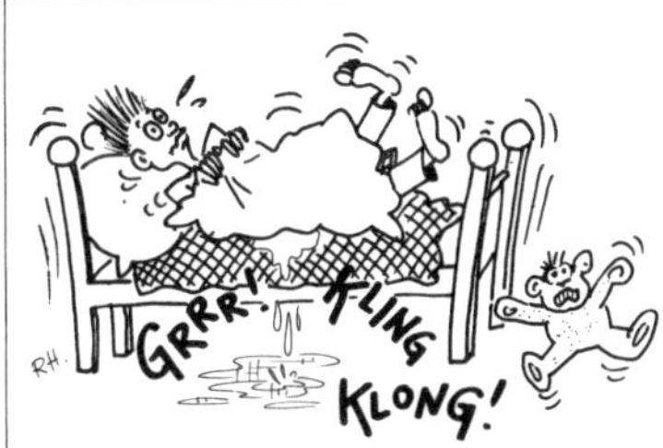

Die Klingelmatte »meldet« den ungewollten Harnabgang.

Kindertumoren

Die häufigsten Tumoren beim Kind sind Blut- und Lymphknotenkrebs sowie Gehirntumoren. An 2. Stelle aber sind schon die Krebse des Nieren- bzw. Harntraktes. Ein Großteil der bösartigen Kindertumoren kommt im Kleinkindesalter, also zwischen dem 1. und 6. Lebensjahr, vor. Die Verbesserung von Früherkennung, Diagnose und Behandlung hat die Heilungschancen in den letzten Jahren erheblich verbessert.

Der sehr bösartige Wilms-Tumor

ist eine »Mischgeschwulst«. Er besteht also aus verschiedenen Gewebeanteilen und zählt zu den häufigsten Kinderkrebsen überhaupt. Nur manchmal ist dieser Tumor auch beim Erwachsenen anzutreffen. Die Benennung »Wilms«-Tumor stammt vom Krankheitsforscher und Chirurgen Max Wilms, der von 1867 bis 1918 in Leipzig, Basel und Heidelberg gelebt hat.

Die Ursache des Tumors ist nicht sicher bekannt, es gibt aber einige Gründe anzunehmen, daß erbliche Einflüsse eine Rolle spielen.
Mädchen und Knaben hauptsächlich im Vorschulalter sind fast gleichermaßen davon betroffen. Vier Prozent aller Wilms-Tumoren treten beidseitig auf, dies mit Vorliebe bei jüngeren Kindern bis 15 Monate. Gelegentlich kommt der Tumor gemeinsam mit Nerven-Tumoren oder Nierenentzündungen vor.

Symptome

Der Bauch wird schmerzlos (!) aufgetrieben, und eine Geschwulst ist zu tasten. Bluthharn kann ein Frühzeichen sein.

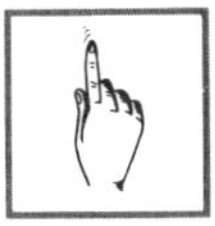

Folgende Zeichen könnten Hinweise auf den bestehenden Tumor sein: Gewichtsabnahme, Verstopfung, Harninfektionen, Durchfall, Bauchschmerzen, Bluthochdruck, Fieber, Müdigkeit und Schwäche. Die Einteilung des Tumors erfolgt in Stadien von I bis V.

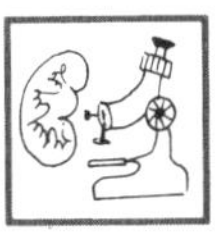

Diagnose: Im Labor gibt es keine typischen Veränderungen. Sehr wichtig ist der Ultraschall, er ist in fast 100 % hinweisend auf die richtige Diagnose. Zur Diagnosebestätigung führen CT und MR, vor allem geben diese Auskunft über die Beziehung zu den Nachbarorganen.

Behandlung

Das Zusammenwirken von »Stahl« (= Operation), »Strahl« (= Bestrahlung) und »Chemie« (= Chemotherapie) wirkt sich hier segensreich aus. Der Tumor wird als »Ganzes«, »en bloc«, herausgenommen und gewebsmäßig (= histologisch) untersucht. Nach dem Gewebsbefund wird das weitere Vorgehen festgelegt. Unangenehm sind mögliche Spätfolgen der Strahlenbehandlung mit Wachstumsschäden von Wirbelsäule und Becken sowie Blasen- und Darmprobleme.

Der **Nierenzellkrebs** wird auch »Hypernephrom« genannt. Je jünger die Kinder, umso besser sind die Heilerfolge. Symptome und Diagnose entsprechen denen des Wilms-Tumors.

In der Behandlung steht — so wie beim Erwachsenen — die Operation im Vordergrund. Chemie und Strahl führen hier nicht zur Tumorverkleinerung.

Hodentumoren sind insgesamt selten. Leitsymptom ist die schmerzlose Hodenschwellung, und es ist meistens nicht zu klären, wann diese begonnen hat. Der diagnostische Ablauf ist so wie beim Erwachsenen. Bedeutung, auch für die Kontrolle des Verlaufes, haben die Tumormarker AFP und beta-HCG. Zur Suche nach Metastasen werden Ultraschall und CT eingesetzt.

Manche Tumoren wie der »Leydig-Zell-Tumor«, er geht von den »Zwischenzellen« des Hodens aus, führen durch Hormonproduktion im 4. bis 10. Lebensjahr zu vorzeitiger Geschlechtsreife (= Pubertas praecox) mit Brustentwicklung. Der Hodentumor muß operativ entfernt werden.

Das **Neuroblastom** ist noch häufiger als der Wilms-Tumor, und zu drei Viertel sind Kinder unter 4 Jahren davon befallen. Ihren Ursprung nehmen diese Tumoren vom Nebennierenmark und allen anderen Geweben des sympathischen Nervs. Die Einteilung erfolgt in 5 Stadien.

Symptome

Bestimmt werden diese durch den Sitz und die Ausdehnung des Tumors. Auffallend, so wie beim Wilms-Tumor, ist eine zu tastende Geschwulst. Hinweise auf den Tumor können Störungen der Ernährung und Entwicklung sein. Kinder mit Neuroblastom sind im Allgemeinbefinden eher beeinträchtigt als diejenigen mit Wilms-Tumor.

Diagnose

Vom Labor haben die Bestimmung der »Enolase« und des Ferritins gewisse Bedeutung. Bei 90 % der Kinder mit Neuroblastom finden sich im Harn vermehrt Stoffwechselprodukte wie Vanillinmandelsäure und Dopamin.

Wichtig sind die Punktion des Knochenmarks, Ultraschall, CT und MR.

Behandlung

Auch hier werden Operation, Bestrahlung und Chemotherapie kombiniert. Der Heilerfolg ist umso günstiger, je jünger das Kind ist.

Zwitter — das widersprüchliche Geschlecht

Als Zwitter-Dasein oder »Intersexualität« bezeichnet man den Zustand eines Menschen, bei dem es Widersprüche in der Ausbildung

- der allgemeinen äußeren geschlechtlichen Erscheinung,
- der Keimdrüsen bzw. Geschlechtsorgane sowie
- des Chromosomengeschlechtes gibt.

Die »Chromosomen« sind die Träger der Erbanlagen, als solche tragen sie die Gene, welche aus (»DNS« = **D**esoxyribo**n**uklein**s**äuren) bestehen. Das Erbmaterial, die DNS, enthält alle »Vorschriften« für die Funktion jeder einzelnen Zelle. Die Entscheidung, ob ein Knabe oder ein Mädchen gezeugt wurde, fällt im Augenblick der Befruchtung und wird durch die Samenzelle, also immer vom Vater, bestimmt.

Diese Geschlechtschromosomen sind bei Mann und Frau verschieden. Die Frau besitzt ein gleiches Geschlechtschromosomenpaar, nämlich zwei X-Chromosomen, der Mann aber ein X- und ein Y-Chromosom. Je nachdem, welches Chromosom vom Spermium, das die Eizelle befruchtet, mitgeführt wird (X oder Y), bewirkt dies einen Knaben (= XY) oder ein Mädchen (= XX). Damit ist das Geschlecht festgelegt. »Äußere« Umstände, z. B. Überschußhormone, können nur die durch die Geschlechtschromosomen festgelegte Entwicklung »Knabe oder Mädchen« dahingehend verändern, daß sie das eine oder andere geschlechtsgebundene Merkmal abschwächen oder verstärken, wodurch im Extremfall Zwitterbildungen männlicher oder weiblicher Ausprägung entstehen. Wir nennen dies Intersexualität.

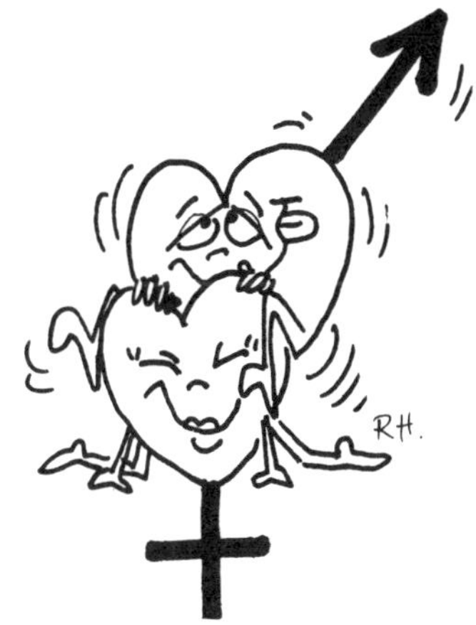

Die Entscheidung »Bub« oder »Mädel« fällt im wesentlichen im Augenblick der Zeugung.

Bei der Kernteilung der Samenzellen und Eizellen kann es zu Fehlleistungen kommen. Samenzellen können weder ein X- noch ein Y-Chromosom aufweisen, man nennt sie dann »Null-Spermien«. Andererseits können Samenzellen sowohl ein X- wie auch ein Y-Chromosom besitzen, das sind sogenannte »XY-Spermien«. Bei den Eizellen kann das X-Chromosom fehlen — sogenannte »Null-Eizellen« —, oder es können zwei X-Chromosomen in jedem Paar vorliegen — »XX-Eizelle«.

Wenn nun Eizellen befruchtet werden, sind folgende Kombinationen als Chromosomenerkrankungen bekannt: XXY, XXXY, XO und XXX.

In der geschlechtlichen Entwicklung bzw. Ausprägung in Richtung »Knabe oder Mädchen« gibt es drei Stufen:

1. Grundsätzlich werden die Keimdrüsen (Eierstock bzw. Hoden), ihre ableitenden Wege (Samenstrang, Eileiter) und die äußeren Geschlechtsorgane bei beiden Geschlechtern in völlig gleichartiger Weise angelegt. Ob sich die Keimdrüsen nun

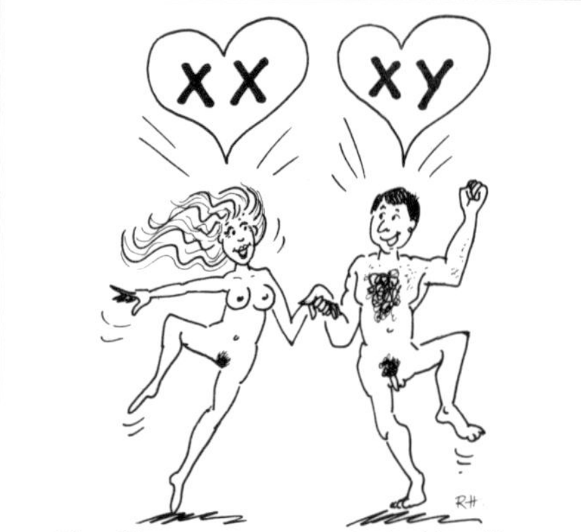

Die »Chromosomen« entscheiden über »männlich« oder »weiblich«.

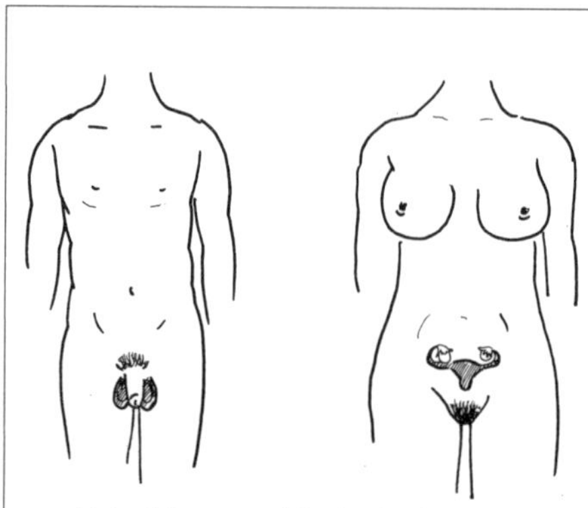
»Keimdrüsengeschlecht« bedeutet das Vorhandensein von Hoden oder Eierstöcken.

zu Hoden oder Eierstöcken ausbilden, steht unter dem Einfluß der Geschlechtschromosomen. Dies ist das »Chromosomengeschlecht«.

2. Die Weiter- oder Rückentwicklung des Geschlechtsapparates wird nun durch die festgelegten Keimdrüsen gesteuert. Wir nennen das »Keimdrüsengeschlecht«.
3. Wenn sich in der Pubertät die Hormonproduktion zur stärksten Funktion entfaltet, werden auch die Geschlechtsmerkmale (z. B. Brüste) ausgebildet, an denen wir schon »äußerlich« sehen können, ob wir es mit einem Mann oder einer Frau zu tun haben. Wir sprechen vom »körperlichen Geschlecht«.

Das Geschlecht eines Menschen ist dadurch gekennzeichnet, daß diese drei Stufen übereinstimmen müssen. Alle Widersprüche zwischen diesen drei Geschlechtsstufen nennen wir Intersexualität.

Ca. 3 Promille der Gesamtbevölkerung sind Zwitter oder Intersexe. Nur ein Teil dieser Intersexe sind Zwitter mit funktionsfähiger Ausbildung der Geschlechtsorgane. Die erblich bedingte Intersexualität kann durch Fehler während der Kernteilung, wie z. B.

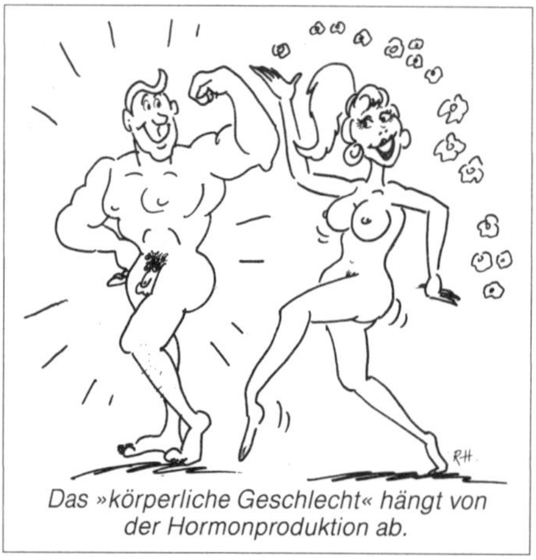
Das »körperliche Geschlecht« hängt von der Hormonproduktion ab.

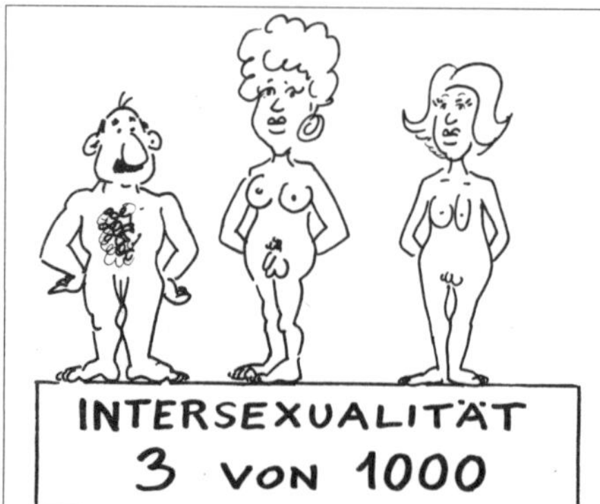

3 von 1.000 Menschen sind weder völlig Mann, noch völlig Frau. Man nennt diese Zwitter Intersexe oder Hermaphroditen.

beim »Klinefelter«, oder durch Veränderungen an den Genen passieren. In diesem Fall kann der Chromosomensatz »äußerlich« normal aussehen, ein Beispiel dafür ist die »adrenogenitale Krankheit«.

Wenn bezüglich einer Intersexualität Hormone in krankhafter Weise einwirken, dann ist die Wirkung auf das Chromosomengeschlecht von untergeordneter Bedeutung. Viel wichtiger ist das Keimdrüsengeschlecht.

Wenn Intersexe zu keiner Hormonbildung fähig sind, dann fehlen entweder die Keimdrüsen überhaupt oder es sind in schlecht angelegten Hoden oder Eierstöcken gar keine Keimzellen (»Eier« bzw. Samenzellen) vorhanden. Zwitter mit Hormonproduktion unterscheiden sich nach ihrem Keimdrüsengeschlecht. Der männliche Zwitter mit dem Produktionsort Hoden heißt auch »falscher männlicher Zwitter« oder »Pseudohermaphroditismus masculinus«.

Worterklärung: »Hermaphroditismus« heißt Zwitterbildung, benannt nach Hermaphrodit, dem zweigeschlechtlichen Sohn des griechischen Götterboten Hermes und der Liebesgöttin Aphrodite. Das Wort »Pseudo« bedeutet in diesem Zusammenhang ein zwar eindeutiges Chromosomengeschlecht (XY) und die dazu passenden Keimdrüsen (Hoden), aber davon abweichende Geschlechtsmerkmale, z. B. als »hairless woman« (= haarlose Frau).

Der weibliche Zwitter mit dem Produktionsort Eierstöcke heißt demnach Pseudohermaphroditismus femininus. Ein Zwitter mit den Produktionsorten Eierstöcke und Hoden ist ein echter Zwitter, wir nennen dies Hermaphroditismus verus.

Es gibt auch Intersexe mit einer Hormonproduktion, die dem Keimdrüsengeschlecht entgegengesetzt ist.

Vermännlichend (= virilisierend) ist diese Hormonwirkung bei gewissen Eierstocktumoren und der adrenogenitalen Krankheit mit überschüssiger Hormonerzeugung.

Verweiblichend (= feminisierend) wirken Nebennieren- und Hodentumoren. Es kann aber auch bloß so sein, daß die Hoden von der Qualität her eine andere Art von weiblichen (Östrogene) oder männlichen (Testosteron) Hormonen bilden. Schließlich besteht sogar die Möglichkeit, daß jegliche Hormonproduktion völlig normal ist, die Organe aber, auf welche die Hormone wirken sollten, in veränderter — krankhafter — Weise reagieren.

Symptome

Allgemein verspätetes Wachstum mit Zwergwuchs. Es kommt oft zu einem hormonbedingten, frühzeitigen Knochenschwund (Osteoporose). Die Mißbildung der äußeren Geschlechtsorgane wird oft erst in der Pubertät augenscheinlich. Beim Zwitter kommen männliche und weibliche Geschlechtsorgane gleichzeitig vor.

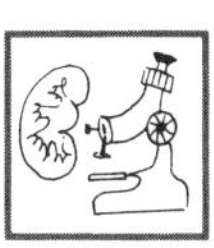

Diagnose

Wichtig ist die Familiengeschichte, da manche Intersexe vererbt auftreten, weiters Laboruntersuchungen zur Bestimmung des Chromosomengeschlechtes und der Hormone. Das Röntgen dient der Feststellung der Reife der Knochen und einer eventuell vorhandenen Osteoporose. Im CT wird nach einem Tumor der Nebenierenrinde gefahndet. Das Innere der Geschlechtsorgane wird mit

Spiegelung und Röntgen von Scheide und Harnröhre erforscht. Auch eine psychologische Untersuchung ist erforderlich. Operationen mit Gewebsentnahmen aus dem Hoden können notwendig sein, hiezu kann auch eine Bauchspiegelung erforderlich sein.

Wie sehen nun die häufigsten Intersexe aus?

1. Zwitter mit vollkommenem Fehlen der Keimdrüsen

Hier besteht eine »Hypospadie«. Die Harnröhre mündet fehlerhaft an der Unterseite des unterentwickelten Penis. Beim weiblichen Zwitter dieses Typs ist der Kitzler (Klitoris) sehr klein, und es besteht unfreiwilliger Harnabgang. Auch Fehlbildungen des Afters ohne Öffnung kommen vor.

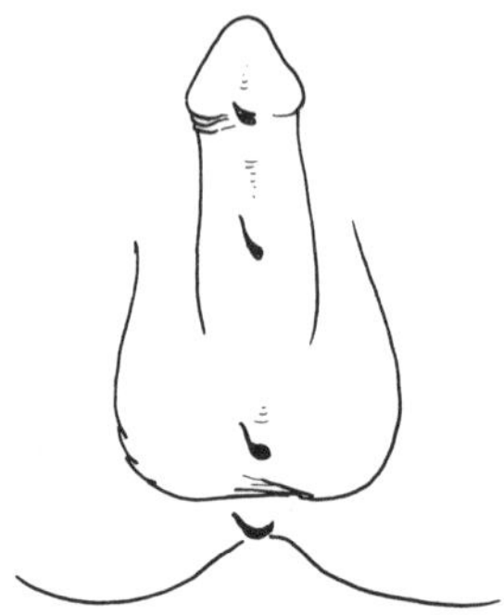

Bei der »Hypospadie« ist die Harnröhrenöffnung an der Unterseite des Penis oder am »Darm«.

2. Keimdrüsenfehlbildung

Die Anlage der Keimdrüsen ist nur sehr spärlich erkennbar, Keimzellen fehlen völlig. Unabhängig davon, wie das Chromosomengeschlecht (XX, XY oder XO) ist, entwickelt sich äußerlich ein weibliches Erscheinungsbild. Symptome sind Kleinwuchs mit breitem Körperbau, ängstlich-trauriges Gesicht, seelisch-geistige Unterentwicklung, sehr kleine unterentwickelte innere und äußere Geschlechtsorgane, Knochenschwund, keine Regel, kein Brustwachstum.

Turner-Syndrom: Unterentwickelte weibliche Geschlechtsorgane, Kleinwuchs mit Breithals und schildartigem Brustkorb, Hufeisenniere und weiteren Mißbildungen. Das Chromosomengeschlecht ist XO. Beim männlichen »Turner« sind die männlichen Geschlechtsorgane unterentwickelt, es besteht Minderwuchs, das Chromosomengeschlecht ist XY.

Behandlung: Unabhängig davon, welches Chromosomengeschlecht unter Punkt »2« besteht, sollen die Patienten als Mädchen erzogen werden. Ab der Pubertät werden Östrogene verabreicht. Plastisch-operative Korrekturen können helfen; eventuell vorhandene Hoden werden wegen der möglichen krebsigen Entartung entfernt.

3. Klinefelter

Der »echte« Klinefelter weist XXY auf; zur Klinefeltergruppe zählen aber noch XXXY, XXXXY und XXYY. Klinefelter haben Hoden und sehen männlich aus. Ihr Vorkommen beträgt 2 Promille der Bevölkerung. Richtig zutage tritt die Störung während oder nach der Pubertät.

Symptome: Unterentwickelter Hoden, meist keine Samenzellen, Potenzstörungen. Die Pubertät setzt verspätet ein und ist unvollständig. Die Schambehaarung ist weiblich, die Gesichtsbehaarung spärlich, der Stimmbruch verspätet. Manchmal bilden sich Brüste aus, der Körperwuchs ist übergroß. Der Intelligenzgrad ist stark herabgesetzt. Ein Knochenschwund ergibt sich aus dem Hormonmangel.

Behandlung: Zufuhr männlicher Hormone wegen des zunehmenden Knochenschwundes. Aus kosmetischen Gründen werden manchmal die Brüste operativ entfernt.

4. Echter Zwitter (Hermaphroditismus verus)

Er ist selten, Hoden und Eierstöcke kommen gleichzeitig vor, das Geschlecht ist XX oder XY. Hoden und Eierstöcke können nur auf einer Seite vorhanden sein, oder es ist auf der einen Seite ein Hoden und auf der anderen Seite ein Eierstock vorhanden. Die Hälfte dieser Zwitter hat gleichzeitig einen Leistenbruch. Das seelische und soziale Verhalten ist meist durch die Erziehung (»Bub« oder »Dirndl«) geprägt.

Die Behandlung richtet sich nur nach der seelisch-sexuellen Einstellung und nie nach dem Chromosomengeschlecht. In Frage kommen kosmetisch-chirurgische Korrekturen.

5. Der falsche männliche Zwitter (Pseudohermaphroditismus masculinus)

Das Chromosomen- und Keimdrüsengeschlecht ist männlich (XY), die Geschlechtsorgane entwickeln sich weiblich oder »zwittrig«. Häufig ist dabei ein Penis mit einer Öffnung an dessen Basis. Bei einem anderen Typ ist der Kitzler sehr stark vergrößert, Scheiden- und Harnröhrenöffnung werden in einem Trichter sichtbar.
Das Gesamtbild ist männlich ohne Vergrößerung der Brüste. Schambehaarung und Bartwuchs erscheinen, je nachdem wie die äußeren Geschlechtsteile ausgebildet sind. Das Wachstum ist normal.

Die Behandlung richtet sich auch hier nach dem Aussehen und der Erziehung. Zur Verhinderung eines Knochenschwundes ist die Dauerersatzbehandlung mit Hormonen notwendig. Chirurgische Korrekturen erfolgen meist aus kosmetischen Gründen.

6. Der falsche weibliche Zwitter (Pseudohermaphroditismus femininus)

Das Chromosomen- und Keimdrüsengeschlecht ist weiblich (XX), die Geschlechtsorgane sind zwittrig. Es bestehen normale Eierstöcke in normaler Lage. Ursächlich kommt die Einwirkung vermännlichender Hormone in der Frühschwangerschaft in Betracht. Die innere Geschlechtsentwicklung wird dabei nicht beeinträchtigt, wohl aber die äußere. Auch hormonaktive Tumoren der Mutter kommen in Frage.
Auffällig sind bei den meisten dieser Typen sehr große Kitzler mit einem trichterförmigen Gebilde, in den sich Scheide und Harnröhre entleeren. Eine Regel ist meist vorhanden, auch Geburten (Einzelfälle) kommen vor.

Die Gesamterscheinung mit Brüsten, Schambehaarung und Wachstum ist weiblich.

Die Behandlung ist abhängig von Aussehen und Erziehung. Möglich sind kosmetisch-chirurgische Korrekturen. Die Patientin, die als »Mann« lebt, braucht eine Dauerbehandlung mit männlichen Geschlechtshormonen.

7. Die adrenogenitale Krankheit

Hier werden die Geschlechtsmerkmale durch eine gesteigerte Hormonerzeugung in der Nebennierenrinde verändert. Die ausgeschütteten Hormone haben eine vermännlichende Wirkung. Die Veränderungen sind davon abhängig, welches »Grundgeschlecht« getroffen wird, vom Zeitpunkt und der Stärke der Hormonwirkung. Schwere Formen führen durch Salzverluste zu massiven Stoffwechselstörungen.

Neugeborene Knaben haben einen vergrößerten Penis, Mädchen haben einen sehr großen Kitzler und Verhältnisse wie beim falschen weiblichen Zwitter. Auffällig für beide Geschlechter ist eine zunehmende Vermännlichung mit frühzeitiger Pubertät. So entwickelt sich schon ab dem 3. Lebensjahr eine Schambehaarung, etwas später kommt es zu Bartwuchs und Achselbehaarung. Das verfrühte Knochenwachstum ist schon mit 10 — 12 Jahren abgeschlossen, daher resultiert ein Kleinwuchs. Die seelisch-sexuelle Reifung ist verzögert.

Für die Diagnose wichtig ist die Computertomographie, im Labor ist die Erhöhung der »17-Ketosteroide« typisch.

Bei Tumoren muß operiert werden, ein Hormonersatz ist in jedem Fall nötig: Dadurch wird die Hirnanhangsdrüse »beruhigt«, denn bei dieser Krankheit treibt sie die Nebennierenrinde ja zu einer krankhaften Hormonproduktion an.

8. Noonan-Syndrom

Wird auch als »Pseudoturner« bezeichnet: XX oder XY. Kommt bei beiden Geschlechtern vor. Typisch sind Minderwuchs, Herzklappenfehler und Hormonstörungen.

DIE MÄNNERLEIDEN

Die Prostata

Das Organ besteht aus Drüsen, elastischen Fasern, Muskeln, Blut- und Lymphgefäßen sowie Nerven. Die Hauptmasse der Drüsen liegt am Rande des kastanienförmigen Organs.

Besondere Drüsen sitzen rund um die Harnröhre. Sie sind es, die bei der gutartigen Prostatavergrößerung wachsen und das eigentliche Prostatagewebe nach außen verdrängen. Dieses verdrängte Prostatagewebe wird durch den Druck ganz platt und bildet dann die sogenannte »Prostatakapsel«. So werden auch bei der Ausschälung und »Abschabung« einer gutartigen Prostatavergrößerung durch die Harnröhre nur diese krankhaft gewachsenen Drüsen um die Harnröhre entfernt. Das eigentliche Prostatagewebe bleibt als »Kapsel« zurück. Aus diesem Verhalten und der genannten Operationstechnik wird klar, warum ein durch Abschabung Prostataoperierter dennoch einen Prostatakrebs bekommen kann.

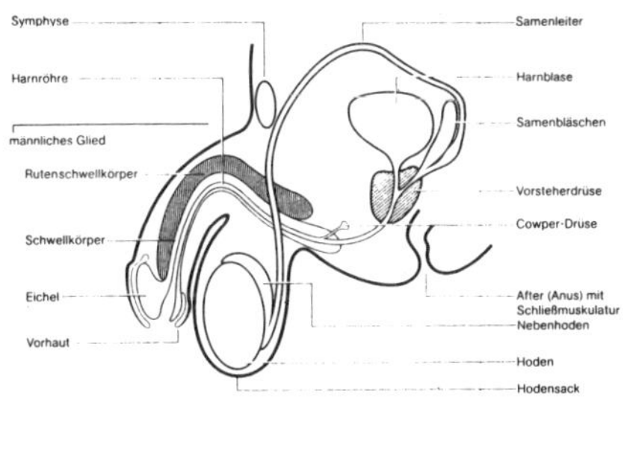

Die Lage der kastanienförmigen Prostata.

Die Menge der erzeugten Prostataflüssigkeit schwankt in Abhängigkeit von Hormonwirkung und Nerventätigkeit und beträgt durchschnittlich 1 — 2 Milliliter pro Tag. Die Flüssigkeit wird mit dem Harn ausgeschieden. In der ausgestoßenen Samenflüssigkeit macht die Prostataflüssigkeit bis zu ein Drittel des Volumens aus. Der ph-Wert ist fast neutral, wird aber basisch bei einer Entzündung des Organs.

Wesentlich für den Stoffwechsel in der Prostata ist Zink. Der Zinkgehalt ist von der Höhe der männlichen Hormone abhängig. Die genaue Funktion von Zink ist nicht klar, aber sie könnte mit einer hemmenden Wirkung auf Entzündungen zusammenhängen. Bekannt ist jedenfalls, daß bei der Prostataentzündung der Zinkgehalt ganz wesentlich erniedrigt ist.

Achtung:

Die Einnahme von Zink führt nicht zu einer Erhöhung des Zinkspiegels in der Prostata!

Neben dem Zink ist auch die hohe Konzentration von Zitronensäure in der Prostata auffällig. Vermindert ist die Säure bei Entzündungen. Wichtig für die Funktion der Prostataflüssigkeit sind diverse Eiweißspalter. Sie sorgen dafür, daß die ausgestoßene Samenflüssigkeit »flüssig« bleibt. Wahrscheinlich sind diese Eiweißspalter auch dafür verantwortlich, daß die Samenfäden den Schleim im Gebärmutterhals durchdringen können.

Ein für die ärztliche Diagnose wichtiger Stoff ist das »prostataspezifische Antigen«, abgekürzt »PSA«. Dieser Zucker-Eiweißkörper wird nur von den Zellen der Prostatadrüsen erzeugt. Er gilt als Tumormarker (= körpereigener Krebsdetektiv). Bei Tumoren der Prostata, aber auch nach Entzündungen und Punktionen des Organs tritt PSA in die Blutbahn über und kann dann im Labor nachgewiesen werden. Ganz allgemein entspricht die Höhe des PSA-Blutspiegels der Krankheitsstärke.

Wer »dirigiert« die Prostata?

»Chefs« über alles sind die männlichen Hormone, »Androgene« genannt. Sie allein bestimmen, ob das Organ überhaupt angelegt wird, sie steuern das Wachstum und die Funktion der Prostata. Man erkennt die Bedeutung der männlichen Hormone für die Prostata schlagartig, wenn diese Hormone fehlen. Nach Kastration (= Wegnahme der Hoden) und nach Entfernung der Hirnanhangsdrüse sowie nach der Gabe von »Gegenandrogenen« (= Stoffe, welche die Wirkung der männlichen Hormone aufheben) stellt die Prostata ihre Funktion ein, sie »schrumpelt« zusammen. Interessant ist die Tatsache, daß in der Prostata zwei Hormone wirken: Neben dem männlichen Hormon Testosteron findet sich auch »Östradiol«, das durch einen Umwandlungsprozeß aus männlichen Hormonen entsteht. Die Östradiolwirkung ist allgemein als eine die Organfunktionen hemmende aufzufassen. Man glaubt heutzutage, daß die Verschiebung im Androgen-Östrogen-Verhältnis zu einer Ursache für bösartiges Wachstum werden kann.

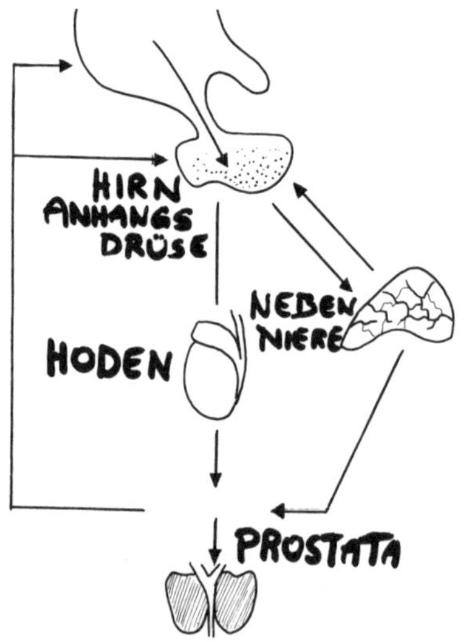

Für einen normal funktionierenden Hormonhaushalt müssen mehrere Organe zusammenwirken.

Prolaktin, ein Hormon der Hirnanhangsdrüse, fördert den Zinkeinbau in die Prostata und die Wirkung der männlichen Hormone im Organ. Die anderen weiblichen Hormone, die Gestagene (das sind jene Hormone, die in der 2. Zyklushälfte der Frau wirksam sind), führen — falls Androgene fehlen — zu einer Schrumpfung der Prostata.

Die Entzündung der Prostata

Bei jedem 2. Mann tritt einmal im Leben eine Prostatitis mit dem Altersgipfel um das 40. Lebensjahr auf. Die Entzündung des Organs kann plötzlich, »akut«, auftreten und bei entsprechender Behandlung auch wieder ausheilen. Viel öfter aber geht sie in eine langsam-schleichende Entzündungsform, die chronische Prostatitis, über. Eine chronische Entzündung kann aber auch von Anfang an vorliegen. Sie wird oft erst erkannt, wenn sie Komplikationen erzeugt hat, z. B. eine Entzündung des Nebenhodens.

Ursachen

Tuberkulose, Tripper und Trichomonaden kommen als Auslöser in Frage. Auf dem Blutweg können Bazillen in das Organ geschleust werden, z. B. bei Furunkeln, Akne, Mandelentzündung und vereiterten Zähnen. Über die Lymphgefäße werden Erreger bei Blasen- und Harnröhrenentzündungen eingeschleppt. Direkt, über »Kanäle«, kann die Infektion aus der Blase erfolgen, weiters bei Verengungen der entzündeten Harnröhre, nach Untersuchungen der Harnröhre mit Instrumenten und Katheterbehandlung.

Symptome:

Akute Symptome sind Blasenreizung, Brennen beim Wasserlassen, häufiger und nächtlicher Harndrang. Blutharn ist möglich, ebenso eitriger oder schleimiger Ausfluß besonders morgens. Der Harn ist trüb, es bestehen Schmerzen im Kreuzbein oder in der Gegend zwischen Hodensack und After. Bei der Stuhlentleerung werden die Schmerzen verstärkt. Druckgefühl, Brennen oder Kribbeln im After, Darmträgheit und Schmerzen beim Samenerguß. Die Samenflüssigkeit wird durch Blut rot oder durch Eiter gelb gefärbt. Der Wunsch nach Geschlechtsverkehr läßt nach, und die Gliedversteifung wird seltener. Hohes Fieber.

Die chronische Entzündung verläuft gelegentlich lange ohne Symptome. Schmerzen oder ein eher dumpfer Druck finden sich in der Gegend zwischen Hodensack und After, oft verstärkt bei der Stuhlentleerung. Manchmal bestehen Temperaturen zwischen 37 und 38 Grad C. Diesen Temperaturbereich nennt der Arzt »subfebril«. Wenn es zu einem Ausfluß kommt, ist er nur ganz schwach. Alle Symptome einer Blasenentzündung können zusätzlich vorliegen.
Die Entzündung der Prostata hat Auswirkungen auf den ganzen Körper. Der Betroffene klagt über ein Nachlassen der Konzentration, Mattigkeit, Leistungsabfall und Abgeschlagenheit. Weitere, hauptsächlich »seelische Beschwerden«, gesellen sich hinzu: Nervosität, Schlaflosigkeit, gefühlsbetonte Spannungszustände und Schwierigkeiten im sexuellen Leben.

Komplikationen der Prostatitis sind Harnverhaltung und die Bildung von Abszessen. Bei diesen besteht die Gefahr, daß sie in den Mastdarm oder in die Harnröhre durchbrechen. Fisteln im Gebiet zwischen Hodensack und After sind möglich.

Wegen der Bedeutung, eine Prostatitis richtig zu erkennen, sollte man sich die Symptome, in »Gruppen« dargestellt, merken:

Entzündungssymptome: Brennen in der Harnröhre, Blut und weiße Blutkörperchen in der Samenflüssigkeit.

Störungen im Geschlechtsbereich: Druck am Schambein oder Darm, Ziehen in den Hoden, Schmerzen im Glied, Leistenschmerz, Unterbauchbeschwerden, Ausfluß.

Störungen der Harnentleerung: Schmerzhafter, häufiger und nächtlicher Harndrang, Nachträufeln, Harnzwang, Blutharn, Flankenschmerz.

Sex-Störungen: Gestört sind Verlangen (= Libido), Versteifung (= Erektion), Samenerguß (= Ejakulation).

Störungen im Darm: Brennen, Jucken am After, Druck im Enddarm.

Allgemein: Rheumatische (!) Beschwerden und Bindehautentzündung (!).

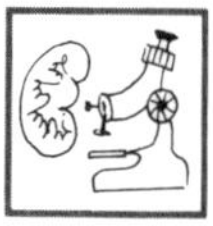

Diagnose

Zuerst versucht der Arzt, das Organ durch den Mastdarm tastend zu untersuchen. Bei der akuten Entzündung tut die Berührung sehr weh, bei der chronischen dagegen wenig oder gar nicht.

Das Blutbild zeigt bei der akuten Form erhöhte weiße Blutkörperchen (= Leukozyten), bei der chronischen Form sind die »Leuko« meistens normal.

Ähnlich ist es beim Harn: Die akute Prostatitis zeigt massenhaft Bakterien und weiße Blutkörperchen, bei der chronischen Prostatitis ist der Harn oft normal. In der Dreigläserprobe ist die dritte Portion trüb. Dies kann bei der chronischen Entzündung der einzige positive »Befund« sein. Eine Massage der Prostata darf im akuten Stadium wegen der Gefahr einer Blutvergiftung nicht gemacht werden. Immer wird neben dem Harn auch die Samenflüssigkeit auf Bakterien untersucht (Art und Menge). Neben Tuberkulosebazillen wird besonders nach Trichomonaden, Candida und anderen Pilzen gefahndet.

Als erste »apparative« Untersuchung kommt der Ultraschall zum Zuge, dabei muß für die Untersuchung die Blase gefüllt sein. Als nächstes werden Niere und Harnwege, besonders die Harnröhre, geröntgt. Die Blasenspiegelung darf im akuten Stadium nicht durchgeführt werden, sie ist aber zur Klärung der chronischen Entzündung unverzichtbar. Erst am Ende des Untersuchungsablaufes steht die Gewebsentnahme aus der Prostata. Sie ist besonders dann unverzichtbar, wenn die Unterscheidung zwischen chronischer Entzündung und Prostatakrebs schwierig ist.

Womit kann die Prostatitis verwechselt werden?

Aufgrund der Beschwerden kann sich zu Beginn der Verdacht auch auf folgende Krankheiten richten:

- Nieren- und Nierenbeckenentzündung,
- Harnröhrenentzündung,
- Hämorrhoiden, Aftereinrisse und -entzündungen,
- Prostatakrebs und -vergrößerung.

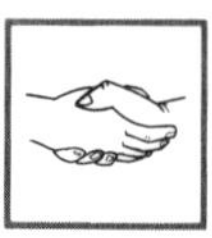

Behandlung

Die Entzündung ist oft schwierig zu beeinflussen. Je früher behandelt wird, umso besser sind die Aussichten.

Im akuten Stadium sind Antibiotika und Schmerzmittel notwendig. Ein Abszeß muß chirurgisch eröffnet werden. Instrumentelle Untersuchungen und Behandlungen sollen bei der akuten Entzündung möglichst vermieden werden.

Im chronischen Stadium wird ebenfalls antibiotisch über 3 — 6 Monate behandelt, zusätzlich nimmt man krampflösende Mittel und warme Sitzbäder. Auch Moorbäder

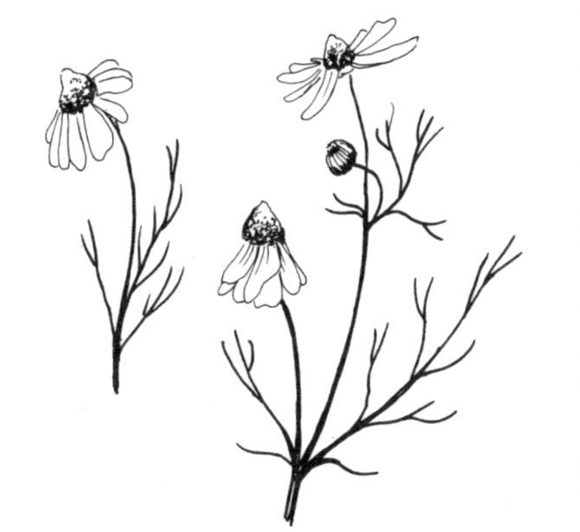

Die Kamille eignet sich gut für Sitzbäder.

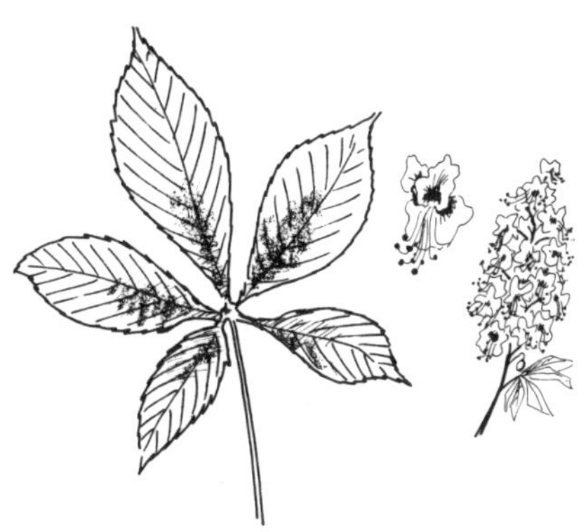

Bäder mit Roßkastanienextrakt wirken entzündungshemmend.

und -packungen sowie Kurz- und Mikrowelle sind sinnvoll. Für häusliche Sitzbäder verwendet man Wasser von 37 bis 40 Grad C, als Zusatz eignen sich Kamille und Roßkastanienextrakt. Für die Moorpackung werden Unterbauch und Gesäß mit erwärmtem Moor bestrichen, darüber kommen Leintücher. Alle Anwendungen dauern 15 bis 20 Minuten. Nach der Anwendung soll man mindestens eine Stunde nachruhen. Bei der chronischen Entzündung kommt es sehr auf die Verbesserung der Durchblutung an, weil das Drüsengewebe durch die Narbenbildung schlechter durchblutet wird.

Besondere Infektionen mit »Ureaplasmen« und »Chlamydien« behandelt man mit Tetracyclin oder Erythromycin. Wichtig ist die Heilung der Grundkrankheit, z. B. einer Harnröhrenverengung. Bei wiederholter Prostatitis mit Prostatasteinen muß an die operative Entfernung des lädierten Organs gedacht werden.

Eine gesunde Lebensweise hilft mit, die Entzündung der Prostata schneller zur Ausheilung zu bringen.

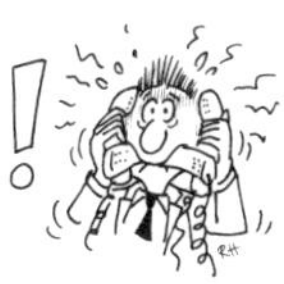

Man beachte dazu die Entzündungsgebote:

1. Verhindere beruflichen Streß, er führt zur Verstärkung der Beschwerden.

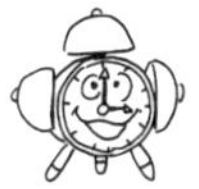

2. Gestalte den Tagesablauf regelmäßig.

3. Meide kohlensäurehältige Getränke, hochprozentigen Alkohol und Nikotin.

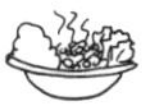

4. Sorge für leichtverdauliche Kost, die reich an Vitaminen und Mineralien ist.

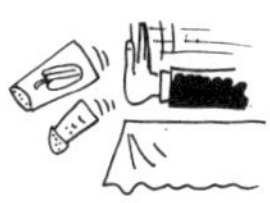

5. Verbanne scharfe Gewürze wie Paprika, Pfeffer, Chili, Essig, Senf und Kren vom Küchentisch.

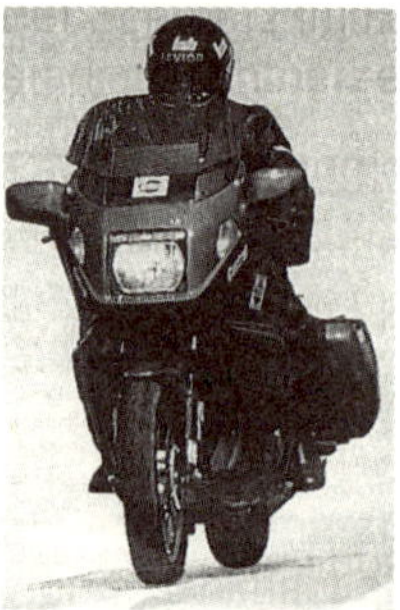

Motorradfahren

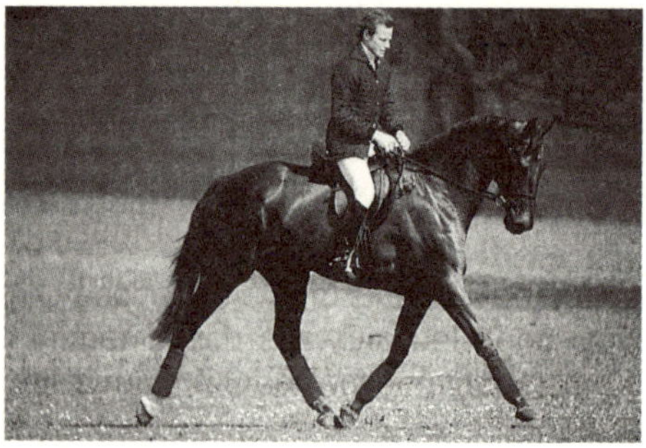

Reiten

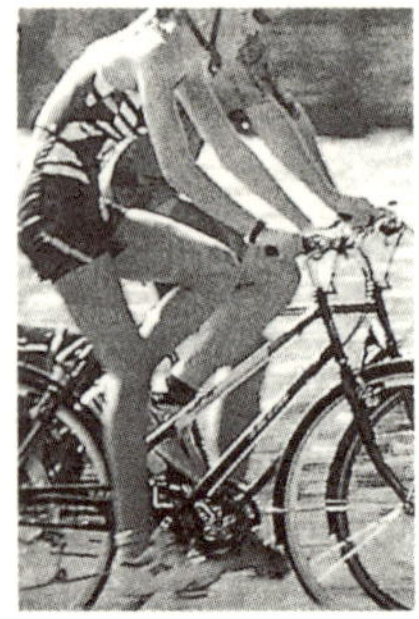

Fahrradfahren

Diese Arten der Fortbewegung sollte man bei Prostataentzündung meiden.

6. Vermeide Sportarten mit einer Reizwirkung auf die Prostata: Motorrad- und Radfahren, Reiten, Schwimmen im kalten Wasser.

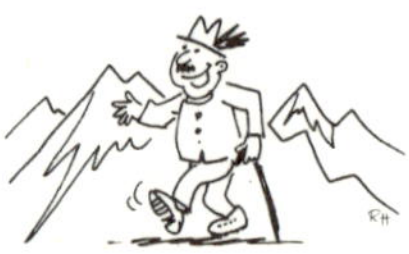

7. Achte auf milde sportliche Betätigung, sie ist günstig: Laufen, Gymnastik, Ballspiele und Wandern.

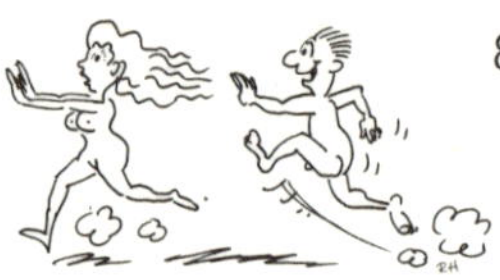

8. Bedenke, daß sexuelle Enthaltsamkeit nur in der akuten Krankheitsphase angebracht ist, später nicht mehr. Bei der länger dauernden Entzündung wäre sexuelle Enthaltsamkeit ungünstig für den Krankheitsverlauf, weil es zu Stauungen in der Prostata kommen würde.

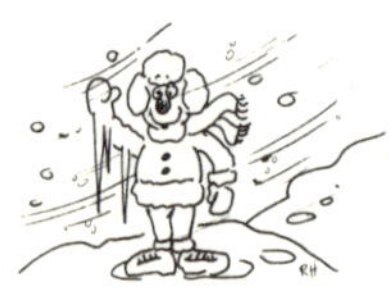

9. Verhüte Abkühlung, sie verstärkt die Beschwerden. Günstig sind warme Kleidung und gute, gegen Kälte isolierende Schuhe.

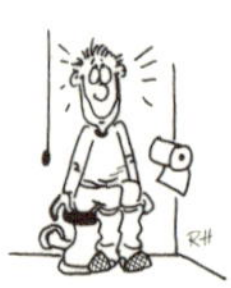

10. Kümmere Dich um regelmäßigen Stuhlgang, eventuell mit nichtreizenden, milden Abführmitteln: Milchzucker, Feigensaft, Karlsbader Salz.

Der britische Premierminister Winston Churchill war als Politiker ständig mit dem Problem beschäftigt, Menschen gegenüberzustehen, an die er sich nicht erinnerte. Er löste es folgendermaßen: »Wenn ich jemanden treffe, dessen Name mir nicht einfällt, dann gebe ich mir 2 Minuten Zeit. Wenn mir dann der Name noch immer nicht eingefallen ist, frage ich ihn, was sein altes Leiden macht. Das garantiert eine sofortige angeregte Konversation«.

Die Prostatavergrößerung

Spricht ein Mann davon, »er habe es mit der Prostata«, dann meint er üblicherweise die gutartige (= benigne) Prostatavergrößerung. Andere, zwar nicht ganz zutreffende Ausdrücke mit gleicher Bedeutung sind Prostataadenom, Adenomatose, Prostatahypertrophie oder Prostatahyperplasie.

Dieses bekannteste Leiden des alternden Mannes beginnt oft schon um das 40. Lebensjahr.
Eigentliche, spürbare Symptome müssen aber nicht vorhanden sein. Dagegen ist die Organvergrößerung durch eine echte Zellvermehrung oder »Hyperplasie« bei 50 — 60 % der 60jährigen schon so deutlich, daß entsprechende Symptome meistens nicht fehlen.
Bei den über 70jährigen Männern fehlt die vergrößerte Prostata nur in Ausnahmefällen. Über 90 % der Achtzigjährigen haben eine vergrößerte Prostata!

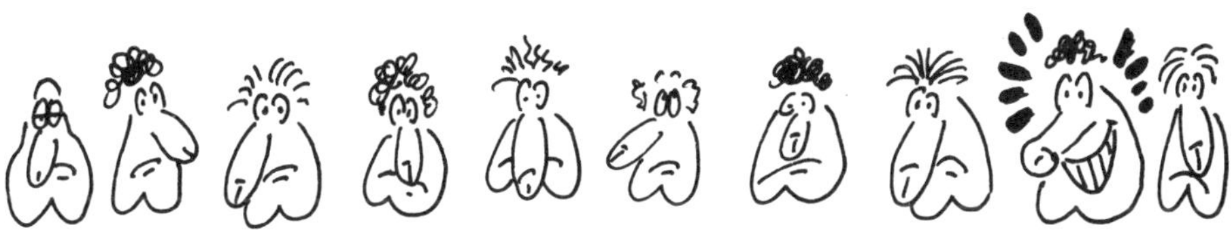

Nur einer von 10 achtzigjährigen Männern hat kein Problem mit der Prostata.

Diese Tatsachen spiegeln sich auch im Prostatagewicht wider. Beim Neugeborenen wiegt das Organ 2 Gramm und erreicht bis zur Pubertät ein Gewicht von 15 Gramm. Bis zum 30. Lebensjahr bleibt das Gewicht mit 20 Gramm gleich. Danach ist ein stetiger Gewichtsanstieg zu verzeichnen bis auf 60 Gramm im 80. Lebensjahr.

Ursachen

Gesicherte Gründe für das Organwachstum kennen wir nicht. Es ist ziemlich sicher, daß Konsumgifte und die »Zivilisation« für die »Altmännerkrankheit« keine Rolle spielen. Ohne Bedeutung für die Entwicklung einer »großen Prostata« ist die gesellschaftliche, wirtschaftliche und kulturelle Stellung eines Mannes. Auch die sexuelle Aktivität hat keine Beziehung zur Entstehung eines Prostataleidens!

Der Einfluß von Hormonen ist unumstritten, und wir wissen, daß die männlichen und weiblichen Hormone für das Wachstum der Drüse verantwortlich sind. So kommt es etwa nicht zur Organvergrößerung, wenn vor der Pubertät die Hoden entfernt wurden. Der Alterungsprozeß selbst führt zu einer Verschiebung des Verhältnisses männliche zu weibliche Hormone zugunsten der weiblichen.

Aus der Erbforschung ist uns bekannt, daß das krankhafte Wachstum den Einflüssen von »Onkogenen«, den tumorerzeugenden Erbträgern, und »Antionkogenen«, Erbträgern, die das Tumorwachstum verhindern, unterliegt.

Es ist bisher ursächlich unentdeckt, warum unser »europäisches« Prostataleiden bei Negern und Asiaten außerordentlich selten ist.

Was geht bei der Vergrößerung im Inneren des Organs vor sich?

Nicht alle Anteile der Prostata vermehren sich. Ein besonders starkes Wachstum zeigen die rund um die Harnröhre sitzenden Drüsen. Diese Drüsen wuchern in jenem Bereich des Harnröhrenabschnittes, der die Prostata durchzieht. Während diese innen liegenden Organteile wuchern, werden die übrigen Abschnitte nach außen hin verdrängt und bilden dann die »äußere Zone« oder »chirurgische Kapsel«.

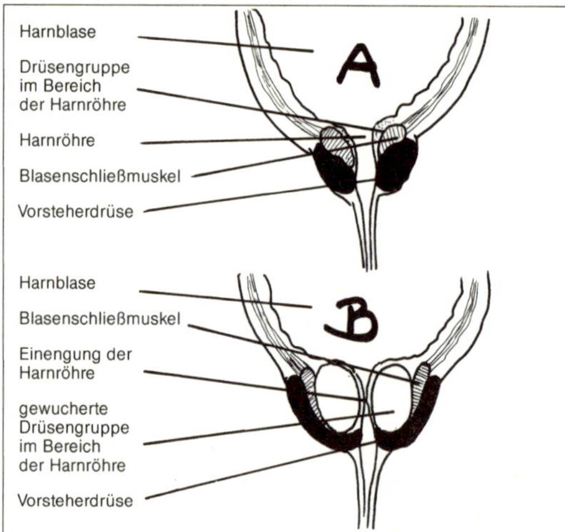

Die normale (A) und die vergrößerte (B) Prostata.

Ob und welche Störungen der Harnentleerung durch die vergrößerte Prostata auftreten, ist nicht nur von der Größe, sondern sehr wohl auch von der Art der Gewebsveränderung abhängig. Eine kleine, aber »harte« Wucherung ist in der Lage, einen starren Blasenhals zu verursachen, welcher dann die Blasenentleerung beträchtlich stört. Andererseits hat ein Wachstum nach außen keine unmittelbaren Folgen. Dies ist die Erklärung, warum auch ausgeprägte Prostatavergrößerungen ohne Symptome verlaufen können.

Welche Folgen hat die Organvergrößerung?

1. Der Abfluß aus der Harnblase wird verlegt, und der Auslaßwiderstand der Harnblase erhöht sich.
2. Die Harnblase wehrt sich. Sie hat ja die Aufgabe, den Harn nicht nur zu speichern, sondern auch regelmäßig »abzulassen«.

Sie verdickt ihre Muskulatur, um den notwendigen höheren Blasendruck gegen den Widerstand der abschnürenden Prostata aufzubringen.

3. Nicht alle Stellen der Blasenwand sind gleich gut muskelbepackt. Jene Bezirke der Blase mit dünner, schwacher Muskulatur wirken wie die Löcher eines Scherengitters und geben nach. Sie stülpen sich nach außen vor. Dies führt zur sogenannten »Trabekel- oder Balkenblase«. Die Blasenwand kann andererseits an den »Muskelstellen« mehrere Zentimeter dick werden!
4. Die Dickenzunahme der Blase hat auch eine Umgestaltung des Überganges des Harnleiters in die Blase zur Folge.
5. Der Harnleiter bekommt einen »Reflux«, dadurch fließt Harn zurück. Der Harn wird gestaut, es droht eine Sackniere.
6. Zunächst kann die Harnblase durch »Bodybuilding« den Harn entleeren. Mit zunehmendem Nachlassen der Muskelkräfte aber verbleibt Restharn in der Blase.
7. Die Restharnmenge nimmt schließlich zu. Sie dehnt und walzt die Blase weiter aus.
8. Schlußendlich ist die Blase ganz dünn und funktionslos, und es droht die totale Harnverhaltung.

9. Die Einschnürung der Blase durch die Prostatavergrößerung ist in 90 % auch die Ursache von Blasensteinen.

Symptome

Aus der Größe der Prostata allein lassen sich keine Schlüsse ziehen, welche Beschwerden auftreten und wie stark diese sind.

Im Frühstadium sind die Symptome eher diskret:

- »Warten« mit Startverzögerung beim Wasserlassen.
- Die Zeit für die Harnentleerung ist verlängert.
- Geringes Nachträufeln.
- Die Blase kann noch ohne Restharn entleert werden.

Im Restharnstadium wird die Harnröhre eingeengt. Die Folgen:

- »Dünner«, abgeschwächter Harnstrahl.
- Die »Harnspur« wird kürzer. So kurz, daß Wilhelm Busch zu Recht vom »Schuhpisser« gesprochen hat.
- Der Harnstrahl kann nur mit Verzögerung unterbrochen werden.
- Zur Entleerung ist stärkeres Pressen notwendig.
- Die Harnentleerung wird »stotternd«.
- Der Restharn begünstigt und »unterhält« Infektionen.
- Infektionen führen zu häufigem, nächtlichem und schmerzhaftem Harndrang.
- Die Blutfülle der Prostata erzeugt Blutharn aus gestauten Blutgefäßen.

Das Nachlassen der Blasenwand fördert schließlich den unfreiwilligen Harnabgang durch eine »Überlaufblase«. Bei maximal gefüllter Blase geht ständig Harn ab, oder es kommt zur Harnverhaltung.

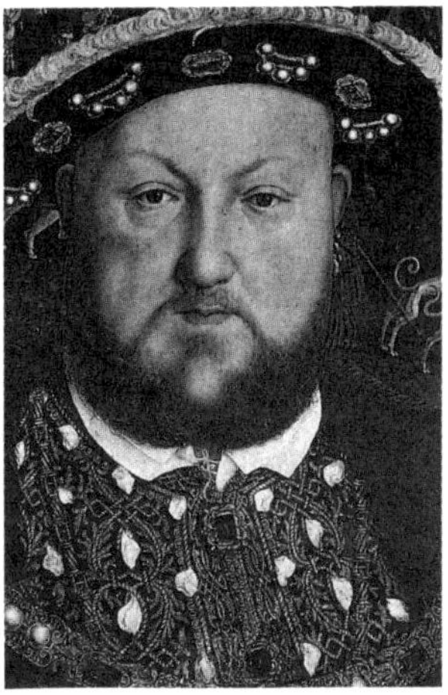

Der englische König Heinrich VIII. war ein »Prostatiker«.

Bei vergrößerter Prostata kann eine Harnverhaltung durch folgende Situationen ausgelöst werden:

- Unterkühlung (Sitzen auf kalter Parkbank),
- lange Auto-/Busfahrt,
- Frühschoppen mit kaltem Bier oder Wein,
- zuviel »Speis und Trank« bei Festivitäten und
- Unterdrückung des Harndranges bei Sitzungen, Versammlungen und Streß.

Im schwersten Stadium der Krankheit entsteht durch die aufsteigende Harnstauung eine Nierenkrankheit mit

- Salzverlust,
- großen Harnmengen,
- Blutarmut,
- Austrocknung,
- Blutübersäuerung und Zurückhalten der Schlackenstoffe Harnstoff, Harnsäure und Kreatinin.

Weitere Komplikationen durch das Pressen sind Leistenbrüche und Hämorrhoiden.

Die Prostatavergrößerung im Telegrammstil

Stadium I: Kein Restharn, geringer (Reizstadium), schmerzhafter Harndrang, nächtlicher Harndrang.

Stadium II: Restharn über 100 Milliliter (Restharnstadium), Erschöpfung des Blasenaustreibers.

Stadium III: Unfreiwilliger Harnabgang oder (Erschöpfungsstadium) Harnverhaltung. Stauung der Niere, Nierenversagen.

Man kann es auch so ausdrücken: Stadium I enthält die typischen Prostatikerbeschwerden, Stadium II die Prostatikerbeschwerden plus Restharn und Stadium III die Prostatikerbeschwerden plus Restharn plus Nierenversagen.

Es gibt auch undeutliche, »verschwommene« Symptome, bei denen man nicht sofort an die Prostata als Auslöser denkt: Appetitlosigkeit, Übelkeit, Erbrechen, Schwindel oder Bluthochdruck, Magen-Darm-Beschwerden, Nerven- oder Hormonstörungen. Auch bei einem Nierenversagen oder einem Harnwegsinfekt mit Fieber muß an »die Prostata« als Auslöser gedacht werden.

Umgekehrt sind etliche der unter »Stadien« genannten Symptome nicht sicher typisch für die Prostatavergrößerung. So führt etwa die Herzschwäche durch die nächtliche Wasserausschwemmung ebenso zu gehäuftem und nächtlichem Harndrang. Dies soll nur ein Hinweis darauf sein, daß wir »im Alter« in 3/4 der Fälle mit mehreren Krankheiten gleichzeitig rechnen müssen. Wir nennen diese Tatsache »Multimorbidität«.

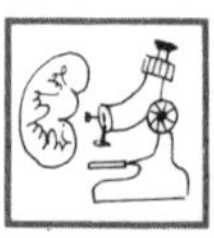

Diagnose

Neben der Erhebung der bisherigen Krankengeschichte fragt der Arzt auch nach Medikamenten, besonders solchen, welche die Blasenentleerung stören können.

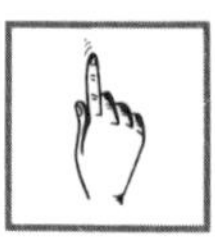

Mögliche »Blasenstörer« sind:

Allergodil, Alupent, Atropin, Avil, Bambec, Baralgin, Berodualin, Berotec, Bricanyl, Buscopan, Clarityn, Dantamacrin, Dibondrin, Diertina, Dorehydrin, Dyurgal, Ebrantil, Ergomed, Exirel, Fenistil, Foradil, Glycirenan, Hismanal, Hydergin, Ipradol, Lioresal, Kontexin, Medihaler, Mestinon, Metaplexan, Minipress, Mittel gegen Depressionen, Myocholine, Nehydrin, Polaronil, Prostaglandine und Psychopharmaka vom Typ Valium; weiters Serevent, Sirdalud, Spasmium, Spiropent, Sultanol, Supressin, Systral, Tavegyl, Terazosin, Triludan, Ubretid, Ventide, Vicard, Wypresin, Zyrtec.

Das erste »Instrument« für die Untersuchung der vergrößerten Prostata ist der Zeigefinger des Arztes. Mit dem im Mastdarm tastenden Finger lassen sich Größe, Festigkeit und die Abgrenzbarkeit des Organs feststellen.

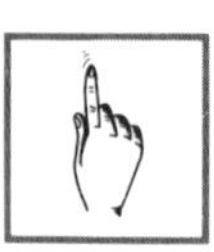

Achtung:

Eine bei der Tastung nicht vergrößerte Prostata schließt eine prostatabedingte Abflußstörung nicht aus, da sich das krankhafte Geschehen ausschließlich an der Harnröhre abspielen kann.

Mittels Ultraschall wird die Prostata entweder durch die Bauchdecke oder über den Mastdarm untersucht. Genauer ist zwar die »Mastdarmmethode«, das Gewicht des Organs läßt sich aber mit beiden Methoden berechnen. Eine sichere Unterscheidung zwischen Entzündung einerseits und gut- oder bösartigem Tumor andererseits ist mit dem Ultraschall nicht hundertprozentig möglich, sodaß verdächtige Befunde zusätzlich mit der Gewebsprobe geklärt werden müssen. Dies ist wichtig, weil der »falsch-positive« Befund (= der Ultraschall ergibt den dringenden Verdacht auf eine gewisse Krankheit, die aber in Wirklichkeit nicht vorliegt) zu unnötigen Operationen führen würde. Der »falsch-negative« Befund (= der Ultraschall ergibt einen gesunden Normalbefund, in Wirklichkeit liegt aber z. B. ein Krebs vor) dagegen würde zur Unterlassung lebensrettender Eingriffe beitragen.

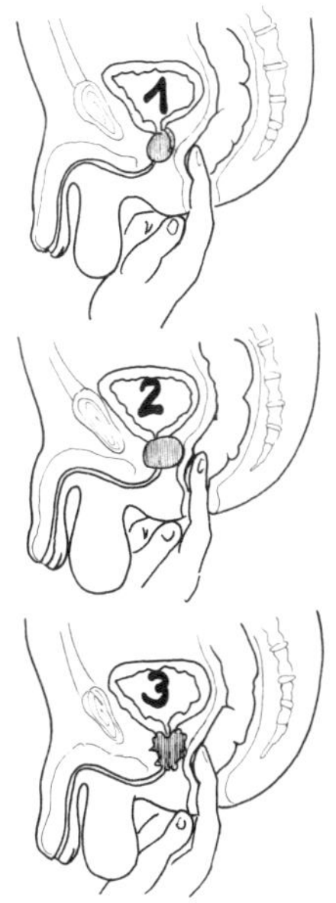

Der Tasteindruck der Prostata.

1) Normal: »glatt und weich«.

2) Vergrößerung: »prall — elastisch«.

3) Krebs: »holzartig — knöcherig«.

Als Ergänzung zum Ultraschall hat das Röntgen der ableitenden Harnwege immer noch eine gewisse Bedeutung und ist in Einzelfällen unverzichtbar. Der Arzt stützt sich also nicht nur auf den Ultraschall allein.

Der Restharn wird nach der Ultraschallmessung mit der folgenden Formel bestimmt:

Breite (cm) x Höhe (cm) x 12,56 (cm) = Restharnmenge in Kubikzentimeter.

Anmerkung:
Restharn ist der in der Blase nach der Harnentleerung zurückbleibende Harn.

Die Spiegelung von Harnröhre und Harnblase dient der Erkennung zusätzlicher Begleiterkrankungen. Die Messung des Harnflusses braucht man zur Einstufung, ob der Harnabfluß als behindert oder unbehindert zu bezeichnen ist.

Zur Diagnose trägt das allgemeine Labor wenig bei. Es gibt keine speziellen Laborwerte.

Zum »Standardlabor« aber gehören

- Harn,
- Blutbild und Blutsenkung,
- Nierenfunktion,
- Blutsalze und Blutgase.

Der Harn kann völlig normal sein, Bakterien weisen auf Restharn, Stauung und Steine hin. Die weißen Blutkörperchen sind bei entzündlichen Komplikationen vermehrt. Eine erhöhte »PSA« weist auf einen Prostatakrebs hin, sie kann aber auch bei der gutartigen Prostatavergrößerung zu finden sein. Die PSA ist gelegentlich nach einer Prostatatastung erhöht. Nach einer Tastung des Organs soll daher ein Zeitraum von 48 Stunden bis zur Abnahme des Wertes abgewartet werden.

Behandlung

Der »Goldstandard« zur Behebung einer vergrößerten Prostata ist die Operation. In den letzten Jahren hat die Operation etwas Konkurrenz durch Medikamente und die Lasertechnik bekommen. Das Mittel »Proscar« etwa muß mindestens 1/2 Jahr lang eingenommen werden und führt in einem Teil der Fälle zu einer Besserung der Symptome — nicht aber des Grundleidens. Auch die lasergesteuerte Prostataentfernung »kratzt« etwas an der herkömmlichen Chirurgie. Die Fälle, bei denen es darum geht, ob man der Operation, einem Medikament oder einer anderen Behandlung zuneigt, gehören alle dem Stadium I (= Reizstadium) an. Von vornherein operiert werden müssen alle Patienten mit einer Harnabflußstörung im Stadium II und III. Grenzfälle mit der Frage »Operieren — Ja oder Nein« schwanken zwischen I und II.

Kann man »prostataschonend« leben?

Manchmal — nicht so selten — gelingt es in Grenzfällen durch eine vernunftbetonte Lebensweise, die Beschwerden zu lindern oder gar zu beseitigen, wenn man die 10 Prostatagebote beherzigt. Sie sind ähnlich denen, welche auch für die Entzündung gelten:

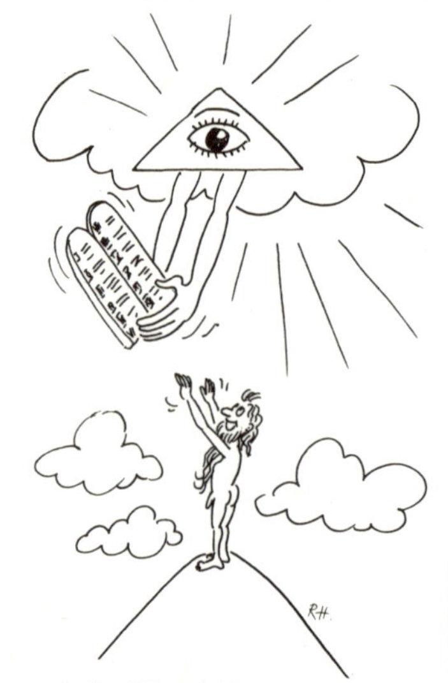

Jeder (ältere) Mann sollte die 10 Gebote der prostataschonenden Lebensweise beachten.

1. Meide bestimmte Medikamente (siehe oben), die den Harnabfluß stören können.
2. Versuche, gesund zu essen. Stoffwechselstörungen wie Zucker, Gicht und Fettblut müssen gemildert oder behoben werden.
3. Gönn' Dir mehr Ruhe. Mehr Ruhe und Entspannung beruhigen auch das innere Nervensystem und somit die Prostata.
4. Setz' Dich auf Null-Promille. Auf konzentrierten Alkohol und große Alkoholmengen muß verzichtet werden.
5. Vermeide kalte und kohlensäurehältige Getränke.
6. Iß' keine stark gewürzten Speisen.
7. Rauche nicht.
8. Achte auf warme Füße und gehe jeglicher Unterkühlung aus dem Weg. Sorge für warme Kleidung.
9. Halte den Körper in Schwung durch leichte körperliche Arbeit oder sportliche Betätigung wie Gymnastik, Schwimmen und Wandern.
10. Achte auf ausreichenden Schlaf und regelmäßigen Stuhlgang.

Ins eindeutig operative Fach gehören das Stadium II und III, besonders bei Komplikationen wie Restharn, Harnverhaltung, fieberhaften Infektionen, Harnstauung und Nierenkrankheiten durch aufsteigende Infektionen und Abflußbehinderungen.

Der Patient sollte zur Operation drängen, wenn alle folgenden vier Symptome vorhanden sind:

- Schmerzhafter Harndrang mit deutlichem Leidensdruck.
- Nächtlicher Harndrang.
- Häufiger Harndrang.
- Schmerzhafter Harnzwang und es kommen nur einige Tröpfchen.

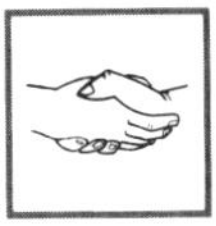

Welche Gründe hat der Arzt, zur Operation zu raten?

- Restharn über 100 Milliliter.
- Gehäufte Harnverhaltungen.
- Sichtbare Veränderungen der Harnblase mit Ausbildung einer »Balken- oder Trabekelblase« und Divertikeln.
- Bluthamn aus gestauten Blutgefäßen.
- Blasensteine.

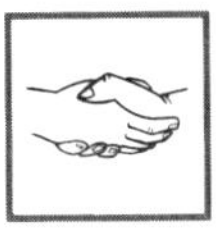

Bei welchen Zuständen muß operiert werden?

- Versagen des Blasenaustreibermuskels mit Überlaufblase und
- Harnstauungsnieren.

Wann soll operiert werden?

Die operative Beseitigung der Prostatavergrößerung ist zeitlich gesehen ein »Wahl«eingriff. Natürlich kann die Beseitigung der Harnverhaltung oder Stauungsniere dringlich sein.
Fallweise wird aber, je nach der Stärke der Harnstauung und der Nierenschädigung, eine voroperative Harnableitung über 3 Monate notwendig sein. Es ist besser, mit der eigentlichen Operation zuzuwarten, als mit noch nicht gänzlich erholten Nieren ein größeres Operationsrisiko einzugehen. Die dringliche Harnableitung erfolgt über Katheter aus der Blase oder Harnröhrenkatheter oder über Katheter direkt aus dem Nierenbecken.

Welche Operationsart ist die »beste«?

Die Operation verfolgt zwei Ziele:

1. Die Blasenhalsverengung auf Dauer zu beseitigen und eine normale Harnentleerung wieder herzustellen.
2. Die Fähigkeit, den Harn zu halten (= »Kontinenz«), sollte bestehen bleiben.

Die Entwicklung hervorragender Optiken in Verbindung mit Hochfrequenzelektronik und Videotechnik hat die Entfernung der vergrößerten Prostata auf dem Weg über die Harnröhre für viele Patienten zu der Operationsmethode erster Wahl gemacht. Mit der »TUR«-Methode (= **T**rans **U**rethrale **R**esektion) hat sich auch die mit der Operation zusammenhängende Komplikationsrate durch Blutverlust, Bluttransfusionen, Kreislaufbelastung, Nebenhodenentzündung, Verengung von Harnröhre und Blasenhals drastisch senken lassen.
Dazu kommt auch noch die schonende Narkose mittels »Leitungsanästhesie« (volkstümlich: »Kreuzstich«) über den Rückenmarkskanal.

Es können ca. 97 % aller operationsbedürftigen Prostatapatienten mit dieser Methode operiert werden. Dennoch gibt es einige (wenige) Gründe, die es mit sich bringen, daß man im Einzelfall doch einer anderen Methode den Vorzug gibt.

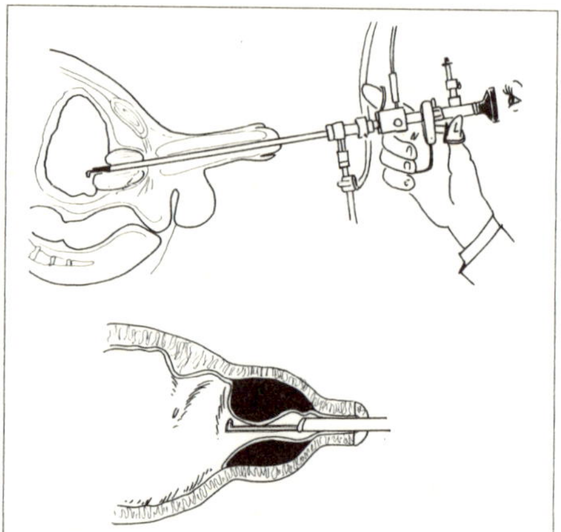

Das »Abhobeln« der Prostata bei der »TUR«-Operation.

Nicht geeignet für die »Harnröhrenmethode« sind

- sehr starke Vergrößerungen, deren Entfernung auf diesem Weg über eine Stunde dauern würde,
- schwere Hüftgelenkleiden (bei der TUR- oder »Abhobel«-Methode muß man ja in »Steinschnittlage« mit stark abgespreizten Beinen auf dem Operationstisch liegen),
- große Blasensteine wegen der langwierigen Steinzerkleinerung und
- langstreckige Harnröhrenverengungen.

Beim »Abhobeln« (= TUR) wird die Prostata auf dem Weg der Spiegelung elektrisch zerkleinert, Blutungen werden ebenso durch Strom gestillt. Die Prostata-»Schnitzel« nennt man »Chips«. Während der Operation werden Blase bzw. Wundfläche gespült. Die abgetragenen Gewebeschnitzel können laufend oder auf einmal abgesaugt werden. Zusätzliche, direkt in die Blase eingebrachte Sonden sind eine Erweiterung der Methode. Am Ende des Eingriffes wird über die Harnröhre ein Katheter in die Blase eingelegt.

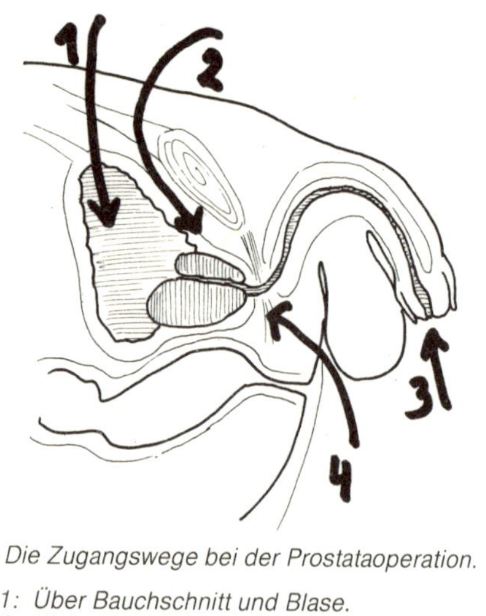

Die Zugangswege bei der Prostataoperation.

1: Über Bauchschnitt und Blase.
2: Hinter dem Schambein unter Umgehung es Bauchfelles.
3. »TUR« durch die Harnröhre.
4. Vom Damm zwischen Hodensack und After.

Die Operationen, die nicht durch Spiegelung der Harnröhre durchgeführt werden, nennt man »offene« Operationen. Ein Zugangsweg ist über dem Schambein.
Diese Technik gehört zu den ältesten Verfahren, verengendes Prostatagewebe zu entfernen. Dabei wird die Harnblase von vorn durch die Bauchwand eröffnet. Nach Eröffnung der Schleimhaut im Blasenhalsbereich wird der vergrößerte Gewebsanteil stumpf mit dem Zeigefinger herausgeschält. Zu einem Problem kann manchmal die Blutstillung werden.

Bei einer anderen Technik geht der Operateur in den Spalt zwischen hinterer Schambeinwand und vorderer Blasenwand ein. Diese Methode ist vor allem in den USA populär geworden.

Ein weiteres Verfahren wird am seltensten gewählt und ist komplikationsträchtig. Der »Zutritt« zur Prostata erfolgt dabei im Bereich zwischen Hodensack und After — diese Gegend heißt »Perineum«. Wegen Verletzungen des Mastdarmes und nachfolgender Harnröhrenverengungen fällt es schwer, diese Methode zu empfehlen.

Welche Komplikationen gibt es bei den Operationen der gutartigen Prostatavergrößerung?

Bei der »offenen« Operation unterscheiden sich die Art und Anzahl der Komplikationen nicht von denen, wie sie auch bei vergleichbar großen sonstigen Operationen auftreten.

Komplikation	**»Offene« Methode**	**TUR**
Allgemeine Komplikationen	19 %	10 %
Bluttransfusion	90 %	30 %
Nachblutung	1 %	2,5 %
Nebenhodenentzündung	5 %	6 %
Harnröhrenverengung	2,5 %	15 %

Die Komplikationen bei der meistens gewählten TUR-Methode geschehen während oder nach der Operation bzw. später.

Während der Operation: Verletzungen der Blase und des Bauchfelles. Als Komplikation gilt auch die übermäßige Gewebsentfernung im Bereich der Harnleitermündungen. Gravierend ist die Verletzung des Schließmuskels der Harnröhre mit nachfolgend unfreiwilligem Harnabgang. Der Prozentsatz an unfreiwilligem Harnabgang nach Operation der Prostata mittels »TUR« bewegt sich um ein Prozent; er unterscheidet sich damit nicht vom Prozentsatz nach offener Operation.

Unmittelbar nach der Operation: Blutverluste und die Einschwemmung von Spülflüssigkeit in den Körperkreislauf. Diese Einschwemmung, als »TUR-Syndrom« bezeichnet, ist durch einen anfänglichen Blutdruckanstieg mit Pulsverlangsamung gekennzeichnet. Darauf folgen Kreislaufschwäche mit Unruhe und Verwirrtheit. Weitet sich die Komplikation aus, kommt es zu Erbrechen, Schüttelfrost und eventuell akutem Nierenversagen. Das TUR-Syndrom ist nicht häufig, es liegt bei maximal 1,5 %. Wichtig ist, die Komplikation rechtzeitig zu erkennen. Hilfreich dabei ist die Überwachung des nur durch »Kreuzstich« narkotisierten und daher ansprechbaren Patienten. Bis zu 800 Milliliter können eingeschwemmt werden, Störungen aber erst nach der Operation auftreten. Dies unterstreicht die Bedeutung der Überwachung.
Die häufigste, der Operation nachfolgende Komplikation ist die Entzündung von Hoden und Nebenhoden in einem Ausmaß von ca. 6 %.

Wie geht es nach der Operation weiter?

Der Katheter wird am 5. oder 6. Tag entfernt. Die Antibiotika sollten mindestens 3 Tage lang genommen werden.
Bis zum Abschluß der Wundheilung können 3 Monate lang noch Beschwerden bestehen. Reizungen bei der Blasenentleerung, befehlsartiger und schmerzhafter Harn-

drang sowie Schmerzen beim Urinieren. Eine Behandlung durch den Arzt erfolgt dann, wenn im Harn hohe Keimzahlen nachgewiesen werden. Mit dem Abschluß der Wundheilung verschwinden die Symptome.

Die Prostataoperation kann Spätfolgen hinterlassen. Impotenz tritt in einer Häufigkeit zwischen 3 und 35 % auf. Es ist nicht klar, ob Nervenschädigungen dafür verantwortlich sind. Vieles spricht dafür, daß seelische Momente die Hauptrolle dabei spielen.

Harnröhrenverengungen machen 15 % der Komplikationen aus. Sie passieren durch Schleimhautverletzungen mit Instrumenten und »umherirrende« Hochfrequenzströme.

Rückfälle nach der TUR-Methode treten dann auf, wenn beim ersten Mal zuwenig Gewebe entfernt wurde. In diesem Sinne ist TUR der offenen Operation unterlegen.

Die Wirklichkeit der medikamentösen und der »alternativen« Behandlung widerspricht den Aussagen öffentlicher Medien und der Propaganda mancher Pillenfabrik. Eine überzeugende Behandlung der gutartigen Prostatavergrößerung ist bis heute nämlich nur durch die Operation möglich. Die hohen Erwartungen, die an gewisse Medikamente geknüpft wurden, haben sich nicht erfüllt. Angestrebt wird mit der Pille aus Chemie oder Natur ein verbesserter Harnabfluß. So sollen also der verzögerte Entleerungsbeginn, der abgeschwächte Harnstrahl und das abschließende Harnträufeln gemildert werden. Zu den Symptomen, die man damit bessern will, gehören auch häufiger und vermehrter sowie nächtlicher Harndrang. Medikamentös kaum zu bessern ist klarerweise das Grundleiden der vergrößerten Prostata. Als Orientierungshilfe werden daher im folgenden die wichtigsten Mittel aus der »Pillenpraxis« besprochen.

1. »Gefäß-Blocker«

Diese Mittel entstammen eigentlich der Blutdruckbehandlung, und sie wirken auf die »glatten« (= unwillkürlichen) Muskeln im Organ. In der Folge sinkt der Entleerungswiderstand und die Harnentleerung geht leichter vor sich. Die Größe des Organs selbst wird nicht beeinflußt. Nebenwirkungen sind Blutdrucksenkung, Herzklopfen, Müdigkeit, Benommenheit, verstopfte Nase und Samenentleerung in die Harnblase. Präparatenamen: Uroflo, Vicard, Minipress.

2. Organextrakte

Aus tierischem Prostatagewebe wird Raveron (nur als Spritze) gewonnen. Kritisch ist dazu zu bemerken, daß Organextrakte aus tierischem Eiweiß bestehen und die Gefahr einer allergischen Reaktion mit jeder Zufuhr des Mittels erhöht wird.

3. Pflanzenheilmittel (= Phytotherapeutika)

Beliebt sind sie vor allem deshalb, weil sie nur — wenn überhaupt — geringe Nebenwirkungen haben. Einige der verwendeten Stoffe waren schon im Altertum bekannt, wir kennen sie aus ägyptischen Papyrusschriften.

Am häufigsten wird als Inhaltsstoff beta-Sitosterin angewendet. Es stammt aus den Wurzeln der in Südafrika beheimateten Pflanze Hypoxis rooperi. Sitosterin kann aber auch aus Pinienholz oder aus Weizen-, Mais- und Baumwollkeimölen gewonnen werden. Die Wirkung wird damit erklärt, daß Sitosterin den Blut- und Prostatacholesteringehalt senkt. Um diese Senkung herbeizuführen, wären aber nach eingehenden Untersuchungen 10 Gramm Sitosterin nötig, nur um den Cholesterinspiegel um 10 — 20 % zu senken. Dagegen spricht nun, daß die meisten Sitosterin-Präparate nur 10 Milligramm pro Tablette (also ein Hundertstel) enthalten. Weiters: Schon mit einer normalen Vollkost nehmen wir täglich bis zu 200 Milligramm Sitosterin auf. So kommt man zu folgendem Schluß: Es ist vermutlich besser und günstiger, den Anteil an Soja- oder Sonnenblumenöl in der Nahrung zu erhöhen, weil damit eine allgemeine Cholesterinsenkung einfacher und billiger erzielbar ist.

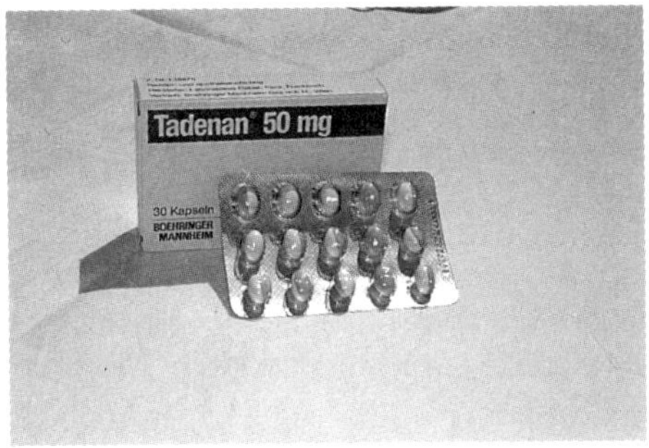

Alle Medikamente können bei der Prostatavergrößerung kurzfristig Linderung verschaffen.

Messungen des stärksten Harnflusses haben teilweise eine Verbesserung von 9 auf 12 Milliliter ergeben, zu einer echten, spürbaren Verbesserung der Beschwerden trägt dies allerdings wenig bei. Insgesamt sollte man auf die Pflanzenheilmittel in der Prostatabehandlung keine allzu großen Hoffnungen legen, vor allem dann nicht, wenn eine längst notwendige, chirurgische Behandlung dadurch verzögert wird.

Als Pflanzenheilmittel verwendet werden Zwergpalme (Sabal serrutata), enthalten in Prostagutt, Urgenin und Spasmo-Urgenin; Sonnenhut (Echinacea), Zitterpappel (Populus tremula), Brennessel (Urtica dioica), Pygeum africanum — enthalten in Tadenan, Kürbiskerne (Semen cucurbitae) sowie Pollenextrakte in Prostaflor. Ein weiteres Präparat aus der Sabal- oder Zwergpalme ist Permixon.

4. Hormonhemmung mit Proscar

Wir wissen, daß die Drüsen der Prostata auf die männlichen Hormone mit Wachstum reagieren. Das Zwischengewebe in der Prostata dagegen reagiert auf weibliche Hormone. Andererseits besteht eine gewisse Hemmwirkung dieser beiden Hormone. Mit Stoffen, welche den männlichen und weiblichen Hormonen übergeordnet sind, versucht man nun, eine Größenminderung der Prostata zu erreichen. Ein Beispiel dafür ist das Medikament Proscar. Längerfristig kann es damit gelingen, im Einzelfall das Prostatavolumen um ein Drittel zu vermindern. Die Harnbeschwerden sind dadurch allerdings nicht deutlicher zu bessern als durch ein Placebo! Mögliche Nebenwirkungen von Proscar sind Impotenz, Bluthochdruck und Zuckerkrankheit.

Ähnliches gilt auch für den »Aromatasehemmer« Testolacton.

Die meisten anderen hormonell wirksamen Mittel wurden wegen zu starker Nebenwirkungen wieder verlassen oder haben sich als unwirksam erwiesen. Dazu zählt auch das Hormongemisch Depostat, es enttäuscht regelmäßig im Stadium II.

Andere Verfahren

1. Harnröhrenschienen, auch »Stents« genannt, sind seit 1980 in Verwendung. Die Erfolgsrate dieser Federn und Spiralen aus rostfreiem Stahl liegt bei 50 %. Besser sind platinbeschichtete Metalle oder Titan. Diese Stoffe werden vom Körper nach

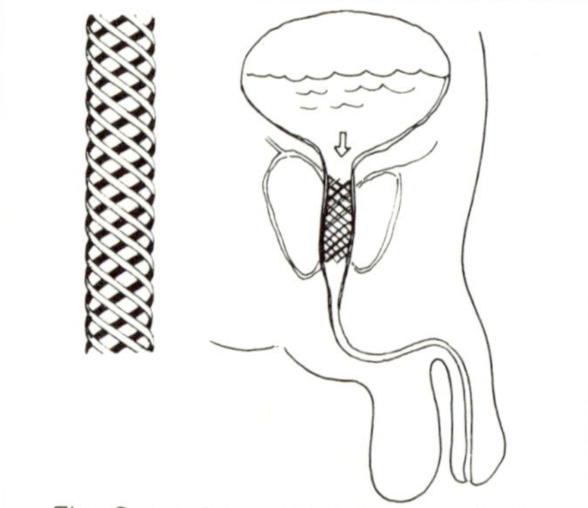

Ein »Stent« ist eine Metallspirale, die im Prostatabereich in die Harnröhre eingesetzt wird. Die Spirale hält die Harnröhre offen.

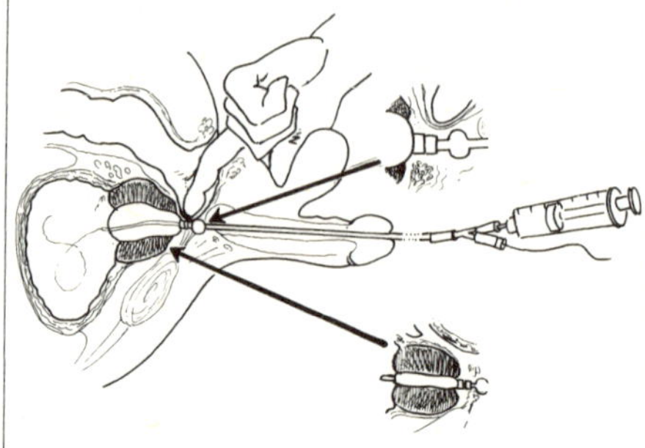

Die Ballondehnung ist wirksam, aber gefahrenträchtig.

6 bis 9 Monaten mit einer eigenen Schleimhaut überzogen, sodaß sie sich nicht mehr verstopfen können. Probleme kann ein notwendiger Wechsel dieser Spiralfedern machen.

Spiralen und Stents werden üblicherweise nur angelegt, wenn der Patient nicht operationsfähig ist.

2. Die Ballondehnung: Durch Einführen und Aufblasen eines Ballons soll die verengende Prostata quasi gewaltsam gedehnt werden. Dieses Verfahren hat sich aber wegen Blutungen und Gewebezerreißungen nie richtig durchgesetzt.

3. Wärme- oder»Thermo«verfahren

Hier wird durch Kälte- oder Wärmeanwendung versucht, das vergrößerte Prostatagewebe zu schädigen und zum Absterben zu bringen. Die alte Kälte- oder »Kryo«therapie wurde schon vor Jahren wegen Unwirksamkeit und Komplikationen mit schweren Infektionen und Schädigung der Harnröhre aufgegeben.

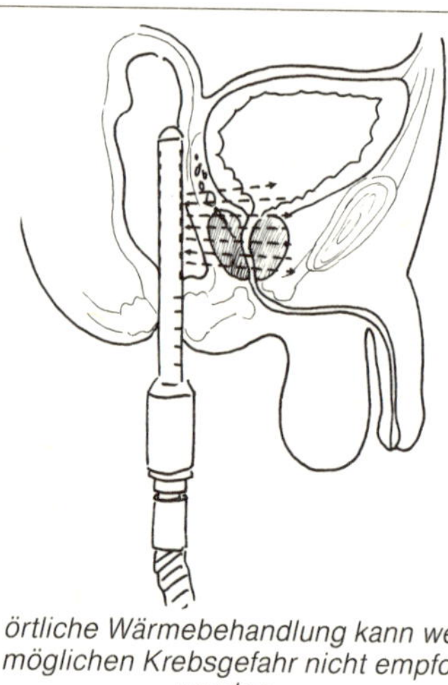

Die örtliche Wärmebehandlung kann wegen der möglichen Krebsgefahr nicht empfohlen werden.

Örtliche Wärmebehandlung: Mit Sonden im Mastdarm oder in der Harnröhre wird mittels Mikrowelle Wärme an die Prostata herangebracht. Die Anwendung dauert eine Stunde und kann bis zu 10mal wiederholt werden. Die Gewebetemperaturen liegen zwischen 42 Grad und 45 Grad C. Empfehlenswert ist diese Methode nicht — nicht nur wegen mangelnder Wirksamkeit. Durch die hohen Temperaturen wird der Sauerstoffverbrauch im Gewebe gesteigert. Die dadurch hervorgerufene Zellaktivierung könnte auch »schlafende« Tumorzellen wecken. Diese Methode ist daher grundsätzlich als riskant einzustufen im Hinblick auf die Auslösung eines ruhenden Prostatakrebses. Wird die Temperatur bei Sonden in der Harnröhre auf über 45 Grad C erhöht, ist mikroskopisch ein Gewebsuntergang feststellbar. Eine Symptomverbesserung ist dadurch möglich.

Laserchirurgie: Unter Ultraschallkontrolle wird eine Lasersonde in die Harnröhre bis zur vergrößerten Prostata vorgeschoben. Die Laseranwendung führt zum Absterben des Gewebes oder bei Temperaturen über 100 Grad C zur Verdampfung. Das abgestorbene Gewebe wird ohne Blutverlust wenige Wochen nach der Behandlung bei der Harnentleerung ausgeschieden. Die bisherigen Ergebnisse sind teilweise recht ermutigend, eine allgemeine Empfehlung zu dieser Behandlungsform kann derzeit aber noch nicht abgegeben werden.

Eine Abschälung der Prostata mittels Laser ist auch unter Sicht möglich. Dabei kann eventuell die Komplikation des unfreiwilligen Harnabganges nach dem Eingriff besser vermieden werden.

Eine weitere Methode mittels Laser ist das Einbringen von Sonden direkt in die Prostata. Damit wird eine Schonung der Harnröhrenschleimhaut erreicht.

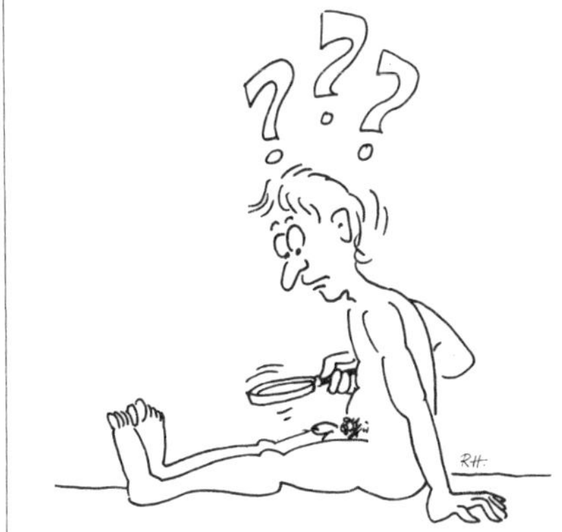

Die Entscheidung über die richtige Behandlung ist nicht immer leicht.

Schlußfolgerung — wie soll ich mich behandeln lassen?

Es ist zur Entscheidungsfindung wichtig, alle Behandlungsmöglichkeiten zu kennen.

1. Gefäß-Blocker und Wärmebehandlung bringen im Stadium I eine Verbesserung der Reizsymptome. Allerdings besteht im Stadium I keine medizinische Behandlungsnotwendigkeit. Pflanzenheilmittel können die Stauung vermindern und so die Symptome etwas dämpfen.
2. Haben Symptome einen Schweregrad erreicht, der für den Patienten nicht mehr annehmbar ist, muß nach dem derzeitigen Wissens- und Erfahrungsstand die »TUR«-Operation empfohlen werden.
3. Bei allen anderen Verfahren sind im Gegensatz zur TUR keine Aussagen über Langzeitwirkungen, Nebenwirkungen und die Notwendigkeit der Wiederholungsbehandlung möglich.
4. Bei Proscar verkleinert sich zwar das Organ, die Abflußstörung wird aber nicht besser.
5. Die Symptome durch die Harnabflußstörung werden durch TUR zuverlässig beseitigt.
6. Im Stadium II haben Laser und Wärme noch nicht beweisen können, daß die Harnabflußstörung mittelfristig zu beheben ist.
7. Spiralen können die Harnabflußstörung beseitigen. Dem steht gegenüber, daß durch Tage oder Monate Reizsymptome in Kauf genommen werden müssen.

8. Dauerkatheter sind bei nicht operationsfähigen Patienten (heutzutage selten) angebracht, bei gehäufter Harnverhaltung und im Stadium III: Nach längerer Entstauung mittels Katheter läßt sich ein Stadium III in ein Stadium II überführen, wodurch der Patient operationstauglich wird.

Der Prostatakrebs

Das hormonabhängige Prostatakarzinom ist der häufigste bösartige »Harn«tumor und der zweithäufigste Krebs beim Mann. Sein Altersgipfel liegt im 7. und 8. Lebensjahrzehnt. Zwischen dem 50. und 80. Lebensjahr nimmt dieser Krebs um das 40fache zu.

Wenn man von der heutigen Lebenserwartung ausgeht, wird sich bei jedem 11. neugeborenen Knaben ein Prostatakrebs entwickeln und jeder 30. Knabe wird einmal als Mann auch daran sterben.

Vorausgesetzt, der bisherige Vormarsch dieses Krebses geht in diesem Tempo weiter, wird der Prostatakrebs in den nächsten 20 Jahren der häufigste Männerkrebs werden.

Ursachen

Keine erkennbare Rolle spielen Lebensgewohnheiten, Infektionen und Sexualverhalten. Zum Teil wird behauptet, daß männliche Verwandte von Prostatakrebskranken eine erhöhte Neigung zum Krebs haben. Ziemlich sicher scheint, daß Onkogene (= erblich fixierte Krebserzeuger) als auslösende Faktoren am wichtigsten sind. Im wesentlichen aber müssen die Ursachen heute als unbekannt angesehen werden.

In der Entstehungsgeschichte des Tumors weiß man, daß eine Abhängigkeit von männlichen Hormonen besteht. Wachstum und Metastasen werden durch Testosteron begünstigt.
Dafür spricht, daß eine erfolgreiche Behandlung auf der völligen Ausschaltung männlicher Hormone in den Hoden und in der Nebenniere (auch dort werden männliche Hormone produziert) beruht.

Andererseits darf nicht vergessen werden, daß die Blutspiegel an Testosteron bei Männern mit Prostatakrebs gleich hoch sind wie bei Männern ohne Prostatakrebs. Zum gleichen Zeitraum ist der Testosteronspiegel innerhalb der Prostata bei Krebspatienten jedoch erhöht. Dies könnte heißen, daß der Prostatakrebs erblich vorprogrammiert ist.

Der Prostatakrebs bevorzugt keine bestimmte Seite des Organs, er wächst am häufigsten an mehreren Stellen zugleich. Die Krebszellen selbst gehen vom drüsigen Anteil des Organs aus. Es gibt mehrere Erscheinungsformen des Prostatakrebses. Die wichtigsten davon sind folgende:

1. Der »gewöhnliche« Krebs

Er ist durch Tastung vom Mastdarm aus feststellbar und durch die Gewebsentnahme eindeutig beweisbar. Dieser Krebs tritt entweder nur an der Prostata auf oder zugleich mit Metastasen.

2. Der Krebs, der »im Verborgenen blüht«

Dieser »Schlummerkrebs« macht zu Lebzeiten keine Beschwerden und wird erst nach dem Tod durch die Organuntersuchung zufällig festgestellt.

3. Der »geheime« Krebs

Der Krebs wird nicht durch Symptome seitens der Prostata entdeckt, sondern erst durch die Auswirkungen von Metastasen.

4. Der »Zufallskrebs«

Er macht keine typischen Krebssymptome. Der Patient wird unter der Diagnose »gutartige Prostatavergrößerung« operiert, und man findet den Krebs dann bei der Untersuchung im Mikroskop. Diese Krebsform macht leider 10 — 26 % aus.

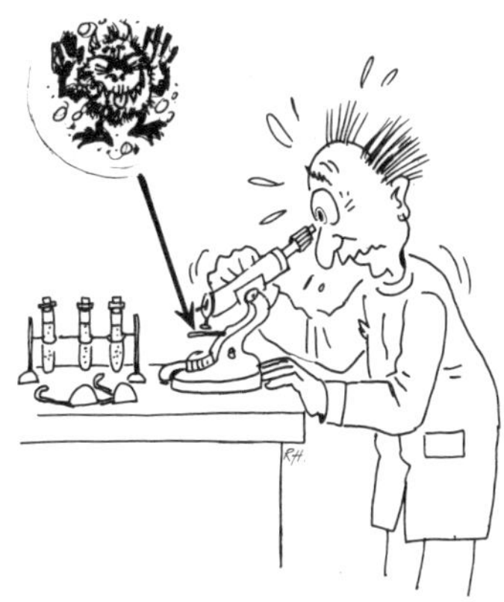

Die Entdeckung von Krebszellen im entfernten Gewebe nach der Operation einer gutartigen Prostatavergrößerung ist nicht selten.

Das Nichterkennen vor der Operation hat einen oder mehrere Gründe:

- Der Tumor sitzt vorne (also dem Finger abgewandt).
- Der Tumor ist zu klein, um getastet zu werden.
- Der Tumor ist zu weich, um getastet zu werden.
- Die Prostata ist gestaut.
- Die Prostata ist verkleinert, geschrumpft.

Vom geweblichen Aufbau her sind alle 4 Typen gleich. Mit der Fingermethode erkannt werden kann nur der unter »1.« genannte Krebs. Dies deshalb, weil der Krebsknoten »hinten«, das heißt nahe der Vorderwand des Mastdarms (von wo aus ja getastet wird) liegt. 98 % der Krebse liegen, glücklicherweise wegen der möglichen Tastbarkeit, im hinteren Anteil.

Die Einteilung des Krebses geschieht nach dem TNM- und G-Schema. »T« bedeutet die Größe des Tumors, »N« die Mitbeteiligung von Lymphknoten, »M« das Vorhandensein von Metastasen und »G« den Bösartigkeitsgrad. So liest sich die Formel »T2 N1 M0 G2« derart: 1,5 cm großer Tumor, 1 Lymphknoten ist krebsig befallen, keine Metastasen, der Tumor ist mäßig bösartig.

Die schlechtesten Chancen hat die Altersgruppe der 33- bis 44jährigen. Zwischen dem 45. und 74. Lebensjahr bleibt die Überlebensrate gleich. Ein guter Allgemeinzustand verbessert den Heilerfolg eindeutig, während die örtliche Tumorgröße wenig Einfluß auf das Überleben hat. Dagegen verschlechtert ein hoher Bösartigkeitsgrad die Heilungschancen.

Die Ausbreitung des Krebses passiert schon relativ früh entlang von Nerven- und Gefäßschäden. Auf dem Blutweg werden vor allem Becken, Wirbelsäule, Brustkorb und Oberschenkel befallen.

Wenn das Knochenmark durch ausgedehnten Tumorbefall zerstört wird, ist eine ausgeprägte Blutarmut die Folge. Von den inneren Organen werden Lunge und Leber bevorzugt heimgesucht, dagegen sind die Harnröhre und der Mastdarm selten krebsig betroffen.

Symptome

Das Frühstadium macht keine Symptome, die auf eine bösartige Erkrankung hindeuten würden! Wächst der Krebs in Richtung Harnröhre vor, dann finden sich »Prostatikerbeschwerden«, Zeichen also wie bei der gutartigen Prostatavergrößerung:

- Häufiger Harndrang.
- Abnahme des Harnstrahles.
- Schmerzhafter Harndrang.

Eher typisch für den Krebs ist eine rasch zunehmende Abflußstörung.

Ist der Tumor groß, können auch Schwierigkeiten bei der Stuhlentleerung auftreten. Sind die Samenblasen angegriffen, findet sich Blutharn zu Beginn der Harnentleerung und auch in der Samenflüssigkeit ist Blut! Wenn der Krebs den Blasenboden anknabbert, findet sich der Blutharn am Ende der Harnentleerung.

Gründe für erste spürbare Zeichen können auch ferne liegende Absiedelungen sein:

- Knochenschmerzen und
- Wasserstau (= Ödeme) im Hodensack und in den Beinen.

Achtung:

»Ischias« oder »Rheuma« bei älteren Männern in Verbindung mit schmerzhaftem Harndrang ist immer verdächtig auf einen Prostatakrebs.

Ischiasbeschwerden finden sich bei Absiedelungen in der Lendenwirbelsäule, Kreuzschmerzen bei Absiedelung in Lenden- oder Kreuzbeinwirbeln.

Im weiteren Verlauf wird der Allgemeinzustand schlechter, Blässe, Blutarmut, Gewichtsverlust und Appetitlosigkeit folgen. Bei zunehmendem Nierenversagen durch Harnstauung kommt es zur Harnvergiftung oder »Urämie«.

Insgesamt ist es leider so, daß ein Prostatakrebs mit vielen Symptomen Ausdruck eines bereits fortgeschrittenen Tumorstadiums ist.

Diagnose

Im Labor: Rote Blutkörperchen im Harn oder roter Blutharn. Bakterien im Harn sind dann vorhanden, wenn eine Abflußstörung mit Restharn besteht. Die Blutsenkung ist erhöht, häufig ist Blutarmut.

Erhöhte Werte der »PSA« sind zwar typisch, für den Krebs aber nicht beweisend, denn auch die Prostatitis erzeugt erhöhte Werte. Normale PSA-Werte haben wir immer zu Beginn der Krebserkrankung und manchmal auch im Spätstadium. Als eine Art Reihenuntersuchung ist die PSA-Bestimmung nicht ganz sicher. Der nicht tastbare Zufallskrebs wird durch PSA nur in 62 % der Fälle erkannt. Nach vollständiger operativer Prostataentfernung sinkt eine vorher hohe PSA innerhalb von 14 Tagen auf

Null. Ein Wiederaufflackern des Tumorleidens wird dadurch angezeigt, daß eine vormals verschwundene PSA erneut ansteigt.

Besteht aufgrund der Beschwerden ein Krebsverdacht, muß das Blut für die Tumormarker (PSA) immer vor der Tastung abgenommen werden.

Die Erhöhung der »AP« (= alkalische Phosphatase) weist auf eine Absiedelung in den Knochen hin.

Die Tastung: Typisch ist der derbe, holzartige Knoten, auch das ganze Organ kann derb sein. Der Prostatakrebs ist auf Druck nicht schmerzhaft!

Aus jedem Knoten muß eine Gewebsprobe entnommen werden, entweder durch

- »Stanze« oder
- Absaugung mittels einer Spritze.

Die Bestimmung des Restharnes klärt, ob der Krebs schon zu einer Abflußstörung geführt hat.

Äußerst hilfreich ist der Ultraschall vom Mastdarm aus. Form und Größe der Prostata lassen sich bestens mit Ultraschall feststellen und auch, ob die Prostatakapsel durchbrochen ist oder die Samenblasen befallen sind. Letztlich braucht man den Ultraschall unbedingt, um die Knoten für die geplante Gewebsentnahme genau zu orten.

Das Nierenröntgen ist notwendig, um eine Stauung nachzuweisen. Sehr verdächtig ist die Kombination vergrößerte Prostata plus einseitige Stauung.

Das Röntgen von Wirbelsäule bzw. Knochen stöbert Absiedelungen im Skelett auf, das Lungenröntgen sucht nach Lungenmetastasen. Die Spiegelung von Harnröhre und Blase weist Abflußstörungen und den Befall der gespiegelten Organe nach.

Das CT hat zur Feststellung der örtlichen Tumorausbreitung keine wesentliche Bedeutung. Mit der »Ganzkörperskelettszintigraphie« werden Metastasen früher sichtbar als mit dem »normalen« Röntgen. Zur Diagnostik kann es auch gehören, einige Lymphknoten für die mikroskopische Untersuchung auf operativem Weg zu entfernen.

Vor allem zu Beginn der Diagnostik müssen andere Prostataleiden vom Krebs unterschieden werden:

- Prostataentzündung,
- vernarbter Prostataabszeß,
- Prostatasteine,
- Prostatatuberkulose und
- Prostatavergrößerung mit Entzündung.

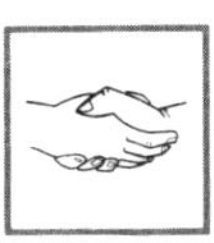

Behandlung

Operation

Die vollständige Entfernung der Prostata führt im Frühstadium und wenn keine Absiedelungen vorhanden sind zur Heilung. Im fortgeschrittenen Stadium wird der Radikaleingriff aus mehreren Gründen nicht gewagt:

- hohe Belastung des Patienten,
- viele Nachteile und
- nicht heilend.

Der früher gefürchtete unfreiwillige Harnabgang nach dem Eingriff kann bei guter Operationstechnik vermieden werden.

Die elektrische Abschälung per Spiegelung durch die Harnröhre (= TUR) ist nur eine Linderungsmaßnahme bei Abflußstörungen und muß mit einer Hormonbehandlung kombiniert werden.
Die Hodenentfernung dient der Ausschaltung der Testosteronerzeugung, dadurch wird der »Wachstumsfaktor« ausgeschaltet. Nach der Hodenentfernung wird ergänzend mit gegengeschlechtlichen Hormonen behandelt.

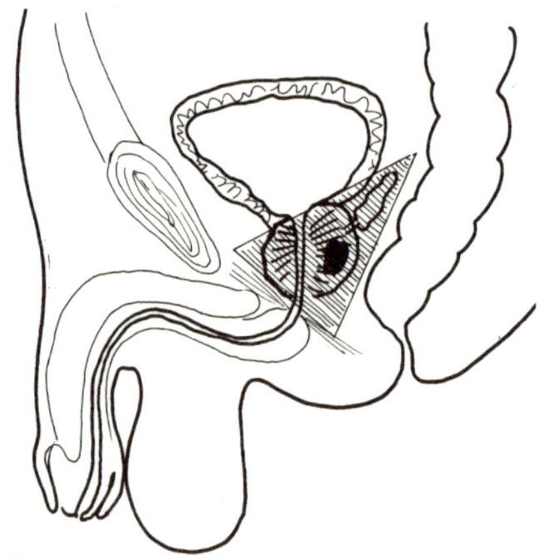

Die Entfernung der ganzen Prostata ist wegen der engen nachbarschaftlichen Beziehungen des Organs schwierig und gefahrvoll. Der schraffierte Bezirk bezeichnet die notwendige Gewebs- und Organentfernung bei Prostatakrebs.

Hormonbehandlung

Sie ist in den meisten Fällen sinnvoll und lindernd, weil die Krebszellen der Prostata hormonempfindlich sind. Heilend ist die Hormonbehandlung nicht, weil es auch hormonunempfindliche Zellen gibt.

Nach dem Entzug von Testosteron schrumpft eine normale Prostatazelle. Wird Testosteron wiederum zugeführt, blüht die (normale) Zelle wieder auf. Eine hormonempfindliche Krebszelle dagegen geht nach dem Testosteronentzug endgültig zugrunde.

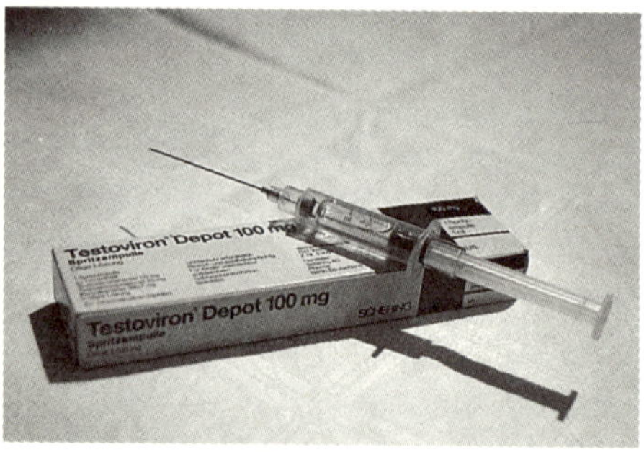

Männliche Keimdrüsenhormone dürfen bei Verdacht auf Prostatakrebs nicht gegeben werden!

Voraussetzung für eine Hormonbehandlung ist die Untersuchung des Gewebes im Labor und Mikroskop. Die einmal begonnene Hormonbehandlung wird solange weitergeführt, bis eine Hormonunempfindlichkeit eintritt. Entscheidend in der Behandlung mit Hormonen ist nicht die Verlängerung des Lebens, sondern die Verbesserung der Lebensqualität. Üblicherweise bekommen die vollständig an der Prostata operierten Patienten und diejenigen Patienten, bei denen der Krebs nur mikroskopisch entdeckt wurde, keine Hormonbehandlung — manchmal aus speziellen Sicherheitsgründen aber dennoch.

Es gibt mehrere Arten der Hormonbehandlung:

1. Wegnahme der männlichen Hormone

Sie kann auf zwei Wegen erreicht werden. Der eine ist die Entfernung der Hoden —

ein technisch sehr einfacher Eingriff. Durch den plötzlichen Testosteronwegfall kann es zu Hitzewallungen und Schweißausbrüchen kommen, welche die Bezeichnung »männlicher Wechsel« nahelegen. Die Hodenentfernung führt zur Impotenz, kann große seelische Probleme bereiten und ist nicht rückgängig zu machen.

Sie hat aber ihre unbestrittenen Vorzüge:

- Es wird nur ein Hormonentzug, aber keine Hormonzufuhr vorgenommen.
- Es kommt zu keiner Verweiblichung.
- Es entstehen keine Herz-Kreislaufkomplikationen.
- Nebenwirkungen durch Medikamente sind nicht zu befürchten.
- Es braucht die Einnahmedisziplin für Medikamente nicht beachtet zu werden.

Der zweite Weg ist der chemische. Bestimmte Medikamente, Suprefact oder Zoladex, entleeren und erschöpfen gewisse Hormonspeicher der Hirnanhangsdrüse. Es wird dadurch der Anreiz auf die Hoden, Testosteron zu bilden, auf Null heruntergefahren. Sowohl die Hodenentfernung wie auch die »chemische Kastration« führen zur Impotenz durch die Unmöglichkeit der Gliedversteifung.

2. »Antimännliche« Hormone (= Antiandrogene)

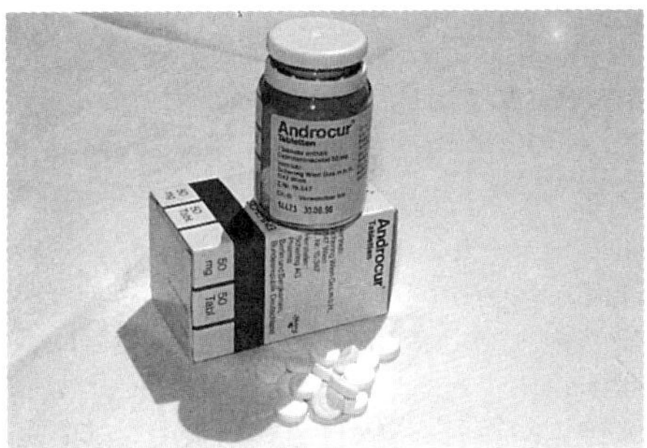

Androcur wirkt als »antimännliches« Hormon.

Auch hier gibt es zwei Möglichkeiten. Die eine ist, die Produktion an Hormonreizern in der Hirnanhangsdrüse zu bremsen. Die Testosteronwerte sinken dabei aber nicht auf Null. Als alleinige Therapie ist das Mittel »Androcur« daher auch nicht geeignet. Impotenz ist aber dennoch die Folge.

Die zweite Möglichkeit bieten Mittel, welche die Aufnahme von Testosteron durch die Prostatazelle verhindern. Impotenz muß nicht die Folge sein, wohl aber ein weibliches Wachstum der Brust, da im Gegenzug das weibliche Hormon Östrogen ansteigt. Mittel: Fugerel oder Anandron.

Die unter »2« genannten Medikamente werden meist erst später eingesetzt, wenn die PSA ansteigt oder Schmerzen auftreten und der Allgemeinzustand abnimmt.

3. Weibliche Hormone, Östrogene

Sie hemmen die Hormone der Hirnanhangsdrüse und sind mit der Wirkung der »Pille« vergleichbar. Impotenz und Brustwachstum treten auf. Wegen Nebenwirkungen an Herz bzw. Kreislauf mit Wasserstau greift man heute eher selten auf diese Mittel zurück. Beispiele: Progynon C, Progynon Depot, Estradurin.

Chemotherapie

»Zytostatika« oder»Zellwachstumshemmer« werden dann eingesetzt, wenn alle anderen Möglichkeiten versagen und Knochenabsiedelungen auftreten. Einige Bedeutung erlangt haben Estracyt und Honvan.

Bestrahlung

Bei Metastasen wirkt die Bestrahlung lindernd. In Frage kommt sie erst, wenn die Absiedelungen Schmerzen verursachen. Die Hochvoltbehandlung als alleinige Therapie ist nur dann angebracht, wenn einem Patienten die Beischlaffähigkeit am wichtigsten erscheint. Heilend ist diese Behandlungsform nicht.

Insgesamt richtet sich die Behandlung des Prostatakrebses nach dem Tumorstadium, dem Allgemeinzustand sowie dem »kalendarischen« und »biologischen« Alter des Patienten.

Wenn durch die Behandlung eine Heilung nicht erreicht werden kann, so darf dadurch wenigstens nicht die Lebensqualität leiden. Grundsatz: Der örtliche Tumor bekommt eine örtliche Behandlung und der ausgebreitete Tumor eine allgemeine (= »systemische«).

Beim Zufallskrebs werden bei der Prostataoperation in den Gewebeschnitzeln Tumorzellen gefunden. Empfohlen wird eine »Nachschabung« 6 Wochen nach dem ersten Eingriff. Weiterhin wird die Krankheit mit regelmäßiger Tastung, PSA-Kontrollen und Kontrollgewebsentnahmen engmaschig überwacht.

Ist der Zufallskrebs aber breit im Organ ausgestreut, wird im Einzelfall die Entfernung der gesamten Prostata angestrebt. Als Faustregel gilt, daß der Patient, den man »radikal« operieren will, noch mindestens eine Lebenserwartung von 10 Jahren haben sollte. Die Strahlentherapie ist mit vielen Komplikationen behaftet.

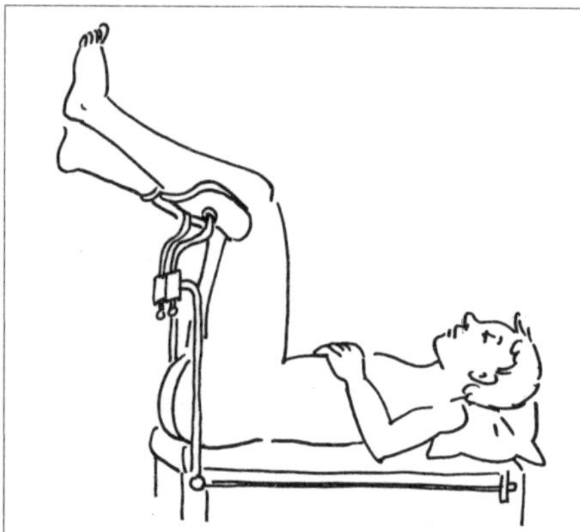

Die Operation der Prostata erfolgt in dieser »Steinschnittlage«.

Beim örtlich begrenzten Krebs wird die Radikaloperation bevorzugt. Dabei werden die gesamte Prostata einschließlich ihrer Kapsel, die Samenblasen und Teile der Samenstränge sowie Lymphknoten entfernt. Probleme gibt es durch nachfolgenden unwillkürlichen Harnabgang, Impotenz und Harnröhrenverengung. Kombiniert werden kann die Behandlung mit Hodenentfernung, Hormonen und Strahlen.

Sind beim fortgeschrittenen Krebs Lymphknoten befallen und/oder bestehen Metastasen, ist an eine Heilung nicht mehr zu denken. Als lindernde Maßnahme steht die Abschabung (TUR) zur Verfügung. Jede der genannten Hormonbehandlungen kann im Einzelfall zur Anwendung kommen, auch sind alle Kombinationen denkbar. Die Chemotherapie hat den Stellenwert einer Schmerzbehandlung.

Wie geht es nach der Behandlung weiter?

1. Wichtig sind Kontrollen der PSA. Ein erneuter oder weiterer Anstieg weist auf einen aktiven Tumor hin.
2. Tastungen, Röntgen, Ultraschall und Restharnbestimmung.

3. Auf die radioaktive Untersuchung der Knochen kann bei gleichbleibenden PSA-Werten unter 20 verzichtet werden.
4. Bewährt hat sich die Aushändigung eines Tumorkalenders, in dem alle Daten und Kontrolltermine vermerkt sind.

Die Samenblasen

Die Samenblasenentzündung

Sie ist meist eine »Begleit«entzündung bei Prostatitis. Die Erreger kriechen auf Kanälchen ins Organ, oder sie werden auf dem Blut- oder Lymphweg dorthin verschleppt. Kokken, Coli, Trichomonaden und Tuberkulose sind die Verursacher.

Die Symptome sind so wie bei der Prostatitis mit häufigem und schmerzhaftem Harndrang, Blutharn oder Harnverhaltung. In der Spermaflüssigkeit ist Blut. Schmerzen finden sich im Gebiet zwischen Hodensack und After, in der Harnröhre und nach dem Geschlechtsverkehr. Die Liebeslust (= Libido) ist herabgesetzt. Kommt es zu einer Vereiterung, hat man Schüttelfrost und hohes, »zackendes« Fieber. Neben Unterbauchkoliken können auch Beschwerden bei der Stuhlentleerung auftreten.

Wird die Entzündung chronisch, bleibt auch die Blutbeimengung in der Spermaflüssigkeit bestehen und die Gliedversteifung (= Erektion) wird schmerzhaft. Ein vorzeitiger Samenerguß kann sich einstellen, und Krämpfe nach dem Geschlechtsverkehr sowie Potenzstörungen sind möglich.

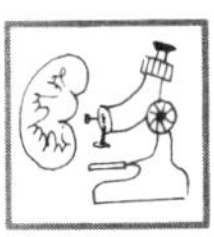

Diagnose

Die weißen Blutkörperchen und die Blutsenkung sind bei der akuten Entzündung erhöht, auch sind Bakterien im Harn. In der Dreigläserprobe ist die letzte Portion trüb. Die chronische Entzündung hat oft normale Laborwerte. Bei der Tastung durch den Arzt (vom Mastdarm aus) besteht Druckschmerz, die normalen, nicht entzündeten Samenblasen dagegen sind nicht tastbar! Das Röntgen macht fallweise Verkalkungen sichtbar. In der Computertomographie sind die vergrößerten Samenblasen ebenso wie Abszesse gut sichtbar. Eine sichere Unterscheidung zwischen Tumor und Entzündung ist aber durch das CT allein nicht möglich.

Behandlung mit Antibiotika. Vereiterungen werden vom Mastdarm aus punktiert und abgeleitet.

Samenblasentumoren

Zysten sind harmlos, und gutartige Tumoren sind ebenso selten wie bösartige. Bösartige Samenblasentumoren sind deswegen schwierig zu heilen, weil sie

- spät entdeckt werden und
- früh in die Nachbarorgane einwuchern.

Absiedelungen in den Samenblasen stammen meistens von Blasen- oder Mastdarmkrebsen.

Symptome sind schmerzhafter Harndrang und Blutharn. Diagnose mit Ultraschall vom Mastdarm aus und Gewebsentnahme. Behandlung mittels Operation.

Penis und Harnröhre

Mißbildungen

Die Fehlmündung der Harnröhre nach unten heißt **»Hypospadie«.** Der Harnstrahl ist nicht nach vorne, sondern nach unten gerichtet.

Dies führt zur empfindlichen Störung der Gliedfunktionen

- Harnentleerung und
- Fortpflanzung.

Die Harnentleerung im Stehen wird unmöglich. Je weiter die Öffnung in Richtung Peniswurzel liegt, umso unwahrscheinlicher werden Beischlaf- und Zeugungsfähigkeit und umso wahrscheinlicher ist ein unfreiwilliger Harnabgang.

Die **verengte Harnröhrenmündung** verursacht einen gefächerten Harnstrahl. Der Penis ist auch verkürzt und nach unten verbogen, dadurch kann die seelische Entwicklung des Knaben leiden. Operative Korrekturen haben daher einen hohen Stellenwert, zumal diese Mißbildung mit einem Vorkommen von ein- bis achtmal auf 1.000 Geburten sehr häufig ist. Sie ist bei Knaben die häufigste Mißbildung der äußeren Geschlechtsorgane überhaupt, oft kombiniert mit einem doppelseitigen versteckten Hoden (= Kryptorchismus), was Unfruchtbarkeit nach sich zieht. Weitere Mißbildungen kommen vor. Bei Zwittern ist die Hypospadie häufig.

Ursächlich ist eine familiäre Häufung bekannt und die Vererbung möglich, aber nicht bewiesen.

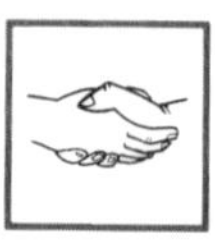

Behandlung

Ziele sind die normale Harnentleerung und die Beischlafmöglichkeit. Die Operation bezweckt die Aufrichtung des Penis und die Wiederherstellung der Harnröhre. Ganz geringe Formen bleiben ohne Behandlung, oder es wird nur die verengte Mündung erweitert. In schweren Fällen muß man überlegen, ob die Korrektur überhaupt sinnvoll ist. Im Einzelfall kann die Umwandlung in ein weibliches »Geschlechtsbild« vorzuziehen sein. Das ideale Alter zum Operieren liegt zwischen dem 6. und 18. Monat.

Die Fehlmündung der Harnröhre nach oben nennt man **»Epispadie«.** Die Harnröhrenmündung liegt hier oben, am »Rücken« der Harnröhre, in Richtung Harnblase. Knaben sind siebenmal häufiger als Mädchen davon betroffen. Beim Knaben ist die Harnröhrenmündung entweder bis zur Eichelfurche oder bis zum Penisansatz (am häufigsten) zurückversetzt. Die Eichel ist gespalten, der Penis klein, breit, stummelförmig und nach oben gekrümmt. Der Beischlaf ist gestört oder unmöglich. Ist das »Verschlußsystem« mitbeteiligt, besteht unfreiwilliger Harnabgang. Im Extremfall entleert sich die Blase nach vorne durch die Bauchwand. Liegen die Hoden »versteckt«, bestehen gleichzeitig auch Leistenbrüche. Beim Mädchen ist die Öffnung zum Kitzler oder bis zum Schambein zurückversetzt, bei der ärgsten Ausprägung mündet die Blase nach vorne in die Bauchwand. Ist nur der Kitzler miteinbezogen, finden sich keine wesentlichen Beschwerden. Die vollständigen Mißbildungen aber sind kombiniert mit unfreiwilligem Harnabgang, fehlendem Zusammenwachsen der Schambeine, Watschelgang und Gehbehinderung.

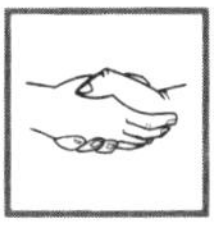

Behandlung

Kleine Formen der Epispadie — nur bis zur Eichel oder zum Kitzler — werden nicht behandelt, sofern keine Beschwerden bestehen. Sonst wird so vorgegangen wie bei der Hypospadie, mit operativer Aufrichtung und Harnröhrenplastik.

Die Vorhautverengung

Meistens ist die Verengung der Vorhaut angeboren. Kennzeichen für die »Phimose« ist, daß die Vorhaut (= Präputium) nicht oder nur schwer über die Eichel zurückgezogen werden kann. Beim Säugling ist es noch normal, wenn die Vorhaut die Eichel ganz bedeckt oder über diese vorragt. Auch lösbare Verklebungen von Vorhaut und Eichel sind nicht selten. Mit dem 3. Lebensjahr aber sollte die Vorhaut über die Eichel zurückgestreift werden können.

Jeder 12. der 6jährigen Knaben und jeder 100. der 16jährigen Knaben hat eine Vorhautverengung. Eine Phimose kann man sich auch durch gehäufte Entzündungen oder Verletzungen in diesem Bereich »erwerben«. Begünstigend dafür ist die Zuckerkrankheit.

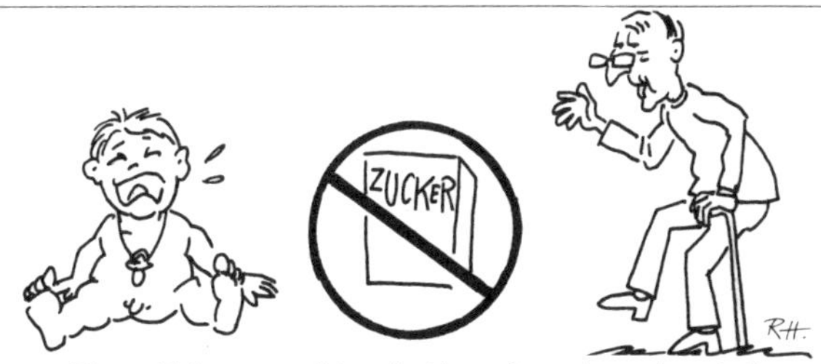

Eine »Phimose« gibt es bei jung (angeboren) und alt (Zuckerkrankheit und entzündliche Schrumpfung).

Zur Phimose kommt es öfter bei älteren Männern (= Altersphimose) durch Schrumpfung und Verhärtung der Vorhaut.

Symptome und Komplikationen

Chronische Entzündungen der Harnröhrenmündung und der Eichel sind häufig. Der schmerzhafte Harndrang und die Harnverhaltung erklären sich aus der punktförmigen Harnröhrenmündung. Die Gliedversteifung führt zu Schmerzen, der Geschlechtsverkehr macht Schwierigkeiten. Der Peniskrebs wird mit einer verengten Vorhaut in Zusammenhang gebracht.

Zur Phimosebehandlung wird die Vorhaut operativ gekürzt. Komplikationen sind bei dem kleinen Eingriff nicht zu erwarten.

Ein ausgesprochener Notfall ist die »Paraphimose«. Die verlängerte, aber verengte Vorhaut ist nach hinten gerutscht und stranguliert, zusammengerollt in der Eichelfurche, das ganze Glied. Die zurückgezogene Vorhaut schwillt als »spanischer Kragen« an und macht eine Venenstauung. Folgen sind Wasserstau und bläuliche Verfärbung der aufgetriebenen Eichel. Ein Bestehenbleiben der Paraphimose kann das Absterben der Eichel zur Folge haben!

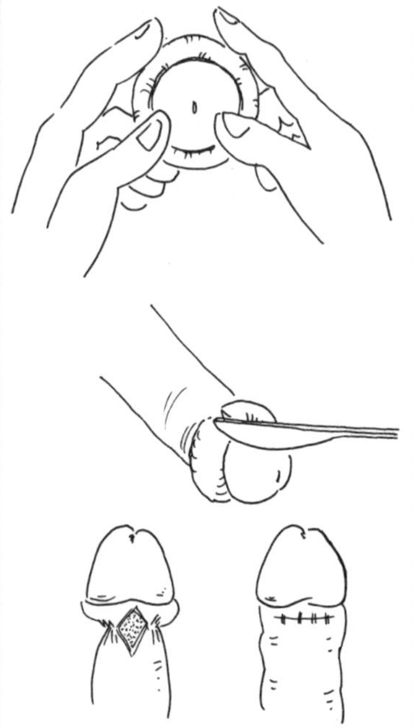

Die Behandlung der Paraphimose.

Ursachen für eine Paraphimose sind »erfolgreiche« Zurückziehübungen bei verengter Vorhaut, Entzündungen und Gliedversteifungen. Meistens läßt sich die Paraphimose unblutig behandeln. Nach oberflächlicher Vereisung mit Xylocain-Gel wird die Eichel für 5 Minuten zusammengedrückt. Die Vorhaut läßt sich dann meistens wieder nach vorne streifen. Geht dies nicht, muß der äußere Schnürring der Länge nach eingeschnitten und darauf quer vernäht werden. Später ist die Beschneidung erforderlich.

Die Beschneidung

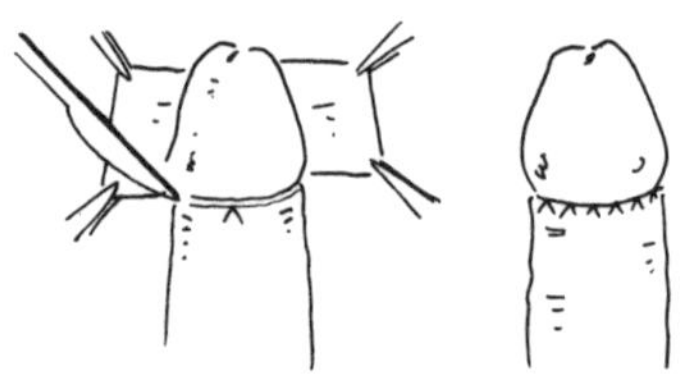

Die Beschneidung.

Dieser Eingriff wird auch »Zirkumzision« genannt. Gemeint ist damit die teilweise Entfernung der Vorhaut. Lange Zeit gehörte die Beschneidung des neugeborenen Knaben in vielen englisch sprechenden Ländern zu einer »normalen« Prozedur in der ersten Lebenszeit. Teilweise wird dies auch heute noch gehandhabt. Waren dafür mehr hygienische und krebsvorbeugende Gründe maßgebend, so ist die Beschneidung bei Juden und Mohammedanern nach wie vor aktuell, weil sie ein Bestandteil der jeweiligen Religion ist.
Im arabischen Raum, in Nord- und Ostafrika wird auch die Beschneidung der Mädchen noch gepflogen. Dabei werden der Kitzler und/oder die kleinen Schamlippen herausgeschnitten. Besonders im Sudan hat dieser verstümmelnde Eingriff noch Tradition.

Gibt es überhaupt medizinische Gründe, die eine vorbeugende Beschneidung des Knaben heute noch gerechtfertigt erscheinen lassen?

Positive Gründe sind die

- Vorbeugung einer Phimose,
- Vorbeugung einer Paraphimose,

- Verminderung von Harninfektionen und
- die Herabsetzung der Zahl von Peniskrebsen.

Ein weiterer Grund könnte die Verminderung von Virusinfektionen der Frau sein, wie sie bei unbeschnittenen Partnern häufiger vorkommen.

Summa summarum muß man sagen, daß zwar etliche Gründe dafür sprechen. Ein wirklich triftiger medizinischer Grund, alle neugeborenen Knaben zu beschneiden, besteht sicher nicht.

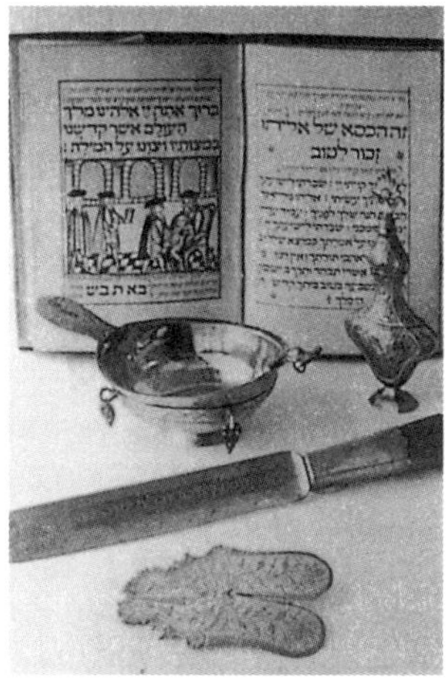

Die Beschneidung ist Bestandteil der jüdischen Religion. Rituelle Werkzeuge für die Beschneidung.

Harnröhrenverletzungen

Die häufigste Ursache einer Harnröhrenverletzung ist ein Beckenbruch mit Sprengung der beiden Schambeine. Die Harnröhre kann auch durch direkte Gewalteinwirkung auf den »Damm«, das Gebiet zwischen Penisansatz und After, verletzt werden. Öfter passiert dies bei Fahrrad- und Motorradunfällen. Pfählung, Stich und Schuß führen zu offenen Verletzungen. Auch ärztliche Maßnahmen wie Katheter, Dehnungsversuche, Blasenspiegelung und Operationen durch die Harnröhre können Verletzungen verursachen. Bekannt sind Verletzungen durch das Einbringen von Draht, Bleistiften oder Glasröhrchen im Rahmen abartiger sexueller Aktivitäten.

Die häufigsten Verletzungsarten sind Quetschungen, Einrisse, Durchbohrungen und totale Abrisse.

Symptome sind davon abhängig, welcher der drei Abschnitte der Harnröhre von der Verletzung betroffen ist. Am häufigsten sind Blutungen, Unterbauchschmerzen, Harnverhaltung bei schmerzhaftem Harndrang und Bluterguß am Damm und Penis.

Spätfolgen sind in einem Drittel der Fälle Beischlafunfähigkeit und unfreiwilliger Harnabgang.

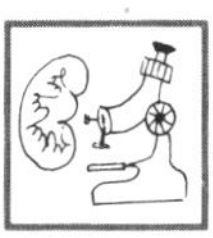

Diagnose

Der erste Schritt bei Verletzungsverdacht ist ein Beckenröntgen und danach die Austastung vom Mastdarm aus. Am wichtigsten jedoch ist die Füllung von Harnröhre und Blase mit Kontrastmittel »von unten«. Damit kann der Verletzungsort genau bestimmt werden. Ein Katheter wird nur zu Behandlungszwekken, nie zur Diagnose gesetzt — und auch nur dann, wenn ein freies Passieren sicher möglich ist.

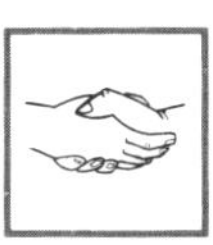

Behandlung

Ist der Harnröhrenriß nur teilweise und besteht noch eine normale Harnableitung aus der Blase, begnügt man sich mit einer Blaseneröffnung für 14 Tage. Nach der Abheilung wird — nach einem Kontrollröntgen — der Blasenkatheter wieder entfernt. Bei totalem Harnröhrenriß wird entweder sofort oder je nach Fall auch später (nach Monaten) operiert.

Die Penisverletzung

Äußere Verletzungen mit Hautablederung findet man nach Stürzen oder Tritten. Arbeitsunfälle mit Motoren oder Transmissionsriemen kommen ebenso in Betracht wie Schnitt- und Schußwunden.

In der Absicht, die geschlechtliche Lust zu steigern, geschehen Unfälle durch »Masturbationshilfen« wie Staubsauger, Rohrmuffen, Metallringe, Schnüre, Gummibänder usw.

Einen Penisbruch (= »Penisfraktur«) kann man sich nur dann zuziehen, wenn gerade eine Versteifung besteht. Zur Penisfraktur kommt es, wenn starke Biegungskräfte auf den versteiften Penis auftreffen, so z. B. beim Abrutschen des Gliedes während des Geschlechtsverkehres. Dabei platzen die Schwellkörper, und die Harnröhre reißt ein.

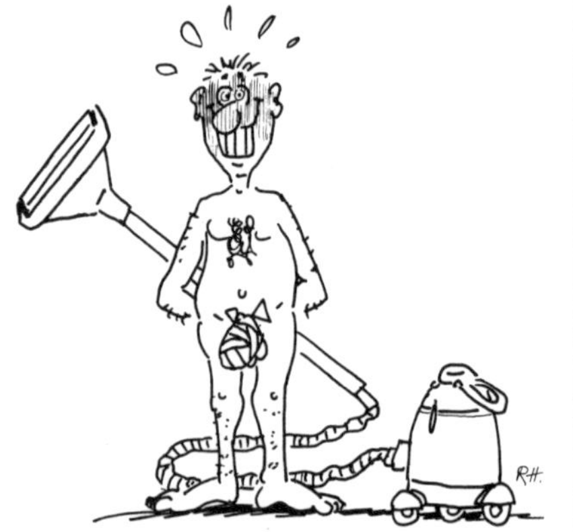

Den Staubsauger zur Erhöhung der sexuellen Lust heranzuziehen, kann bedeutende Folgen nach sich ziehen.

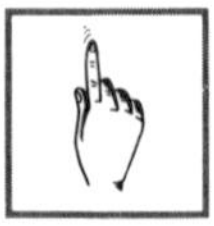

Vorsicht:

Nicht selten macht der Penisbruch nur Schmerzen ohne nennenswerten Bluterguß. Wurde so ein Penisbruch nicht erkannt, führt dies in der Folge zu Schwierigkeiten der Versteifung, zu Verbiegung und Schrumpfung im Bruchbereich.

Symptome

Je nach Art der Verletzung kann man folgende Zeichen sehen:

- Schwellung und Bluterguß des Penis,
- Ausbreitung des Blutergusses in den Hodensack, zum Unterbauch und zum Damm,
- Ablederung der Penishaut,
- Blutung aus Penisschlagadern,
- Abweichung des Gliedes von seiner normalen Form,
- Penisamputation.

Diagnose

Kontrastmittelröntgen der Harnröhre zum Beweis einer Mitverletzung. Bei Verdacht auf Penisbruch muß man ein Röntgen der Schwellkörper machen.

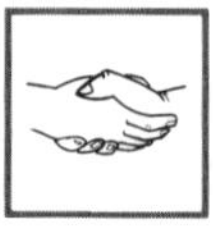

Behandlung

Leichte Verletzungen werden mit Reinigung, Blutstillung, Fremdkörperentfernung und Hochlagerung des Gliedes behandelt. Schwere Verletzungen muß man sofort operativ versorgen.

Was kann man unternehmen, wenn das Glied abgeschnitten wurde — von anderen oder meist infolge Selbstverstümmelung?

Nach einer solchen Penisamputation kann eine Wiederanpflanzung (= Replantation) mit mikrochirurgischer Technik versucht werden. Die Voraussetzungen dafür sind aber nur in einer Spezialklinik gegeben.

Achtung:

Das amputierte Glied sollte vorsichtig desinfiziert und in sterile Kompressen verpackt werden. Ein erfolgreiches Wiederannähen kann noch nach 11 Stunden möglich sein.

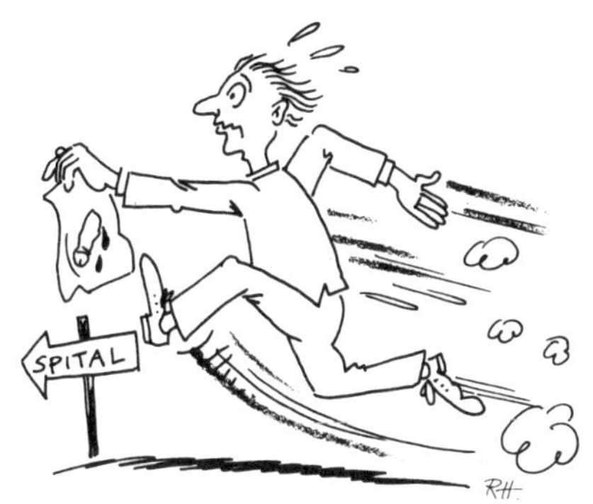

Das amputierte männliche Glied kann noch bis zu 11 Stunden danach erfolgreich wiederangenäht werden.

Andererseits kann bei einer ausgedehnten Verletzung des ganzen Penis eine (Teil-) Amputation notwendig werden. Ist die ganze Haut vom Penisschaft abgeledert, wird der nackte Penis vorübergehend unter die Bauch- oder Hodensackhaut verlagert.

Später wird mit einer sogenannten Verschiebelappenplastik eine neue Penishaut gemacht.

Komplikationen einer schweren Penisverletzung sind das »Schiefwerden« des Gliedes, bleibender Wasserstau und Störungen der Versteifung.

Die Penisverbiegung und -schrumpfung

Penisverbiegungen sind entweder angeboren, oder sie entstehen als Folge eines Bruches oder einer Schrumpfung. Angeborene Abweichungen sind meist nach unten oder zur Seite gerichtet. Die Versteifung ist dabei nicht behindert, es kann aber zu größeren Schwierigkeiten beim versuchten Beischlaf kommen. Die später aufgetretenen Verbiegungen sind nach oben oder zur Seite gerichtet. Behandelt werden die Störungen operativ.

Die Schrumpfung und Verbiegung des Penis wird »Induratio penis plastica« genannt. Typisch dafür sind Schmerzen bei der Versteifung, Knötchenbildung des Schwellkörperüberzuges und Verbiegungen des Penis, meist nach oben. In die Schwellkörper wird Kalk abgelagert, es kommt zu Verknorpelung und Verknöcherung. Das geht so weit, daß sich ein »Penisknochen« bilden kann.

Am häufigsten befallen werden Männer im 5. und 6. Lebensjahrzehnt. Der Krankheitsbeginn wird oft übersehen.

Diagnose

Diagnostisch lassen sich die Umbauvorgänge in den Schwellkörpern mit der »Kavernosographie«, einem Kontrastmittelröntgen, nachweisen. Weitere Mittel zur Diagnose sind Ultraschall und Röntgen des Penis. Zur Beobachtung des Verlaufes einer Penisverbiegung und -schrumpfung sind regelmäßige Photographien bei der Versteifung sinnvoll.

Behandlung

Es sind keine sicheren Ursachen bekannt, demgemäß gibt es auch sehr viele Behandlungsversuche. Mit und ohne Behandlung kann die Krankheit weiterschreiten, stehenbleiben oder sich auch zurückbilden. Wenn keine Beschwerden vorhanden sind und der Geschlechtsverkehr möglich bleibt, ist keine Behandlung die beste Behandlung.

Die Strahlenbehandlung hat sich nicht bewährt, Vitamin A und Vitamin E sind wirkungslos. In Einzelfällen ist Potaba Glenwood hilfreich, das Mittel macht aber öfter Nebenwirkungen wie Ausschläge und Magen-Darm-Störungen. Gegen Schmerzen (falls sie auftreten) werden örtliche Injektionen mit Perxinorm versucht, am Grundleiden ändert sich dadurch aber nichts.

Gründe zur Operation sind starke Penisverbiegungen und mangelnde Gliedversteifung.
Dabei sind die Ausschneidung verhärteter Platten und die Hautdeckung oft die besten Maßnahmen. Manchmal kann die Einlage einer Gliedprothese sinnvoll sein.

Die Dauererektion

Die »Priapismus« genannte Störung leitet sich namentlich vom griechischen Fruchtbarkeitsgott Priapos ab. Kennzeichnend sind

- die spontane Dauerversteifung über 2 Stunden,
- Schmerzen,
- kein Lustgefühl,
- kein Samenausstoß und kein Orgasmus.

Nicht betroffen von der Versteifung sind die Eichel und der Schwellkörper der Harnröhre.

Ursachen

35 — 70 % aller Fälle haben keinen nachweisbaren Grund.

Nachweisbare Gründe:

- Aufsteigende Entzündungen der umgebenden Organe wie Blase, Prostata, Harnröhre, Eichel und After.
- Blasensteine, Abszesse, Phlegmonen, Tripper, Verletzungen, Fremdkörper, Operationen und Bestrahlung.
- Querschnittslähmung, multiple Sklerose, Tumoren, Mißbildungen der Hirnhäute.
- Ausstrahlende Reizungen von Tumoren, Verletzungen, Angst und schreckhafte Erlebnisse.
- Medikamente wie Blutdrucksenker, Mittel gegen Epilepsie, Durchblutungsmedikamente, Kortison, Narkosemittel, Drogen.

In Ägypten findet man den Priapismus häufig auch bei Kindern als Folge eines Skorpionbisses!

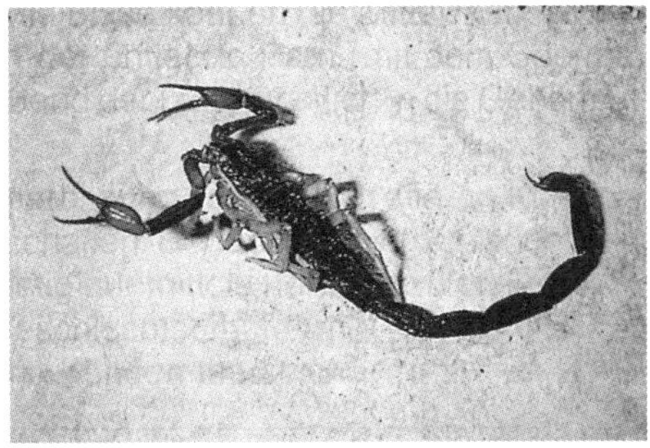

Der Stich des Skorpions kann eine krankhafte Dauerversteifung des Gliedes verursachen.

Priapismus findet man bei Allgemeinerkrankungen, wie Typhus, Malaria, Lungenentzündung und fieberhafter Rheumatismus. Zu denken ist an Vergiftungen mit Arsen, Strychnin, Blei, Alkohol, Kohlenmonoxid, Liebesstimulanzien (= Aphrodisiaka), Testosteron, Tetanus-Impfstoff, Blut- und Harnvergiftung, weiters Zuckerkrankheit, Gicht, Leukämie, Bluterkrankheit, Knochenmarkkrebs, örtlicher Krebs und Metastasen, Nierenwäsche, Thrombosen der Beckenvenen und örtliche Thrombosen. Nicht so selten führen auch Komplikationen der SKAT-Therapie zum Priapismus: Dabei werden Injektionen in den Schwellkörper verabreicht.

Beim Priapismus liegt eine Störung in jenen Regelkreisen und Reflexen vor, die sonst zu einer normalen Gliedversteifung führen.

Die Versteifung an sich ist nicht gefährlich. Bedrohlich ist vielmehr der Anstieg des Kohlendioxids im Gewebe! Der hohe Kohlendioxidgehalt führt innerhalb von Stunden zu Schäden am Schwellgewebe, die nicht mehr gutzumachen sind.

Symptome

- Plötzliche Gliedversteifung ohne Liebeslust (Libido) und ohne Samenerguß.
- Eichel und Vorhaut verfärben sich bläulich bis dunkelviolett, später verfärbt sich der ganze Penis.
- Nach ein paar Tagen werden die Schwellkörper bindegewebig durchwachsen.

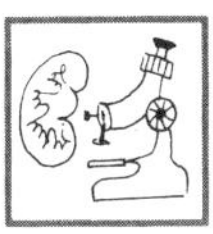

Diagnose

Wichtig ist die Suche nach Infektionen, Gerinnseln, Zukkerkrankheit, Blutkrebs und Nierenversagen. An speziellen Untersuchungen sind Röntgen des Harntraktes, Venenröntgen, CT und Magnetresonanz des Beckens notwendig.

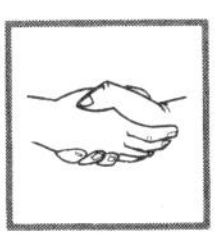

Behandlung

Punktion der Schwellkörper, Ausspülen und Injektion von Medikamenten. Hilft dies nicht, muß ein »Shunt« angelegt werden. Dabei wird eine künstliche Verbindung zwischen den beteiligten Schwellkörpern mit der unbeteiligten Eichel und dem ebenfalls unbeteiligten Schwell-

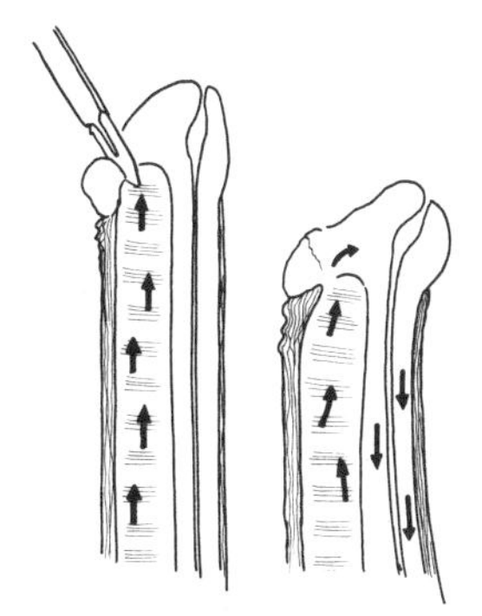

Das operative Herstellen eines »Shunts« zum Abfließen des gestockten Blutes.

körper der Harnröhre geschaffen. Setzt die Behandlung nicht nach 4 — 8 Stunden und später als 48 Stunden nach dem Beginn eines Priapismus ein, hat sie keinen Erfolg, und es verbleibt Impotenz wegen der Unmöglichkeit einer Gliedversteifung. Insgesamt bewegt sich die Erfolgsquote im Sinne einer Heilung nur bei 50 %.

Penistumoren

Am häufigsten erkranken Männer im 6. und 7. Lebensjahrzehnt, bei jungen Männern ist der Peniskrebs seltener, aber aggressiver. In den USA und Europa beträgt die Häufigkeit 1 %. In Südostasien, Sri Lanka, Indien, in Mexiko, Puerto Rico und Uganda dagegen sind 20 % der Tumoren im Harn- und Geschlechtstrakt Penistumoren.

Welche Risikofaktoren gibt es für den Peniskrebs?

Nachgewiesen ist die krebserzeugende Wirkung von Smegma: Dies ist die weißlichgelbliche, talgige Masse aus Talgdrüsen und abgeschilferten Zellen im Vorhautsack.

Bei Frauen findet sich Smegma zwischen Kitzler und kleinen Schamlippen. Durch mangelnde Hygiene (= zuwenig Waschen!) erzeugt es örtliche Entzündungen und manchmal sogar kleinste Steinchen.

Damit wird die mangelnde Geschlechtshygiene auf der Basis von Entzündungen zum Krebsrisiko. Interessanterweise ist der Peniskrebs bei Juden, die ihre Knaben im Säuglingsalter beschneiden, praktisch unbekannt. Selten ist der Krebs auch bei Mohammedanern, die die Beschneidung im Alter von 3 — 13 Jahren durchführen. Eine Beschneidung im Erwachsenenalter schützt jedoch nicht. Es gibt auch einen Zusammenhang zwischen der Häufigkeit von Gebärmutterhals- und Peniskrebsen. Dies ist ein Hinweis auf eine gemeinsame Virusursache.

Als Krebsvorläufer haben gewisse Warzen und Verhornungen besondere Bedeutung.

Symptome

Im Frühstadium macht der Krebs keine Symptome. Oft findet man Vorhautverengung und Eichelentzündung. Später ist die Eichel gerötet, es besteht Juckreiz, und es können sich kleine Geschwüre oder Knötchen bilden. Die Geschwüre nehmen zu, und es entsteht ein blutig gefärbter, übelriechender Ausfluß. Verhärtung, Wasserstau und Schmerzen sind Spätzeichen.
Wenn der Krebs auf die Harnröhre übergreift, kommt es auch zu Störungen der Harnentleerung. Metastasen werden zuerst in die beiden Leisten abgesiedelt, dabei ist auch eine Gewichtsabnahme auffällig.

Diagnose

Achtung:

Jede »entzündete« Phimose, die sich nicht zurückstreifen läßt, ist auf Peniskrebs verdächtig.

Am wichtigsten ist vorrangig die Gewebsentnahme aus den verdächtigen Stellen. Auch aus den Leistenlymphknoten müssen Proben genommen werden, da das CT unsicher ist.

Behandlung

Vorkrebse und sehr kleine Tumoren können chirurgisch ausgeschnitten werden. Größere Tumoren werden durch teilweise oder totale Penisamputation behandelt. Die Strahlentherapie bringt meistens keine besseren Ergebnisse, jedoch mehr Komplikationen. Bei Befall der Lymphknoten müssen diese entfernt werden. Fallweise wird auch die Chemotherapie eingesetzt.
Nach einer totalen Penisentfernung (= Penektomie) wird die Harnröhre am Damm herausgeleitet.

Der Hodensack

Die Schwellung des Hodensackes

Das sogenannte »Skrotalödem« kann durch einen Wasserstau (= Ödem) oder durch eine Lymphstauung (= Lymphödem) entstehen. Der Wasserstau tritt öfter bei Kindern ohne erkennbare Ursache auf, gelegentlich als Ausdruck einer Allergie. Beim erwachsenen Mann kommt es zu wäßriger Einlagerung durch Dauerkatheter oder nach Operationen im Becken.

Die Ursachen für eine lymphbedingte Stauung sind Tumoren, Metastasen sowie eine Verödung der Lymphgefäße durch Bestrahlung. Auch Fadenwürmer können die Lymphbahnen blockieren.

Symptome

Hodensack und Vorhaut sind grotesk vergrößert, im Extremfall spricht man von einer »Elephantiasis« und meint damit, daß der Hodensack dem eines Elefanten gleicht. Schmerzen bestehen meistens nicht.

Diagnose

Um übergeordnete Krankheiten auszuschließen, sind Blut- und Harnlabor notwendig, ebenso Ultraschall, Röntgen, Spiegelung und CT.

Behandlung

Die »ursachelose« Hodensackschwellung klingt von selbst ab. Mäßig große, beschwerdefreie Lymphödeme werden nicht behandelt, sonst sind plastische, »reduzierende« Eingriffe möglich.

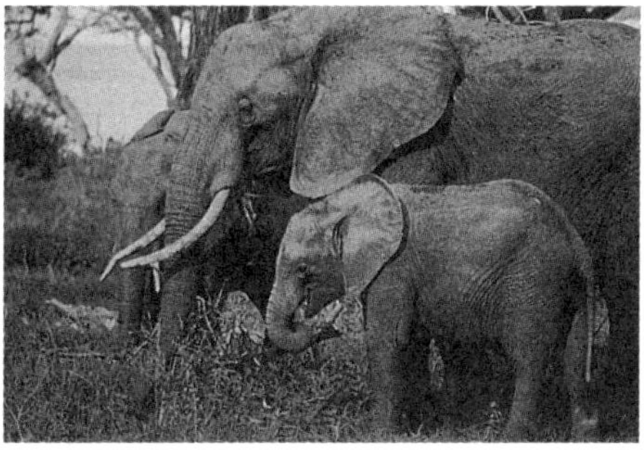

Zur »Elephantiasis« kommt es durch eine Stauung der Lymphgefäße.

In allen Fällen hat — sofern bekannt — die Behandlung der auslösenden Krankheit Vorrang.
Ein akuter Schmerz im Hodensack, vom Arzt als »akutes Skrotum« bezeichnet, kann eine Notfallsituation sein und ist immer dann gegeben, wenn ein plötzlich einsetzen-

der Schmerz im Hodensack vorhanden ist. Die Symptome sind sehr dramatisch mit starken Schmerzen, Erbrechen und Kreislaufkollaps.

Achtung:

Es besteht nur wenig Zeit bis zur rettenden Behandlung, da die Überlebenszeit des Hodens sehr kurz ist.

Bei den vielen Ursachen, die zum akuten Hodensack führen können, sieht der betroffene Hoden immer gleich aus. Die befallene Seite ist rot, verdickt und äußerst schmerzhaft auf Druck. Durch Wasserstau ist die normale Fältelung der Hodensackhaut aufgehoben.

Die häufigsten Ursachen sind Hodenverdrehung, Nebenhodenentzündung, Zystenverdrehung, eingeklemmter Bruch, Hodenentzündung, akuter Wasserbruch, Hodentumor, Hodendurchbruch und akute Hautreizung.

Hodenhülle und Samenstrang

Die Samenstrangfehlbildung

Symptome bestehen keine.

Gedacht werden muß an einen fehlenden Samenstrang, wenn eine »Azoospermie« vorliegt, also in der Samenflüssigkeit sich keine Samenfäden befinden. Zur Sicherung der Diagnose muß der Samenstrang eventuell chirurgisch »gesucht« werden.

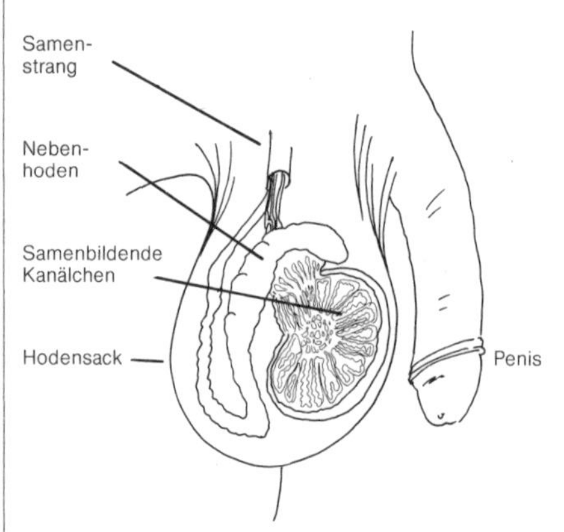

Aufbau und »Hüllen« des Hodens.

Fehlt nur ein Teil des Samenstranges, kann eine Neueinpflanzung des normal vorhandenen Teiles in den Kopf des Nebenhodens versucht werden.

Oft ist dieser mikrochirurgische Eingriff nicht möglich, da der fehlende Anteil zu lang ist.

Der Krampfaderbruch (= Varikozele)

Bis zu 20 % der jungen Männer sind von der Erweiterung gewisser Blutadern, einer Art von Krampfadern (= Varizen), betroffen. Ausgeweitet sind die kleinen Venen von Hoden und Nebenhoden und die Hodenvene. Der Krampfaderbruch zeigt sich als weiche, strangförmige Geschwulst mit knäuelartigen Gefäßbündeln.

Ursachen

Meist beruht die Varikozele auf einem falschen Blutstrom in die verkehrte Richtung oder darauf, daß die Blutsäule »steht«. In 90 % der Fälle ist sie links, was auf den schlechteren Abflußbedingungen beruht. Links muß die Hodenvene rechtwinkelig

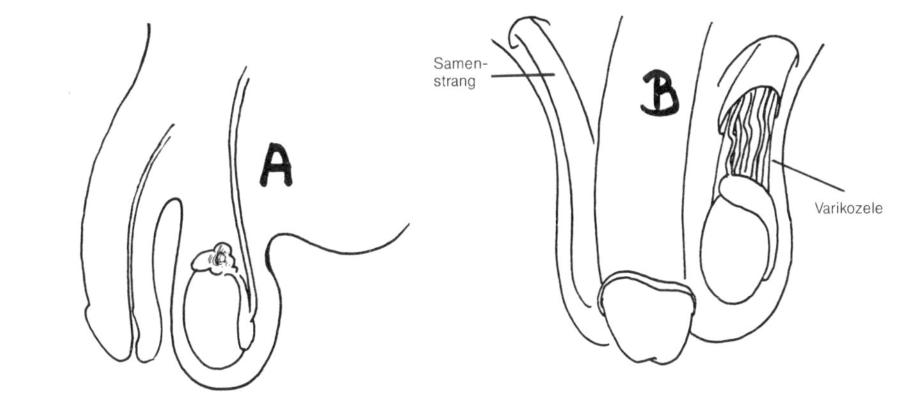

Hoden und normaler Samenstrang (A) · Hoden und Krampfaderbruch (B).

in die Nierenvene einmünden, dazu kommt noch die Klappenschwäche der Venen links. Rechts dagegen mündet die Hodenvene direkt im spitzen Winkel in die untere Hohlvene ein.

Begünstigend sind:

- schwacher Körperbau,
- übermäßige Blutbildung,
- Nachgiebigkeit des Leistenkanals und
- Schrumpfung des Hodenmuskels.

Eine ursächlich anders bedingte Varikozele tritt beidseits durch Druck von außen, z. B. bei Nieren- oder Harnleitertumoren, auf. Jedes Alter ist davon betroffen, und sie entwickelt sich rasch.

Der Krampfaderbruch hat Auswirkungen auf die Fruchtbarkeit, denn er führt in 20 % der Fälle zu Unfruchtbarkeit. Die Gründe dafür sind:

- Die Venenstauung bedingt eine schlechtere Sauerstoffversorgung, und der Sauerstoffmangel mindert die Produktion von Samenzellen und deren Beweglichkeit.
- Die blutgefüllten Venen wirken auf den Hoden wie eine »Heizschlange«. Bekanntlich bedarf es zur richtigen Ausreifung der Samenzellen aber einer Temperatur, die niedriger ist als die Körpertemperatur.
- Durch den Rückfluß des Blutes in den Venen gelangen Hormone der Nebennieren wie Adrenalin in die Hoden und Nebenhoden. Adrenalin erzeugt in den kleinsten Hodengefäßen eine Gefäßverkrampfung, welche dem Stoffwechsel schadet.
- Auch der 2. gegenseitige Hoden wird durch die erhöhte Temperatur und Gefäßverbindungen geschädigt.

Symptome bestehen meist nicht, die Potenz ist normal.

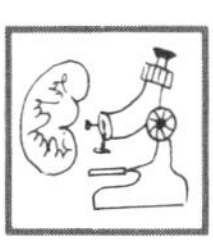

Diagnose

Am häufigsten wird die Diagnose »Varikozele« gestellt, wenn es zur Untersuchung wegen einer bisher unfruchtbaren Ehe kommt.

Am besten ist die Varikozele im Stehen zu erkennen. Der betroffene Hoden steht tiefer und ist meistens auch kleiner als derjenige auf der Gegenseite. Im Liegen entleert sich das Blut aus der Varikozele. Entstand die Varikozele jedoch durch einen Druck von außen (Tumor usw.), ändert sich durch Liegen nichts am Befund. Diese Unterscheidungsmöglichkeit ist für die weitere Diagnostik und vor allem für die Wahl der Behandlung von größter Wichtigkeit.

Die Untersuchung der Samenflüssigkeit, das »Spermiogramm«, gibt Auskunft über die Zahl und Beweglichkeit der Samenzellen. Ist die Varikozele der Grund für die mangelnde Fruchtbarkeit, kann die operative Behebung der Varikozele in bezug auf eine Besserung der Fruchtbarkeit sehr viel bringen.

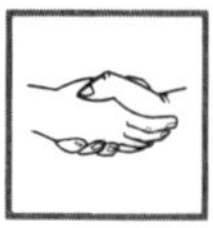

Behandlung

Ist der Krampfaderbruch klein, kosmetisch nicht störend und sind die Samenzellen normal, erfolgt keine Behandlung. War ein äußerer Druck für die Entstehung verantwortlich, so hat dessen Beseitigung Vorrang. In allen anderen Fällen erfolgt die Operation — beim Erwachsenen — durch Wegnahme der Hodenvene und der Hodenschlagader.

Beim Jugendlichen darf nur die Vene durchtrennt werden, da es sonst zu Ernährungsstörungen des Hodens kommen kann (beim erwachsenen Mann sind schon ausreichend viele Zusatzschlagadern ausgebildet). Tritt nach der Operation ein Rückfall auf, muß noch einmal operiert werden.

Der Wasserbruch

Es handelt sich um eine Flüssigkeitsansammlung in der Hodenhülle. Verschließt sich die vorgeburtliche Ausstülpung des Bauchfelles in den Hodensack im Leistenkanal nicht, dann ergibt sich ein angeborener Leistenbruch. Wenn nur ein kurzes Stück offen bleibt, resultiert daraus ein Samenstrangbruch. Bleibt die Ausstülpung nur im Hoden offen, ergibt sich der Hodenwasserbruch oder »Hydrozele«. Der Wasserbruch kann auch Blut enthalten. Dies ist der Fall nach Verletzungen, Blutgerinnungsstörungen und Tumoren.

Neben den angeborenen Wasserbrüchen gibt es solche durch Entzündungen und Tumoren.

Symptome

Schmerzen bestehen nur bei einer raschen Größenzunahme oder bei Entzündungen. Typisch ist die langsame Größenzunahme einer prall-elastischen Geschwulst in einer oder in beiden Hodensackhälften. Besteht eine Verbindung mit der Bauchhöhle, »füllt« sich der Wasserbruch im Stehen und entleert sich im Liegen. Der Samenstrangbruch ist als rundlicher, zystischer »Tumor« entlang des Samenstranges zu fühlen.

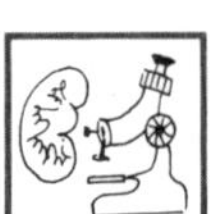

Diagnose

Am wichtigsten ist der Ultraschall. Größe, Lage und Struktur des Hodens sind genau erkennbar, ebenso kann die Flüssigkeitsmenge bestimmt werden. Die Punktion der Flüssigkeit klärt die restlichen Fragen.

Behandlung

Bei Kindern sollte mit der Operation zugewartet werden, da der Wasserbruch meistens von selbst heilt und operative Eingriffe oft die Qualität der Samenzellenproduktion beeinträchtigen. Außerdem ist ein Wasserbruch bis zum Ende des 4. Lebensmonats als normal anzusehen. Zu beachten ist, daß sich hinter einem Wasserbruch Hodentumoren verbergen können. Bei Verdacht darauf muß zuerst die Flüssigkeit abgesaugt werden, damit anschließend der Hoden besser untersucht werden kann. Als Methode der Wahl bei jungen Männern gilt die Entfernung der Wände des Wasserbruches. Ist die Familienplanung abgeschlossen — ab 40 bis 50 Jahren kann man damit rechnen — ist die gleichzeitige Entfernung des Nebenhodens empfehlenswert.

Die ausführliche Information der Öffentlichkeit über den Gesundheitszustand führender Politiker ist in Amerika seit Jahren eine Selbstverständlichkeit. Als der bekannte Senator William Fulbright nach einer Operation im Krankenhaus lag, unterbrach er sein Gespräch mit einem Freund, der ihn am Krankenlager besuchte. Er schaltete den Fernseher ein und erklärte: »Ich muß jetzt die Nachrichten sehen. Ich möchte schließlich wenigstens einmal am Tag wissen, wie es mir geht«.

Der Samenbruch

Die »Spermatozele« genannte Störung ist ein flüssigkeitsgefüllter Hohlraum im Bereich des Nebenhodenkopfes. Sie kann bei 1 — 7 % aller Männer beobachtet werden und ist angeboren oder durch eine Verletzung entstanden.

Symptome macht der Samenbruch nicht, es sei denn, er weitet sich sehr rasch aus.

Das Diagnosemittel ist der Ultraschall. Die Punktion — die aber nach Möglichkeit unterbleiben sollte — ergibt eine milchig-trübe Flüssigkeit und enthält Samenzellen.

Behandlung

Kleine Brüche werden belassen, nur große schmerzende werden operativ entfernt, zumal sich nach der Operation in der Hälfte der Fälle eine unwiederbringliche Verschlechterung der Samenqualität einstellt.

Die Hoden

Der versteckte Hoden

Von einem »versteckten« Hoden sprechen wir dann, wenn ein oder beide Hoden bei ihrer vorgeburtlichen Wanderung von der Nierengegend in den Hodensack irgendwo stehen- bzw. steckengeblieben sind. Normal ist es, wenn der Hoden während des 3. bis 10. Schwangerschaftsmonats aus der Bauchhöhle in den Hodensack gleitet.

Die richtige Lage im Hodensack — dies ist bei 96 % aller neugeborenen Knaben der Fall — gilt als ein Reifezeichen des Neugeborenen. Bei 2 % der Knaben läuft diese Wanderung verzögert ab, und es vergeht das 1. Lebensjahr, bis beide Hoden ihre endgültige Heimat erreicht haben. Frühgeborene haben in 9 % eine fehlerhafte Hodenlage. Die Hodenreifung selbst findet im Mutterleib unter dem Einfluß geschlechtsanregender Hormone, der »Gonadotropine«, statt. Von der Geburt bis zum 5. Lebensjahr »ruhen« die Hoden. Vom 6. bis zum 10. Lebensjahr wachsen die Hoden wiederum durch den Einfluß männlicher Hormone. Vom 11. bis zum 15. Lebensjahr schließlich gelangen die Hoden zu ihrer endgültigen Reife, ebenfalls unter Hormoneinfluß.

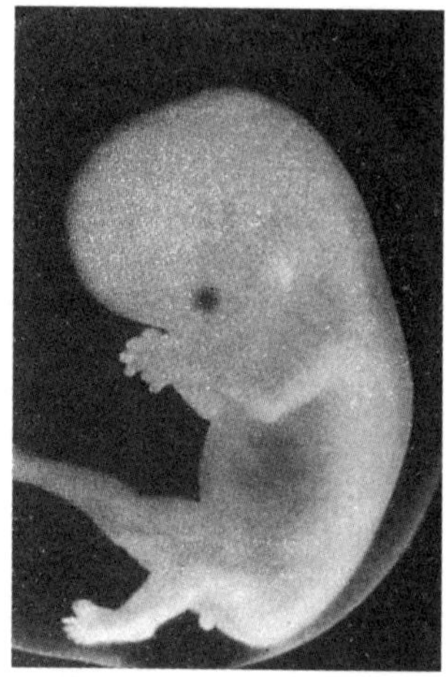

Bis in die Spätphase der Schwangerschaft liegen die Hoden im Bauch oder Leistenband.

Uns interessieren jene 2 % der Erwachsenen, bei denen der/die Hoden woanders als im Hodensack liegen. Diese 2 % müssen geklärt und gegebenenfalls behandelt werden. Bei der Fehllage handelt es sich nicht um eine »angeborene«, vererbte »Krankheit«, sondern um eine Entwicklungsstörung, welche hormonell beeinflußbar ist.

Warum ist es so wichtig, daß die Hoden im Hodensack liegen?

Als Antwort darauf muß man sich drei Schlagwörter merken:

1. Hodenschrumpfung.
2. Samenreifungsstörung.
3. Bösartigkeit.

Zur Hodenschrumpfung:

Ein Hoden, der sich nicht dort befindet, wo er von Natur aus hingehört, kann sich nicht normal entwickeln. So ein Hoden wächst schlecht, und auch die Hormonproduktion von Testosteron ist ungenügend.

Ein durch falsche Lage unterentwickelter Hoden bleibt unterentwickelt, auch wenn er durch die Operation korrigiert worden ist. Daher ist es so wichtig, daß der falsch liegende Hoden vor der Wachstumsphase (6. bis 10. Lebensjahr) korrigiert wird.

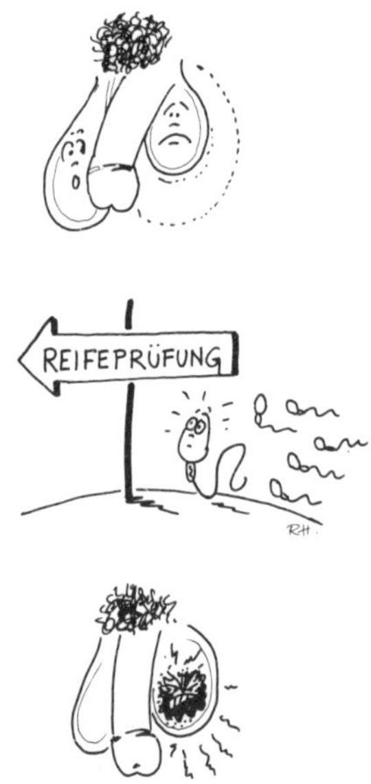

3 Hinweise auf die Bedeutung der richtigen Hodenlage.

Daß dieser Zeitpunkt dennoch schon zu spät kommt, erkennen wir am Problem der Samenreifungsstörung.

Normalerweise besteht zwischen der Bauchhöhle und dem Hodensack eine Temperaturdifferenz von 3 bis 4 Grad C. Durch die zu große Wärme bei einem stehengebliebenen Hoden werden die samenbildenden Zellen ab dem 2. Lebensjahr massiv geschädigt. Es muß daher bis zu diesem Zeitpunkt die Verlagerung des Hodens in den Hodensack vorgenommen werden. Der stehengebliebene Hoden erzeugt zuwenig und zu schwache Samenfäden.

Zur Bösartigkeit: Ein falsch liegender Hoden entartet 20- bis 40mal öfter bösartig als ein normal gelegener. Leider ändert an dieser Tatsache auch die — zu späte — Korrektur nichts. Besser durch die Verlagerung in den Hodensack wird nur die Möglichkeit, diesen (gefährdeten) Hoden leichter tasten und regelmäßig untersuchen zu können. Die Ursachen für das erhöhte Krebsrisiko sind unbekannt.

Es gibt für den Hoden folgende Möglichkeiten der »Heimatlosigkeit«:

A) Bauchhoden

Der/die Hoden liegt/en im Bauch. Im Hodensack ist kein Hoden zu tasten. Abgegrenzt werden muß diese Art vom überhaupt (ein- oder beidseitig) fehlenden Hoden. Die normale Wanderung des Hodens hat hier entweder nie stattgefunden, oder sie ist steckengeblieben. Sechs Prozent der heimatlosen Hoden sind Bauchhoden.

B) Leistenhoden

Diese Form macht 70 % aus. Der Hoden liegt im Leistenkanal, er kann durch vorsichtiges Drücken nicht nach unten verschoben werden.

C) Gleithoden

Der Hoden befindet sich im Leistenkanal, kann aber — zum Unterschied vom Leistenhoden — durch sanften Zug in den Hodensack gebracht werden. Nach dem Loslassen schnellt er allerdings sofort wieder nach oben.

D) Pendelhoden

Dieser bewegliche Hoden ist ein echter »Wandersmann«. Einmal liegt er im Leistenkanal, dann wieder im Hodensack, er heißt deswegen auch Wanderhoden. Er kann als »normale« Abweichung betrachtet werden und muß nicht behandelt werden.

E) Hodenirrläufer

Die Hodenwanderung hat hier auf abenteuerlichen (falschen) Wegen stattgefunden. Diese Hoden liegen auf der Peniswurzel, am Damm, auf Ober- oder Unterschenkel (!) oder (am häufigsten) unter der Bauchwand. Insgesamt sind diese Vagabunden sehr selten. Wachstum und Reifung sind gestört, daher sind Hodenirrläufer unfruchtbar.

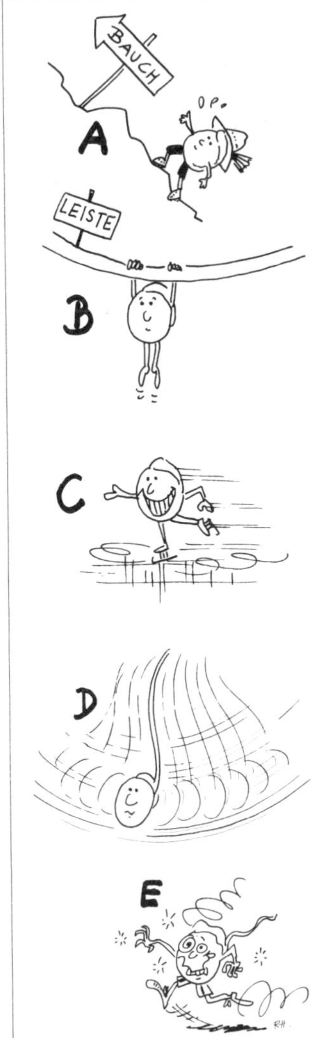

Die »heimatlosen« Hoden sind in ihrer Funktion gestört.

Symptome

In einem oder beiden Hodensack»fächern« fehlt der Hoden. Schmerzen machen die falsch liegenden Hoden nur, wenn sie sehr ungeschützt liegen. Oft findet sich auch ein Leistenbruch. Jeder 10. Knabe mit »falsch« liegenden Hoden hat auch noch andere Fehlbildungen!

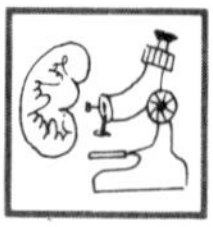

Diagnose

Untersuchung im Liegen und im Stehen. Mit dem Ultraschall lassen sich Hoden sehr gut — ohne Strahlenbelastung — »suchen«. Findet man damit den Hoden nicht, kommt als sicherste Methode die Bauchspiegelung in Frage. Hormonprüfungen im Labor klären, ob die Hormonproduktion fehlerhaft ist.

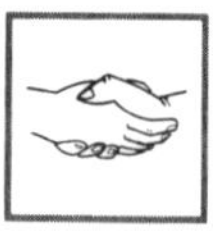

Behandlung

Eine Schädigung des Hodens — mit Verlust der Fruchtbarkeit — ist mit einiger Sicherheit nur zu verhindern, wenn die Behandlung vor dem 2. Lebensjahr erfolgreich abgeschlossen wird. Als günstigster Zeitpunkt für den Beginn der Behandlung wird der 10. Lebensmonat angesehen. Ziel der Behandlung ist ja nicht der »normal« liegende Hoden, sondern das gesunde, voll funktionsfähige männliche Organ. Die Hormonbehandlung soll als erste Maßnahme bei allen Bauchhoden, Leistenhoden und Gleithoden erfolgen. Eine von vorn herein operative Behandlung brauchen die »Irrläufer« und der versteckte Hoden mit gleichzeitigem Leistenbruch. Weder Medikamente noch Operation braucht der Pendelhoden.

Hormonbehandlung: ab dem 10. Lebensmonat.

Kryptocur Nasenspray 3 x 400 Mikrogramm täglich über 3 bis 4 Wochen. Nützt diese Behandlung nicht, wird Pregnyl oder Profasi gegeben. Die Wochendosen schwanken je nach Alter von 1000 bis 2500 »IE« (= »internationale Einheiten«) als Spritze in den Gesäßmuskel. Die größten Erwartungen darf man in die Hormonbehandlung nicht legen. Sie wirkt dann besser, wenn der Hoden an sich schon etwas »tiefer« steht, also wenn die Wegstrecke, die er noch zurücklegen müßte, nicht allzu lang ist.

Ist die Hormontherapie erfolglos, sollte die Operation vor dem Abschluß des 2. Lebensjahres erfolgen. Ziel der Operation ist, den Hoden in den tiefsten Punkt des Hodensackes zu legen und ein Verdrehen oder Wiederaufsteigen verläßlich zu verhindern.

Der Hodennotfall

Man versteht darunter eine Verdrehung des Hodens mit dem Samenstrang um die Längsachse. Am häufigsten passiert dies vor, während oder unmittelbar nach der Pubertät; gelegentlich auch vor dem 2. Lebensjahr. Zu einer Hodenverdrehung kann es dann kommen, wenn der Hoden im Hodensack nicht ausreichend fixiert ist. Die Drehrichtung des einzelnen Hodens in der Längsachse weist nach innen. Schaut man den Hodensack von unten an, so dreht sich daher der rechte Hoden im Uhrzeigersinn, der linke gegen den Uhrzeigersinn. Die Verdrehung führt zu einer Strangulierung der Blut- und Schlagadern und des Samenstranges.

Der Hoden wird gestaut und von der Zufuhr sauerstoffreichen Blutes abgeschnitten. Die Überlebenszeit beträgt nur 2 bis 6 Stunden. Erfolgt in dieser Zeit nicht die Behandlung, entwickelt sich eine Hodenschrumpfung, und der Hoden wird auf jeden Fall unfruchtbar.

Ursachen

Anlagebedingt sind Hoden und Nebenhoden zuwenig sicher im Hodensack fixiert. Durch Verletzungen oder plötzliche Drehbewegungen des Körpers »rotiert« der (viel zu bewegliche) Hoden und stranguliert sich selbst.

Zuerst werden die Blutadern abgeklemmt, und es entwickelt sich ein Blutgerinnsel mit nachfolgendem Wasserstau. Bei einer Drehung um mindestens 360 Grad werden alle Gefäße, auch die Schlagadern, abgedreht, und das Organ wird vollständig von der Blutzufuhr abgesperrt.

Symptome

Plötzlich sehr starke Schmerzen auf der betroffenen Seite. Die Schmerzen strahlen in den Unterbauch oder in die Leistengegend aus. Gelegentlich bewirken die starken Schmerzen Ohnmachtsanfälle, Brechreiz und Erbrechen. Der Hodensack schwillt zunehmend an.

Fast ausschließlich junge Burschen sind von dem Ereignis betroffen, das nicht selten in der Nacht mit Aufschrecken aus dem Schlaf auftritt. Es besteht kein schmerzhafter Harndrang und auch kein Fieber.

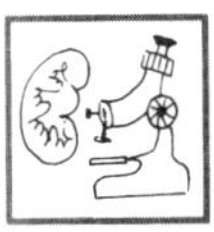

Diagnose

Der abgedrehte Hoden steht höher als der normale. Die Haut des Hodensackes kann gerötet und geschwollen sein. Der Hoden ist auf Druck sehr schmerzhaft.

Eine Untersuchung, die man überall selbst machen kann: Hebt man den Hoden an, so nehmen die Schmerzen zu, während bei einer Nebenhodenentzündung die Schmerzen nachlassen.

Laboruntersuchungen sind zumindest am Beginn normal. Die Diagnose läßt sich in fast allen Fällen mit dem Ultraschall klären, aber Achtung: Wenn es für Patient und Arzt einen Zeitverlust bedeutet, zum Ultraschall zu kommen, sollte man sich besser mit der Blick- und Tastdiagnose begnügen.

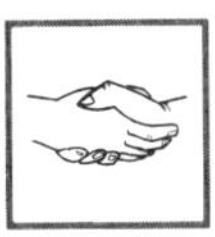

Behandlung

Manchmal gelingt eine Rückdrehung mit der Drehrichtung nach außen. Gelingt dies nicht, bedeutet dies die sofortige Operation! Auch wenn sich der Arzt in der Diagnose nicht sicher ist, entscheidet er sich im Zweifelsfall immer für die Operation. Wird eine Hodenverdrehung zeitlich »verpaßt«, ist es um das Organ geschehen.

Kommt man mit der Diagnose zu spät — was sehr schnell gehen kann —, muß der Hoden auf der betroffenen Seite entfernt werden. Man nennt dies Halb- oder »Semikastration«. Auch nach einem glücklichen Ausgang muß der Hoden auf der Gegenseite operativ fixiert werden, da die zu große Beweglichkeit ja auf beiden Seiten besteht.

Die Hodenentzündung

Die eigenständige Hodenentzündung (= Orchitis) ist eher selten, öfter handelt es sich um eine Fehldiagnose bei einer Nebenhodenentzündung. Die Gefährlichkeit einer Hodenentzündung ist darin begründet, daß es meistens zu einer Schädigung des Keimgewebes kommt.

Ursachen

Am häufigsten ist die Streuung von Bazillen über das Blut. Bedeutung haben Bakterien von einer Lungenentzündung und die Mumpsviren. Mit einer entzündlichen Hodenmitbeteiligung bei Mumps muß man fast nur während und nach der Pubertät rechnen.

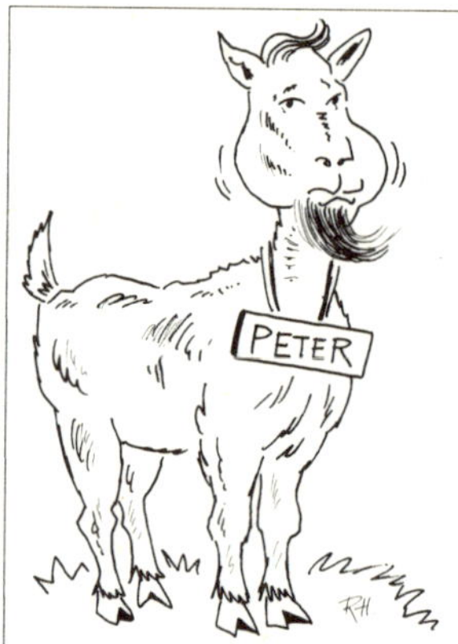

Mumps heißt auch »Ziegenpeter«.

Die Hodenentzündung — in bis zu 14 % der Fälle — führt zu einem Fieberschub und Hodenschmerzen. Der Hoden schwillt an, der Hodensack ist gerötet, warm und auf Druck sehr empfindlich. Wenn die Entzündung abgeklungen ist, schrumpfen fast 2/3 der befallenen Hoden!
Die einzig sinnvolle Vorbeugung ist die Mumpsimpfung für Buben und Mädchen im 7. Lebensjahr. Der Impfstoff führt meist zur lebenslangen Immunität. Geeignet sind Mumpsvax und M-M-Vax.

Behandlung

Bettruhe, Hochlagerung des Hodensackes und Eisbeutel. Antibiotika helfen bei Mumps nicht, ebenso haben Hormone und Kortison bei Mumps keine gesicherte Wirkung. Wird aus der Entzündung ein Abszeß, dann muß der Hoden operativ entfernt werden. Wenn die diagnostische Abgrenzung von einem Hodentumor nicht sicher möglich ist, muß die Freilegung des Hodens durch Operation erfolgen.

Hodentumoren

Vor allem junge Männer zwischen 20 und 40 Jahren werden davon betroffen. Zwischen dem 20. und 25. Lebensjahr ist der Hodenkrebs bei Männern überhaupt der häufigste bösartige Tumor. Diese Zahlen zeigen auch einen besonderen Umstand auf: Die Lebensphase, in welcher der Tumor entdeckt wird, ist jene Zeit, in der Berufslaufbahn und Familiengründung vor der Tür stehen. Es ist auch der Zeitraum mit der normalerweise höchsten sexuellen Aktivität. Im gesamten macht der Hodenkrebs ca. 1 % der »Männerkrebse« aus und etwa 4 % der Krebse im Harntrakt. In den USA, Nord- und Mitteleuropa ist der Tumor sehr häufig, in Asien, Afrika und Südamerika dagegen sehr selten. Auch die Neger in den USA sind fünfmal seltener davon betroffen.

Diese Tatsachen lassen auf eine erbliche bzw. rassische Veranlagung schließen. Die eigentlichen Ursachen sind unbekannt, man kennt nur gewisse Beziehungen.

»Versteckte« Hoden erkranken 20- bis 40mal häufiger, ebenso solche, die wegen einer falschen Lage nach dem 2. Lebensjahr operativ korrigiert wurden.

Nachdem der Hoden nicht nur aus einer einzigen Zellart, sondern aus verschiedenen Zellformen besteht, gibt es auch ebenso viele Krebsarten. Die Bezeichnung »Hodenkrebs« schließt also mehr als zehn verschiedene Tumortypen in sich ein. Alle Tumoren kommen nicht gleich häufig vor, so »führt« etwa das »Seminom« mit 40 %. Die einzelnen Krebsarten unterscheiden sich auch in der Wachstumsgeschwindigkeit, im Grad der Bösartigkeit, in ihrer Fähigkeit, Metastasen auf dem Blut- oder Lymphweg rasch oder langsam abzusiedeln, und natürlich auch im Ansprechen auf die Behandlung. Die meisten sprechen gut auf die Chemotherapie an, nicht alle sind für die Strahlenbehandlung empfänglich (= sensibel). Demgemäß sind auch die Heilerfolge sehr unterschiedlich.

Bei 50 % der Männer mit Hodenkrebs sind zum Zeitpunkt der Erstuntersuchung bereits Absiedelungen vorhanden!

Warum ist das so?

1. 90 % aller Patienten wissen nichts (!) über Hodenkrebse und deuten die Anzeichen falsch.
2. Die Diagnoseverschleppung durch den Patienten beträgt im Durchschnitt 3 Monate.
3. Die ärztliche »Verschleppungszeit« dagegen beträgt 3 bis 10 Tage (z. B. durch eine nicht angebrachte Penicillinbehandlung).

Symptome

Erstsymptome sind

- schmerzlose Schwellung,
- Schweregefühl,
- Verhärtung und tastbarer Knoten im Hodensack.

Achtung:

Hodenkrebse können auch schmerzen, und ein zusätzlich vorhandener Wasserbruch kann den Tumor »verheimlichen«.

Besonders der schmerzhafte Hodenkrebs wird öfter mit einer Entzündung des Nebenhodens verwechselt. Manchmal wird ein Hodentumor erst anläßlich einer Untersuchung wegen Unfruchtbarkeit oder einer Verletzung diagnostiziert. Hormonproduzierende Tumoren können zu frühzeitiger Pubertät und zur Verweiblichung der Brust führen.

Wenn körperliche Symptome außerhalb der Hodengegend auftauchen, ist dies meistens schon der Ausdruck eines fortgeschrittenen Tumorleidens. Zeichen einer Absiedelung sind Müdigkeit, Krankheitsgefühl, Bauchschmerzen, Gewichtsverlust, Flankenschmerzen, Harnstauung, Atemnot und Bluthusten.

Diagnose

97 % der Hodenkrebse können getastet werden. Der Ultraschall weist fast 100 % aller Tumoren nach, Schwierigkeiten bestehen nur in der Unter-

scheidung zwischen gut- und bösartig. CT und Magnetresonanz helfen diesbezüglich weiter. Von den Tumormarkern sind AFP und beta-HCG wichtig. Ihre Bedeutung liegt darin, daß sie sich bei erfolgreicher Behandlung normalisieren. Bleiben sie dagegen nach der Operation bestehen, deutet dies auf ein Fortbestehen des Tumors durch Absiedelungen hin.

Die operative Diagnostik wird angewendet, wenn auf Grund der Tastung und des Ultraschallbefundes ein Verdacht auf Bösartigkeit besteht. Entweder wird aus dem Hoden Gewebe zur sofortigen mikroskopischen Diagnose (innerhalb von 20 Minuten) entnommen, oder es wird gleich der ganze Hoden entfernt.

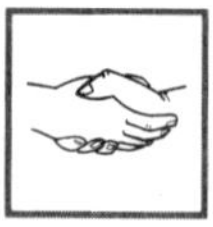

Behandlung

Der erste Schritt ist immer die operative Entfernung des Hodens, die Semikastration. Die weitere Therapie hängt vom Zelltyp und dem Stadium ab. Chemotherapie und Strahlenbehandlung werden mit sehr gutem Erfolg angewendet.

Die Verwendung des Chemotherapie-»Trios« Bleomycin — Cisplatin — Vepesid hat zu einer geradezu dramatischen Verbesserung der Überlebenschancen auch bei Metastasen geführt. In 80 % der Fälle von Hodenkrebs mit Metastasen läßt sich eine Rückbildung der Tumorzeichen, eine »Remission«, erreichen.

Merke:

Unter »Remission« versteht man das vorübergehende Nachlassen aller Krankheitszeichen ohne Erreichen der vollständigen Genesung.

Die Nebenwirkungen der Chemotherapie sind Übelkeit, Erbrechen, Muskelschmerzen, Nervenstörungen und Knochenmarkschädigung, Lungenentzündung und -verhärtung.

Abschließend sollte man sich folgende Charaktermerkmale des Hodenkrebses merken:

1. Der Hodenkrebs ist eine Erkrankung des jugendlichen bzw. jungen Mannes. Nur 10 % der Betroffenen sind über 50 Jahre alt.
2. Jeder vergrößerte, harte und schmerzlose Hoden ist tumorverdächtig! Es ist sofort die Ultraschalluntersuchung erforderlich.
3. Jeder plötzlich aufgetretene Wasserbruch beim jungen Mann ist tumorverdächtig. Unterscheidungsdiagnose: Ultraschall.
4. Jeder Hoden, der »anders« liegt, erhöht das Tumorrisiko und sollte frühzeitig operiert bzw. korrigiert werden.
5. Hodenkrebse sind auch im Stadium der Absiedelung in hohem Maße heilbar.
6. Von den Hodenkrebsen sind die »Seminome« am besten der Strahlenbehandlung zugänglich.
7. Mißbildungskrebse sind gegen Chemotherapie am empfindlichsten.
8. Als Erstbehandlung in jedem Fall ist die sofortige operative Hodenentfernung nötig (= »Halbkastration«).

Im Zusammenhang mit einem Hodentumor gewinnt die Konservierung von Samenflüssigkeit Bedeutung. Ähnliches gilt auch für den Umgang mit strahlenden oder giftigen Stoffen und vor einer Samenstrangdurchtrennung (Vasektomie).

Wie geht so eine Konservierung von Samenzellen vor sich ?

Zuerst wird durch Masturbation (= Selbstbefriedigung) Samenflüssigkeit gewonnen und ein Samensteckbrief oder »Spermiogramm« angefertigt. Die Spermiendichte muß mindestens 10 Millionen pro Milliliter und die Beweglichkeit mindestens 50 % sein.

Die Samenflüssigkeit wird mit einer Eigelb und Glycerin enthaltenden Kochsalzlösung im Verhältnis 1 : 1 verdünnt. Eine Stunde nach der Gewinnung der Samenflüssigkeit wird das verdünnte Gemisch in spezielle Behälter umgefüllt und in der Stickstoffverdampfungskammer tiefgefroren.

Anschließend erfolgt die Konservierung in flüssigem Stickstoff bei −196 Grad C. 24 Stunden nach dem Tieffrier-Prozeß wird eine kleine Probe aufgetaut und die Samenbeweglichkeit beurteilt. Der Beweglichkeitsverlust der Samenzellen liegt bei 30 bis 50 Prozent. Bei einer Auftaubeweglichkeit von weniger als 20 % ist eine Langzeitkonservierung nicht sinnvoll.

Interessant ist diese Methode für junge Patienten, bei denen die Tumorbehandlung eine mögliche Beeinträchtigung der Fruchtbarkeit mit sich bringt.

Die Kastration

Kastration bedeutet das Unwirksammachen oder die Entfernung der Keimdrüsen (Hoden, Eierstöcke).

Die halbseitige Entfernung des Hodens nennt man Semikastration. Die Kastration bei der Frau erfolgt durch operative Entfernung der Eierstöcke (= Ovarektomie).

1. Operativ entfernt werden alle Hoden mit einem Tumor.
2. Operativ entfernt werden auch stark verletzte Hoden und solche mit einem Abszeß.
3. Versteckt liegende Hoden werden entfernt, wenn sie sich nicht unter das Schambein verlagern lassen. Andere falsch liegende, aber bewegliche Hoden werden im Hodensack fixiert, damit sie zur regelmäßigen Kontrolle — wegen der Krebsgefahr — tastbar sind.

Eine Kastration ist auch chemisch möglich. Es werden Stoffe gegeben, welche die entsprechenden körpereigenen Hormone »entziehen«. Auch durch Bestrahlung der Keimdrüsen wird eine Kastration erreicht. Bei Triebtätern kommt die freiwillige Kastration in Frage, wobei gegengeschlechtliche Hormone gegeben werden. Die Kastration von Knaben vor der Pubertät hat den Eunuchen mit einer (hohen) »Kastratenstimme« zur Folge.

Die Kastration nach der Pubertät bewirkt bei Männern eine gewisse Verweiblichung (= »Feminisierung«) und bei Frauen eine gewisse Vermännlichung (= »Virilisierung«).

Die Nebenhoden

Die Nebenhodenentzündung

Sie kommt meistens beim erwachsenen Mann vor. Die Infektion erfolgt über körpereigene Kanälchen. Die Erreger stammen von einer entzündeten Prostata, von der infizierten Harnröhre oder Blase. Auch ein Harnstau bei stark vergrößerter Prostata und die Prostataoperation selbst kommen in Frage, weiters ärztliche Untersuchungen der Harnröhre mit Instrumenten bei Harnröhrenverengungen und Operationen am Samenstrang sowie bei Trägern von Dauerkathetern. Auch die »Streuung« über die Blut- und Lymphgefäße ist möglich. Streuherde sind eitrige Mandeln, Furunkel, Typhus und Darmentzündungen, Tuberkulose, Syphilis, Tripper. Wenn allerdings bei jungen Männern eine Entzündung des Nebenhodens auftritt, ist öfter gar keine Ursache zu finden.

Die chronische Entzündung ist meist die Folge einer akuten, nicht vollständig ausgeheilten Form. Eine Sonderform ist die »erotische« Nebenhodenentzündung nach übermäßiger sexueller Aktivität.

Symptome

Der befallene Nebenhoden ist geschwollen und schmerzt auf Druck. Manchmal strahlt der Schmerz in die Leistengegend aus. Auch der Hodensack schwillt an und ist gerötet. Die Blase kann entzündlich gereizt sein und aus der Harnröhre rinnt gelegentlich entzündliche Flüssigkeit (= Fluor). Das vorhandene allgemeine Krankheitsgefühl wird oft von erhöhten Temperaturen oder hohem Fieber begleitet. In einem Teil der Fälle heilt die akute Entzündung von selbst, einige werden chronisch. Der Übergang in einen Abszeß mit Durchbruch nach außen ist möglich.

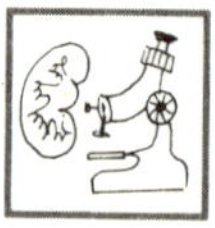

Diagnose

Der druckschmerzhafte Nebenhoden ist kaum vom Hoden abgrenzbar. Oft wird typischerweise die Hochlagerung des Hodensackes als schmerzlindernd empfunden.

Blutsenkung und weiße Blutkörperchen sind erhöht, der Harn kann normal sein. Wichtige Aufschlüsse und vor allem die Unterscheidung zwischen Hoden und Nebenhoden bringt der Ultraschall. Die weiteren Untersuchungen mit Röntgen und Spiegelung dienen der Erkennung einer eventuell auslösenden Krankheit wie Tuberkulose oder Verengung.

Behandlung

Bei der akuten Entzündung gibt man Antibiotika, Schmerz- und Fiebermittel. Besteht hohes Fieber, ist die Spitalseinweisung oft nicht zu umgehen.

Hodensack und Penis werden hochgelagert. Äußerlich wirkt Kälte lindernd, Bettruhe ist notwendig. Wird die Behandlung richtig durchgeführt, kann man mit einer folgenlosen Heilung innerhalb von 8 bis 10 Tagen rechnen. Die chronische Form ist schwieriger und oft nur mit mäßigem Erfolg zu behandeln. Antibiotika und abschwellende Mittel sind nötig. Zum Unterschied von der akuten (Kälte ist hier günstig!) ist bei

der chronischen Entzündung Wärme in Form von heißen Sitzbädern besser und angenehmer. Hilft die Behandlung nicht, muß der Nebenhoden operativ entfernt werden. Abszesse werden durch halbseitige Kastration behandelt.
Auch nach erfolgreicher Behandlung kann zeitweilig oder dauernd Unfruchtbarkeit auftreten.

Nebenhodentumoren

Sie sind insgesamt selten und finden sich eher bei jüngeren Männern. Bemerkt wird der Tumor oft zufällig als schmerzlose Vergrößerung des Nebenhodens. Die Abgrenzung gegen einen Hodentumor kann schwierig sein.
Gutartige Tumoren werden durch Entfernung des Nebenhodens, bösartige durch zusätzliche Entfernung des Hodens behandelt. Die Strahlenbehandlung ist hilfreich. Der Heilverlauf beim Nebenhodenkrebs ist insgesamt leider schlecht.

Impotenz

Dieses Thema ist in den letzten Jahren stark in den Vordergrund gerückt. Dies nicht wegen »zunehmender Fälle« von mangelhafter Gliedversteifung, sondern wegen der neuartigen Diagnose- und Behandlungsmöglichkeiten.

Das Gegenteil von Impotenz ist »Potenz«. Potenz ruht auf drei Pfeilern:

1. »Libido«: Die Kraft, mit welcher der Sexualtrieb auftritt.
2. Erektion: Gliedversteifung.
3. Ejakulationsfähigkeit: Die Fähigkeit zum Samenerguß.

Für eine normale Libido brauchen wir ein normales Seelenleben, eine normale Leitfähigkeit der Nerven und des Gehirns und normale Blutspiegel an Testosteron.

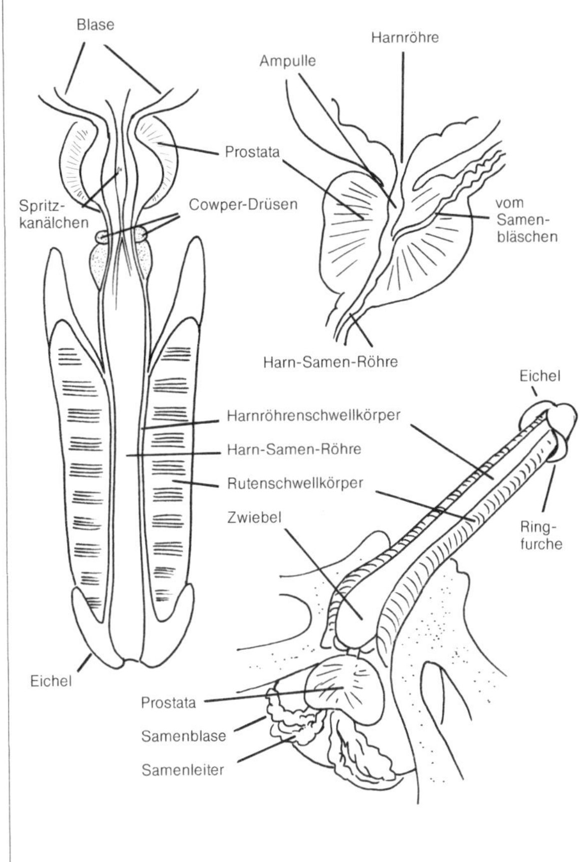

Aufbau und Lage der Schwellkörper.

Zu einem Verlust der Libido kommt es aus seelischen Gründen, wie Depression, durch schlechten Allgemeinzustand, Hormonstörungen (bei Frauen etwa durch das gutartige »Prolaktinom«, einen hormonerzeugenden Tumor der Hirnanhangsdrüse), durch Drogen, Schlafmittel und Alkohol, Nervenschädigung infolge Zuckerkrankheit oder Verletzungen und andere Nervenschädigungen. Eine krankhaft gesteigerte Libido hat meistens seelische Gründe, kann aber auch bei Hirntumoren oder nach Hirnverletzungen auftreten.

Bevor wir uns mit dem Ablauf einer »Erektion« auseinandersetzen, ist es notwendig, auf einige »bauliche« Gegebenheiten des männlichen Gliedes näher einzugehen.

Die Schwellkörper des Penis werden von der inneren Schamschlagader versorgt, welche aus der inneren Beckenschlagader entspringt. Schon auf der Höhe der Innenseite des Schambeines teilt sich die Schlagader in mehrere Äste. Bis zur Penisspitze verzweigen sich die Äste rankenartig wie die Triebe eines Weinstockes. Das verbrauchte Blut strömt in den Blutadern (= Venen) aus dem Penis. Diese Venen umfassen das Glied wie die Reifen ein Faß. Das Blut ergießt sich zuerst in Venengeflechte um Prostata und Samenblasen, um sodann in die innere Beckenvene zu münden.

Die »Erektions- oder Versteifungsnerven« liegen in drei Zentren. Das eine ist im sogenannten »limbischen« Zentrum (= »Gefühlszentrum«) des Gehirns zuhause, das andere im unteren Rückenmark und das dritte schließlich in der Kreuzbeingegend.

Somit müssen wir festhalten, daß wir zu einer normalen Versteifung mehrere »Dinge« brauchen:

- normale Hormonspiegel,
- normale Schwellkörper,
- normale Nerven und Blutgefäße.

Eine Erektion läuft in 5 Phasen ab:

In der »Reizzeit« werden durch erotische Situationen, Vorstellungen, Bilder usw. die genannten Nervenzentren gereizt. Dies führt zu einer Freisetzung von Nervenüberträgerstoffen mit der Folge einer Blutflußsteigerung in den Penisschlagadern. Der Blutfluß wird dabei auf über 700 % (!) des Ruheflusses bzw. bis zum 25fachen der Blutflußgeschwindigkeit gesteigert. Nach ca. 5 bis 10 Sekunden beginnen sich die Schwellkörper mit Blut zu füllen, und das Glied verlängert sich.

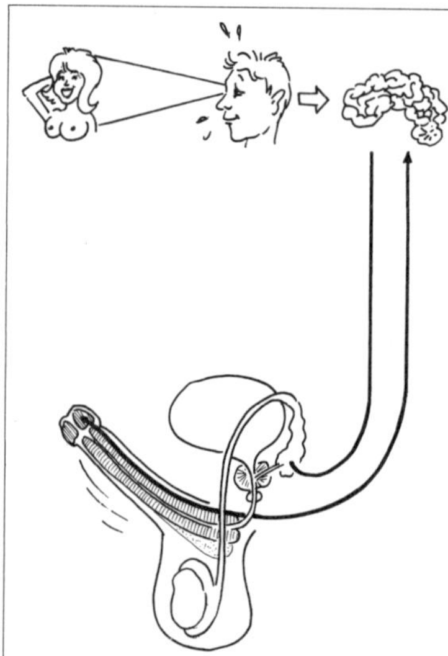

An der Versteifung des Gliedes sind immer auch Gehirn und Seele beteiligt.

In der »zunehmenden« Phase nehmen Blutmenge und Blutdruck in den Schwellkörpern zu. Dies bewirkt auch einen Druck auf die Blutadern (= Venen), wodurch der Blutabstrom aus den Schwellkörpern stark vermindert wird.
In der Versteifungsphase steigt der Schwellkörperdruck so stark an, daß er nur um 20 unter dem 1. Blutdruckwert bleibt. Gleichzeitig wird damit auch der Zufluß aus den

Schlagadern (= Arterien) gebremst. In dieser Phase halten sich Zufluß und Abfluß gerade die Waage. Die ersten drei Phasen werden nervlich von den Schwellkörpernerven gesteuert.

In der Starrheitsphase wird auch der Schamnerv aktiv. Aus dieser Reizung heraus ergeben sich eine Spannungserhöhung und Zusammenziehung der Beckenbodenmuskeln. Der Abfluß über die Venen wird nun völlig blockiert. In den Schwellkörpern steigt dadurch der Druck auf einen Wert über denjenigen des 1. (»systolischen«) Blutdruckwertes an: Der Penis hebt sich und steht nun in einem 90 Grad-Winkel vom Körper ab. Erst jetzt ist die für den Geschlechtsverkehr nötige Steifheit erreicht. In der Eichel herrscht die Hälfte der in den Schwellkörpern gemessenen Druckwerte.

Nach der Ausstoßung der Samenflüssigkeit (= Ejakulation) bewirkt der Sympathikusnerv eine ständige Abnahme von Schwellung und Steifheit. Interessant ist die Tatsache, daß durch eine Reizung des »Streß«- oder Sympathikusnervs die Gliedversteifung in jeder Phase abgebrochen werden oder gar verhindert werden kann. Dies erklärt auch, warum gestreßte Männer eher mit dem Problem einer mangelnden Erektion zu kämpfen haben.

Körpereigene Stoffe beeinflussen die Blutgefäße und Schwellkörper. Es sind dies sogenannte »Neurotransmitter«, »Neuropeptide« wie die Substanz »P«, Noradrenalin, Dopamin und Histamin. Medikamentöse Bedeutung haben Regitin und Papaverin, zusammen als »SKAT«-Lösung bekannt, und in Österreich als Androskat zur Anwendung zugelassen.
Yohimbin führt in einem Drittel der Fälle zu einer positiven Beeinflussung der Erektion. Nitroglyzerin bewirkt eine Zunahme der Schwellung, nicht aber der Versteifung. Auf Grund der ausgelösten Nebenwirkungen (Kopfschmerzen!) spielt es für die Behandlung aber keine Rolle.

Bevor wir uns der Diagnose zuwenden, noch einige Bemerkungen zur Ejakulation. Sie ist abhängig von einem normalen Seelenzustand und einer funktionierenden Nerventätigkeit. Die Ejakulation verläuft in drei Stufen:

- Die Samenflüssigkeit muß in der hinteren Harnröhre bereitgestellt werden.
- Bei der Ejakulation wird die Flüssigkeit nach außen vorne gestoßen.
- Gleichzeitig muß sich im Moment der Ejakulation der Blasenhals reflexartig verschließen, sonst erfolgt die Ejakulation in die Blase hinein.

Die Zuckerkrankheit kann schon in einem frühen Stadium durch Nervenschädigung zu einer »Blasenejakulation« führen.

Seelisch bedingte Störungen der Ejakulation sind die vorzeitige (= Ejakulatio praecox) und die zu späte Ejakulation (Ejaculatio retarda) sowie ein fehlender Orgasmus. Organisch bedingte Störungen der Ejakulation sind auf Nervenschäden, Operationen an Lymphknoten, Blasenhals und Prostata sowie auf die Gefäßstörungen bei Zuckerkrankheit zurückzuführen.

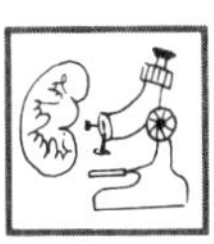

Diagnose

Sie kann sich schwierig gestalten und sehr zeitaufwendig sein. Dafür, daß die Ursache einer mangelhaften oder ausgebliebenen Versteifung seelisch und nicht organisch ist, sprechen:

- periodischer Verlauf (»Einmal geht's, dann wieder nicht.«),
- Abhängigkeit von der Situation,
- Abhängigkeit vom Partner,
- vorzeitiger Samenerguß,
- morgendliche oder nächtliche Erektionen und
- durch erotische Vorstellungen auslösbare Erektionen.

Beachtenswert ist die lange Liste von Medikamenten, welche Erektionsstörungen verursachen können, aber keinesfalls müssen. Nach der Häufigkeit des Vorkommens gelistet, ergibt sich diese Reihenfolge:

- Blutdrucksenker
- Wassertreiber
- Herzmittel
- Blutfettsenker
- Magen-Darm-Mittel
- Psychopharmaka
- Schlaf- und Beruhigungsmittel
- Antiepilepsiemittel
- Dopingstoffe
- Appetitzügler
- Morphium
- Schmerz- und Rheumamittel
- Migränemittel
- Pilz- und Wurmmittel
- Parkinsonmittel
- Gichtmedikamente
- Hormone bzw. Kortison
- Antituberkulosemittel
- Chemotherapie

Welche Laboruntersuchungen werden bei Erektionsschwäche gemacht?

Normalerweise reichen Blutzucker, Blutfette, Leber- und Nierenwerte. Von den Hormonen werden Testosteron, Prolaktin und die anderen keimdrüsenanregenden Stoffe (FSH, LH) bestimmt. Obwohl ein Testosteronmangel als mitverursachend für eine mangelnde Erektion angesehen wird, ist dessen spezielle Rolle bezüglich der Erektion noch weitgehend unklar.

Eine weitere Möglichkeit der Diagnose ist die Messung der nächtlichen Gliedschwellungen. Normal sind beim gesunden Mann während des Schlafes 3 bis 5 Erektionen von einer 20- bis 50minütigen Dauer. Die zuverlässigste Meßeinrichtung dafür ist der »Rigiscan«. Meßsonden bzw. Meßbänder werden für den nächtlichen Schlaf um den Penis gelegt, sie messen Schwellungen und Versteifungen. Die Ergebnisse werden elektronisch gespeichert und können tags darauf ausgedruckt werden.

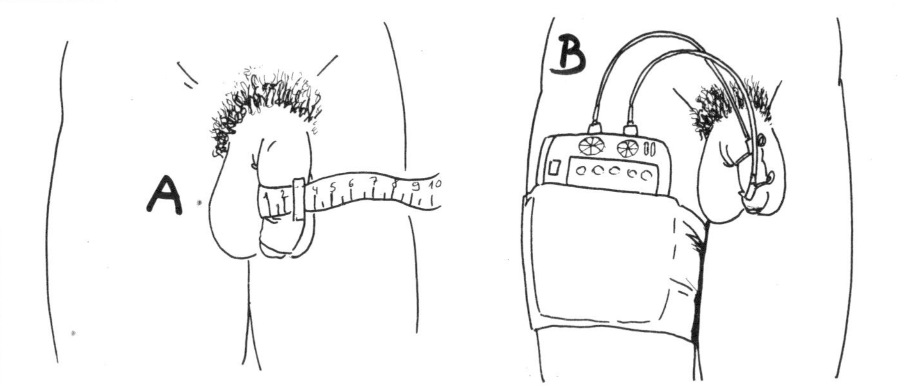

Die Messung der nächtlichen Gliedversteifung kann mit einem umgelegten Maßband oder elektronisch mit dem »Rigiscan« erfolgen.

Der Nachteil dieser Messungen ist, daß von diesen unwillkürlichen nächtlichen Penisveränderungen nicht automatisch auf die eigentliche — durch erotische Reize ausgelöste — Versteifungsfähigkeit geschlossen werden darf.

Weitere Untersuchungen sind Reflex- und elektrische Muskelmessungen. Hiebei werden die Nervenleitfähigkeit und die Muskeltätigkeit der Schwellkörper bestimmt.

Eine wesentliche Verbesserung hat die Farb-Ultraschalluntersuchung der Penisblutgefäße gebracht. Es ist damit eine Detaildarstellung bis zu den Rankengefäßen möglich. Seit der Einführung der Ultraschallmethode hat das Gefäßröntgen des Penis praktisch nur mehr gutachterliche Gründe, z. B. nach Unfällen.

Dagegen hat das Kontrastmittelröntgen der Schwellkörper (= Kavernosographie) einen wichtigen Platz in der Klärung dieses Männerleidens. Bei dieser Untersuchung wird nach einem »Leck« oder »Leakage« (engl.) gesucht, durch welches zuviel Blut aus den Schwellkörpern entweichen könnte. Solche Lecks sind gewöhnlich zwischen den Schwellkörpern und der Eichel sowie zwischen den Schwellkörpern und dem Harnröhrenschwellkörper zu finden. Oft wird die Ultraschallvermessung gleichzeitig mit einem medikamentösen Funktionstest kombiniert. Dabei werden Papaverin oder Androskat in den Penis gespritzt. Gemessen werden die Zeitdauer bis zum Erektionsbeginn, die Erektionsdauer und -stärke. Mit Komplikationen — in ca. 5% der Fälle — durch die mögliche Auslösung eines Priapismus (siehe dort) ist bei diesen Untersuchungen zu rechnen.

In der Diagnose darf nicht vergessen werden, auch nach Risikofaktoren für eine mangelnde Versteifung zu suchen. An allererster Stelle ist dabei das Zigarettenrauchen zu erwähnen. Drei Viertel der impotenten Männer rauchen mehr als 25 Zigaretten pro Tag.

Sehr nachteilig wirkt auch die Zuckerkrankheit. Sie führt nicht nur zur Verkalkung der Blutgefäße, sondern auch zu Schäden an den Penisnerven. Einen ebenso schlechten Einfluß haben Fettblut und Bluthochdruck, denn beide führen zur Verkalkung der Blutgefäße. Der Mißbrauch mit Alkohol verstärkt ebenso das Problem wie die schlechte Nierenfunktion bei fortgeschrittenem Nierenversagen.

Wieviel ist »seelisch«, wieviel ist »organisch«?

Organische Ursachen	52 %
Organisch-seelische Ursachen	28 %
Seelische Ursachen	20 %

Die Ursachen für die organisch bedingten Störungen

Schlagadern	52 %
»Lecks«	35 %
Nervenschädigung	28 %
Hormonstörung	6 %

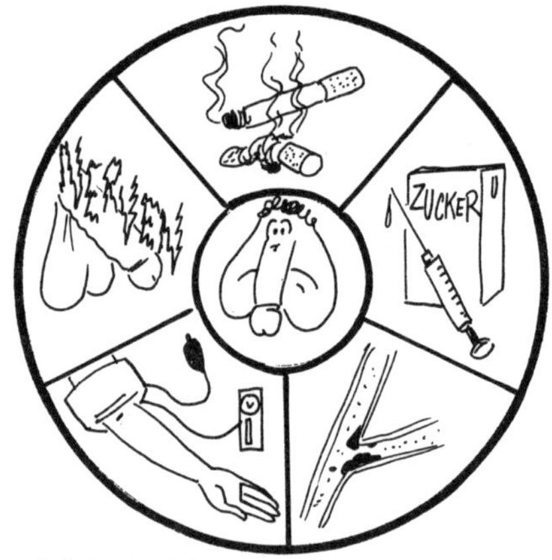

»Gliedschwächer« sind Zigarettenrauchen, Zuckerkrankheit, Gefäßverkalkung, Bluthochdruck und Nervenleiden.

Der weitaus häufigste Grund ist klar ersichtlich: Die mangelnde Blutzufuhr durch Verschlüsse der Schlagadern. Der zweite Grund ist der zu rasche Blutabfluß über die Venen. Man nennt dies »venöses Leakage«.

Auffällig ist, daß organische Mißbildungen wie Phimose, »Mikropenis« oder abnormale Mündung der Harnröhre nicht mit einer mangelnden Gliedversteifung gekoppelt sind. Teilweise trifft dies auf die Gliedabweichung und die Penisschrumpfung zu, nicht aber auf den »Penisbruch«.

Zu bedenken ist, daß mehrere organische Ursachen nebeneinander bestehen können, z.B. Schlagadern + Hormone oder Schlagadern + Nervenschädigung.

Insgesamt bleibt ursächlich festzuhalten, daß bei jedem zweiten »notleidenden« Mann ein organisch bedingtes Leiden zum ursächlichen Problem der mangelnden Gliedversteifung wird.

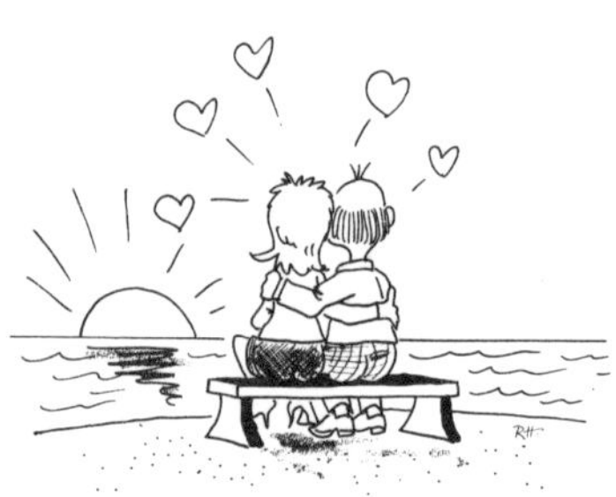
Seelisch bedingte Impotenz erfordert viel Zeit und Verständnis von der Partnerin.

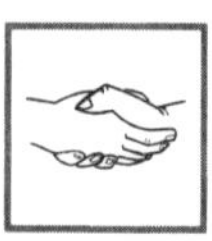

Behandlung

a) Seelisch bedingte Erektionsstörungen

Sie gehören in den Arbeitsbereich der Sexualtherapeuten. Die wichtigsten Umstände zur Heilung sind dabei Zeit und Geduld.

Wenn die Störung nicht allzu tief verwurzelt ist, empfiehlt sich folgendes Vorgehen:

1. Vorübergehendes Verbot des Geschlechtsverkehres, wodurch dem Mann die Versagensangst genommen wird.
2. Pflege anderer Sexualtechniken.

3. Der aktivere Teil soll die Partnerin sein.
4. Einnahme von Yohimbin.
5. Vorübergehende Schwellkörperreizbehandlung mit Prostaglandin alle ein bis zwei Wochen (SKIT= **S**chwell-**K**örper-**I**njektions-**T**est).

Von den am Markt befindlichen Mitteln zur Anregung und Stärkung der Potenz hat keines bis auf Yohimbin eine sicher nachweisbare Wirkung. Von Testosteron, Stierhoden oder Vitamin E ist keine positive Wirkung zu erwarten.

b) Behandlung hormonbedingter Störungen

Liegt der Grund in einer zu starken Ausschüttung von Prolaktin (= Hormon der Hirnanhangsdrüse), dann bewährt sich Parlodel. Als Ausweichpräparat bei Magen-Darm-Unverträglichkeiten ist Dopergin zu empfehlen.

c) Testosteronmangel

Sinnvoll ist die Behandlung nur bei einem im Labor wirklich nachgewiesenen Mangel. Die Behandlung ist gleichermaßen mit Tabletten oder 2- bis 3wöchentlichen Injektionen durchführbar. Früher (vor 10 — 20 Jahren noch) wurden Testosteroninjektionen großzügig bei den meisten Erektionsstörungen gegeben. Diese Behandlungsform ist heute — bei guter Kenntnis der Ursachen und anderer Behandlungsmöglichkeiten — nicht mehr gerechtfertigt.

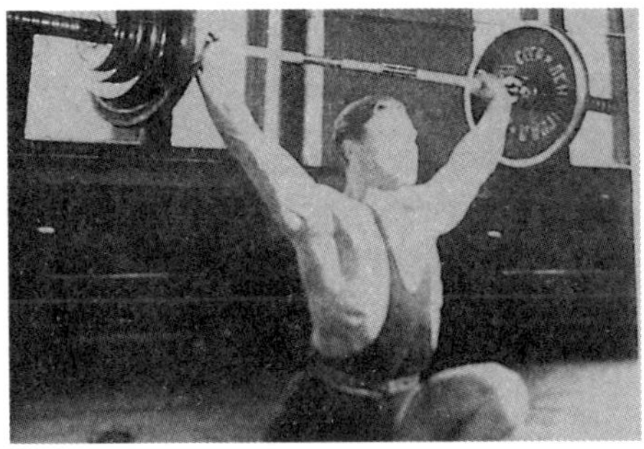

Der sowjetische Gewichtheber Wassilij Stepanow 1955. Doping mit Testosteron führt zur Hodenschrumpfung.

d) Selbstinjektion der Schwellkörper

Die **S**chwell-**K**örper-**A**utoinjektions-**T**herapie wird abgekürzt als »SKAT« bezeichnet.
Als Injektionsflüssigkeiten stehen Papaverin oder die SKAT-Lösung aus Papaverin und Regitin sowie Prostaglandin zur Verfügung. Das Risiko der Anwendung liegt in Bindegewebsverhärtungen und Priapismus. Ein weiterer Nachteil von Prostaglandin ist, daß 10% der Patienten die Injektion als schmerzhaft empfinden.
Insgesamt ist durch die Zunahme von Bindegewebsverhärtungen in den Schwellkörpern die SKAT-Behandlung immer wieder kritisch zu überprüfen.

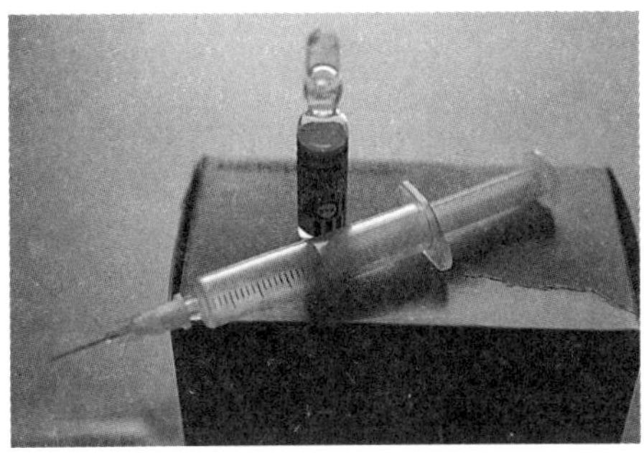

»Androskat« ist heute eine Standardbehandlung. Der Patient spritzt sich — nach ärztlicher Anleitung — das Mittel selbst in den Penis.

Nicht angewendet werden darf SKAT bei:

- Herzrhythmusstörung und Herzkranzgefäßverkalkung,
- Lungenversagen,

- Störungen der Blutgerinnung,
- vergrößerter Prostata im Stadium II,
- Nierenversagen,
- Leberschäden,
- grünem Star,
- Suchtmittelmißbrauch,
- Geschlechtskrankheiten und
- Geisteskrankheit bzw. -schwäche.

e) Erektionsringe

Sie kommen bei undichten Schwellkörpern zur Anwendung. Ein weicher, ringartiger Silikonschlauch wird um die Penisbasis gelegt und über ein Ventil mit Luft aufgeblasen. Der Blutabfluß wird über den in vier Stärken erhältlichen Ring verhindert.

f) Vakuumgeräte

Über den Penis wird kondomartig eine Saugglocke angelegt. Eine Pumpe erzeugt über ein angeschlossenes Ventil einen Unterdruck, wodurch sich die Schwellkörper entfalten. Bei dieser Entfaltung wird Blut hineingesaugt und der Penis damit versteift. Nach Versteifungseintritt wird an der Penisbasis ein Ring angelegt und der Vakuumapparat entfernt.

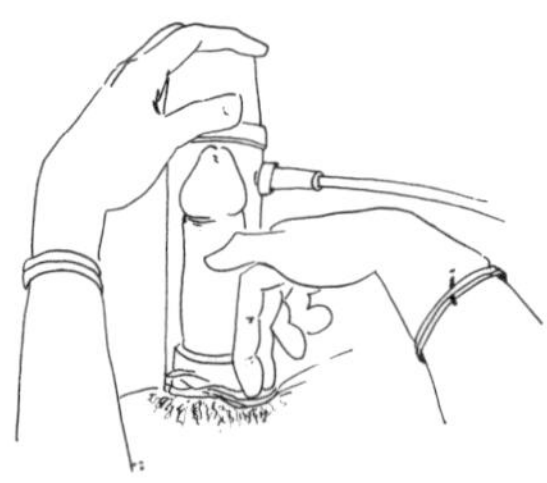

Vakuumgeräte funktionieren über eine Saugglocke, die um den Penis gestülpt wird.

g) Operation von Gefäßverschlüssen

Dieses mikrochirurgische Verfahren hat relativ geringe Erfolgsraten von 30 — 40 % bei relativ hohen Komplikationsraten von über 30 %. Das operative Abbinden von venösen Lecks ist sinnlos.

h) Penisimplantate

Sie kommen in Frage, wenn alle anderen Behandlungen versagt haben. Es gibt bereits eine Fülle von Prothesenmodellen, die sich bezüglich Preis, Technik, Kompli-

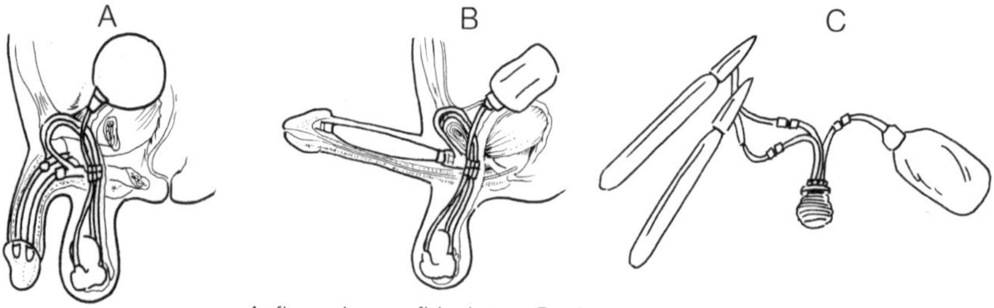

Aufbau einer aufblasbaren Penisprothese.
A Ruhestellung · B Beischlafstellung · C Künstliche Schwellkörper

kationen und operativem Zugang erheblich voneinander unterscheiden. Grundsätzlich kommen zwei Arten — halbsteife und aufblasbare Prothesen — zur Anwendung. Halbsteife Prothesen bestehen entweder ganz aus Kunststoff, oder sie haben eine Drahtstütze. Komplikationen sind Infektionen, Durchbrüche, Prothesenbrüche und Schmerzen. Unter den aufblasbaren Prothesen hat sich die »Scott«-Prothese durchgesetzt. Das Prinzip dabei ist eine Flüssigkeitsumverteilung vom Hodensack in den Penis. Die Pumpe dafür liegt ebenfalls im Hodensack. Nach dem Geschlechtsverkehr wird die Flüssigkeit über ein Ventil wieder in das Reservoir zurückgeleitet, wodurch der Penis wiederum erschlafft.

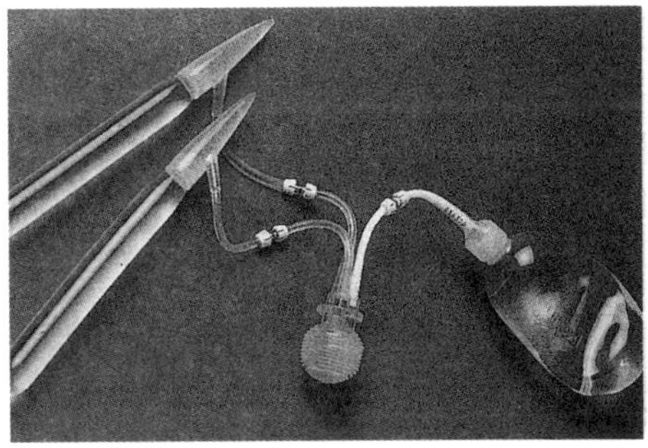

Die Penisprothese wird in verzweifelten Fällen als letzte Maßnahme der Behandlung herangezogen.

Für jede erfolgreiche Anwendung einer Penisprothese ist die Miteinbeziehung der Partnerin ganz entscheidend.

Die männliche Unfruchtbarkeit

Sie ist etwa gleich häufig wie bei der Frau. Von einer unfruchtbaren Ehe spricht man, wenn die Kinderlosigkeit ungewollt ist. Da über 80 % der gesunden, sexuell aktiven Frauen schon 8 — 10 Monate nach Absetzen eines Verhütungsmittels schwanger werden, ist es sinnvoll, mit Untersuchungen bereits nach einem Jahr ungewollter Unfruchtbarkeit zu beginnen. Es ist wichtig, einige Zahlen zu kennen, um langwierige Untersuchungen und gar Operationen bei der Frau zu vermeiden, solange nicht auch der dazugehörige Mann untersucht ist.

Von den 22 % kinderloser Ehepaare sind 1/3 ungewollt kinderlos, und die »Schuldfrage« ergibt folgende Antworten:

Mann	40 %
Frau	40 %
Mann + Frau	20 %

Zwei Drittel aller kinderlosen Ehepaare warten länger als 2 Jahre, bis sie einen Arzt aufsuchen.

Bevor wir uns mit den Ursachen der männlichen Unfruchtbarkeit auseinandersetzen, beleuchten wir kurz die normale Hodenfunktion.

Die Hirnanhangsdrüse reizt mit dem Hormon »luteinisierendes Hormon (= LH)« im Hoden die sogenannten »Leydig-Zellen«. Der »Beweis«, daß dies geschehen ist, wird über hormonelle »Rückmelder«, das sind die »LH-Releasing-Hormone« (= LHRH), an die Hirnanhangsdrüse gemeldet. Ein zweites Hormon der Hirnanhangsdrüse, das »FSH« (= follikelstimulierendes Hormon,) reizt im Hoden die

Sertoli-Zellen. Der dazu passende Rückmelder ist das in diesen Zellen gebildete Inhibin. Das »Männerhormon« Testosteron wird in den Leydig-Zellen produziert.

Dieses Hormon ist entscheidend für

- die Bildung von Samenzellen,
- die Ausbildung der Geschlechtsmerkmale (Bart, Muskelverteilung etc.) und
- die Funktion der Hoden.

Die Produktion von Samenzellen findet in den Samenkanälchen des Hodens statt.

Über die Ursachen der männlichen Unfruchtbarkeit:

»Baustörungen«

- Versteckt liegende Hoden (Kryptorchismus) sind meistens gestört, wenn sie erst nach dem 2. Lebensjahr behandelt werden.
- Angeborene Mißbildungen von Nebenhoden und Samenleiter.
- Samenbruch (eine Operation sollte aber nicht erfolgen, solange Kinderwunsch besteht, da der Nebenhoden durch die Operation geschädigt wird).
- Krampfaderbruch. Er kommt bei fruchtbaren Männern in bis zu 20 % und bei Patienten mit Unfruchtbarkeit in bis zu 40 % der Fälle vor.

Hormonstörungen

Die Störung kann in der Hirnanhangsdrüse liegen, z. B. als Hormonschwäche, oder aber als Überproduktion gewisser Hormone, etwa des Prolaktins. Als Störquelle kommt auch der Hoden selbst in Frage, z. B. durch eine fehlerhafte Testosteronproduktion oder die Hoden können angeboren fehlen oder entfernt worden sein (Kastration). Auch das Krankheitsbild eines falschen Zwitters kann vorliegen: Die entsprechenden Organe sprechen auf die Hormonwirkung nicht an.

Erbliche Umstände

Immer handelt es sich dabei um Abweichungen des Geschlechtschromosoms. Die bekannteste Form davon ist das Klinefelter-Syndrom (benannt nach Harry Fitch Klinefelter, geboren 1912 in Baltimore) mit einem überzähligen Geschlechtschromosom, »XXY«.

Entzündliche Ursachen

Wer Mumps nach der Pubertät hat, bekommt in 30 % eine einseitige und in 10 % eine beidseitige Hodenentzündung. Mumps vor der Pubertät führt nicht zu einer Verminderung der Samenzellproduktion. Nebenhodenentzündungen durch Tuberkulose, Tripper oder Manteltierchen (= Chlamydien) können zu einem Verschluß der Samenkanälchen führen. Ebenso können Entzündungen von Prostata und Samenblasen eine Verlegung der Ausführungsgänge bewirken.

Bildung von Antikörpern

Der Mann selbst kann Antikörper (= abwehrende Eiweißkörper) gegen seine eigenen Samenzellen bilden. Auch bei der Frau ist die Erzeugung von Antikörpern gegen

Samenzellen möglich. Sie sind in den Geschlechtsflüssigkeiten und im Blut nachweisbar. Diese von der Frau erzeugten Antikörper behindern die Wanderung der Samenzellen durch Muttermund, Gebärmutter und Eileiter. Entscheidend dafür, ob Antikörper zur Unfruchtbarkeit führen, ist immer die Höhe des Antikörperspiegels. Schon länger bekannt ist die Antikörperbildung nach Durchtrennung bzw. Abbinden des Samenstranges. Wird der Samenstrang später operativ wieder rückoperiert (also durchgängig gemacht), verbleibt wegen dieser Antikörper dennoch eine Unfruchtbarkeit.

Ärztliche Behandlung

Strahlen und Chemotherapie schädigen die Produktionsstätten der Samenzellen. Nach einer Chemotherapie ist ein Zeitraum von 2 bis 3 Jahren zu veranschlagen, in dem es zu einer Erholung der Samenproduktion gekommen ist.

Auch von manchen Medikamenten wird behauptet, daß sie ungünstig auf die Samenzellerzeugung wirken könnten: Mittel gegen Magengeschwüre und Darmentzündung, Sulfonamide, vermännlichende Hormone und gewisse Drogen wie Marihuana.

Alkohol ab einer Menge von 60 Gramm pro Tag ist ebenso schädlich wie Nikotin.

Die versehentliche Durchtrennung des Samenleiters bei Leistenbruchoperationen und Operationen am Hodensack können zu bleibender Unfruchtbarkeit beitragen.

Äußere Umstände

Es sollte uns zu denken geben, daß sich in einem Zeitraum von 55 Jahren (1940 — 1995) die »Samenzahlen« verändert haben. Eine Gegenüberstellung macht dies sichtbar:

Samenflüssigkeit	1940: 3,4 ml	1995: 2,7 ml
Samenzellen	1940: 113 Millionen	1995: 66 Millionen

Der Anteil ungewollt kinderloser Paare hat sich in diesem Zeitraum verdreifacht! Interessanterweise hat die Wissenschaft seit 1950 den »Normwert« für die Anzahl der Samenzellen pro Milliliter immer weiter herabgesetzt. Betrug dieser 1950 noch über 100 Millionen, liegt er heute bei 20 Millionen. Für uns sollte dies ein weiterer Hinweis dafür sein, daß mit Norm- oder Normalwerten in den meisten Fällen Durchschnittswerte gemeint sind.

Welche »Gifte« beeinflussen den Samen?

Es sind dies Metallsalze von Schwermetallen, Mineralöle, Kohlenwasserstoffverbindungen, Hormone, Pestizide (= Schädlingsbekämpfungsmittel), Insektizide (= Unkrautvernichtungsmittel), Fungizide (pilzeabtötende Mittel), Nervengifte und Medikamente. Weiters zu nennen sind Verletzungen, Hitze, Strahlung, Mikrowellen, Streß, Wassergüte, Östrogene aus Pflanzen und Freizeitgewohnheiten wie Extremsport und Sauna.

Als Störfaktoren sind anzusehen: Lärm, Gerüche, Staub, Schmutz, Ruß, Feuchtigkeit, Witterungseinflüsse, Klimaanlagen und künstliche Beleuchtung.

Für den Samen giftige Stoffe reichern sich zuerst im Fettgewebe des Körpers an, um dann nach und nach in die Absonderungen der Geschlechtsorgane (auch bei Frauen) zu wandern.

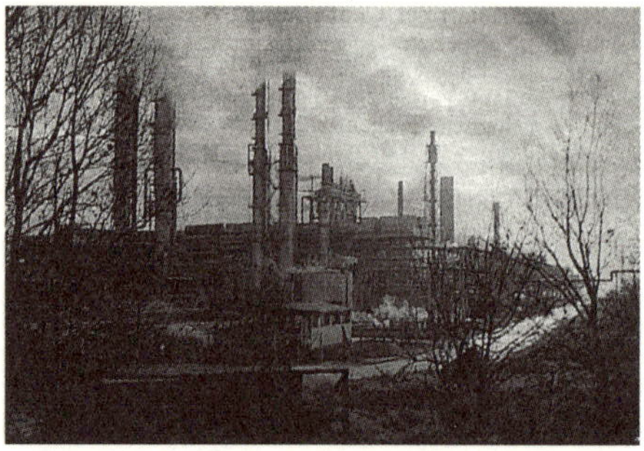

Männer in Industrierevieren klagen öfter über mangelnde Fruchtbarkeit.

Nikotin reichert sich im Gebärmutterhalskanal und in der Schleimhaut der Gebärmutter an. Die Chance auf eine erfolgreiche Empfängnis kann sich dadurch um bis zu 72 % vermindern. Gleichzeitig steigt auch das Risiko einer Fehlgeburt. Weiters setzt bei Raucherinnen früher der Wechsel ein. Bei Männern, die täglich bis zu 20 Zigaretten rauchen, sinkt die Menge der Samenflüssigkeit, es sinkt die Samenbeweglichkeit, gleichzeitig steigt der Anteil mißgebildeter Samenfäden.

Was ist mit Kaffee und Alkohol?

Mehr als 4 Tassen Bohnenkaffee steigern bei Nichtrauchern die Samenbeweglichkeit, bei Rauchern dagegen wird diese Wirkung wieder zunichte gemacht. Regelmäßiger Alkoholmißbrauch über 40 Gramm täglich schädigt fast alle Organe und daher auch die Samenqualität.

Und Streß?

Kurzfristige Belastungen mit negativem Streß haben keine wesentlichen Auswirkungen. Langzeitstreß, belastende Lebensereignisse und unlösbare Probleme dagegen vermindern nachhaltig die Samenqualität.

Nicht vergessen werden darf auf Wärme — die der Hoden nicht verträgt. In heißen Ländern sinkt die Zahl der Samenzellen im Spätsommer mit der Folge einer niedrigen Geburtenrate im nächsten Frühjahr. Aus dem gleichen Grund können heiße Bäder, enge Unterwäsche, Jeans, Sauna usw. zur Samenzellverminderung beitragen.

Von Umweltfaktoren besonders betroffene Berufsgruppen sind: Tankstellenwärter und Raffineriearbeiter, Arbeiter in Chemie- und Metallbetrieben, Bergleute, Kraftfahrer, Baggerführer, Landwirte im Obst- und Weinbau, Schweißer, Personal in der chemischen Reinigung, medizinisch-technisches Personal, Polizisten, Maler und Anstreicher, Lackierer, Nacht- und Schichtarbeiter, Berufsfeuerwehrleute.

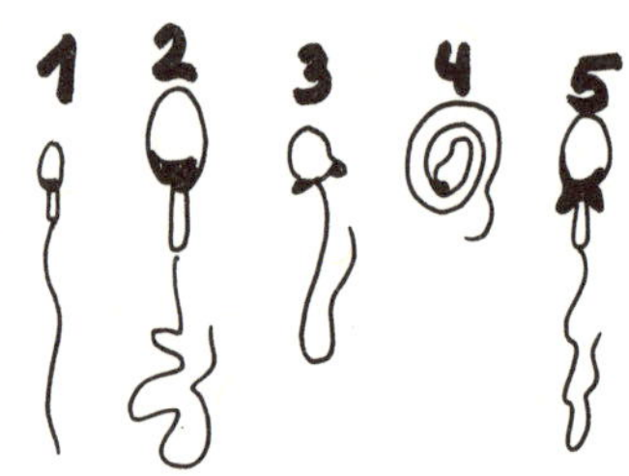

Die Samenfäden können verschiedene Gestalt annehmen. Mißbildungen aber sind unfruchtbar. Nur der Samenfaden »1« ist normal.

Welchen Einfluß Umweltfaktoren haben, kann man zahlenmäßig nicht sicher angeben. Ein wesentlicher Umstand darf aber zusätzlich noch erwähnt werden.

Die heutzutage perfekten Methoden der Empfängnisverhütung (Pille!) haben in unserer Zeit dazu geführt, daß der Kinderwunsch auf eine Lebensspanne verlegt wird, die in biologischer Hinsicht als nicht optimal anzusehen ist. Somit werden die Paare, welche wegen Kinderlosigkeit ärztlichen Rat suchen, immer älter. Das heißt aber auch, daß im großen Problemkreis »Unfruchtbarkeit« nicht alle Ursachen der »Umwelt« angelastet werden dürfen.

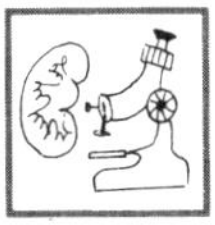

Diagnose der männlichen Unfruchtbarkeit

Sie sollte schon nach einem Jahr einsetzen, denn je länger eine Kinderlosigkeit dauert, umso geringer sind die Behandlungschancen. Sie fallen nach 8 Jahren Unfruchtbarkeit unter 20 %.

Der Mann, der sich zwecks Untersuchung zum Arzt begibt, sollte sich auf folgende Fragen vorbereiten:

- Wie lange dauert die Kinderlosigkeit schon?
- Wie alt ist die Ehefrau oder Partnerin?
- Bestand früher schon einmal Vater- oder Mutterschaft?
- Wurde Mumps mitgemacht?
- Bestand ein versteckter Hoden?
- Wurden Operationen im Geschlechtsbereich, z. B. eine Leistenbruchoperation, ausgeführt?
- Bestanden Entzündungen im Geschlechtsbereich?
- Geschlechtsverkehr — wie häufig?
- Wie steht es mit Rauchen? Alkohol? Drogen?
- Wurden/werden Medikamente genommen? Dosierung?
- Bestanden/bestehen besondere Wärmeeinflüsse? Leben in heißen Ländern?
- Welche Allgemeinerkrankungen und Virusinfektionen wurden bisher erlitten?
- Welche störenden Umstände gibt es noch?

Was ist mit Umwelt? Streß? Beruf?

Die Untersuchung durch den Arzt umfaßt den ganzen Körper und nicht nur die Geschlechtsorgane.

Was kann am Körper festgestellt werden?

Wer in der Pubertät zuwenig männliche Hormone produziert hat, kann einen eunuchenähnlichen Hochwuchs haben. Die Unterlänge des Körpers ist dabei größer als die Oberlänge, und die Spannweite der Arme ist größer als die eigentliche Körpergröße. Eine mehr weibliche Gestalt mit Fettpolstern in der Hüfte ist ein Hinweis auf einen Mangel an männlichen Hormonen. Auch eine weib-

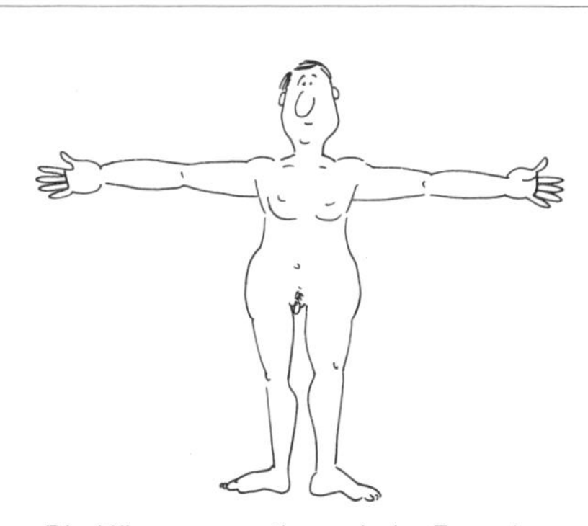

Die Körperproportionen beim Eunuchen.

liche Umformung der Brust (= Gynäkomastie) kann hinzutreten. Diese echte Gynäkomastie mit Vermehrung der Drüsenzellen muß von der einfachen Fettvermehrung bei dicken Menschen auseinandergehalten werden.

Der Hoden kann mit einem einfachen Gerät, dem Orchidometer, abgemessen werden. Normalwerte liegen zwischen 15 und 30 Milliliter. Wichtig ist die Ultraschalluntersuchung des Hodensackinhaltes.

Die entscheidende Untersuchung ist natürlich die der Samenflüssigkeit, das Untersuchungsergebnis nennt man »Spermiogramm«.

Ein Spermiogramm wird folgendermaßen gewonnen:

1. Der letzte Geschlechtsverkehr soll 5 Tage her sein.
2. Es sind zwei Untersuchungen im Abstand von 6 bis 8 Wochen nötig. Der Mindestabstand zwischen zwei Untersuchungen darf zwei Wochen nicht unterschreiten.
3. Die Ejakulation wird durch Masturbation (Selbstbefriedigung) gewonnen. Ist das nicht möglich, dann kann die Samengewinnung auch durch normalen Geschlechtsverkehr erfolgen. In diesem Fall braucht man ein spezielles Kondom.

Auch die genaueste Analyse der Samenflüssigkeit birgt immer noch einige Unsicherheiten. Die Aussage »unfruchtbar« ist praktisch nur beim 100%igen Fehlen von Samenzellen (= Azoospermie) sicher. In den letzten Jahren hat man ja die Normalwerte für die Anzahl der Samenzellen ständig nach unten revidiert, so gelten heute 20 Millionen Samenzellen pro Milliliter als unterer Grenzwert. Man weiß aber, daß die Zahlen bei ein und demselben Mann in verschiedenen Untersuchungen zwischen 5 und 150 Millionen Samenzellen pro Milliliter Samenflüssigkeit schwanken können.

Der normale Samensteckbrief

Farbe	weiß bis gelblich trüb
Verklumpung (= »Gerinnung«)	sofort
Verflüssigung	nach 5 — 20 Minuten
Geruch	kastanienblütenartig
Zähigkeit	weniger als 2 Zentimeter
Menge	2 — 6 Milliliter
ph-Wert	7 — 8
Spermienzahl	über 20 Millionen/Milliliter
Spermienzahl pro Ejakulation	über 40 Millionen
Gestalt	mehr als 30 % normale Spermien
Beweglichkeit	mehr als 50 % bewegliche Spermien
Fruchtzucker	mehr als 13 Mikromol/Ejakulat

Am wichtigsten im Spermiogramm ist die Zahl der gesunden und beweglichen Spermien. Fructose (= Fruchtzucker) stellt die Energiequelle für die Samenzellen dar.

Oft gebrauchte Begriffe

Oligospermie	zuwenig Samenzellen
Azoospermie	Fehlen der Samenzellen
Asthenozoospermie	verminderte Beweglichkeit
Teratozoospermie	zuviele mißgebildete Samenzellen

Nach der ersten groben (meistens aber schon entscheidenden) Untersuchung gibt es eine Vielzahl mikroskopischer Tests und chemischer Verfahren mit besonderen Apparaturen.

Von den Hormonen werden Testosteron und die Hormone der Hirnanhangsdrüse bestimmt. Der Hormonbestimmung kommt besondere Bedeutung zu, weil die Produktion der Samenzellen ja hormonell gesteuert wird und oft auch gut behandelbar ist. Zusätzlich gibt es zur Bestimmung der Beziehungen zwischen Hoden und Hirnanhangsdrüse (»Hormonachse«) noch spezielle Funktionstests. Ein weiterer Test umfaßt die Prüfung der Samenzellen auf Antikörper.

Der nächste Schritt ist die Analyse der Chromosomen (= Erbträger), zumal bekannt ist, daß 2% der unfruchtbaren Männer Abweichungen im Erbmaterial aufweisen. Dieser Prozentsatz ist bei den Männern mit fehlenden Samenzellen (= Azoospermie) 10mal so hoch, nämlich 20%.

Die Untersuchung der Chromosomen macht man an weißen Blutkörperchen, Mundschleimhaut oder Haarwurzelscheiden. Am häufigsten wird dabei das Klinefelter-Syndrom entdeckt (siehe Zwitter).

Eine Gewebsentnahme aus dem Hoden ist immer dann notwendig, wenn keine Samenzellen vorhanden sind, die Hormone aber normal oder fast normal sind.

Abschließende Bemerkungen zur Diagnose der männlichen Unfruchtbarkeit:

1. Sie ist wichtig für eine genaue Beratung.
2. Sie schützt den Betroffenen vor teuren, sinnlosen und ergebnislosen Behandlungsversuchen.
3. Sie gibt uns Gewißheit, nichts unversucht zu lassen.
4. Nicht oft genug betont werden kann die Notwendigkeit einer rechtzeitigen Diagnose, also schon nach 1 Jahr ungewollter Kinderlosigkeit.

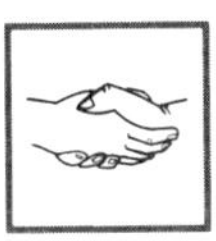

Behandlung

Vor Beginn der Behandlung sollten 3 Spermiogramme vorhanden sein, die im Abstand von 2 bis 3 Wochen erstellt wurden.

I. Allgemein

Eine ursächlich behandelbare Hormonstörung liegt nur bei 1 % der unfruchtbaren Männer vor. Hormonstörungen von seiten der (übergeordneten) Hirnanhangsdrüse lassen sich besser behandeln als solche, die ihre Ursache in den Hoden selbst haben. Gewebeveränderungen des Hodens sind in der Mehrzahl der Fälle nicht rückbildungsfähig. Eine Verbesserung des Spermiogramms ist nicht gleichbedeutend mit der Chancenverbesserung einer Empfängnis. Medikamentöse Behandlungen dauern üblicherweise etliche Monate, da ja auch der Lebenszyklus der Samenzellen an die 70 Tage beträgt. Gestartet werden soll eine sinnvolle Behandlung erst, wenn die Fruchtbarkeit von Mann und Frau ausreichend untersucht ist. Für die Zeitdauer einer Behandlung gilt: Es ist nicht sinnvoll, eine wirkungslose Behandlung über Jahre fortsetzen, nur weil es keine bessere Alternative gibt. Spätestens nach einem Jahr sollte eine erfolglose Behandlung abgebrochen und nach anderen Möglichkeiten, ein Kind zu bekommen, gesucht werden: künstliche Befruchtung oder Adoption eines Kindes.

II. Spezielle Behandlung

1. Wenn eine mangelnde hormonelle Reizung der Hoden durch die Hirnanhangsdrüse die Ursache ist, so besteht eine Erfolgsrate von 90 %. Gegeben werden Pregnyl oder Profasi.
2. Bei einer übergeordneten Störung im Gehirn ist die derzeitige Behandlung mit Kryptocur noch in den Kinderschuhen und unsicher.
3. Eine hochdosierte Behandlung mit Testosteron ist wegen schlechter Resultate und Schädigung der Kanälchen nicht angebracht.
4. Bei schlecht beweglichen und vielen mißgebildeten Samenzellen werden Mesterolon und die Antiöstrogene Clomiphen und Tamoxifen versucht. Obwohl sich die Samenqualität verbessert, sind die Erfolge noch mäßig.
5. Bei schlechter Beweglichkeit und wenn viele tote Samenzellen vorhanden sind, wird Padutin versucht.
6. Trental führt zu einer verbesserten Durchblutung von Hoden und Nebenhoden.
7. Schädlichkeiten wie Alkohol, Nikotin und Drogen sind unbedingt zu vermeiden. Diejenigen Medikamente, die nachteilig wirken könnten, müssen abgesetzt werden, sofern dies beim Vorhandensein anderer Krankheiten möglich ist.
8. Entzündungen der männlichen Geschlechtsorgane müssen saniert werden. Steigt die Anzahl entzündungsbedingter weißer Blutkörperchen im Ejakulat an, so sinkt die Fruchtbarkeitsrate. Wenn das Sperma durch Keime besiedelt ist und es handelt sich bei den Erregern um Chlamydien oder Mykoplasmen, so wird auch die Sexualpartnerin gleichzeitig mit Antibiotika behandelt. Nach Abschluß der Behandlung wird das Sperma auf Keime kontrolliert.
9. Operationen mit mikrochirurgischer Technik umfassen vor allem die Azoospermie durch nicht durchgängige Samenleiter. Solche Operationen kommen auch für Männer in Betracht, die sich aus Gründen der Familienplanung den Samenleiter durchtrennen bzw. abbinden ließen. Die Ursache für den neuerlichen Fruchtbarkeitswunsch kann eine neue Beziehung oder auch der Tod eines Kindes sein. Die Ergebnisse werden schlechter, wenn die Durchtrennung länger als 10 Jahre zurückliegt oder Samenleiterabschnitte über 7 cm fehlen.
   Die Operation des Krampfaderbruches sollte nur bei Kinderwunsch und schlechter Samenqualität erfolgen. Ist das Spermiogramm normal oder sind überhaupt keine Samenzellen vorhanden, sollte die Operation unterbleiben.
   Durch die Operation eines versteckten Hoden kann beim erwachsenen Mann die Fruchtbarkeit kaum verbessert werden.

10. Bei Unfruchtbarkeit durch Ejakulation in die Blase können die Mittel Gutron oder Tofranil helfen. Nützen sie nicht, so kann der entleerte Harn (mit dem Sperma) gewonnen und zentrifugiert und anschließend der Frau künstlich in die Gebärmutter eingespritzt werden.
11. Bei Unfruchtbarkeit wegen einer Antikörperbildung kann in Einzelfällen Kortison, über längere Zeit eingenommen, Abhilfe schaffen. Bei dieser Form wird auch empfohlen, den Geschlechtsverkehr längerfristig nur mittels Kondom zu praktizieren, um jeglichen Kontakt der weiblichen Geschlechtsorgane mit Samenzellen zu vermeiden. Diese Behandlung heißt auch »Kondomtherapie«.

Das Anwachsen der Weltbevölkerung machen Familienplanung und Geburtenverhütung zu zentralen Themen der Menschheit. Als eine englische Zeitung Arthur Cronin, der so wie viele Schriftsteller ursprünglich Arzt gewesen war, dazu befragte, antwortete er: »Von mir dürfen Sie keine objektive Antwort erwarten. Ich bin gegen jede Art von Geburtenregelung, denn ich war das fünfte Kind in meiner Familie«.

Die Samenstrangunterbindung

Dieses operative Verfahren — als »Vasektomie« bezeichnet — ist derzeit die sicherste Methode, einen fruchtbaren Mann in einen unfruchtbaren zu verwandeln. Weltweit wurden bisher etwa 80 Millionen solcher Eingriffe durchgeführt. Bei der in unseren Breiten am meisten gepflogenen Methode werden 2 bis 3 cm Samenleiter herausgeschnitten, deren Enden unterbunden und zusätzlich noch U-förmig umgeschlagen. Bei einer anderen Operationsart in den USA wird der Samenleiter durch Hitze narbig geschädigt. Die am wenigsten eingreifende Methode kommt aus China, mit einer Operationszeit von 5 bis 11 Minuten.

Eine Kontrolluntersuchung ist nach 6 bis 8 Wochen oder nach 10 bis 15 Ejakulationen nötig. Wenn sich im Ejakulat keine Samenzellen finden, kann die Operation als erfolgreich bezeichnet werden.

Kontrolluntersuchungen nach 3 und 6 Monaten sind sicherheitshalber zusätzlich angebracht.

Bei bis zu 4 % der behandelten Männer muß mit einer selbständigen Wiedereröffnung des Kanals gerechnet werden. Insgesamt bietet also auch die Vasektomie keine 100%ige Sicherheit für eine dauerhafte Unfruchtbarkeit. Möglicherweise hat die »Hitzetechnik« die größte Sicherheit. Komplikationen nach einer Vasektomie sind Blutergüsse, Entzündungen, Infektionen, Abszesse, Verwachsungen und Spermawucherungen.

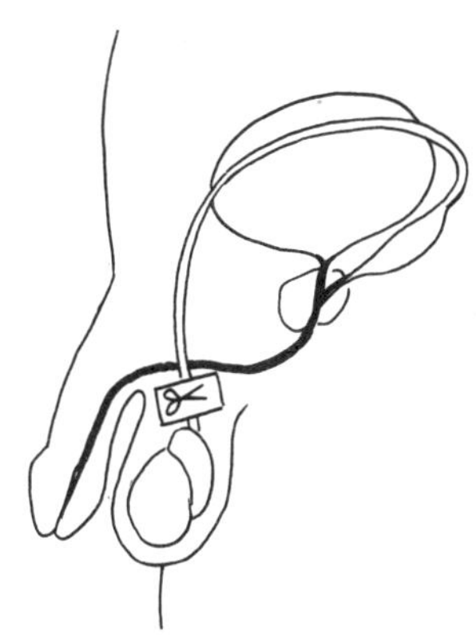

Bei der »Vasektomie« wird der Samenstrang durchgeschnitten.

Hat die Vasektomie Nebenwirkungen?

Bei 50 % der Behandelten treten Antikörper gegen Samenzellen auf. Nachteilige Auswirkungen hat dies nur dann, wenn diese Männer erneut fruchtbar werden wollen und die Samenleiterlichtung operativ wiederhergestellt wird.

Hormonelle Auswirkungen etwa auf die Potenz gibt es nicht. Ein möglicher — aber noch lange nicht gesicherter — Zusammenhang besteht zwischen Prostata- und Hodenkrebs einerseits und der Vasektomie andererseits. Nach gewissen Studien sollen vasektomierte Männer öfter daran erkranken. Gesicherte Aussagen werden aber wegen der geringen Häufigkeit des Hodenkrebses (ca. 5 pro 100.000) wohl noch lange auf sich warten lassen.

Wer an eine Vasektomie denkt, sollte die folgenden Punkte genau beachten:

1. Der Eingriff ist unwiderruflich, auch wenn es — zum Teil — erfolgreiche Rückoperationen gibt.
2. Komplikationen nach der Operation kommen vor.
3. Durch Samenzellen, die sich noch in den Samenwegen befinden, kann die Fruchtbarkeit noch über 6 Monate bestehen.
4. Kontrollen des Spermiogramms sind mehrmals erforderlich.
5. Eine selbständige Wiedereröffnung des Samenleiters ist auch nach Jahren möglich.
6. Verdächtige, aber nicht gesicherte Zusammenhänge bestehen zwischen Krebs und Vasektomie.

Die künstliche Befruchtung

Sie kommt dann in Betracht, wenn die männliche Unfruchtbarkeit anderweitig nicht behebbar ist. Das wesentliche aller Verfahren, die mit dem »Retortenbaby« zusammenhängen, ist, daß Eizelle und Samenzelle in einer dem Körpermilieu angeglichenen Flüssigkeit zusammengebracht werden.

Die bekannteste Methode ist die »In vitro-Fertilisation« (IVF). 1978 erstmals durchgeführt, gibt es heute schon über 130.000 Kinder, die damit »das Licht der Welt erblickten«.

Was geschieht dabei?

1. Durch hormonelle Reizung wird bei der Frau ein Ei zur Reifung und zum Eisprung gebracht.
2. Zum Zeitpunkt des Eisprunges werden — ultraschallgesteuert — Eizellen abgesaugt.
3. Die gewonnenen Eizellen werden untersucht und mit bearbeiteten Samenzellen im Brutschrank zusammengebracht.
4. Nach zwei Tagen wird die Befruchtung überprüft und der Embryo in die Gebärmutter verpflanzt.

Diese IVF-Methode kommt zur Anwendung, wenn die Eileiter nicht angelegt oder verschlossen sind. Weiters auch bei den schon erwähnten Antikörperproblemen und bei männlicher Unfruchtbarkeit. Die Erfolgsraten liegen bei 15 bis 20 %.

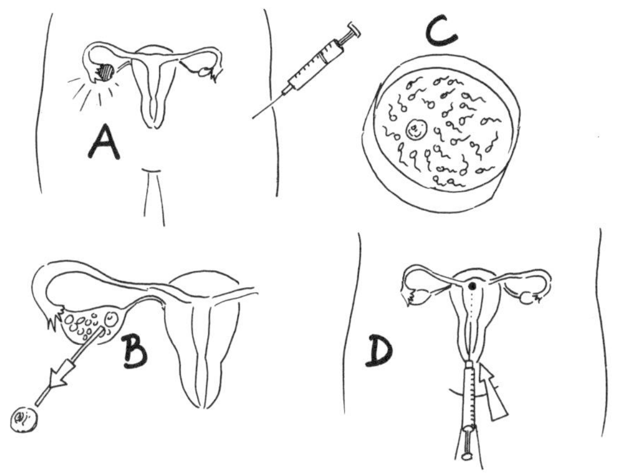

Künstliche Befruchtung:
A: Durch hormonelle Reizung wird ein Ei zur Reifung gebracht.
B: Das reife Ei wird mittels Bauchspiegelung entnommen.
C: Ei und Samenfäden werden zusammengebracht, bebrütet und
D: in die Gebärmutterhöhle injiziert.

Bei einer etwas geänderten Methode — sie heißt »Intratubarer Gametentransfer (GIFT)« — werden die zusammengebrachten Ei- und Samenzellen nicht in die Gebärmutter, sondern in den Eileiter eingespült. Bei dieser Methode wird der Vorteil ausgenützt, daß im Eileiter die günstigsten Bedingungen für eine erfolgreiche Befruchtung herrschen, denn auch normalerweise erreicht ja der Embryo erst 5 Tage nach der Befruchtung im Eileiter die Gebärmutterhöhle. Vorgenommen wird die Technik mittels Bauchspiegelung. Zu beachten ist, daß bei dieser Methode Mehrlingsgeburten verstärkt auftreten: Zwillinge in 15 % und Drillinge in 3 %!

Als »Homologe Insemination« bezeichnet man das Einbringen von »gewaschenen« Samenzellen in die Gebärmutter. Die Erfolgsrate ist mit 7 % eher mager, mehr als drei solcher Versuche werden üblicherweise nicht gemacht.

Eine weitere Möglichkeit besteht darin, durch Mikrochirurgie Samenzellen direkt aus dem Nebenhoden zu entnehmen und diese dann auf den bisher beschriebenen Wegen einzusetzen.

Noch nicht im Routinebetrieb eingesetzt ist die »Mikromanipulation« der Eizelle. Damit wird eine Befruchtung auch mit sehr wenigen Samenzellen möglich. Das Prinzip dabei ist, daß die Eizelle »angebohrt« oder »angeschnitten« wird, um den Samenzellen den Weg zu ebnen.

DIE KUR —
EINE NICHTMEDIKAMENTÖSE BEHANDLUNG FÜR NIEREN- UND HARNWEGSKRANKE

Das vordergründige Problem ist oft der unfreiwillige Harnabgang. Viele Leiden hinterlassen auf Dauer oder nur vorübergehend dieses äußerst lästige Symptom, man denke nur an Blasentumoren, den Prostatakrebs oder künstliche Blasen aus Darmteilen. Bei den Tumoren der Niere selbst sind diese Auswirkungen meistens geringer. Hier kommt es mehr auf die schnelle Wiedereingliederung ins Berufsleben an. Wichtig für eine erfolgreiche Wiederherstellung ist, frühzeitig »aus dem Bett zu kommen«.

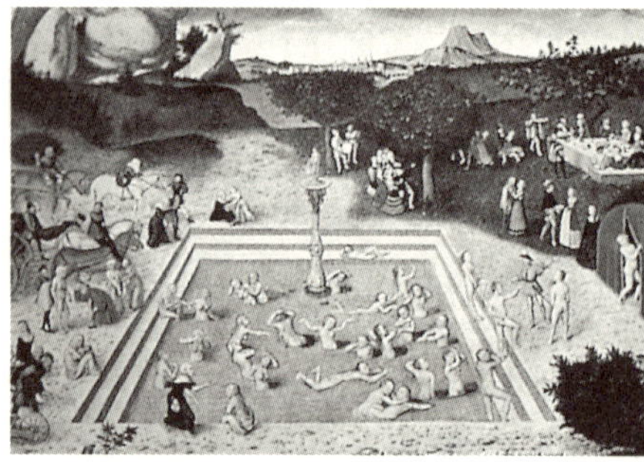

Der Jungbrunnen von Lucas v. Cranach, 1546. Vergnügt und gesund verlassen die zuvor Kranken und Siechen das Wasserbecken.

Atemgymnastik und Übungen mit einfachen Atemgeräten wie Treshold oder P-Flex helfen, auf dem Weg über eine normalisierte Atemkapazität früher wieder zu Kräften zu kommen. Zur Rehabilitation gehört auch die Anpassung eines gut sitzenden »Stomas« bei künstlicher Harnableitung. Stomatraining und wiederholte Anleitung zur richtigen Pflege beschleunigen das Gesundwerden.

Einer großen Zahl von Patienten hilft das Beckenbodentraining gegen den unfreiwilligen Harnabgang. Ein zeitiger Beginn mit isometrischen Muskelübungen zur Stärkung des Muskelhalteapparates unter ständiger Anleitung — allein oder in Gruppen durchgeführt — kann die Phase des unfreiwilligen Harnabganges beträchtlich abkürzen. Wer durch eine Operation die Blasenkontrolle verliert, ist gut beraten, auf »einfache« Hilfsmittel wie Bettflasche usw. so rasch wie möglich zu verzichten und dafür lieber schnell zu wechselnde Einlagen zu verwenden. Hingegen soll mit einem Blasentraining sofort begonnen werden.

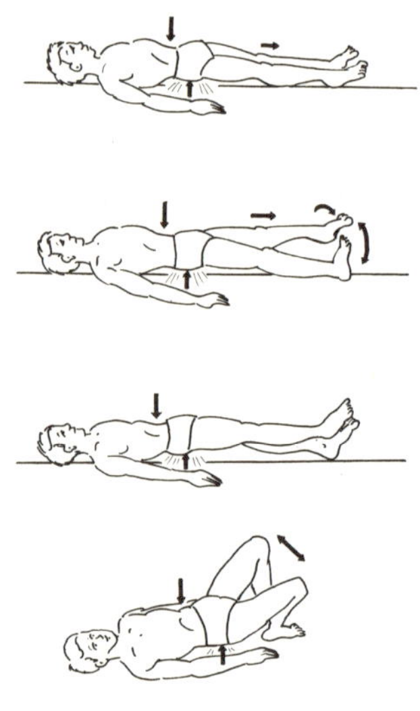

Übungen gegen den unfreiwilligen Harnabgang. »Bodybuilding« für den Beckenboden.

Übungen gegen unfreiwilligen Harnabgang

a) Beckenboden hochziehen — Gesäßmuskel anspannen — Bauch einziehen — Knie durchdrücken und bis 5 zählen — in der Anspannung bleiben — jetzt die Anspannung langsam lösen und in entspannter Lage wieder bis 5 zählen.

b) Beine etwas spreizen — Beckenboden wenig hochziehen — Gesäßmuskeln anspannen — Bauch einziehen — Beine gleichzeitig etwas nach innen drehen, Knie bleiben durchgedrückt — bis 5 zählen — Anspannung halten — langsam die Anspannung lösen und in der entspannten Lage wieder bis 5 zählen.

c) Beine kreuzen — Beckenboden hochziehen — Gesäßmuskeln anspannen — Bauch einziehen — bis 5 zählen — Anspannung halten — langsam Anspannung lösen und in der entspannten Lage wieder bis 5 zählen.

d) Knie etwas abwinkeln und auseinander halten — Beckenboden hochziehen — Gesäßmuskeln anspannen — Bauch einziehen — Knie wie gegen einen Widerstand schließen — bis 5 zählen — Anspannung halten — Anspannung langsam lösen und in der entspannten Lage wieder bis 5 zählen.

Jede Übung muß mindestens 3mal hintereinander, das ganze Übungsprogramm mehrmals täglich wiederholt werden.

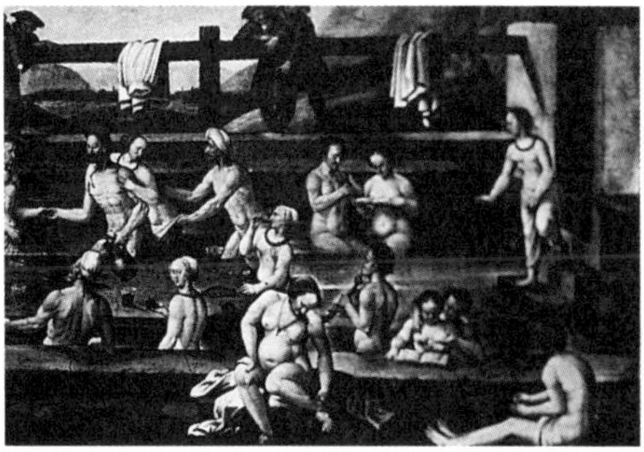

Vor Jahrhunderten trug die Kur nicht nur zum Wohlbefinden der Menschen, sondern auch zur Ausbreitung von Geschlechtskrankheiten bei.

Die eigentliche Kur hat das Ziel, die zur Behinderung führende Krankheit rascher zu überwinden. Angewendet werden zu diesem Zweck Bäder, Packungen, Inhalationen, Massagen, Elektrotherapie, Trinkkuren, Diät, Diätvorträge und Aufklärung über gesunde Lebensführung.

Der Weg zur Kur ist frei, wenn folgende Gegebenheiten feststellbar sind:

- Die akute Krankheit ist vorüber.
- Die Wundheilung ist abgeschlossen.
- Die Zeit des »Liegens« ist vorüber.
- Waschen, Essen und Toilettebesuch sind ohne fremde Hilfe möglich.
- Es besteht Geh- und Transportfähigkeit.

Nicht alle Krankheiten sind zu »kurieren«, im wesentlichen sprechen folgende Krankheitsgruppen auf eine Kur an:

- Chronische Nierenentzündung, dabei muß ein eventuelles Nierenversagen bei Komplikationen und Infektionen behandlungsseitig beherrschbar sein.
- Nach Operationen an der Niere und den ableitenden Harnwegen.
- Nach Prostataoperation.
- Nach größeren frauenärztlichen Operationen mit Beteiligung der Harnwege.

Akute Erscheinungen müssen abgeklungen, bei Tumoren sollen alle operativen Möglichkeiten sowie die der Strahlen- und Chemotherapie ausgeschöpft sein.

Gegenanzeigen für eine Kur sind demnach akute Entzündung, extremer Bluthochdruck, Nierenversagen, Kreislaufschwäche, Wasserstau, (noch) nicht operierte Tumoren, große Harnsteine, frische Tuberkulose und Prostataleiden mit gravierenden Störungen der Harnentleerung.

Folgende Krankheiten, Leiden und Störungen sind einer Kur zugänglich:

- **Blasenentzündung:** Trinkkuren mit erdigen Säuerlingen oder erdig alkalischen Wässern, Moorsitzbäder, Fangopackungen, Kohlensäurebäder, Elektrotherapie.
- **Blasensenkung:** Atemgymnastik, Bewegungsgymnastik, Beckenbodengymnastik, Unterwassergymnastik, Sole-Bewegungsbad, Moorhalbbäder, Schwefelsolebäder.

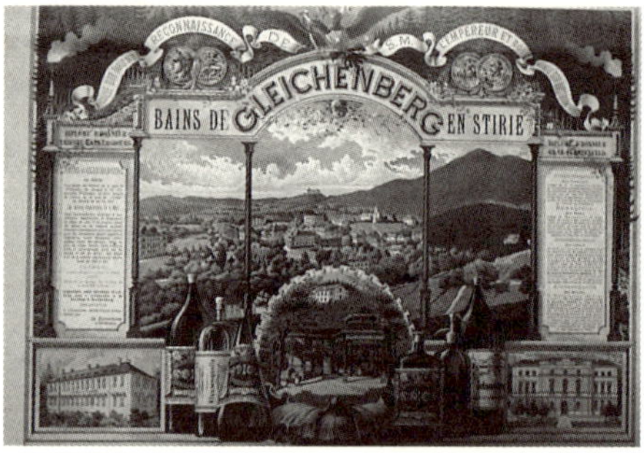

Die Trinkkur mit speziellen Heilwässern ist der wichtigste Bestandteil einer »Nierenkur«.

- **Blasensteine:** Trinkkuren (nach der Operation) mit erdigen oder erdig-alkalischen Säuerlingen, Kohlensäurebäder, Diät und Diätvorträge.
- **Blasentumoren:** Trinkkuren.
- **Gehäufte Harninfektionen:** Trinkkuren, Haustrinkkuren.
- **Harnröhrenverengung:** Nach Dehnung oder Operation — Trinkkuren.
- **Hodenentzündung:** Kohlensäure- und Moorbäder.
- **Klimakterium:** Kohlensäurefreie Solebäder, Wildbäder, Solethermalbäder, Bewegungsgymnastik, Unterwassergymnastik, Liegekuren, Diät, psychologische Beratung, Terrainkuren, Moorpackungen. »Terrainkur«: Darunter versteht man Spaziergänge auf ausgewählten Übungswegen mit bestimmten Steigungen usw. Häufigkeit und Dauer der Belastung werden ärztlich verordnet.
- **Krämpfe der Harnwege:** Kohlensäurebäder, Moorbäder, Fangopackungen, Bewegungstherapie, Heilgymnastik, psychologische Schulung, autogenes Training.
- **Nierenbeckenentzündung:** Trinkkur mit erdigen und erdig-alkalischen Säuerlingen, Kohlensäurebäder, Klimakur, Bewegungstherapie.
- **Nierenentzündung:** Trinkkur mit erdigen Säuerlingen, Kohlensäurebäder, Fangopackungen, Diät, Diätvorträge.
- **Nierensteine:** Bei Kalziumphosphatsteinen Trinkkur mit natürlichen erdigen Säuerlingen. Bei Mischsteinen, Oxalaten, Uraten, Cystin- und Xanthinsteinen Trinkkuren mit erdig-alkalischen oder alkalischen Wässern. Kohlensäurebäder, Bewegungstherapie, Gymnastik, Sport, Massagen, Fangopackungen, Diät und Beratung.
- **Nierentumoren:** Diät, Klima- und Terrainkuren
- **Prostatakrebs:** Nach erfolgreicher Behandlung milde Bäder- und Moorbehandlung, Klima- und Terrainkur, stärkende Kost, psychologische Betreuung.

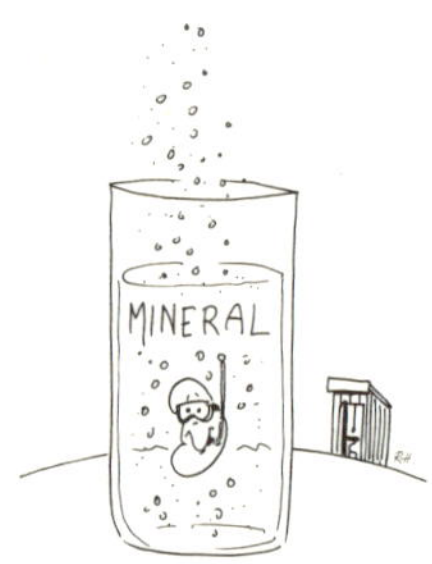

Trinkkuren sind für viele Nieren-/Blasenleiden eine Wohltat.

- **Prostatavergrößerung:** Nach (!) der Operation Trinkkuren, Bäder, Packungen und Massagen.
- **Prostatitis:** Trinkkuren mit erdigen und erdig-alkalischen Säuerlingen, Kohlensäurebäder, Moorbäder, Fangopackungen, Unterwassermassagen, Elektrotherapie.
- **Reizblase:** siehe Blasenentzündung.
- **Sexuelle Kälte (Frigidität):** Moor-Halbbäder, Kohlensäure-Quellgas-Durchströmungen, Beckenbodengymnastik, Liegekur, psychologische Beratung.
- **Tuberkulose:** Bioklimakuren im Mittelgebirge, Solemineralbäder, Schwefelsolebäder, Liegekuren, Diät. Verboten sind Schlammpackungen.
- **Unfruchtbarkeit:** Moorbehandlung, Sole-Mineralbäder, Massagen.
- **Zuckerkrankheit:** Trinkkuren, Kohlensäurebäder, Massagen, Bewegungstherapie, Diät, Kochkurse, Diätvorträge.
- **Zystennieren:** Kräftigende Maßnahmen, psychologische Beratung.

Nach einer Querschnittslähmung mit Problemen der Blasenentleerung kommt es im Anschlußverfahren darauf an, eine regelmäßige Blasenentleerung mit dem Einmalkatheter selbst zu erlernen.

In Österreich gibt es Kurmöglichkeiten für Nieren-Harn-Kranke in folgenden Kurorten:

Badgastein, Bad Gleichenberg, Bad Hofgastein, Bad Kleinkirchheim, Bad Radkersburg, Bad Sauerbrunn, Bad Schönau, Bad Tatzmannsdorf und Bad Vöslau.

ERNÄHRUNG BEI NIERENKRANKHEITEN

Obwohl Nierenkranke einige Einschränkungen auf sich nehmen müssen, sollte man eine weitgehend normale, das heißt gesunde, Ernährung anstreben. Für Nierenkranke mit zusätzlichen Leiden wie Gefäßverkalkung, Bluthochdruck, Fettblut usw. kann es einen gesundheitlichen Vorteil bringen, 10 bis 15 % unter dem Normalgewicht zu bleiben. Für das Thema »Gewicht« ist daher die Kenntnis des Energiegehaltes verschiedener Nahrungsmittel wichtig.

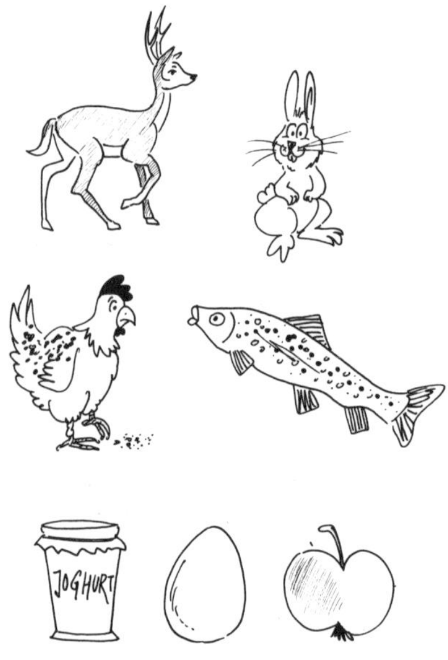

Energiearme Lebensmittel.

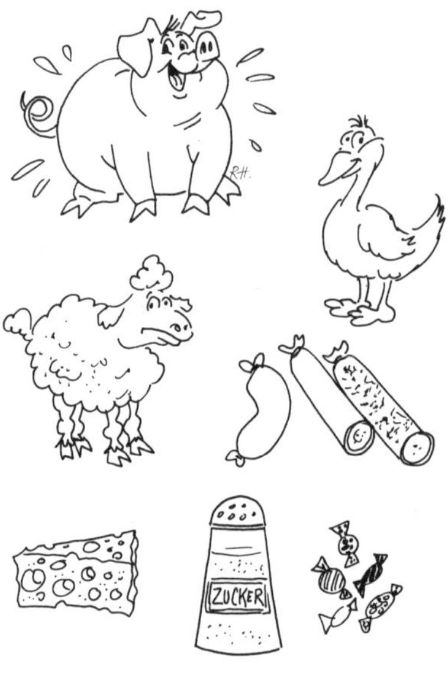

Energiereiche Lebensmittel.

Die Erhaltung des normalen Körpergewichtes bedarf also zweierlei:

1. Einschränkung bei der täglichen Energieaufnahme = Essen von energiearmen Nahrungsmitteln.
2. Steigerung des täglichen Energieverbrauches = körperliche Arbeit oder Sport.

Günstig sind fünf kleine Mahlzeiten täglich und nicht drei große. Ungünstig sind Zwischenmahlzeiten und Alkohol, denn Alkohol hat fast den Energiegehalt von Fett.

Die Zusammensetzung
der Grundnährstoffe soll sich so aufteilen, daß ein 70 kg schwerer Mensch täglich je 70 Gramm Eiweiß und Fett und ca. 250 bis 350 Gramm Kohlenhydrate aufnimmt.

Eiweiß muß täglich aufgenommen werden, und zwar je 50 % tierisches und pflanzliches Eiweiß. Bei den Eiweißträgern ist zu beachten, daß Fleisch, Wurst, Fisch und Käse bis zu 60 % Fett enthalten können.

Günstige tierische Eiweißträger sind Wild, Fisch, Fleisch, Topfen, Käse, Eier und Milch. Pflanzliche Eiweißspender sind Hülsenfrüchte, Getreideprodukte, Brot, Teigwaren, Gemüse, Pilze und Kartoffeln.

Bei Gicht ist eine übermäßige Eiweißzufuhr ungünstig. Zusätzlich kann die Übersäuerung des Harnes zu Harnsteinen führen.

Fette liefern die doppelte Energiemenge wie Eiweiß. Wir sollten uns merken, beim Gedanken an Fett mit »Dritteln« zu arbeiten: ein Drittel ist Streichfett, ein Drittel bleibt für die Speisenzubereitung und das letzte Drittel ist verstecktes Fett. Ein Drittel vom verzehrten Fett soll aus mehrfach ungesättigten Fettsäuren, ein Drittel aus einfach ungesättigten und — höchstens — ein Drittel aus gesättigten Fettsäuren bestehen.

Kohlenhydrate sind ebenfalls nicht »frei«. Alle Kohlenhydrate, die zuviel gegessen werden, erleiden eine Umwandlung in Fett (»Drei Sekunden im Mund, 3 Stunden im Magen und 3 Monate auf den Hüften.«). Vorteilhaft ist die Deckung des Kohlenhydratbedarfs durch Vollkorn- und Mischbrot, Kartoffeln, Obst und Gemüse.

Mineralstoffe beschleunigen Stoffwechselvorgänge und bauen die Knochen und Zähne auf. Wer sich gemischt und abwechslungsreich ernährt, hat keinen Mineralstoffmangel zu befürchten. Kritische Zeiten aber sind Krankheiten, Schwangerschaft und die Stillzeit.

Eine größere Rolle für die Harnwege spielen Natrium bzw. Kochsalz, Kalium, Kalzium, Phosphor und Eisen.

Kochsalz: Natrium und Chlor bilden zusammen Kochsalz, wir brauchen es in einer täglichen Menge von 1,5 bis 3 Gramm. Oft vergessen wir, daß sehr viele Nahrungsmittel bereits Kochsalz enthalten, so daß wir durch Zusalzen auf einen Kochsalzverbrauch von 5 bis 15 Gramm kommen.

Wir wissen, daß eine vermehrte Kochsalzaufnahme einen Bluthochdruck weiter verschlechtert, darüberhinaus wird auch noch der Durst angeregt. Die hohe Flüssigkeitszufuhr wiederum belastet Herz und Kreislauf. Die gesunde Niere kann den Kochsalzgehalt problemlos regulieren, indem sie einmal mehr und einmal weniger Wasser ausscheidet, auch viele Nierenkranke können dies noch. Es ist bei manchen Nierenleiden sogar notwendig, die Kochsalzzufuhr zu erhöhen. In diesem Zusammenhang ist also die lang bekannte Aufforderung an alle Nierenkranke, Kochsalz und Wasser streng einzuschränken, schlicht falsch. Wer sich bei erhöhten Anforderungen eine Kochsalzbeschränkung auferlegt, kann schnell in einen sogar lebensbedrohenden Zustand geraten. Insgesamt ist für den Gesunden eine durchschnittliche Kochsalzzufuhr von 3 bis maximal 6 Gramm ausreichend.

Kalium sollten wir täglich in einer Mindestmenge von 0,8 bis 1,3 Gramm aufnehmen. Der Körper reagiert sehr empfindlich auf Schwankungen des Blutkaliums. Am Herzen führen Erhöhungen und Erniedrigungen des Kalium zu gefährlichen Störungen des Herzschlages. Am häufigsten entsteht ein Kaliummangel bei Durchfällen, Mißbrauch mit Abführmitteln und Verlusten über die (erkrankte) Niere.

Ein Kaliumüberschuß droht bei Ausscheidungsstörungen der Niere.

Kaliumreiche Lebensmittel sind Marillen, Bananen, Johannisbeeren, Dörrobst, Fleisch, Fisch, Kartoffeln, Nüsse und Mandeln.

Kaliumarm sind Zitrusfrüchte, Spargel, Käse, Weißbrot und Zucker.

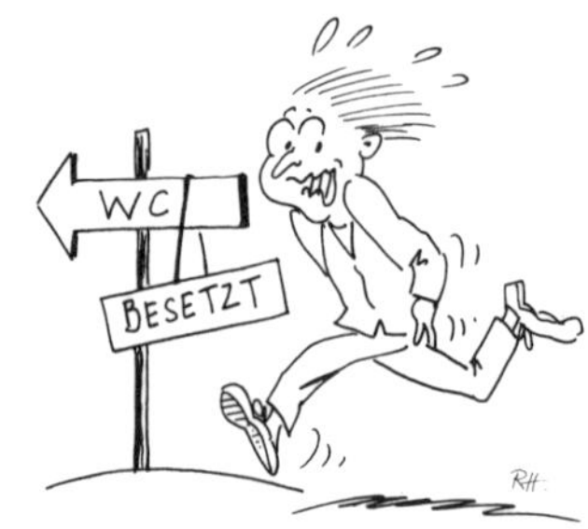

Bei Durchfall droht Kaliummangel.

Von **Kalzium** brauchen wir täglich ca. 1 Gramm, von **Phosphor** ca. 1,5 Gramm. Ein Mangel von beiden führt zu Knochenschäden.

Genug Kalzium findet unser Körper in Milch und Milchprodukten. Phosphor haben Milch, Fisch, Brot und »Mehl«speisen.

Viele Nierenleiden gehen mit einer Blutarmut einher, darüberhinaus ist Blutarmut auch sonst nicht selten.

Eisen wird zur Erzeugung der sauerstofftransportierenden roten Blutkörperchen benötigt. Pro Tag braucht der Körper 12 Milligramm Eisen. Eisenreich ist jegliche blutreiche Kost mit Fleischwaren, Blutwurst und Innereien aber auch Gemüse und Eiern.

Die bedeutendsten **Vitamine** A, B, C und D steuern unseren Stoffwechsel. Ein Mangel, aber auch ein Zuviel davon verursachen Krankheiten. Bei der Vitaminaufnahme daher nach dem Motto vorzugehen, »man kann nie genug Vitamine haben«, ist ein gefährlicher Trugschluß.

Bei der Auswahl unserer Getränke müssen wir nicht nur den möglichen Energiegehalt bedenken, sondern auch den Wassergehalt der verschiedenen Lebensmittel. Wasser, ungesüßter Kaffee und Tee sowie Mineralwasser enthalten keine Energie, Fruchtsäfte, Milch und Obstsäfte dagegen schon.

Milch ist dreimal so energiereich wie Gemüsesaft, Obstsaft steht zwischen den beiden.

Der Wassergehalt der Nahrungsmittel hat — z. B. von Gemüse zu Öl — eine sehr große Schwankungsbreite.

Besteht Gemüse zu 90 bis 99 % aus Wasser, liegt dieser Wert für Brot bei 37 % und für Fette und Öle bei 18 %.

Gewürze dienen nicht nur dazu, unsere Kost schmackhaft zu machen, sondern auch der Einsparung von Kochsalz.

Bei einigen, besonders entzündlichen, Erkrankungen der Harnwege und der vergrößerten Prostata ist anzuraten, mit stark reizenden Gewürzen wie Pfeffer, Paprika, Piment, Muskat und Nelken sehr vorsichtig umzugehen.

Von einer positiven Beeinflussung der erkrankten Niere durch ein bestimmtes Nahrungsmittel kann man eigentlich nicht sprechen.

Es geht in den meisten Fällen eher darum, gewisse Einschränkungen in der Zusammensetzung und Menge der Nahrung sowie in der Flüssigkeitszufuhr einzuhalten.

Diät bei Nierenentzündung

Nur in der akuten Krankheitsphase ist die Kost »salzlos« mit maximal 1 Gramm Kochsalz pro Tag. Bei zunehmender Besserung können Eiweiß, Wasser und Kochsalz zugelegt werden. Für etliche Wochen oder Monate muß man Kochsalz auf 3 bis 4 Gramm und Eiweiß auf 40 Gramm pro Tag beschränken. Wenn der Körper kein Wasser mehr zurückhält und der Blutdruck normal ist, kann die Kochsalzbeschränkung aufgehoben werden.

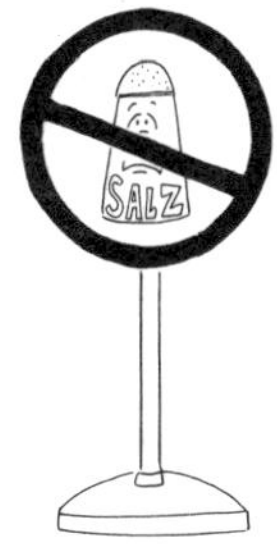

Für die meisten Nierenleiden gilt kein absolutes Salzverbot.

Chronische Nierenentzündung

Die Energiezufuhr richtet sich nach dem Ausmaß der körperlichen Tätigkeit und soll 2000 kcal nicht unterschreiten. Gewichtsabnahme ist nur bei Übergewicht erwünscht.

Patienten mit einem chronischen Nierenversagen sind sehr empfindlich gegenüber einem Flüssigkeitsmangel. Sie scheiden mehr Harn aus als Gesunde, weil die Konzentrationsfähigkeit der Niere nachgelassen hat. Bei der Feststellung der richtigen Flüssigkeitsmenge ist zu beachten, ob die Nieren die aufgenommene Flüssigkeit wieder ausscheiden können. Ist dies nicht der Fall, droht dem Organismus die Überwässerung. Sie ist lebensgefährlich und führt zu Atemnot und Herzversagen.

Üblicherweise pendelt die Flüssigkeitsmenge zwischen 1,5 und 2,5 Liter pro Tag. In schwersten Fällen geht diese Menge immer mehr zurück. Als Faustregel kann man sich merken: Die Tagesflüssigkeitsmenge soll die am Vortag ausgeschiedene Menge Harn nur um 1/2 Liter übersteigen. Auch muß der Flüssigkeitsgehalt von Nahrungsmitteln beachtet werden. Obst und Gemüse sind »Wasserträger«, Suppen und Saucen sind als reine Flüssigkeit zu betrachten.

Unbestritten günstig ist Zurückhaltung bei Eiweiß. Erhöhte Eiweißzufuhr äußert sich als Appetitlosigkeit, Übelkeit, Erbrechen und verminderte körperliche Leistungsfähigkeit. Wie stark das Eiweiß beschränkt werden muß, richtet sich nach dem Grad des Nierenversagens. Dabei muß der Eiweißanteil in schweren Fällen auf 0,3 Gramm Eiweiß pro Kilogramm Körpergewicht und Tag zurückgenommen werden.

Eine so strenge eiweißarme Diät besteht aus Kartoffeln, Ei, eiweißarmem Brot, eiweißarmen Teigwaren, Reis, Stärkemehl, Gemüse, Obst, vegetarischen Pasten mit niedrigem Eiweißgehalt (Tartex), Schlagobers und Fetten.

Fleisch, Wurst, Fisch, Käse, Topfen und übliche Back- und Teigwaren dürfen wegen des zu hohen Eiweißgehaltes nicht verwendet werden.

Bekannt geworden ist diese Kostform auch als »Kartoffel-Ei-Diät«.

Das Kartoffel-Ei-Gemisch macht dabei 50 % des Eiweißanteiles aus.

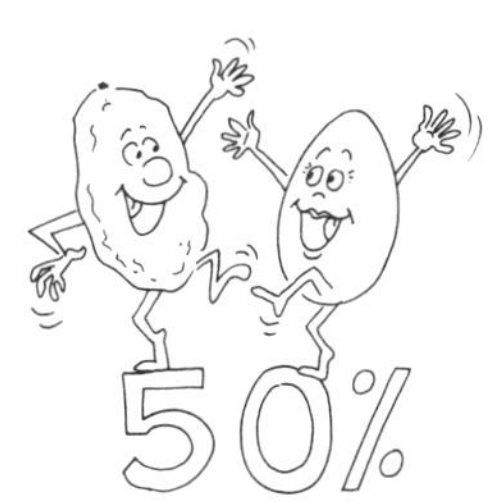

Kartoffeln und Eier ergeben bei der »Kartoffel-Ei-Diät« 50 % des Eiweißanteiles.

Eine weitere Möglichkeit der eiweißarmen Diät ist die sogenannte »Schwedendiät«. Im erlaubten Bereich von 20 bis 25 Gramm pro Tag kann der Eiweißanteil aus Fleisch, Fisch und Wurst frei gewählt werden. Zur Abdeckung des Bedarfes an lebenswichtigen »Aminosäuren« müssen entsprechende Tabletten eingenommen werden.

Wichtig in beiden Fällen ist, den Energiebedarf hauptsächlich mit Hilfe von Kohlenhydraten zu decken. Überhaupt brauchen chronisch Nierenkranke Fette und Kohlenhydrate nicht zu beschränken. Eine Ausnahme davon machen Zuckerkranke.

Eine zu starke Beschränkung von Kochsalz kann sich ungünstig auswirken. Notwendig ist sie nur bei Bluthochdruck und Wasserstau.

Hinsichtlich Kalium sollen kaliumarme Nahrungsmittel bevorzugt werden. Kochen und Abgießen des Kochwassers vermindert den Kaliumgehalt. Auch kann durch die Einnahme von »Ionenaustauschern«, wie Resonium A, Calcium Resonium oder CPS-Pulver, Kalium im Darm gebunden werden.

Der Bedarf an Kalzium ist erhöht, weil durch die eiweißbeschränkte Kost wichtige Kalziumträger wie Milch, Topfen und Käse weggelassen werden müssen. Auch wird bei schlechter Nierenleistung weniger Kalzium aus dem Darm aufgenommen.

Schon im frühen Krankheitsstadium kommt es zu einer verminderten Phosphatausscheidung. Phosphatreiche Nahrungsmittel wie Milch, Schmelzkäse, Hülsenfrüchte, Innereien, Nüsse und Mandeln muß man unbedingt meiden. Zusätzlich kann die übermäßige Phosphataufnahme im Darm medikamentös gebremst werden.

Von den Vitaminen müssen »B« und »D« als Pille eingenommen werden.

Ernährung bei Blutwäsche

Bei regelmäßiger Dialyse ist die strenge Beschränkung der Eiweißzufuhr schädlich. 1 Gramm Eiweiß pro Kilogramm Körpergewicht und an Dialysetagen sogar 2 bis 2,5 Gramm sollten aufgenommen werden. Aminosäuren muß man aber auch zusätzlich — in Tablettenform oder als Infusion — zuführen.

Auch Vitamine müssen Dialysepatienten ständig einnehmen. Diese Vitamingemische sollen aber frei von Vitamin A sein, weil dieses Vitamin bei der Dialyse nicht verloren geht. Eine zusätzliche Einnahme hätte daher Überdosierungserscheinungen zur Folge. Vitamin D dagegen muß — um Knochenschäden vorzubeugen — eingenommen werden.

Die Wasserzufuhr beim Nierenversagen richtet sich nach der Formel 24-Stunden-harnmenge plus 1/2 Liter. Bei Fieber ist pro Grad Temperaturerhöhung eine Zulage von 100 Milliliter zu kalkulieren.

Mit einer extremen Kochsalzbeschränkung muß man sehr vorsichtig sein, da sonst ein Flüssigkeitsmangel im Körper droht, der zu weiterer Durchblutungsstörung in der Niere führen würde.

Bedroht ist der chronisch Nierenkranke durch ein Überangebot an Kalium, er muß daher kaliumreiche Nahrungsmittel meiden. Beim mehrmaligen Wässern von Kartoffeln und durch das Weggießen des Kochwassers von Gemüse können zwei Drittel des Kaliumgehaltes entfernt werden.

Ebenso ungünstig bei chronischem Nierenversagen ist der hohe Phosphatspiegel, denn er führt zu einer erhöhten Knochenbrüchigkeit. Phosphatreiche Lebensmittel, wie Milch, Käse, Eier und Vollgetreideprodukte, dürfen nur sparsam verzehrt werden.

Fettblut ist eine Folge vieler akuter und chronischer Nierenkrankheiten. Neben der Fettbeschränkung eignen sich zur Minderung des krankhaften Fettblutes Omega-3-Fettsäuren in Form von Fischölkapseln.

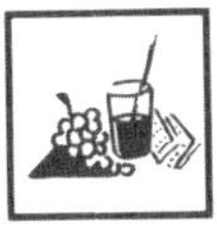

Nierensteine

Wie kann man durch die Kost einer neuerlichen Steinbildung vorbeugen?

Kalziumoxalatsteine

Sie bestehen aus Kalzium und Oxalat. Beide Bestandteile müssen beschränkt werden: wenig Milch, wenig Mineralwässer, insbesondere keine harnsäuernden, eher Altbier, kein Pils, Bohnenkaffee und Tee nur mäßig, konservierte Fruchtsäfte mit Ausnahme von Johannisbeersaft unbeschränkt, am besten Orangensaft, Früchte-, Blätter- und Nierentees unbeschränkt.

Praktisch verboten sind Käse, Milch, Sprotten, Ölsardinen, Schokolade, Nüsse, Grünkohl, Sellerie, Porree, Spinat, Spargel, Rhabarber.

In mäßigen Mengen erlaubt sind Knäckebrot, Pumpernickel, Haferflocken, Weizenkeime, Topfen, Linsen, Erbsen, Bohnen, Endivie, Weißkohl, Bohnenschoten, Petersilie, Schnittlauch, Gartenkresse, Kren.

Günstig sind Fleisch, Fisch und Wurst — alles mager —, Mehl, Brot, Reis, Teigwaren, jedes Obst, Kartoffeln, Gemüse mit Ausnahmen (siehe oben).

Kalziumphosphatsteine

Sie entstehen durch Harnwegsinfektionen. Die Nahrungsmittel sollen den Harn säuern: wenig Milch, wenig Mineralwasser, insbesondere keine harnalkalisierenden, eher harnsäuernde, kein Altbier, Pils ist günstig, mäßig Bohnenkaffee und Schwarztee, wenig konservierte Fruchtsäfte, am besten ist Johannisbeersaft, kein Orangensaft, unbeschränkt Früchte-, Blätter- und Nierentee, wenig Käse, wenig Zitrusfrüchte, sonst normale Mischkost.

Harnsäuresteine

Es sollen wenig saure Stoffwechselprodukte anfallen, da sie zu einer starken Säuerung des Harnes führen. Im sauren Harn jedoch ist die Harnsäure schwer löslich. Daher: wenig Mineralwässer, bevorzugt Altbier, kein Pils, wenig Bohnenkaffee und Schwarztee.

Unbeschränkt: konservierte Fruchtsäfte, mit Ausnahme von Johannisbeersaft, bevorzugt Orangensaft, Früchte-, Blätter- und Nierentees. Vitamin C ist günstig. Besonders hoch ist der Gehalt an Vitamin C in Hagebutten, Paprika, Zitronen, Orangen, Karfiol und Kartoffeln.

Günstig sind Milch, Topfen, Roggenbrot, Vollkornbrot, Knäckebrot, Kartoffeln, jedes Obst und Gemüse außer Spinat, Spargel und Pilzen.

Begrenzt erlaubt sind kleine Mengen an Fleisch, Fisch und Wurst, Teigwaren, Erbsen, Bohnen und Pilze.

Verboten sind Innereien, wie Leber, Niere, Hirn und Bries, Fleischextrakte, Sardellen, Ölsardinen, Anchovis, Linsen, Spargel, Spinat, Zucker und Konditorwaren.

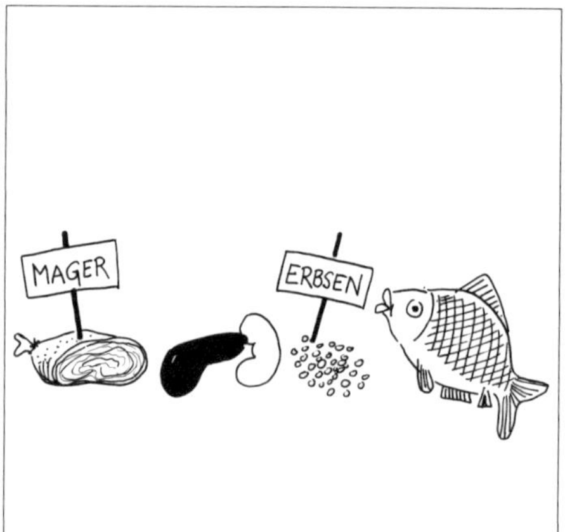

»Purinreiche« Lebensmittel.

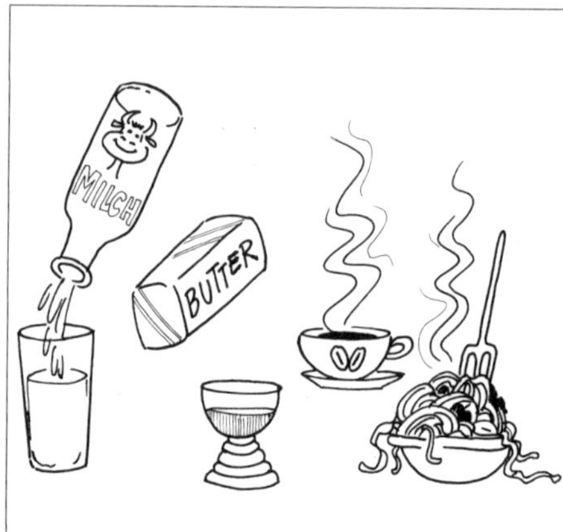

»Purinarme« Lebensmittel.

Gicht und Niere

Die Gicht wird in 70 bis 100 % der Fälle auch von einer Gichtniere und in 40 bis 80 % von Bluthochdruck begleitet. Das Grundprinzip besteht darin, »purinreiche« Nahrungsmittel zu meiden und den Fettanteil sowie die Alkoholmenge möglichst gering zu halten. Das ganze Nahrungsangebot soll »knapp« gehalten werden.
Zu beachten ist bei der Auswahl der Nahrungsmittel, daß auch purinarme Produkte, wenn sie in größerer Menge verzehrt werden, zu großer Purinaufnahme führen können.

Purinreiche Lebensmittel sind Innereien, wie Bries, Leber und Niere, weiters Anchovis, Karpfen und Seezunge, Rind-, Schweine- und Kalbfleisch. Je magerer das Fleisch, umso mehr Purine sind drinnen! Erwähnenswert bei Gemüse sind Erbsen und Spinat.

Purinarm sind Brot, Spargel, Karfiol, Salat, Bier. Fast kein Purin hat das Ei. Purinlos sind Milch, Reis, Nudeln, Butter, Wein, Kaffee und Tee. Als ideal — und zumutbar — bei Gicht kann man daher eine ovolaktovegetabile Kost ansehen.

Alkohol ist trotz fehlender Purine (nur Bier hat einen geringen Gehalt) deswegen nachteilig, weil er die Harnsäureausscheidung in der Niere hemmt.

Die Kost bei Bluthochdruck

Grundlagen sind die Normalisierung des Körpergewichtes und eine reduzierte Kochsalzaufnahme. Um eine »fade« Kost zu vermeiden, gibt es einige Tricks:

- Viele Gewürze verwenden.
- Fleisch in Knoblauch- oder Kräuteröl einlegen.
- Pasten aus Knoblauch, Zwiebeln, Pfefferoni, Tomaten, Kräutern und Gewürzen.
- Für Salate kräftige Öle verwenden, wie Kräuter- oder Knoblauchöl, Nuß- oder Olivenöl, zusätzlich Kren, Kräuter und Zwiebel.

- Vollkornprodukte, sie haben einen kräftigen Eigengeschmack.
- Grillen, Braten und Gratinieren fördern den Eigengeschmack.
- Selbstgebackenes kochsalzarmes Brot wird im Geschmack verbessert durch Sesam, Weizenkeime, Sonnenblumenkerne, Nüsse, Zwiebeln, Kräuter, Knoblauch und Gewürze, wie Kardamom, Koriander, Majoran, Kümmelöl und Anis.

Bei der Nahrungszusammenstellung sollte der Kranke mit Bluthochdruck auf die Verwendung kaliumreicher Nahrungsmittel achten — Kalium wirkt blutdrucksenkend.

SPORT BEI NIERENKRANKHEITEN

Wer körperlich nicht aktiv ist, erleidet einen Leistungsverlust, eine Minderung der Lebensqualität und den Abbau der Muskeln. Alle diese negativen Entwicklungen kann körperliches Training aufhalten oder sogar umkehren.

Notwendige Voraussetzungen für ein erfolgreiches Training sind

- Regelmäßigkeit, 2- bis 3mal pro Woche, und
- mittlere Trainingsstärke mit 70 — 80 % der maximalen Leistungsfähigkeit.

Mit »mittlerer« Trainingsstärke ist gemeint, daß ein ganzer Satz während der jeweiligen Übung gesprochen werden kann. Erschöpfende Belastungen mit zu großer Stärke muß man meiden.

Sport bei leichtgradiger Nierenkrankheit

In jedem Fall zu vermeiden sind Nässe und Kälte.

Wandern, Bergwandern, Bergsteigen: Günstig. Am besten eine Stunde täglich, am Wochenende 3 — 4 Stunden. Unterkühlung und Erschöpfung vermeiden.

Radfahren: Günstig. Kleine Übersetzung wählen, schnell treten mit 10 — 30 km/h, 1 — 2 Stunden täglich, am Wochenende 2 — 4. Nierengegend schützen, Erschöpfung vermeiden. Für Bergabstrecken trockene Kleidung mitführen.

Joggen: Günstig. Täglich 30 — 60 Minuten, 2- bis 3mal die Woche 8 — 12 km/h. Auf Flüssigkeitszufuhr achten.

Ski alpin: Möglich, aber kein Trainingseffekt.

Skilanglauf: Günstig. Erschöpfung vermeiden, auf trockene Kleidung achten.

Spielsport: Möglich. Erschöpfung vermeiden, Flüssigkeitszufuhr beachten.

Schwimmen: Günstig. Temperiertes Wasser ist von Vorteil. Nasse Badekleidung sofort wechseln, Unterkühlung vermeiden.

Leichtathletik: Alle Arten sind möglich.

Tennis, Badminton: Möglich. Schweißnasse Kleidung wechseln.

Squash, Tischtennis: Achtung! Streßsport. Nierengegend nicht unterkühlen.

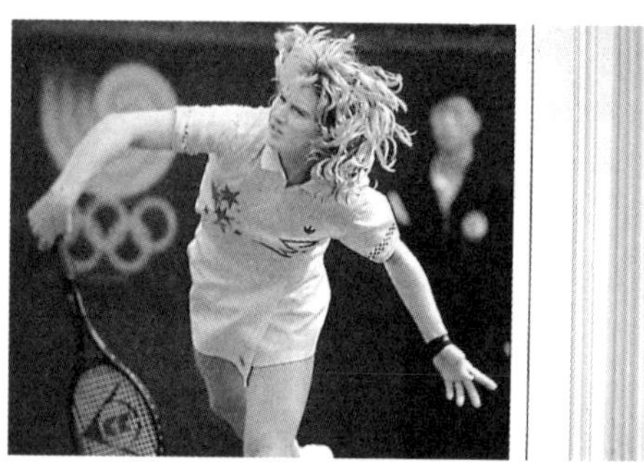

Tennis: Vorsicht vor Verkühlungen bei durchgeschwitzter, nasser Kleidung!

Geräteturnen, Gymnastik: Günstig.

Reiten: Möglich, doch ohne Trainingswirkung. Problematisch sind Stürze wegen der möglichen Nierenprellung.

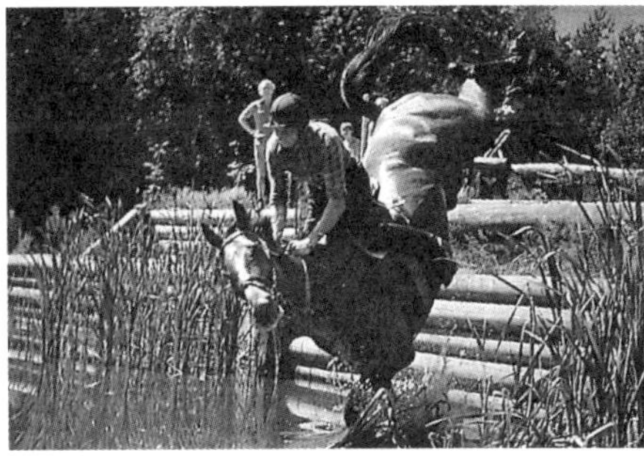

Reiten ist wegen der Verletzungsgefahr kein »Nierensport«.

Rodeln, Eislaufen, Eisschießen: Möglich. Kein Trainingseffekt, Unterkühlung vermeiden.

Kegeln, Tanzen, Fechten: Möglich.

Segeln, Surfen, Drachenfliegen: Möglich. Kein Trainingseffekt, Unterkühlung vermeiden.

Rudern: Erlaubt.

Kanu: Nicht erlaubt wegen zu hoher Nässegefahr.

Schwerathletik, Bodybuilding: Nicht empfehlenswert. Hohen Eiweißanteil in der Nahrung (Fleisch) meiden.

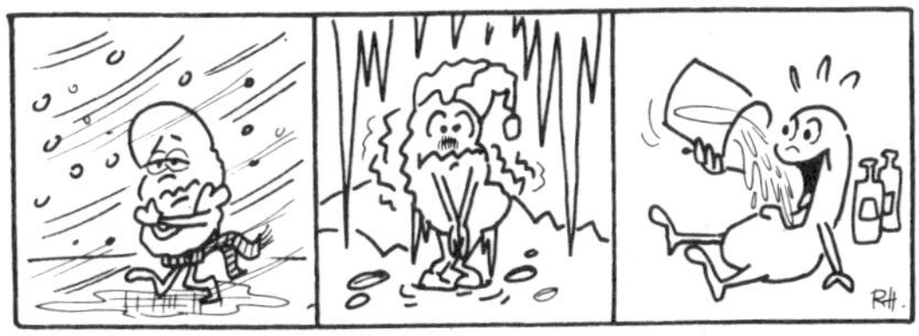

»Nierensportler« achten auf starken Wind, Unterkühlung und Flüssigkeitsausgleich.

Kampfsport: Abzuraten wegen Verletzungsgefahr für die Nieren.

Sport bei mittelgradiger Nierenkrankheit

Wichtig sind die Einhaltung einer ausreichenden Trinkmenge von mindestens 2 Litern pro Tag, Abbau des Fleischanteiles in der Nahrung und die Beachtung des Kaliums. Extreme Schweißverluste sind ebenso zu verhüten wie Unterkühlung. Empfehlenswert ist eine Belastungsstärke von 50 bis 70 % der maximalen Leistungsfähigkeit.
2- bis 3mal pro Woche, jeweils 30 Minuten bis eine Stunde. Zu bevorzugen sind Ausdauerbelastungen.

Wandern, Bergwandern: Empfehlenswert. Täglich 1/2 bis 1 Stunde. Bergsteigen eher nicht.

Radfahren: Sehr günstig. Nierengegend und Geschlechtsorgane gegen Fahrtwind schützen. Kleine Übersetzung wählen, locker treten. Täglich oder 2- bis 3mal pro Woche.

Joggen: Sehr günstig. Langsames Tempo wählen und Gehpausen einlegen. Täglich 1/2 — 1 Stunde, wenigstens 2- bis 3mal pro Woche.

Ski alpin: Kein Ausdauereffekt, aber möglich. Unterkühlung vermeiden.

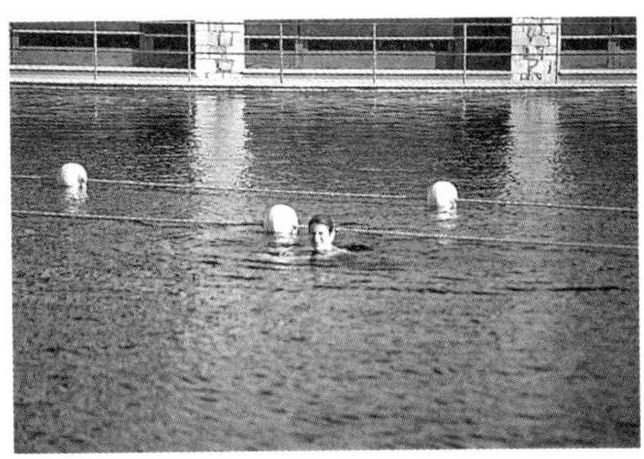

Ideal für Nierenkranke ist das Schwimmen in sauberem Thermalwasser.

Skilanglauf: Sehr günstig. Trockene Kleidung vorbereiten!

Spielsport: Möglich, jedoch keine Wettkämpfe. Erschöpfung vermeiden.

Schwimmen: Möglich in temperiertem Wasser. Nasse Kleidung wechseln.

Leichtathletik: Ja, aber keine Wettkämpfe. Flüssigkeitszufuhr beachten.

Tennis, Badminton, Squash, Tischtennis: Möglich. Keine Ausdauerwirkung. Gefahren sind Flüssigkeitsverlust und schweißnasse Kleidung.

Gymnastik: Nur Lockerungsübungen sind erlaubt.

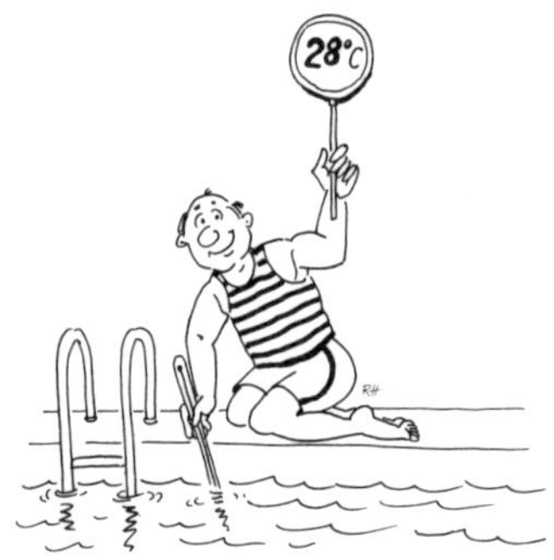

Die ideale Temperatur für den Nieren-Blasenkranken.

Geräteturnen: Wegen der verminderten Kraft nicht zu empfehlen.

Reiten: Möglich, aber ohne Ausdauerwirkung. Vorsicht wegen Sturzgefahr.

Eislaufen, Rodeln, Eisschießen: Möglich. Keine Trainingswirkung. Unterkühlung vermeiden.

Kegeln, Tanzen, Fechten: Möglich. Keine Wettkämpfe.

Segeln, Rudern, Drachenfliegen: Erlaubt.

Surfen, Kanu: Nicht erlaubt, zu große Nässegefahr.

Schwerathletik, Kampfsport: Nicht erlaubt.

Bei schwerer Beeinträchtigung der Nierenfunktion ist keine Sportausübung erlaubt bzw. möglich.

Sport für Patienten mit Dialyse

Der Dialysepatient kann und soll sich trainieren. Die Dauer der Belastung soll 20 — 40 Minuten täglich betragen und 2- bis 3mal pro Woche absolviert werden. Folgende Richtlinien müssen beachtet werden:

- Keine Überanstrengung. Jede Belastung muß auch Spaß machen.
- Eine neuerliche Trainingsbelastung erst dann angehen, wenn man sich von der vorhergehenden völlig erholt hat.
- Niemals bis zur Erschöpfung belasten. Lieber kürzer und dafür öfter.

Empfehlenswert sind: Wandern, Spazierengehen, Waldlauf oder Joggen mit Gehen, Skilanglauf mit Pausen, Tanzen, Golf, Radfahren, Schwimmen, Heimtrainer.

Verboten sind:

Alle Sportarten mit Intervallbelastung wie Spielsport, Tennis oder Squash. Alle Kampfsportarten wie Boxen, Ringen, Judo, Taekwondo oder Karate. Alle Kraftsport-

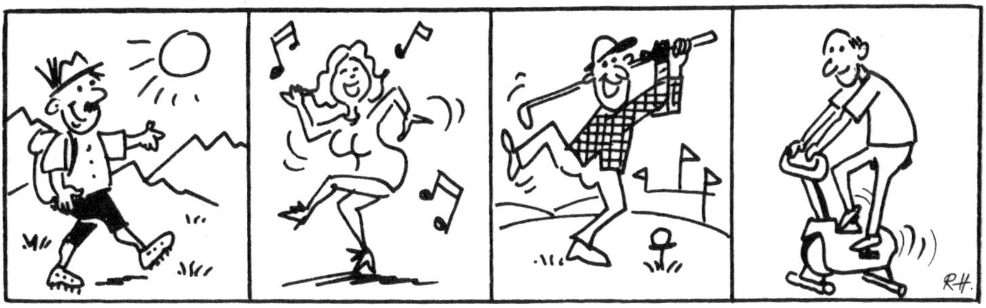

Das sind die besten Sportarten für Dialysepatienten.

arten wie Gewichtheben, Kugelstoßen und Wurfdisziplinen. Alle Sportarten mit erhöhter Sturzgefahr wie Ski alpin, Rollschuhfahren, Eislauf oder Reiten.

Sport nach Nierentransplantation

Es kommt schon wenige Wochen nach erfolgreicher Verpflanzung zu einer erhöhten körperlichen Leistungsbereitschaft. Eingeschränkt werden die sportlichen Vorhaben aber durch die Verletzbarkeit und die verminderte Durchblutung der neuen Niere bei hoher körperlicher Belastung und durch die Nebenwirkungen der abwehrunterdrückenden Chemotherapie.

Zu vermeiden sind Erkältungen, Überanstrengung und Erschöpfung. Durch die Kortisonbehandlung besteht auch die Gefahr, daß Knochenteile absterben.

Aus diesem Grund sind Belastungen des Hüft- und Kniegelenkes — etwa beim forcierten Joggen — zu meiden. Die Belastungsstärke darf 50 bis 80 % der maximalen Leistungsfähigkeit nicht übersteigen.

Empfehlenswert sind: Wandern, Radfahren, Schwimmen, Tennis, Badminton, Tischtennis, leichtes Joggen mit größeren Gehpausen und Skilanglauf.

Verboten sind: Jeglicher »Kontaktsport« wie Handball, Eis- und Landhockey sowie alle Kampfsportarten. Ebenso Sportarten mit erhöhter Sturzgefahr wie Ski alpin, Eislauf, Rollschuhfahren. Kraftsport wie Gewichtheben, Stoß- und Wurfdisziplinen. Ungünstig sind Sportarten mit langdauernder und wiederholter Gelenkbelastung wie etwa Langstrecken-Joggen.

Wandern: Sehr günstig. Leichtes Marschgepäck, Pausen alle 30 bis 60 Minuten.

Bergwandern: Empfehlenswert. Größere Pausen beim Bergabgehen (Gelenkbelastung!) machen. Bergsteigen ist wegen der Sturzgefahr verboten.

Radfahren: Sehr empfehlenswert. Ort der neuen Niere gegen Fahrtwind schützen. Nicht bei Temperaturen unter 15 Grad C fahren. Geringen Krafteinsatz wählen, Treten 100mal pro Minute mit lockerem, rundem Tritt. Täglich 1/2 bis 1 Stunde, am Wochenende 1 — 2 Stunden.

Joggen: Dann günstig, wenn Gehpausen eingelegt werden. Schuhe mit dicker, gut dämpfender Sohle bevorzugen. Täglich 1/2 bis 1 Stunde. Geschwindigkeit so wählen, daß Sprechen ohne Mühe möglich ist.

Ski alpin: Nicht zu empfehlen.

Skilanglauf: Sehr empfehlenswert. Locker laufen, Erschöpfung vermeiden. Täglich 1 — 2 Stunden. Trockene Kleidung nach dem Lauf!

Spielsport: Nicht zu empfehlen, Verletzungsgefahr!

Schwimmen: Empfehlenswert im temperierten Wasser.

Leichtathletik: Nur die Laufdisziplinen sind günstig. Sprung, Stoß und Wurf sind verboten.

Tennis, Tischtennis, Badminton: Empfehlenswert, aber keine Wettkämpfe.

Squash: Eher nicht, Verletzungsgefahr.

Gymnastik: Empfehlenswert ist Morgengymnastik. Skigymnastik nicht mit voller Stärke durchführen. Erschöpfung vermeiden.

Reiten: Verboten wegen Verletzungsgefahr, außerdem ohne Trainingswirkung.

Geräteturnen: Durch die Gelenkbelastung beim Absprung nicht empfehlenswert.

Eislauf, Rodeln: Verboten wegen Sturzgefahr und Erschütterung.

Tanzen: Möglich, keine Wettkämpfe.

Eisschießen, Kegeln: Möglich, keine Trainingswirkung.

Kanu, Surfen: Verboten wegen Nässegefahr.

Rudern, Segeln: Möglich, aber nicht empfehlenswert.

Drachenfliegen, Fechten, Schwerathletik, Gewichtheben, Kampfsport: Streng verboten.

Der Urlaub des Nierenkranken

Bei leichtgradiger Nierenkrankheit kann man überallhin verreisen. Dennoch nicht unbedingt empfehlenswert sind Reisen in tropische und subtropische Länder. Auch ist eher abzuraten, sich von der »Zivilisation« allzu weit zu entfernen, denn man muß daran denken, daß sich die Grundkrankheit verschlechtern könnte.

Bei mittelschwerer Beeinträchtigung der Nieren sind Reisen in heiße Gebiete, wo man stark schwitzt, verboten. Hohe Schweißverluste und die Störung des Flüssigkeitsgleichgewichtes vermindern die Qualität der Nierenfunktion. Als Reiseziele fallen daher die tropischen und subtropischen Länder weitgehend aus; dazu kommt in solchen Ländern meist auch die Notwendigkeit, den Kostplan umzustellen, was erhebliche Schwierigkeiten mit sich bringen kann. Grundsätzlich sollte es bei allen Überlegungen immer möglich sein, die einmal eingeschlagene Diät auch im Urlaub beizubehalten.

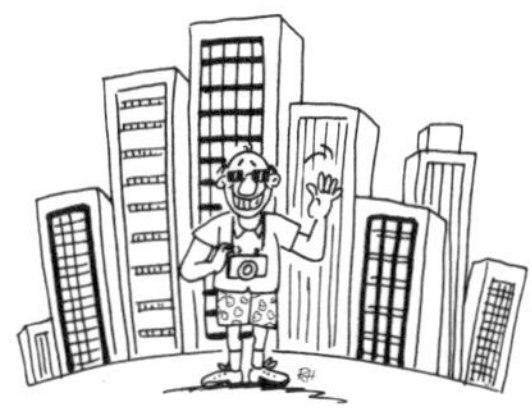

Für höhergradig Nierenkranke empfiehlt es sich, in der Nähe der Zivilisation zu bleiben. Stichwort: »Stadturlaub«.

Jenes Urlaubsziel ist das beste, an dem eine bestfunktionierende Nierenbehandlung gewährleistet werden kann.

Bei schwerster Nierenerkrankung ist jeglicher Urlaub aufzuschieben.

Dialysepatienten dagegen können bereits mit einer großen Zahl von Urlaubsorten rechnen, an denen die notwendige Dialyse auch im Urlaub weitergeführt wird.

Patienten nach einer Nierentransplantation sollen in den Ferien dort ihr Quartier aufschlagen, wo in der Nähe ein Transplantationszentrum besteht. So ist gesichert, daß bei plötzlichen Abstoßungsreaktionen mit kompetenter Hilfe gerechnet werden darf.

WAS KANN ICH SELBST FÜR DIE GESUNDERHALTUNG DER HARNORGANE TUN?

Vorbeugen ist besser als Heilen — wer würde diesen Spruch nicht kennen?

- Vorbeugen hilft Krankheiten vermeiden.
- Vorbeugende Lebensweise mildert die Stärke einer einmal ausgebrochenen Krankheit.

Körperpflege

Vorbeugung beginnt mit der Körperpflege. Täglich kommen wir mit Milliarden von Bazillen in Berührung.

Besonders stark vertreten sind sie auf Haut und Haaren, in Mund und Rachen, Magen und Darm sowie im Geschlechtsbereich. Nicht alle, aber viele dieser Bazillen sind Krankheitserreger.

Besondere Beachtung muß die Reinigung der Geschlechtsorgane finden.

Sie sollen zweimal täglich mit Wasser und Seife gewaschen werden. Eine Waschung der äußeren Geschlechtsteile muß vor und nach dem Geschlechtsverkehr erfolgen. Während der Menstruation muß die Sorgfalt bei der Körperpflege nochmals gesteigert werden.

Die (mehrmalige) tägliche Zahnpflege verhindert kranke Zähne und beugt »Herdinfektionen« vor. Diese »Herde« sind in der Lage zu »streuen«, indem Bazillen in die Harnwege geschleudert werden.

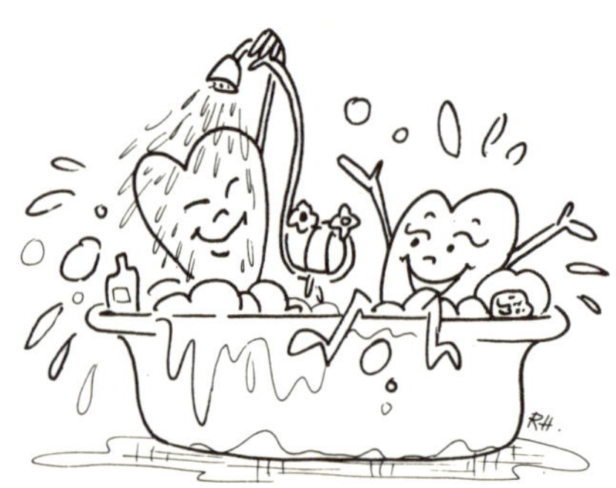

Die Nieren freuen sich über verstärkte körperliche Sauberkeit.

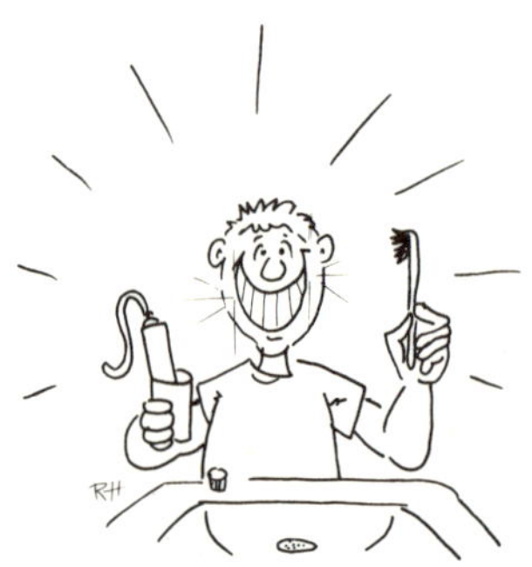

Zahnpflege dient auch der Gesunderhaltung der Nieren.

Abhärtung

Von Vorteil für Gesunde und Nierenkranke ist die Abhärtung.

Abhärtung

- verbessert die Wärmeregulation der Haut,
- regt den Kreislauf an,
- fördert die Durchblutung der Organe und
- steigert das Wohlbefinden.

Kranke dürfen sich jedoch nur dann abhärten, wenn die Krankheit »ruht« und keine Beschwerden bestehen. Im akuten Fall oder bei frischen Infektionen darf man nichts Abhärtendes unternehmen.

Die Basis einer Abhärtung

- Kalt/Warm-Duschen und -Bäder für den Kreislauf,
- Trockenbürsten für die Durchblutung,
- Luftbäder für den Hautstoffwechsel,
- Gymnastik für die Beweglichkeit und
- Sonnenbäder für die Erzeugung von Vitamin D.

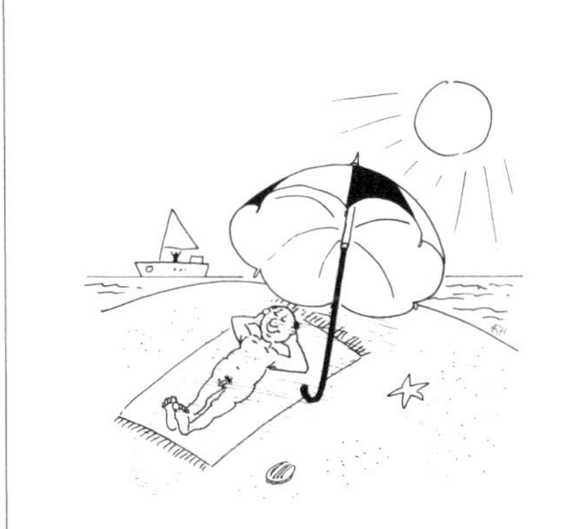

Das bessere (= gesündere) Sonnenbad findet im Schatten statt.

Wie soll sich der Nierenkranke gegenüber der Sonne verhalten?

Günstig sind:

- häufiger Aufenthalt im Freien,
- »Sonnenbaden« im Schatten,
- langsame Sonnengewöhnung und sehr mildes Bräunen.

Ungünstig sind:

- ständiger Aufenthalt im Freien,
- ungeschütztes Liegen in der Sonne,
- intensives Bräunen und hitzebedingtes starkes Schwitzen.

Dürfen Nierenkranke »baden gehen«?

Ja, Freibaden bewirkt eine vorteilhafte Umstimmung des Körpers, die auch den Harnwegen zugute kommt. Bewegung an frischer Luft und Schwimmen bewirken kräftigende Hautreize, stärken den Kreislauf und die Muskeln (darunter besonders die Atemmuskulatur).

Achtung:

Der Aufenthalt im Wasser — ideal in einem Temperaturbereich zwischen 18 und 28 Grad C — soll immer nur kurz sein, um Unterkühlungen zu vermeiden. Die nasse Badekleidung muß sofort gewechselt werden.

Was ist mit der Sauna?

Sie ist ein gutes Mittel zur Abhärtung. Bei »Saunierern« sind Infektionskrankheiten viel seltener.
Nachteilig für Nierenkranke kann der Flüssigkeitsverlust durch das starke Schwitzen sein. Auch bei nur mäßigem Bluthochdruck ist der Saunabesuch möglich, allerdings muß auf das anschließende Kaltwasserbecken verzichtet werden.

»Aufpassen« in der Sauna müssen Patienten mit

- Entzündungen der Niere,
- Nierensteinen,
- Entzündungen der Blase und
- Prostataleiden.

Daher: Alle Nieren- und Harnwegspatienten müssen vor dem geplanten Saunabesuch zum Arzt!

Die Kleidung von »Harnpatienten« muß dem Wetter angepaßt sein. Unterkühlung und Durchnässen sollten unbedingt vermieden werden. Ein ganz wichtiges Gebot ist, immer warme Füße zu haben. Saubere Kleidung sollte selbstverständlich sein, die Unterwäsche sollte täglich — fallweise zwei- oder mehrmals — gewechselt werden.

Die Wohnräume haben idealerweise eine Temperatur von 20 bis 22 Grad C. Wenn man unter Blutarmut (= Anämie) leidet, friert man leicht. Die Temperaturen können dann, der jeweiligen Tätigkeit angepaßt, auch höher sein.

Beruflich ungünstig sind schwere körperliche Arbeiten und Tätigkeiten unter stark wechselnden oder extremen Wetterbedingungen. Dies ist der Fall in der Landwirtschaft und im Forstwesen, im Straßen-, Hoch- und Tiefbau, in der Schwerindustrie sowie bei allen Arbeiten in großer Hitze und/oder Kälte. Probleme können auch Berufe wie Kraftfahrer oder Pilot mit sich bringen, bei denen es auf ständig hohe Konzentration ankommt.

Im Einzelfall ist ein Wechsel des Arbeitsplatzes nicht zu umgehen. Jede sportliche Belastung darf nur langsam gesteigert werden. Bei Dauerbelastung kann man sich als Richtwert merken: Pulszahl von 180 minus Lebensalter. Für einen 50jährigen gilt somit ein Dauerpuls (während der Belastung) von 130. Gezählt wird der Puls am besten am Handgelenk an der Speichenschlagader. Näheres dazu siehe unter »Sport«.

Schwarztee und Kaffee stehen nicht auf der schwarzen Liste, sie sollen aber nur in Maßen genossen werden. Auf das Rauchen sollen alle Nierenkranken verzichten, weil Nikotin die Blutgefäße verengt, was zu einer weiteren Verschlechterung der Nierendurchblutung führt. Auf Alkohol — ausgenommen Hochprozentiges — muß man nicht ganz verzichten. Die Frage des Alkoholgenusses sollte aber mit dem behandelnden Arzt abgesprochen werden. Extrem kritisch ist die unkontrollierte Einnahme von Schmerz- und Abführmitteln, von Beruhigungs-und Schlaftabletten. Schmerzmittel führen zu Nierenschäden, Abführmittel stören den Salzhaushalt der Niere, und alle einschläfernden und beruhigenden Pillen haben Auswirkungen auf den Gesamtorganismus.

BRENNENDE FRAGEN

Manch eine Frage — und Antwort — bleibt zwischen den Zeilen »stecken«. Zum Teil weil sie nicht deutlich genug ausgesprochen wurden, zum Teil weil sie in die entsprechenden Kapitel nicht recht »hineingepaßt« haben. Dies möge hier nachgeholt werden.
Die meisten Fragen stammen von meinen Patienten in der ärztlichen Praxis, einige haben sich auch aus Gesprächen mit ärztlichen Kollegen ergeben. Die Stichwörter dazu sind alphabetisch gereiht.

Abgang von Harnsteinen

Wie groß dürfen Harnsteine sein, damit sie von selbst abgehen können?

Harnleitersteine bis zu 4 bis 5 Millimeter Durchmesser gehen fast immer von selbst ab. Bei größeren Steinen, die den Harnabfluß blockieren, darf nicht länger als 1 bis 2 Wochen zugewartet werden, da sonst der Verlust der Nierenfunktion droht.

Alkohol und Blasenentzündung

Muß man Alkohol bei Blasenentzündung meiden?

Ja, unbedingt. Nach der Harnuntersuchung sind Antibiotika und örtliche Wärme sowie Bettruhe angebracht. Verboten sind Alkohol, viel Kohlensäure, zuckerhaltige Nahrungsmittel und scharfe Gewürze.

Alkohol und Niere

Schadet Alkohol den Nieren?

Mäßiger Alkoholgenuß schadet — auch auf Dauer — den Nieren nicht. Anders ist es bei Krankheiten; besonders bei Entzündungen muß auf jeglichen Alkoholgenuß verzichtet werden. Es ist wichtig, ständig unter 40 Gramm pro Tag zu bleiben, für Frauen gilt die halbe Menge.

Alkohol und Sex

Vermindert Alkohol die Potenz?

In geringen bis mäßigen Mengen nicht. Hoher Alkoholkonsum jedoch führt zur Schädigung aller Organe, besonders der Leber. Durch eine verminderte Leberfunktion werden die auch beim männlichen Geschlecht erzeugten Östrogene (weibliche Hormone) schlechter abgebaut. Dies führt zu Störungen der Liebeslust (= Libido) und mangelnder Gliedversteifung (= Erektion). Langjähriger Alkoholmißbrauch schädigt die Samenzellen.

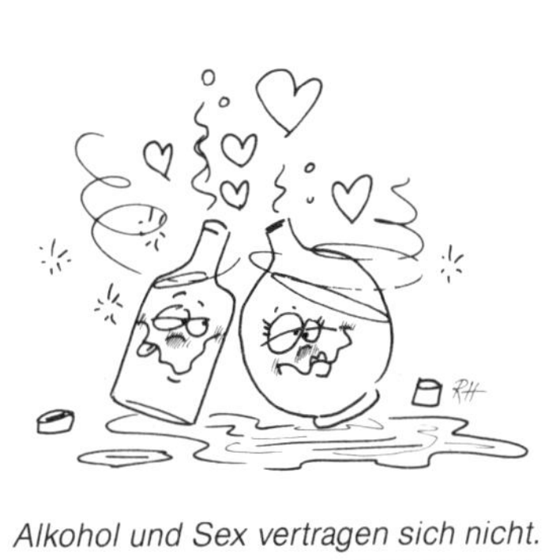

Alkohol und Sex vertragen sich nicht.

Blutarmut und Eisen

Mit welchen Nahrungsmitteln kann man einen Eisenmangel bekämpfen?

Eisenmangel vermindert die Körperabwehr und die Durchblutung aller Organe, vor allem auch die der Nieren. Stark eisenhältig sind alle blutreichen Lebensmittel wie Fleisch, Wild, Geflügel, Leber, Niere, Milz, Innereien und Wurst. Viel Eisen ist auch in Bananen, Petersilie, Gewürzen, wie Kümmel oder Lorbeerblätter, Weizenkeimen und im Eidotter.

Blutdruck und Niere

Schadet niedriger Blutdruck der Niere?

Nein. Auf Dauer schädlich ist zu hoher Blutdruck. Der »normale« niedrige Blutdruck ist eher günstig für die Niere. Gefährlich ist nur ein längerdauerndes drastisches Absinken des Blutdruckes, z. B. durch einen Schockzustand. Die Nierendurchblutung kann dann so vermindert sein, daß Schäden zurück bleiben.

Günstig gegen niedrigen Blutdruck sind Sport, Kneipp und Abhärtung.

Bluthharn

Was besagt ein blutroter Harn?

Auf jeden Fall muß umgehend eine gründliche Klärung der Ursache erfolgen. Es ist wichtig, sich eine einfache Unterscheidung zu merken: Schmerzloser Blutharn spricht eher für Tumoren, schmerzvoller Blutharn für Entzündungen oder Steine. Ganz harmlose Ursachen für roten Harn sind der Genuß von roten Rüben oder die Einnahme gewisser Medikamente.

Feigwarzen und Operation

Kann man Feigwarzen nur operieren?

Die virusbedingten und meist beim Geschlechtsverkehr übertragenen Feigwarzen operiert man nur, wenn sie größer und sehr störend sind. Kleinere werden durch Abtupfen mit einer ätzenden Lösung entfernt. Gegen einen Rückfall wird teilweise das Medikament Interferon angewendet.

Fliegen und nierenkrank

Darf man als Nierenkranker fliegen?

Mit Einschränkungen, ja. Diese Einschränkungen betreffen zusätzlich mit der Nierenkrankheit gekoppelte Leiden, wie etwa gefährlichen Bluthochdruck.

Ansonsten gilt: Nicht rauchen, keinen Alkohol und auf Langstrecken genügend trinken. Ein Medikamentenvorrat sollte als Handgepäck unbedingt mitgeführt werden. Insulin kann man bis 30 Grad C ohne wesentlichen Wirkungsver-

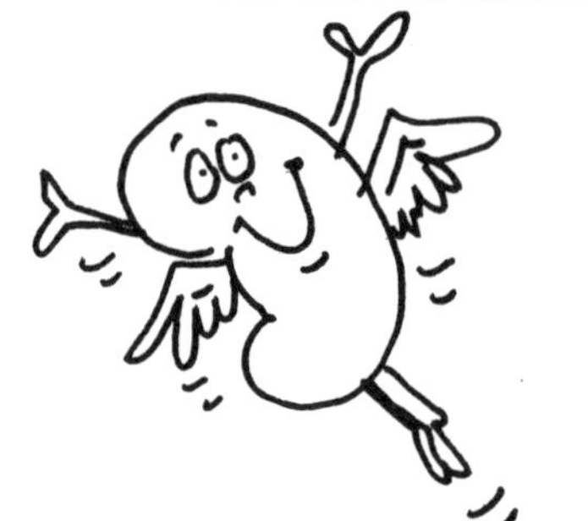

Die meisten Nierenkranken dürfen unbesorgt fliegen.

lust mitführen. Geschäftsreisende Dialysepatienten sollten darauf achten, daß am Zielort eine Dialysemöglichkeit besteht, denn der Rückflug könnte sich ja verzögern.

Gicht bei normaler Harnsäure?

Kann man trotz normaler Harnsäure im Blut Gichtanfälle bekommen?

Die Harnsäure wird ja nicht »ständig« ermittelt. Vor einem Anfall steigt der Harnsäurewert oft an, um dann kurz nach einem Gichtanfall auf normale Werte zu sinken. Diese diagnostische »Lücke« wird oft nicht bedacht, weshalb der Harnsäurespiegel beim Anfallspatienten »normal« erscheint.

Gymnastik auf der Toilette?

Stimmt es, daß man auch beim Urinieren eine Blasenschwäche trainieren kann?

Ja, neben der üblichen Beckenbodengymnastik (siehe Kapitel »Blasenschwäche bei Frauen«) läßt sich das Training auch auf der Toilette fortsetzen:
Den Harnstrahl jeweils drei- bis viermal unterbrechen, indem man den Schließmuskel zusammenzieht. Dabei immer an das Zusammenpressen der Beckenbodenmuskulatur denken.

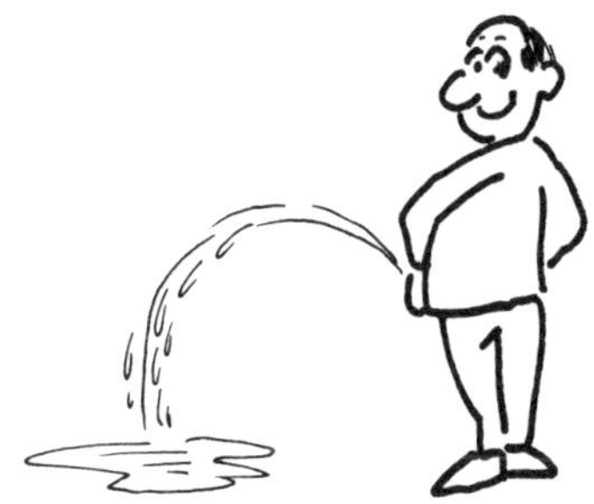

Beckenbodengymnastik kann man während des Harnlassens machen!

Harndrang psychisch bedingt?

Kann man nachweisen, ob ein lästiger Harndrang nur seelisch bedingt ist?

Ja, der Nachweis ist meistens möglich. Die Untersuchung führt der Urologe durch. Er macht einen »urodynamischen Test«, dabei wird die Harnentleerung graphisch aufgezeichnet. Aus den erhaltenen Kurven zieht der Spezialist die richtigen Schlüsse.

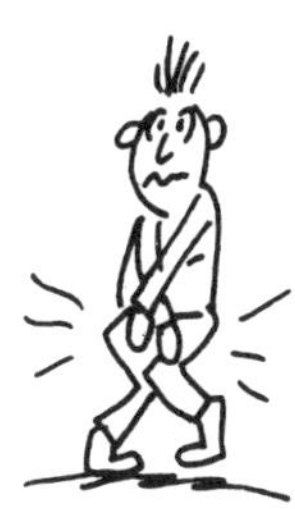

Der Nachweis eines seelisch bedingten Harndranges gelingt mit der »urodynamischen« Untersuchung.

Harninfektion durch Manteltierchen?

Befallen Manteltierchen auch die Harnwege?

Diese Erreger, auch als »Chlamydien« bezeichnet, stehen als Lebewesen zwischen Viren und Bakterien. Männer erkranken an einer Harnröhrenentzündung, die Infektion kann sich mit der nachfolgenden Gefahr einer Unfruchtbarkeit auf die Nebenhoden ausdehnen.
Infizierte Frauen haben Ausfluß, durch Befall der Eierstöcke droht auch ihnen Unfruchtbarkeit.
Diese sexuell übertragbare Krankheit ist im Labor schwierig nachzuweisen; ist sie bewiesen, müssen beide Sexualpartner 7 bis 14 Tage lang mit Antibiotika behandelt werden.

Harnvergiftung durch Rauchen

Kann man durch Rauchen eine Harnvergiftung bekommen?

Indirekt ja. Das im Rauch enthaltene Nikotin ist ein stark gefäßverengendes Gift. Durch ständige Gefäßverengung in der Niere werden die Gefäße geschädigt, sie verkalken und verstopfen sich. Dadurch läßt die Nierenleistung dramatisch nach, und die Stoffwechselschlacken häufen sich im Blut an. Diesen Zustand nennt man Harnvergiftung oder »Urämie«. Rauchen fördert das Fortschreiten aller Krankheiten, die zur Harnvergiftung führen.

Harnverlust und Östrogene

Kann man unfreiwilligen Harnabgang auch ohne Operation behandeln?

Ein Mangel an weiblichen Hormonen, besonders nach dem Wechsel, beeinflußt die Durchblutung und den Feuchtigkeitsgehalt der Schleimhäute und auch der Muskulatur. Oft helfen Tabletten oder Scheidenzäpfchen, die Östrogene enthalten. Dies kann mit einer Elektrobehandlung kombiniert werden. Sinnvoll ist auch die einfache Übung: »Hinsetzen und Beine übereinander schlagen. Jetzt die Muskeln des Beckenbodens fest anspannen, loslassen und wieder anspannen. Rasch hintereinander und 100mal wiederholen«. Bei täglicher Übung ist eine positive Wirkung nach 3 bis 4 Wochen feststellbar.

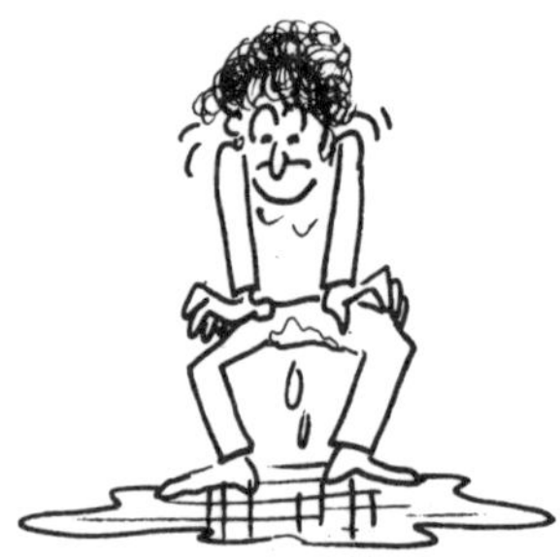

Am unfreiwilligen Harnverlust sind oft die (fehlenden) Hormone schuld.

Harnwegsinfekte bei kleinen Mädchen

Haben kleine Mädchen öfter Harninfektionen?

An sich nicht. Schuld daran kann eine falsche Hygiene nach dem Stuhlgang sein.
Dadurch werden Darmbakterien in die Harnröhre »hineingerieben«.
Das Problem läßt sich dann durch richtige Reinigung rasch lösen.

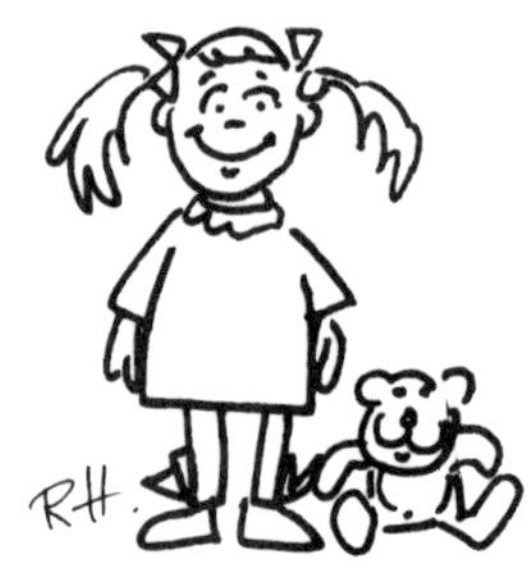

Meistens ist die falsche Hygiene für die Harninfektionen der kleinen Mädchen verantwortlich.

Harnzucker ohne Zuckerkrankheit

Stimmt es, daß man im Harn Zucker ausscheiden kann, ohne daß man zuckerkrank ist?

Ja, dies kommt vor, wenn die sogenannte »Nierenschwelle« für Zucker herabgesetzt ist. Bei Schwangeren kann das der Fall sein. Als »Nierenzucker« tritt die Abweichung in manchen Familien auf.
Die »Störung« ist gutartig und eher selten. Schon bei einem Blutzucker von 50 — normalerweise erst ab 180 bis 200 — tritt Zucker vom Blut in den Harn über. Andere Gründe für Zuckerharn ohne Zuckerkrankheit sind gewisse Medikamente, Chemikalien und Gifte.

Haschisch und Sex

Wird man durch Haschischrauchen impotent?

Diese Gefahr besteht. Die Inhaltsstoffe von Haschisch bzw. Marihuana schädigen die roten Blutkörperchen und beeinträchtigen die Teilung und Vermehrung der Körperzellen. Haschisch verbleibt bis zu 30 Tage im Organismus. Nachteilig beeinflußt werden nicht nur die Potenz (Liebesfähigkeit), sondern auch die »Libido«: Die Liebeslust nimmt ab. Eine sichere Schädigung des Erbmaterials ist nicht mit Bestimmtheit nachgewiesen, aber wahrscheinlich.

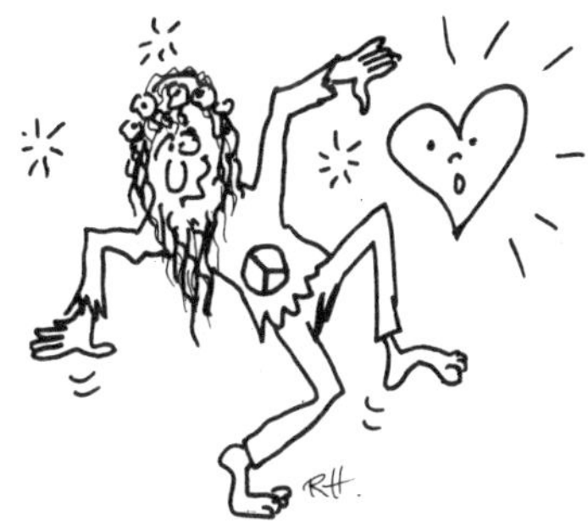

Rauschgifte sind »Sexkiller«.

Hodenvergrößerung

Was hat eine Vergrößerung des Hodens zu bedeuten?

Zu denken ist an Entzündungen (schmerzhaft!), Stieldrehungen des Hodens (schmerzhaft!) und Tumoren (nicht schmerzhaft!).

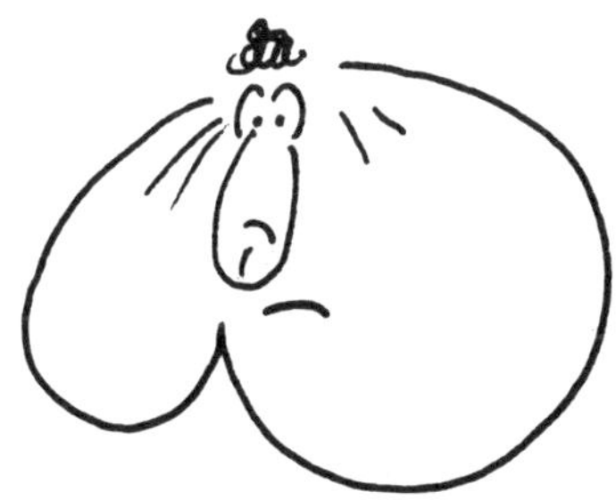

Hodenvergrößerung bedeutet »rasch zum Arzt«.

Impotenz und Sterilisation

Wird man durch eine Sterilisation impotent?

Nein. Am hormonbildenden Hoden erfolgt ja kein Eingriff. Es wird lediglich der Samenleiter aufgesucht und unterbunden. Man wird dadurch unfruchtbar, aber keineswegs impotent. Zu bedenken ist, daß sich der Eingriff nicht rückgängig machen läßt.

Klingelmatratze und Bettnässen?

Was bewirkt eine klingelnde Matratze bei Bettnässern?

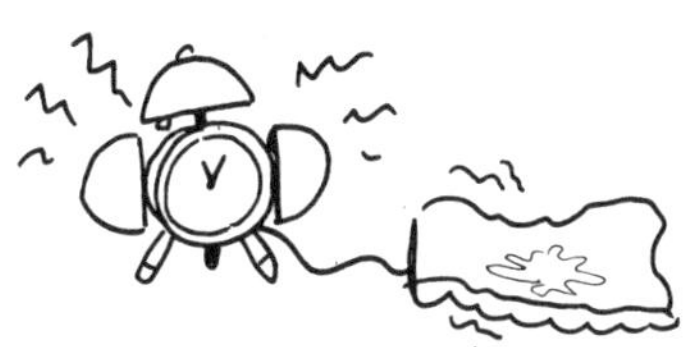

Die Klingelmatratze »trainiert« die Blase.

Die Matratze besteht aus einer Folie, die an ein Gerät, eine Art Wecker, angeschlossen ist. Schon beim ersten Tropfen Feuchtigkeit (Harn), der auf die Folie gelangt, erzeugt das Gerät einen Ton, welcher den Bettnässer aufweckt. Der Bettnässer lernt mit Hilfe der Matratze, daß er bei zunehmendem Blasendruck aus dem Schlaf »geklingelt« wird. Mit der Zeit — nach ca. 8 Wochen — erfolgt das Aufwachen bereits automatisch, ohne Mithilfe des Gerätes.

Kürbiskerne gegen Prostata

Helfen Kürbiskerne gegen Prostataleiden?

Ein bißchen schon. Sinnvoll kann der regelmäßige Verzehr im Anfangsstadium (erstes oder Reizstadium) einer Prostatavergrößerung sein. Ätherische Öle in den

Kürbiskernen haben medikamentenähnliche Wirkungen auf die Harnblase. Die Blasenmuskulatur wird gestärkt, wodurch der Harn etwas besser aus der Blase gepreßt werden kann. Eine notwendige Operation läßt sich mit Kürbiskernen im Einzelfall zeitlich etwas hinausschieben, zu verhindern ist der operative Eingriff nicht.

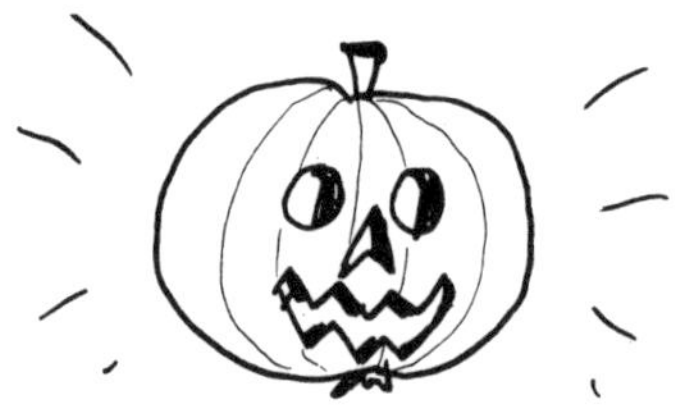

Kürbiskerne essen kann die Prostatabeschwerden lindern.

Malaria und nierenkrank

Ist man als Nierenkranker anfälliger für Malaria?

Es besteht keine höhere Anfälligkeit, diese gefährliche Parasiteninfektion zu bekommen. Bei der Malaria kommt es zu regelmäßigen Anfällen mit Blutzerfall. Diese »Blutbruchstücke« gelangen in großen Mengen in die Nieren und können schon beim Nierengesunden größte Probleme bereiten. Der nierenkranke Fernreisende muß sich daher ganz besonders um eine perfekte Malariavorbeugung kümmern. Dies betrifft nicht nur die Auswahl der vorbeugenden Mittel, sondern besonders auch deren Dosierung. Auf die sonstigen Maßnahmen, wie Moskitonetze bzw. klimatisiertes Hotelzimmer, dürfen wir dabei nicht vergessen.

Milch und Nierensteine

Kann man vom Milchtrinken Nierensteine bekommen?

Im Prinzip ja, denn Milch enthält viel Kalzium. Dieses führt zu einer vermehrten Säureausschüttung und kann einen Heilungsprozeß behindern. Milch begünstigt eine Steinbildung in der Niere und kann auch Kalkablagerungen verursachen. Milch in großen Mengen — 1/2 bis 1 Liter pro Tag — hat keinerlei gesundheitlich positiven Wert. Fazit: Kleine Mengen Milch sind sicher unschädlich, große Mengen bergen eindeutig die Gefahr einer Harnsteinbildung in sich.

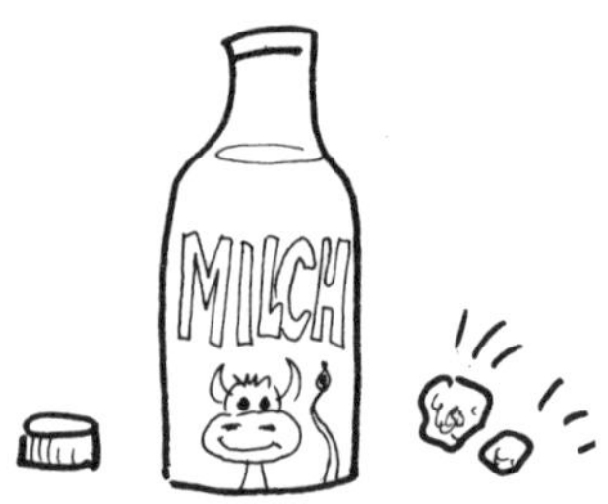

Viel Milchtrinken fördert Nierensteine!

Mißbildungen bei Retortenbabys

Haben Retortenbabys öfter als »Normale« Mißbildungen?

Nein, dies ist nicht der Fall. Das Risiko einer Mißbildung bei der »künstlichen Befruchtung« ist sogar geringer als bei der »herkömmlichen«. Das liegt wahrscheinlich daran, daß diese Schwangerschaften intensiver überwacht werden.

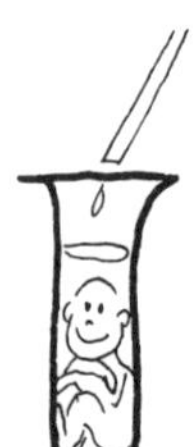

Retortenbabys haben weniger Mißbildungen.

Moorbad bei Reizblase

Helfen Moorbäder gegen Blasenreizungen?

Besonders in jenen Fällen von quälendem Harndrang, bei denen der Arzt nichts Krankhaftes finden kann, sind Moorbäder eine wirkungsvolle Behandlung. Günstig sind regelrechte Kuraufenthalte von drei Wochen Dauer. Der Erfolg ist oft frappierend und anhaltend.

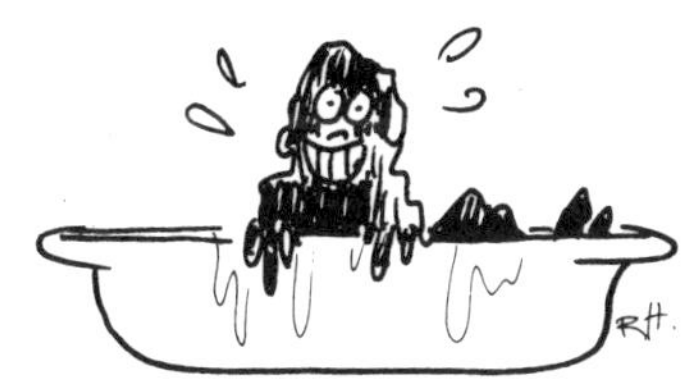

Moorbäder nützen bei chronischen Blasenleiden.

Müsli und Kaliummangel

Hilft Müsli gegen einen Kaliummangel?

Ja. Bei der üblichen Zubereitung des Müslis werden Nahrungsmittel verwendet, welche reich an Kalium sind. Besonders zu nennen sind dabei alle Trockenfrüchte. Aber Achtung: Viele Nierenkranke sind durch zuviel Kalium gefährdet!

Nachlassender Harnstrahl

Woran ist zu denken, wenn der Harnstrahl nachläßt?

Vordergründig in Frage kommen die vergrößerte Prostata, die Prostataentzündung, der Prostata- und der Blasenkrebs.

Operation bei Wanderniere

Muß man eine Wanderniere operieren?

In nur einem geringen Teil der Fälle von Wanderniere wird die Niere an einem Muskel befestigt (= Nephropexie), um sie wieder an ihren richtigen Ort zu bringen. Zu dieser Maßnahme entschließt man sich aber nur, wenn die Wanderniere dem Betroffenen beträchtliche Beschwerden und Störungen der Nierenfunktion bereitet.

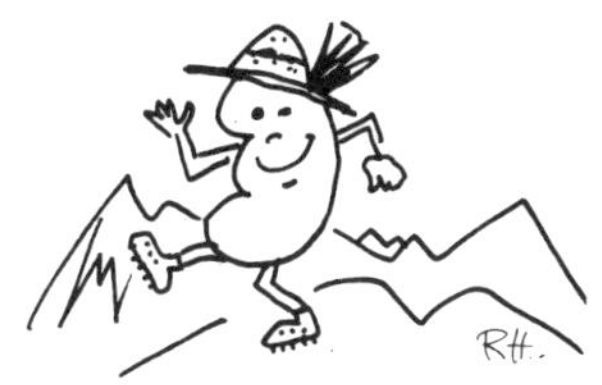

Eine Wanderniere muß nur selten operiert werden.

Nervosität und Naturmittel

Wie kann man sich »natürlich« entspannen?

In aller Kürze: Wichtig sind ein erholsamer Schlaf, leicht verdauliche Kost und tägliche körperliche Bewegung. Gegen überreizte Nerven kann eine Teemischung aus Melisse, Weißdorn und Rosmarin oder Schafgarbe helfen. Entspannend wirkt Hinlegen, Hände auf den Bauch legen und 10 Minuten lang auf die Wärme konzentrieren, welche die Hände abgeben.

Nierenentzündung und Schwangerschaft

Ist es gefährlich, nach einer Nierenentzündung wieder schwanger zu werden?

Eine mögliche Bedrohung bezieht sich vor allem auf die Mutter. Stärker gefährdet durch Schwangerschaften ist die rechte Niere. Dort kann es eher zu einer Abflußbehinderung kommen. Der Harnrückstau begünstigt die Einschwemmung von Bakterien, wodurch eine eitrige Entzündung entstehen kann. Jeglicher Umgang mit Medikamenten muß zudem ärztlich gesteuert werden. Der Schwangerschaftsverlauf soll vom Hausarzt, Internisten und Geburtshelfer besonders engmaschig verfolgt werden und die Entbindung an einer Fachabteilung stattfinden.

Nierensteine — »Negativliste«

Was muß man bei Nierensteinen meiden?

Dies ist völlig von der Steinart abhängig.

Kalzium-Phosphat-Steine: Gezuckerte Getränke mit Kohlensäure, jodhältige Mineralwässer, Milch und Milchprodukte, Zitronen, Orangen, rein vegetarische Kost.

Harnsäuresteine: Gezuckerte Getränke, Alkohol, Kaffee, Schwarztee, Milch, Innereien, Fisch, Muscheln und Pilze.

Magnesium-Ammonium-Phosphatsteine: Kohlensäuregetränke, Limonaden, Milch, Most, rein vegetarische Kost.

Oxalatsteine: Milch, gezuckerte Limonaden, Most, Spinat, Rhabarber, rote Rüben, grüne Bohnen, Sellerie, Petersilie, Kakao, Schokolade, Nüsse und Innereien, Gemüsesäfte, Schwarztee.

Nierenzysten — Zystennieren

Muß eine Nierenzyste operativ entfernt werden?

Nierenzysten sind flüssigkeitsgefüllte Hohlräume in und um die Niere und praktisch immer völlig harmlos. Nur bei übermäßiger Größe werden sie durch eine Operation entfernt. Damit nicht zu verwechseln sind Zystennieren: Diese sind ein angeborenes Leiden, bei dem die Niere durch und durch von Zysten durchdrungen ist, sodaß zuwenig arbeitsfähiges Nierengewebe übrigbleibt.

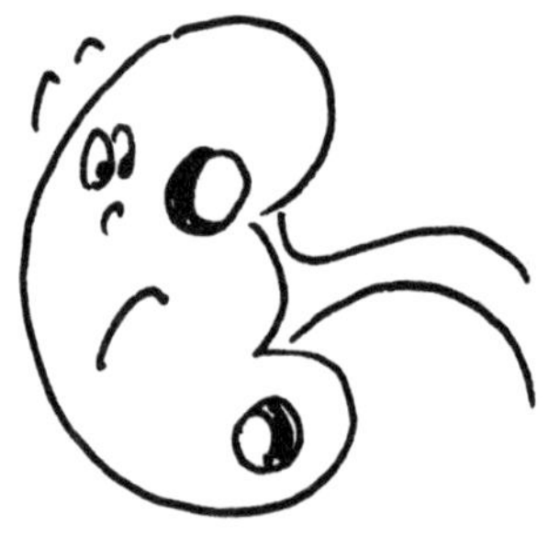

Nierenzysten sind fast immer harmlos.

Potenz durch Injektion

»Potenzspritze« — was ist das?

Es handelt sich dabei um das SKAT-Verfahren. Mittels feiner Nadel und Spritze wird ein gefäßwirksames Medikament in den Schwellkörper des Penis eingespritzt. Diese künstliche Gliedversteifung hält dann für einige wenige Stunden an. Die Methode wird vom Patienten erlernt, der somit »nach Bedarf« zur Spritze greifen kann. Voraussetzung dafür ist die regelmäßige ärztliche Überwachung.

Prostataentzündung und Geschlechtsverkehr

Muß man bei einer Prostataentzündung auf den Geschlechtsverkehr verzichten?

Nein, im Gegenteil. Es ist bekannt, daß häufige Samenentleerungen (= Ejakulationen) die Beschwerden lindern. Bei Prostatitis soll Geschlechtsverkehr eher häufiger als sonst stattfinden. Man darf aber nicht darauf vergessen, auch die Partnerin untersuchen zu lassen.

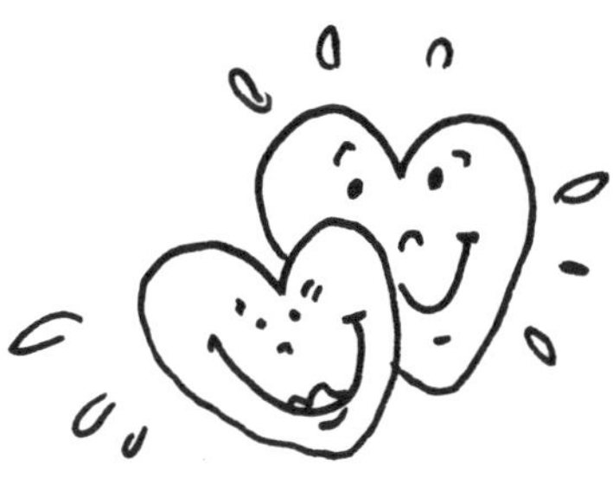

Bei der Prostataentzündung soll auf Sex nicht verzichtet werden.

Prostatakrebs — Untersuchung

Ab wann und wie oft soll man sich auf Prostatakrebs untersuchen lassen?

Ab 40 und sodann wenigstens einmal jährlich. Die Basisuntersuchung geschieht mit dem vom Mastdarm aus tastenden Finger des Arztes. Idealerweise sollte die Untersuchung durch den Urologen mittels Ultraschall und Bestimmung der »PSA« im Blut ergänzt werden. Beim geringsten Verdacht wird eine Gewebsprobe entnommen. Über 2.000 Männer erkranken in Österreich jährlich an Prostatakrebs.

Reisedurchfall und Nierenkrankheit

Kann ein Reisedurchfall bei Nierenkrankheit gefährlich werden?

Ja, sehr. Durch den Verlust von Mineralstoffen (»Elektrolyten«) im Durchfallstuhl wird die Zusammensetzung des Blutes auf empfindliche Weise gestört. Dazu kann sich ein Blutdruckabfall durch den Wasserverlust gesellen. Die Folge ist eine verminderte Nierenfunktion, welche weiter die Nierendurchblutung verschlechtert. Am wichtigsten auf Reisen ist die Vorbeugung: Kein Leitungswasser, kein Eis (Eiswürfel), keine Salate, kein ungeschältes Obst bzw. Gemüse, keine rohen Fleischspeisen; alles nach dem Motto: Back es, brat es, koch es — oder vergiß es.

Rostbrauner Samen

Ist rostbrauner Samen gefährlich?

Es handelt sich dabei um eine Blutbeimischung im Samen. Häufig ist die Ursache ein kleines geplatztes Blutgefäß. Dies ist nicht gefährlich, eine gründliche Untersuchung sollte aber dennoch sofort vorgenommen werden, da es — viel seltener — gefährliche andere Gründe gibt.

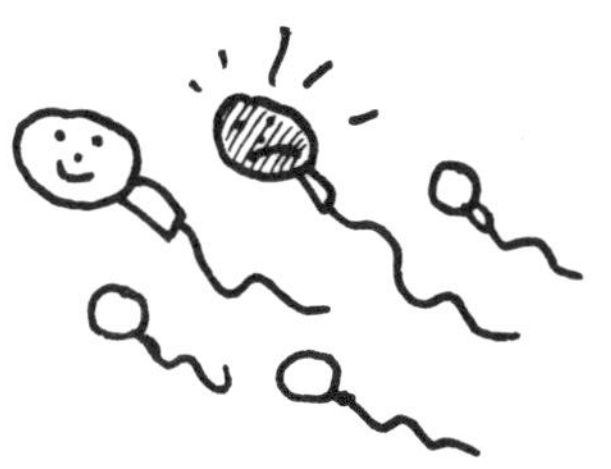

Rostbrauner Samen ist meistens harmlos.

Salzempfindlichkeit

Was versteht man unter »Salzempfindlichkeit«?

Diese Besonderheit beim Menschen nennt der Arzt »Salzsensitivität«. Es ist damit gemeint, daß nicht alle Menschen in gleicher Weise auf den Salzgehalt der Nahrungsmittel ansprechen. Praktische Bedeutung hat diese Tatsache in der Behandlung des Bluthochdruckes mit Diät bekommen. Manche Menschen sind sehr salzempfindlich (= Blutdruck steigt auf erhöhte Salzzufuhr), manche Menschen reagieren nicht auf Salz (= Blutdruck bleibt gleich) — sie sind salzunempfindlich. Leider gibt es keine Voraussagen, wer von uns zu welcher Gruppe zählt.

Salz und Bluthochdruck

Wie kann man Salz bei Nierenbluthochdruck sparen?

Durch kochsalzarme Nahrungsmittel (siehe dort) und reichliche Verwendung von Kräutern; besonders empfehlenswert sind Dillkraut, Borretsch, Basilikum, Estragon, Petersilie, Kümmel, Majoran, Schnittlauch, Melisse, Kerbel, Koriander und Liebstöckl.

Salz und Nierenkrankheit

Kann man von Salz nierenkrank werden?

Direkt nicht, wohl aber durch die Folgen eines hohen Salzkonsums. Ein zu großer Salzverbrauch kann zu hohem Blutdruck führen. Der Bluthochdruck begünstigt nicht nur Herzinfarkt, Schlaganfall und Gefäßverschluß, sondern zerstört auch die Niere. Salzreich sind Brot, Fleisch und Wurst sowie die meisten Fertignahrungsmittel. Salzarm sind Obst und Gemüse.

Schmerzen beim Wasserlassen

Was kann dahinterstecken, wenn man beim Wasserlassen Schmerzen verspürt?

Häufig sind es Entzündungen von Harnröhre und Blase; auch Tumoren und alle Nierenerkrankungen können dazu führen. Bei älteren Männern ist meist die vergrößerte Prostata schuld.

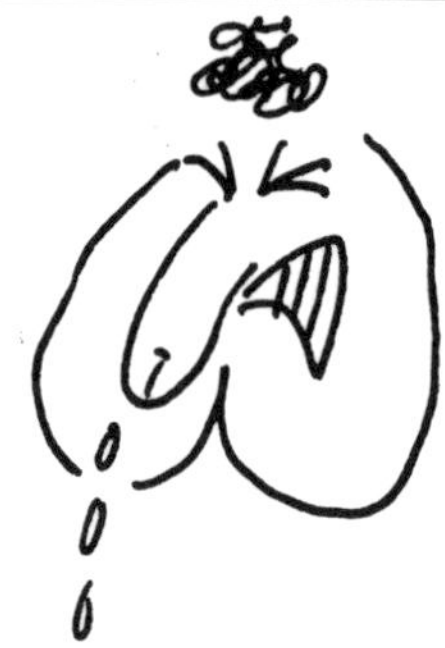

Schmerzen beim Harnlassen deuten auf Entzündung, Prostata oder Tumoren.

Sex und Alter

Muß oder soll man als älterer Mensch den Geschlechtsverkehr reduzieren oder einstellen?

Es gibt keine medizinischen Gründe, zur Vorbeugung eventueller altersbedingter Störungen die geschlechtliche Aktivität im Alter einzuschränken. Auch kommt der sogenannte »Liebestod« mit einem Promille aller Fälle im Alter nicht öfter als in jedem anderen Lebensabschnitt vor. Dieser Promillesatz bezieht sich immer auf den ehelichen Geschlechtsverkehr. Alle vorhandenen wissenschaftlichen Argumente zusammengefaßt: Die sexuelle Aktivität im Alter erhöht eindeutig die Lebensqualität.

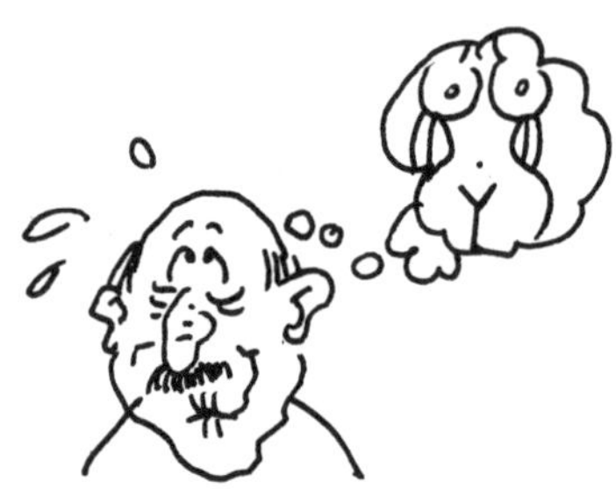

Sex im Alter ist gesund!

Sex mit einem einzigen Hoden?

Ist die Sexualität gefährdet, wenn man nur einen Hoden hat?

Nein, überhaupt nicht. Ein Hoden übernimmt völlig (so wie die eine Niere bei der

Einnierigkeit) alle Funktionen. Mit einer Einbuße im Geschlechtsleben braucht in keiner Weise gerechnet zu werden.

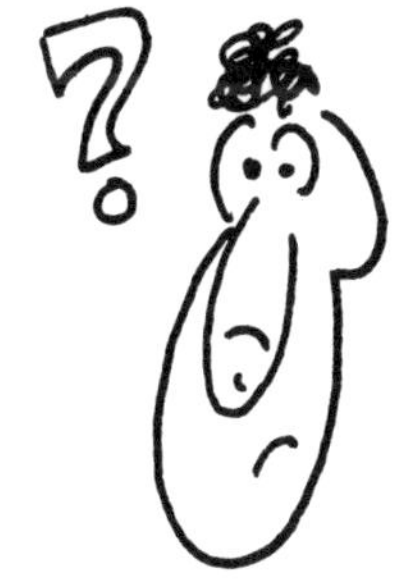

Die »Einhodigkeit« mindert das Sexualleben nicht im geringsten.

Sex und Jacobson-Entspannung

Nützt die Jacobson-Entspannung bei »Verklemmtheit«?

Sie kann — so wie andere Methoden der Entspannung (Autogenes Training, Yoga) auch — nützlich sein. Die Jacobson-Methode beruht auf täglichem gezielten Entspannungstraining. Im Liegen oder Sitzen von oben beginnend alle Muskelgruppen der Reihe nach anspannen, jeweils 10 Sekunden in der Spannung verharren und dann langsam wieder entspannen. Unterstützend wirkt eine Massage. Wer die Übungen kann, soll sie in Krisensituationen anwenden — dies gelingt dann schnell und unbemerkt.

Spanischer Kragen

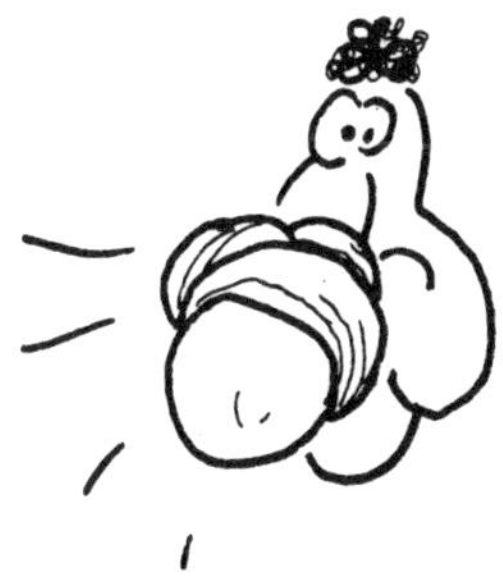

Die »Paraphimose« muß rasch beseitigt werden.

Was ist ein spanischer Kragen?

Dazu kommt es, wenn eine zu enge Vorhaut beim Geschlechtsverkehr oder der Masturbation zurückgestreift worden ist und danach nicht mehr nach vorne gerollt werden kann. Der Venenabfluß wird dadurch unterbrochen, und die Eichel schwillt an. Unterhalb der geschwollenen Eichel entsteht ein dicker Ring, dieser wird spanischer Kragen genannt. Der Arzt muß durch Vereisung und Zurückdrücken der Eichel oder einen kleinen operativen Einschnitt eingreifen. Etwas später muß zur weiteren Vorbeugung die Beschneidung erfolgen.

Trüber Harn — gefährlich?

Ist trüber Harn — ohne Beschwerden — gefährlich?

Harntrübungen können bei Infektionen durch die Ausscheidung von weißen Blutkörperchen und Bakterien entstehen — dies läßt sich leicht und schnell durch eine Harnprobe nachweisen. Häufiger sind — harmlose — Harntrübungen durch die Kost, besonders durch Phosphate nach einer reichlichen Gemüsemahlzeit. Man kann selbst die Probe darauf machen: Bei Erwärmung wird der »Phosphatharn« durch Auflösung der Phosphatkristalle sofort klar!

Unfruchtbar durch Trichomonaden

Kann man durch eine Trichomonadeninfektion unfruchtbar werden?

Diese Möglichkeit besteht. Infizierte Männer haben oft keine Symptome, infizierte Frauen leiden an längerdauerndem dünnen Ausfluß. Beide Geschlechtspartner müssen gleichzeitig — kurzfristig mit Tabletten — behandelt werden.

Solange Trichomonaden nicht beseitigt sind, ist Geschlechtsverkehr verboten.

Vitamin A und Niere

Nützt Vitamin A der Niere?

Vitamin A ist wichtig für den normalen Nierenstoffwechsel. Ein Mangel an diesem fettlöslichen Vitamin begünstigt Nierenkrankheiten, führt aber auch zu Nachtblindheit, Brüchigwerden und Ausfall der Haare sowie Entzündungen der Mundschleimhaut. Reich an Vitamin A sind Karotten, Spinat, Tomaten, Fisch, Butter und Eigelb.

Vorsicht und Einnierigkeit

Muß man anders leben, wenn man nur eine Niere hat?

Nein. Egal ob man mit nur einer Niere zur Welt gekommen ist oder ob eine Niere krankheitshalber entfernt wurde — es ist ein völlig normales Leben möglich. Wegen möglicher Verletzungen und eventuell nachfolgender Operationen ist es aber empfehlenswert, einen gut sichtbaren Zettel mit folgendem Text in den Führerschein (bzw. Personalausweis etc.) zu legen: »Ich habe nur noch die linke Niere«.

Wasserbruch und Operation

Muß ein Wasserbruch immer operiert werden?

Meistens nicht; Wasserbrüche treten häufig im ersten Lebensjahr auf oder bestehen seit der Geburt. Die meisten von ihnen heilen von selbst. Wenn nicht, ist die Operation ein kleiner Eingriff.

Wechsel bei Männern

Gibt es bei Männern auch einen Wechsel?

Eine Veränderung des geschlechtlichen Hormonhaushaltes am Ende des zweiten Lebensdrittels gibt es bei Männern — so wie bei den Frauen — nicht. Die oft strapazierte »midlife-crisis« um die 50 hat in Wirklichkeit keine hormonellen, sondern seelische oder gesellschaftliche Ursachen.

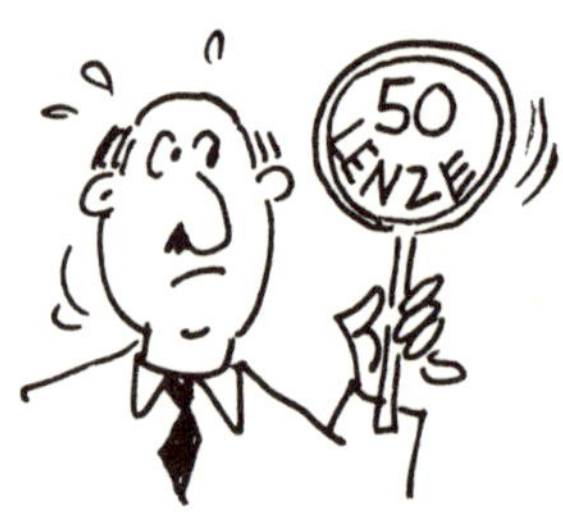

Den hormonell bedingten »Männerwechsel« gibt es nicht.

Zuckerkrankheit und Potenz

Wie kann man als Zuckerkranker Potenzstörungen vermeiden?

Viele Diabetiker klagen über Störungen der Potenz. Die Probleme entstehen durch die »diabetische Neuropathie«; das bedeutet eine Nervenschädigung als Folge der dauernd erhöhten Zuckerwerte. Auch die Durchblutung selbst wird durch die zuckerbedingte Gefäßverkalkung verschlechtert. Dagegen helfen: Optimale Zuckereinstellung, Diabetikerschulung, tägliches körperliches Training, nicht Rauchen, wenig (besser: kein) Alkohol.

DIE KRÄUTERECKE — DAS HAUSMITTELBREVIER

Der kranke Mensch hat den Wunsch, selbst etwas zur Genesung beizutragen. Dies mit »Kräutern« zu wollen, ist sicher nicht der schlechteste Weg.

Allerdings, auf die Unbedenklichkeit von Kräutern darf man sich niemals verlassen. Es gibt giftige und ungiftige Pflanzen, und auch so harmlos erscheinende Kräuter wie Kamille oder Baldrian haben durchaus auch unerwünschte Wirkungen. »Natur« an sich ist niemals mit einer Unbedenklichkeitsbescheinigung gleichzusetzen!

Kritisch zu sehen ist auch ein zu großes Vertrauen auf Arzneipflanzen bei Patienten, die nicht mehr in der Lage sind, ihre Abwehrkräfte zu mobilisieren. Bei diesen liegt das Schwergewicht eindeutig auf »herkömmlichen« Medikamenten. Bei jeglicher Selbstbehandlung mit Arzneipflanzen soll nie die Beratung durch Fachleute außer acht gelassen werden.

Bei der Teezubereitung ist ein »Aufguß« gemeint; es ist die jeweils angegebene Menge (»1 — 2 Teelöffel«) mit 150 Milliliter kochendem Wasser zu übergießen. Nach 10 bis 15 Minuten wird durch ein Teesieb abgeseiht.

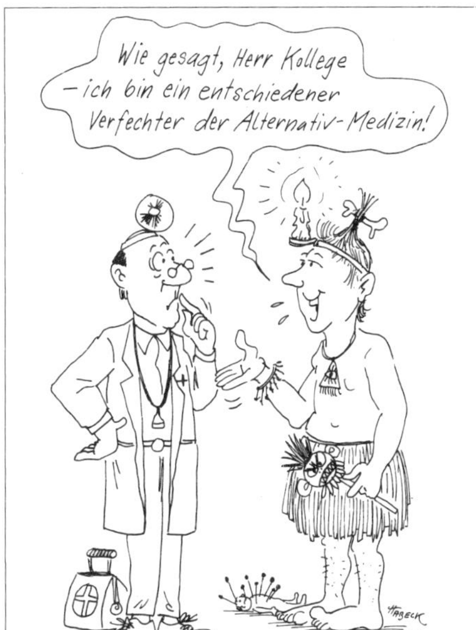
Wie gesagt, Herr Kollege
– ich bin ein entschiedener
Verfechter der Alternativ-Medizin!

Pflanzen sollen gewissen Anforderungen entsprechen:

- Die Wirkung muß mit einiger Sicherheit nachweisbar sein.
- Bedrohliche Nebenwirkungen dürfen nicht auftreten.
- Die Wirkungspalette darf keine eigentlichen Gegenanzeigen oder die Gefahr einer Allergie enthalten.

Vorher noch einige Ratschläge:

- Jede Selbstbehandlung nur zeitlich begrenzt einsetzen. Arzneipflanzen sind natürliche Heilmittel, »bedenkenlos« dürfen sie aber nicht angewendet werden.
- »Wirksame« Arzneien, die völlig und immer harmlos sind, gibt es nicht. »Viel hilft viel« — dieser Spruch kann auch bei natürlichen Mitteln zur Selbstbehandlung ein Irrweg sein.
- Arzneipflanzen sind nicht immer die harmloseste Möglichkeit einer Behandlung. Jede Selbstbehandlung birgt die Gefahr, das Gegenteil von dem zu bewirken, was man erwartet.

- Das »richtige« Mittel vom Nachbarn kann das »falsche« für Sie sein.
- Nicht jede Selbstbehandlung bessert eine Erkrankung. Mit einer Selbstbehandlung übernimmt man selbst die Verantwortung für die Gesundheit.

Bärentraubenblätter (Folia Uvae ursi)

Bei Blasen- und Nierenbeckenkatarrhen. Wegen Übelkeit und Erbrechen nicht bei Kindern anwenden und wegen möglicher Leberschäden nicht über einen längeren Zeitraum.

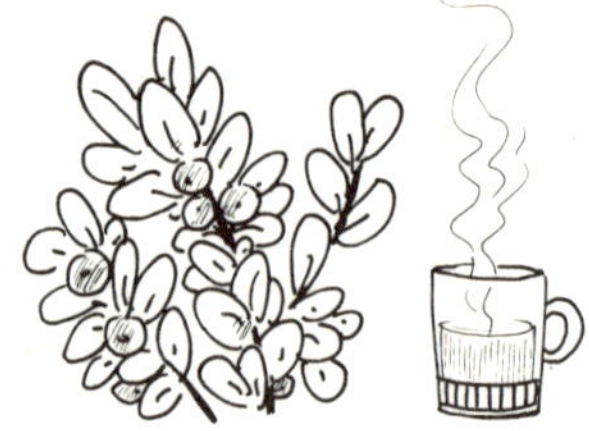

Seit langem bewährt: Bärentraubenblättertee.

Nicht zusammen mit Mitteln, die zu einem sauren Harn führen.
Pro Teeaufguß 1 Teelöffel, ca. 2 Gramm, 3- bis 4mal täglich eine Tasse trinken.

Basilienkraut (Basilici herba)

Es wirkt harntreibend und ist schwach wirksam gegen Kleinlebewesen wie Bakterien, Viren und Pilze.

Nicht anwenden bei Schwangeren, Stillenden, Säuglingen und Kleinkindern.

Birkenblätter (Folia Betulae)

Wassertreibend, reizt das Nierengewebe. Die Harnmenge wird erhöht. Vorbeugend gegen Harnsteine.
Ein bis zwei Eßlöffel (5 — 10 Gramm), 3- bis 4mal täglich eine Tasse des frisch zubereiteten Tees zwischen den Mahlzeiten trinken.

»Blutreinigungstee«

Es handelt sich um fertig gemischte Tees aus verschiedenen Stoffen. Sie enthalten meist Abführmittel, wie Faulbaumrinde, Sennesblätter, Anis und Pfefferminzblätter, weiters harntreibende Drogen, wie Birkenblätter, Queckenwurzelstock und Wacholderbeeren. Sie enthalten außerdem Mittel zur Beschleunigung der Säfteabsonderung, wie Süßholzwurzel, Gujakholz, Sarsaparillwurzel, Stengel des bittersüßen Nachtschatten, und Substanzen gegen Hautunreinheiten, z. B. Stiefmütterchenkraut. Es gibt keine Empfehlung dafür, solche Teemischungen zur innerlichen Anwendung auszuprobieren. Eine »Reinigung« des Blutes mit Hilfe von Tee ist nicht möglich.

Bohnenhülsen (Fructus Phaseoli sine Semine)

Wirken schwach harntreibend. Zur Vorbeugung von Harngrieß und Harnsteinen. Ein Eßlöffel, ca. 5 Gramm, 2- bis 3mal täglich eine Tasse des frisch zubereiteten Tees zwischen den Mahlzeiten trinken.

Brennesselkraut (Herba Urticae)

Wirkt schwach harntreibend; zur Durchspülungsbehandlung der Harnwege. Auf ausreichende Flüssigkeitszufuhr achten.

Zur Erhöhung der Harnmenge, unterstützend zur Behandlung von schmerzhaftem Harndrang. Drei bis vier Teelöffel, ca. 4 Gramm, 3- bis 4mal täglich eine Tasse des frisch zubereiteten Tees trinken.

Brennesselextrakte gibt es (seit langem) auch in Form von Kapseln, von denen man jeweils zwei Stück zweimal in 24 Stunden einnimmt.

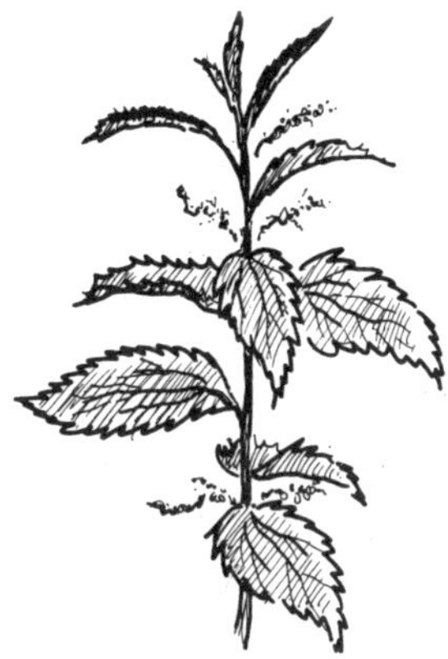

Brennesseln fördern die Durchspülung der Harnwege.

Brennesselwurzel (Radix Urticae)

Gegen Beschwerden beim Harnlassen durch Wucherungen der Prostata im Stadium I und II. Tagesdosis 4 — 6 Gramm.

Ebereschenbeeren (Sorbi aucupariae fructus)

Verstärkt die Ausscheidung von Harnsäure, fördert die Auflösung von Harnsäureablagerungen.

Frische Beeren enthalten einen Wirkstoff, der örtlich zu Reizungen führt, beim Trocknen und Kochen wird dieser Stoff jedoch zerstört.

Fenchel (Foeniculum vulgare)

Krampflösend, lindernd, bei vielen Arten von Bauchweh ebenso beliebt. Ein bis drei Teelöffel, 2- bis 4mal täglich eine Tasse zwischen den Mahlzeiten.

Eleutherococcus-senticosus-Wurzel

Als Teeaufguß 2 — 3 Gramm pro Tag.

Zur Verwendung als Stärkungsmittel nach Krankheiten und Operationen. Nicht geeignet bei Bluthochdruck und über einen Zeitraum von 3 Monaten.

Galgantwurzelstock (Rhizoma Galangae)

Krampflösend, antientzündlich. 0,5 — 1 Gramm als Teeaufguß. Eine halbe Stunde vor den Mahlzeiten trinken.

Glockenbilsenkrautwurzelstock (Scopliae rhizoma)

Gegen kolikartige Schmerzen im Harntrakt. Zu verwenden als Teeaufguß. Dosierung nur von Arzt oder Apotheker! Nicht verwenden bei grünem Star, vergrößerter Prostata und Verengungen im Magen-Darm-Trakt!

Goldrutenkraut (Herba Solidaginis)

Harntreibend, schwach krampflösend und antientzündlich. Zur Erhöhung der Harnmenge bei Entzündungen im Bereich von Niere und Blase. Zur Durchspülungsbehandlung. Ein bis zwei Teelöffel, 3 — 5 Gramm, 2- bis 4mal täglich eine Tasse zwischen den Mahlzeiten trinken.

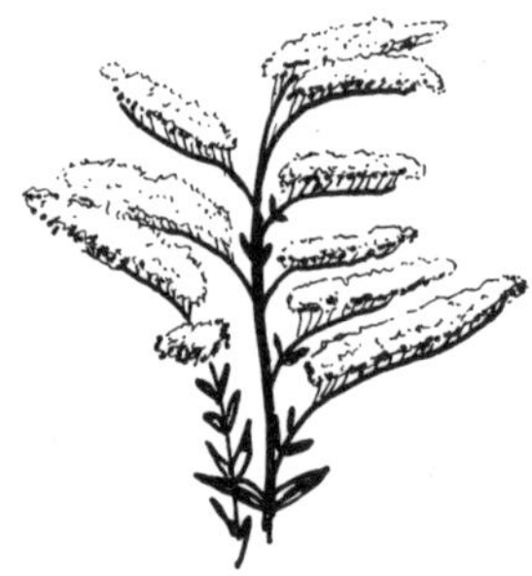

Goldrutenkraut wirkt harntreibend.

Hagebutten (Rosae pseudofructus cum fructibus)

Die reifen, frischen oder getrockneten Früchte wirken harntreibend. Vitamin-C-reich. Pro Tasse ein Eßlöffel. Gleiches gilt für Hagebuttenkerne und Hagebuttenschalen.

Hauhechelwurzel (Radix Onondis)

Harntreibend. Zur Erhöhung der Harnmenge bei Nierenbecken- und Blasenkatarrhen, gegen Harngrieß, zur Vorbeugung von Harnsteinen und als Durchspülungsbehandlung. Zwei Teelöffel, 3 — 4 Gramm, nach ca. 30 Minuten abseihen. Zwei- bis dreimal täglich eine Tasse zwischen den Mahlzeiten trinken. Tee aus Hauhechelwurzel nur wenige Tage anwenden, da die Wirksamkeit nachläßt. Nach einer Pause von mehreren Tagen kann die Anwendung fortgesetzt werden.

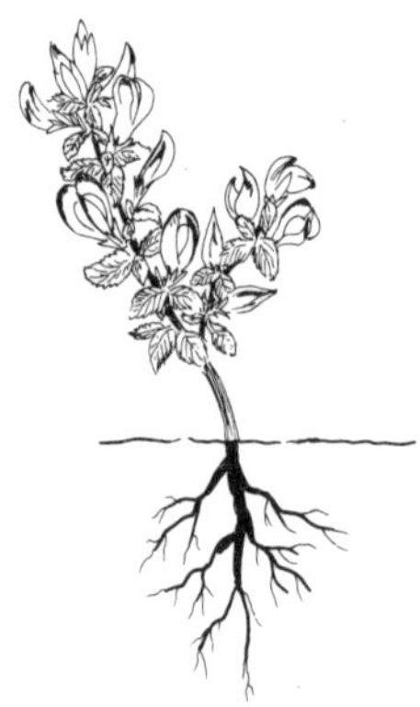

Hauhechelwurzel erhöht die Harnmenge.

Heidelbeerblätter (Folia Myrtilli)

Zur Vorbeugung und Behandlung von Erkrankungen und Beschwerden der Niere und der Harnwege.

Achtung: Höhere Dosen sind giftig!
Nicht über längere Zeit anwenden!
Als Teeaufguß einen Teelöffel, ca. 0,6 Gramm.

Hibiscusblüten (Hibisci flos)

Verwendung als harntreibendes Mittel. Ein bis zwei Eßlöffel pro Tasse, mehrmals täglich.

Isländisch Moos (Ceteraria islandica)

Reizlindernd, wirkt schwach gegen Bazillen. Bei Nieren- und Blasenleiden. Ein bis zwei Teelöffel, 2 — 4 Gramm, mehrmals täglich eine Tasse trinken. Tee kalt zubereiten, 30 Minuten unter Umrühren stehen lassen, dann abseihen.

Kakaosamen (Cacao semen)

Gegen Blasen- und Nierenleiden. Ein bis zwei Kaffeelöffel pro Tasse Teeaufguß.

Nicht verwenden bei Allergie gegen Kakaoprodukte und bei Migräne. Der Tee ist koffeinhältig! Vorsicht bei Schwangeren, Stillenden, Säuglingen und Kleinkindern. Dasselbe gilt für Kakaoschalen.

Kamillenblüten (Flores Chamomillae)

Antientzündlich, krampflösend, bazillenhemmend. Ein bis zwei Eßlöffel, 3- bis 4mal täglich eine Tasse trinken.

Kren (Cochlearia aromatica)

Durchblutungssteigernd, schwach wirksam gegen Bazillen. Bei Infektionen von Blase und Harnröhre. Der frisch geriebene Kren wird mit Honig oder Zucker — dreimal täglich ein Teelöffel voll — eingenommen. Nicht bei Kindern unter 4 Jahren.

Kürbissamen (Semen Cucurbitae)

Zur unterstützenden Behandlung von Funktionsstörungen im Bereich der Blase und Beschwerden beim Wasserlassen. Morgens und abends ein bis zwei gehäufte Eßlöffel, 15 — 30 Gramm Kürbissamen gemahlen oder zerkaut mit Flüssigkeit einnehmen.

Liebstöcklwurzel (Radix Levistici)

Krampflösend; zur Durchspülungsbehandlung bei entzündlichen Erkrankungen der ableitenden Harnwege, zur Vorbeugung von Nierengrieß.

Achtung: Nicht geeignet bei akuten Entzündungen und bei verminderter Nierenfunktion, nicht bei Wassersucht.

Ein bis zwei Teelöffel, 2 — 4 Gramm, mehrmals täglich eine Tasse frisch zubereiteten Tee trinken. Auf reichliche Flüssigkeit achten.

Vorsicht: Bei längerer Anwendung von Liebstöckl auf UV-Bestrahlung sowie intensives Sonnenbaden verzichten.

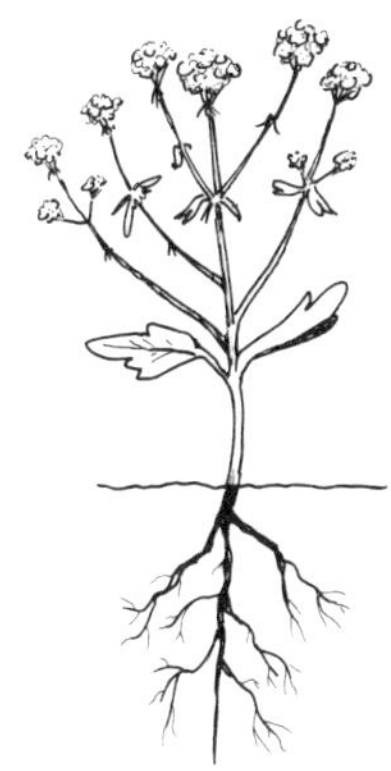

Liebstöcklwurzel wirkt krampflösend.

Löwenzahn (Taraxacum officinalis)

Wassertreibend, zur Anregung der Harnbildung. Ein bis zwei Teelöffel, morgens und abends eine Tasse des frischen Tees trinken, 4 — 6 Wochen lang anwenden.

Olivenblätter (Oleae folium)

In Verwendung als harntreibendes Mittel gegen Bluthochdruck. Ein Eßlöffel pro Tasse.

Pappelblätter (Populi folium)

Gegen Beschwerden beim Harnlassen durch eine vergrößerte Prostata. Für die Dosierung Arzt oder Apotheker fragen. Nicht bei Allergieneigung gegen Salicylate.

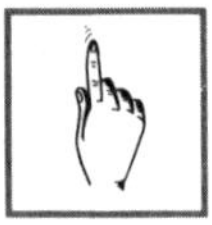

Gleiches gilt für Knospen und Rinde.

Potenzholz (Ptychopetali lignum)

Zur Vorbeugung und Behandlung von Sexualstörungen und als »liebesanregendes Mittel« (= Aphrodisiakum). Dosierung nur nach Rücksprache.

Sägepalmenfrüchte (Fructus Sabalis serrulatae)

Wirkt gegen das männliche Hormon Testosteron und gegen Wassereinlagerung. Verwendung gegen Harnentleerungsstörung bei vergrößerter Prostata. Einen Teelöffel, ein bis drei Tassen pro Tag.

Schachtelhalmkraut (Herba equiseti)

Schwach wassertreibend. Zur Erhöhung der Harnmenge bei Katarrhen von Niere und Blase. Zwei bis drei Teelöffel, ca. 2 — 4 Gramm, mehrmals täglich eine Tasse zwischen den Mahlzeiten trinken.

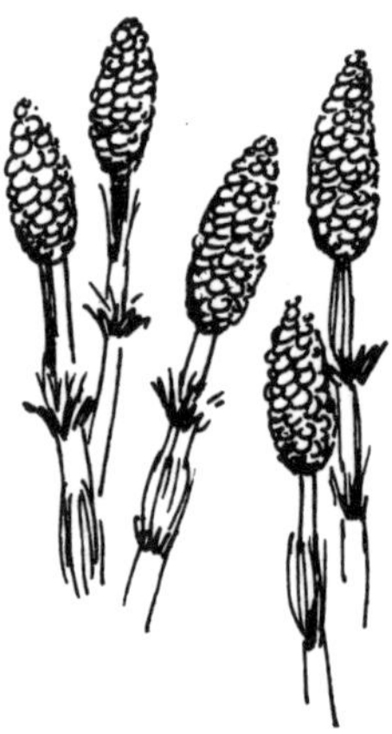

Schachtelhalmkraut ist bewährt bei Katarrhen.

Schafgarbenblüten (Flores Millefolii)

Gegen krampfartige Zustände im Becken. Ein bis zwei Teelöffel.

Stockmalvenblätter (Malvae arboreae flos)

Allgemein gegen »Harnbeschwerden«. Ein bis zwei Teelöffel pro Tasse, mehrmals täglich.

Wacholderbeeren (Juniperi fructus)

Zur Durchspülungsbehandlung bei entzündlichen Erkrankungen der ableitenden Harnwege. Tagesdosis 2 — 8 Gramm. Nicht länger als 3 Wochen anwenden.

Die »Minusliste«

Folgende Naturstoffe sollten bei Erkrankungen im Nieren-Harn-Trakt wegen zum Teil gefährlicher und unberechenbarer Nebenwirkungen überhaupt nicht verwendet werden:

- Eisenhutknollen und -kraut
- Fuchskreuzkraut
- Harongablätter und -rinde
- Herbstzeitlosenblüten, -knollen und -samen
- Kapuzinerkresse
- Küchenschellenkraut
- Orthosiphonblätter
- Pestwurzelstock
- Petersilienfrüchte
- Purpursonnenhutkraut
- Rautenblätter und -kraut
- Rauwolfiawurzel
- Rostrote Alpenrosenblätter
- Sandelholz, weißes
- Selleriefrüchte, -kraut und -wurzel
- Senfsamen, weiße
- Sumpfporstkraut
- Tang
- Yohimberinde

Eine illustrierte Zeitschrift für amerikanische Ärzte veröffentlichte eine Karikatur, die einen Arzt zeigte, der, über den Operationstisch gebeugt, zu seinen Kollegen sagt:
»Meine Herren, es wird Sie interessieren zu erfahren, daß unser Patient der Verfasser des bekannten Bestsellers ›Alle Ärzte sind Quacksalber‹ ist.«

DAS WASSERLEXIKON

Abdomen	Bauch
Abszeß	abgekapselter Infektionsherd mit Bakterien
Abusus	Mißbrauch, z. B. mit Alkohol
ACE-Hemmer	blutdrucksenkende Mittel
Aciclovir	virushemmendes Mittel, Zovirax
ACTH	Hormon der Hirnanhangsdrüse, fördert die Kortisonausschüttung in der Nebenniere
Adenom	Tumor von Drüsen ausgehend, meist gutartig
Adipositas	Fettleibigkeit
Adiuretin	die Harnerzeugung hemmender Stoff
Adrenalektomie	operative Entfernung der Nebenniere
Adrenalin	Hormon der Nebenniere, blutdrucksteigernd
Adrenogenitales Syndrom	krankhafte Überproduktion männlicher Hormone in der Nebennierenrinde
AFP	alpha-Fetoprotein, wichtiger Tumormarker für Hodenkrebs
After	→ Anus, unterster Mastdarmabschnitt
Agenesie	fehlende Anlage eines Körperteils
Agranulozytose	Fehlen der »Granulozyten», das sind die ausgereiften weißen Blutkörperchen
AIDS	**A**cquired **I**mmune **D**eficit **S**yndrome
akut	plötzlich und von kurzer Dauer
Albumin	Eiweißkörper im Blut
Albuminurie	Ausscheidung von Eiweiß im Harn
Aldosteron	Hormon der Nebennierenrinde
alkalisch	→ basisch, laugenhaft, ph 7—14
Alkalose	basische Reaktion des Blutes
Allergie	krankhaftes »Anders«reagieren des Körpers
Ammoniak	entsteht beim Abbau von Eiweiß
Amyloidose	Allgemeinerkrankung des Körpers mit Umbau des Zwischengewebes bei schweren zehrenden Leiden
Analgetikum	Schmerzmittel
Anamnese	Krankengeschichte
Anaerobier	Bakterien, die unter Sauerstoffabschluß gedeihen
Anämie	Blutarmut
Anastomose	Verbindung zweier Hohlorgane
Anästhesie	Narkose
Anatomie	Lehre vom Körperbau
Androgene	männliche Hormone
Aneurysma	Aussackung von Schlagadern
Angiographie	Gefäßdarstellung mittels Röntgen
Angiom	Geschwulst, Tumor aus Blutgefäßen

Angiotensin	blutdruckwirksamer Stoff
Anomalie	die Abweichung vom Normalen
Anorchie	Fehlen des Hodens
Anorgasmie	fehlender sexueller Höhepunkt
Antagonisten	Gegenspieler, Gegenteil: Synergisten
anti	wider, gegen
Antibiotika	Medikamente gegen Bakterien
Antigen	wird vom Körper als fremd empfunden, kann zur Allergie anregen
Antikoagulantien	Mittel zur Hemmung der Blutgerinnung
Antikörper	Eiweißkörper als Reaktion auf Antigene
Antirefluxoperation	korrigierende Operation für den normalen Harnabfluß des Harnleiters
Anurie	fehlende Harnabsonderung
Anus	→ After
Aorta	große Körperschlagader
Aphrodisiaka	den Geschlechtstrieb anregende Mittel
Aplasie	das Organ ist zwar angelegt, entwickelt sich aber nicht
Arteria renalis	Nierenschlagader
Arteriographie	Schlagaderröntgen mit Kontrastmittel
Aspermie	in der Samenflüssigkeit fehlen die Samenzellen
Asthenospermie	verminderte Beweglichkeit der Samenzellen
Atrophie	Schrumpfung und Verkleinerung eines Organs
Azidose	Übersäuerung des Blutes
Bakteriurie	Ausscheidung von Bakterien im Harn
Balanitis	Entzündung der Eichel
basisch	→ alkalisch
Bauchhoden	falsche Lage des Hodens im Bauchraum
Beckenniere	falsche, zu tiefe Lage der Niere
benigne	gutartig, Gegenteil: maligne
Bilharziose	tropische Saugwürmerkrankheit
Biopsie	Gewebsprobe zur mikroskopischen Untersuchung
Blase, neurogene	durch Nervenschäden gestörte Blasentätigkeit
Blasendivertikel	Aussackung der Blasenwand
Blasenfistel	krankhafte Verbindung der Blase zu Mastdarm oder Scheide
Blasenresektion	teilweise Entfernung der Blase
Blutgasanalyse	chemische Bestimmung der Blutgase
Blutplasma	zellfreie Flüssigkeit ohne Blutplättchen, aber mit Gerinnungsstoffen
Blutserum	Blutplasma ohne Gerinnungsstoffe
Boeck'sche Krankheit	allergisch bedingte Knötchenkrankheit, vorwiegend der Lungen
Bougierung	Dehnung von Hohlorganen
Bowen-Krankheit	Hauterkrankung mit Übergang in Krebs
Bricker-Blase	Ersatzblase aus Dünndarm
Brushit	Harnsteinart

Calcitonin	Hormon der Schilddrüse und Nebenschilddrüse
Calcium	→ Kalzium
Candida	Hefepilz
Carcinom	→ Karzinom, Krebs
Carcinophobie	→ Karzinophobie, Krebsangst
Chemolitholyse	chemische Auflösung von Steinen
Chemotherapie	chemische Behandlung von Tumoren
Chlamydien	in der Zelle lebende Bazillen, »Manteltierchen«
Chromosomen	die Träger der Erbeigenschaften
chronisch	langdauernd, schleichend, Gegenteil: akut
Circumzision	Beschneidung (der Vorhaut), → Zirkumzision
Clearance	Konzentrationsvermögen der Niere
Colibakterien	normalerweise im Darm vorkommende Bakterien
Coma	→ Koma, tiefste Form der Bewußtlosigkeit
Compliance	»Behandlungstreue« des Patienten
Computertomograhie .	computergestützte Röntgenschichtaufnahme
Conn-Syndrom	krankhaft gesteigerte Absonderung des Hormons Aldosteron aus der Nebenierenrinde
Converting enzyme . .	steuert den Blutdruck
Cortison	→ Kortison
CT	→ Computertomographie
Cushing-Syndrom . . .	Krankheitsbild durch zuviel Kortison
Cyste	→ Zyste
Defäkation	Stuhlentleerung
Degeneration	Abbau von Organen oder Körperteilen
dezi	Zehntel
Diabetes mellitus	Zuckerkrankheit
Diagnose	Erkennung und Benennung einer Krankheit
Dialyse	Eliminierung von Schlackenstoffen
Diathese	Neigung zu bestimmter Krankheit
diffus	ausgebreitet, ohne Abgrenzung
Digitale Subtraktions-angiographie	→ DSA, besondere Technik der Gefäßdarstellung
Dignität	Aussage, ob gut- oder bösartig
Dilatation	Erweiterung
disponiert	empfänglich
Diuretika	wassertreibende Mittel
Divertikel	Aussackung eines Hohlorgans
Doppelniere	Mißbildung der Niere
Dosis	wieviel von einem Medikament eingenommen werden soll
Drainage	Ableitung aus einem Organ oder Hohlorgan
DSA	siehe digitale Subtraktionsangiographie
Ductus	lat., Gang, Kanal
dys	griech., bedeutet Fehl-, krankhaft; ebenso wie »dis«
Dysfunktion	mangelhafte Funktion
Dysgenesie	anlagebedingte Fehlentwicklung
Dysplasie	Fehlgestaltung
Dysurie	schmerzhafter Harndrang

Echinokokkose . . . . . Parasitenerkrankung, durch Haustiere übertragen
Ejakulation . . . . Samenerguß
Ejaculatio defizienz . . . fehlender Samenerguß
Ejaculatio praecox . . . vorzeitiger Samenerguß
Ejaculatio retarda . . . . verspäteter Samenerguß
Elektrolyte . . . . Blutsalze, wie z. B. Kalium oder Natrium
Elektromyographie . . . elektrische Untersuchung von Muskeln, »EMG«
Embolie . . . . Verschleppung von Gerinnseln
endogen . . . . von innen heraus, Gegenteil: exogen
Endoskop . . . . Gerät zur »Spiegelung» von Hohlorganen oder Körperhöhlen mittels lichtleitender Glasfasern
Endoskopie . . . . . . Spiegelung von Organen und Körperhöhlen
Enzym . . . . Stoff, der chemische Prozesse in Gang setzt, → Ferment
Enuresis diurna . . . . Einnässen tagsüber
Enuresis nocturna . . . nächtliches Bettnässen
EPH . . . . Krankheit in der Schwangerschaft mit Bluthochdruck, Wassereinlagerung und Eiweiß im Harn
Epididymektomie . . . Entfernung des Nebenhodens
Epididymis . . . . Nebenhoden
Epididymitis . . . . . . Entzündung des Nebenhodens
Epispadie . . . . mißgebildete Harnröhrenmündung
Erektion . . . . Gliedversteifung
Erythropoetin . . . . . Wuchsstoff für rote Blutkörperchen
Erythrozyten . . . . . . rote Blutkörperchen
essentiell . . . . wesentlich
ESWL . . . . **E**xtrakorporale **S**toß **W**ellen **L**ithotripsie (Ultraschallzertrümmerung von Nierensteinen)
Exkretion . . . . Ausscheidung
exogen . . . . von innen, Gegenteil: endogen

fakultativ . . . . möglich, eventuell, Gegenteil: obligat
falsch negativ . . . . . Krankheit ist vorhanden, Test ist aber negativ
falsch positiv . . . . . . Krankheit ist nicht vorhanden, Test ist aber positiv
Feedback . . . . Rückmeldung von körperlichen Vorgängen an das steuernde Organ
Ferment . . . . → Enzym
Fertilität . . . . Fruchtbarkeit
Fibrin . . . . wichtiger Stoff für die Blutgerinnung
Fibrinogen . . . . Vorstufe des Fibrins
Fibrose . . . . Gewebsverhärtung
Fistel . . . . unnatürliche Verbindung zwischen zwei Organen
Flitterwochenurethritis . entzündliche Reizung der Harnröhre durch häufigen und heftigen Geschlechtsverkehr
Flow . . . . Fluß, Untersuchungsmethode für den Harnfluß
Fruktose . . . . Fruchtzucker
funktionell . . . . den Vorgang betreffend

Geriatrie	Altersheilkunde
Gestagen	weibliches Hormon der 2. Zyklushälfte
Glans penis	Eichel
Glomerula	Nierenkörperchen
Glomerulonephritis	Entzündung der Nierenkörperchen
Glukose	Traubenzucker
Gonaden	Hoden bzw. Eierstöcke
Granulozyten	die ausgereifte Form der weißen Blutkörperchen
Häm-	Blut
hämatogen	auf dem Blutweg
Hämatom	Bluterguß
Hämaturie	Blutharn
Hämodialyse	Blutwäsche
Hämoglobin	Farbstoff der roten Blutkörperchen
Harninkontinenz	Unvermögen, den Harn zu halten
Harnstoff	in der Niere gebildete Schlacke
hemi	halb
Heminephrektomie	teilweise Nierenentfernung
Hermaphroditismus	Zwitterdasein
Herpes simplex	Virus, erzeugt »Fieberblasen«
heterolog	nicht übereinstimmend, Gegenteil: homolog
Hilus	Ein- und Austrittsbereich der Nierenblutgefäße
HIV	**H**uman **I**mmunodeficiency **V**irus, AIDS-Erreger
HLA-System	körperliches Abwehrsystem
Hodendistorsion	Hodenverdrehung
Hodenektopie	wenn der Hoden woanders als im Hodensack liegt
Hodenretention	Hodenlage im Bauch oder Leistenkanal
homolog	übereinstimmend, Gegenteil: heterolog
Hormone	körpereigene Botenstoffe
Hufeisenniere	Mißbildung
Hydrocele	Wasserbruch
Hydronephrose	Wasser(sack-)niere
hyper	über, gleichbedeutend mit super
Hyperaldosteronismus	übermäßige Produktion des Hormons Aldosteron
Hyperkaliämie	zuviel Kalium im Blut
Hyperkalzämie	zuviel Kalzium im Blut
Hypernephrom	Nierenkrebs
Hyperparathyreoidismus	Überproduktion der Nebenschilddrüse
Hypertonie	Bluthochdruck
hypo	unter, Gegenteil: hyper
Hypophyse	Hirnanhangsdrüse
Hypospadie	mißgebildete Harnröhrenmündung
Hypotonie	Unterblutdruck (niederer Blutdruck)
iatrogen	durch ärztliche Einwirkung
Ileum	Dünndarm
Ileum-Conduit	Ersatzblase aus Dünndarm

Ileus	Darmverschluß
immun	unempfindlich, gefeit gegen Krankheiten
Implantation	Einbringen von natürlichen oder künstlichen Ersatzstücken, Prothesen
Impotenz	Unfähigkeit zum Beischlaf
Indikation	Heilanzeige, Gegenteil: Kontraindikation
Induratio penis plastica .	narbige Gliedschrumpfung
Infarkt	Gefäßverstopfung, Durchblutungsstörung
Infertilität	Unfruchtbarkeit
infra	unter, gleichbedeutend sub
Infusion	tropfenweise Zufuhr großer Flüssigkeitsmengen über ein Blutgefäß oder Organ
inguinal	zur Leiste gehörig
initial	zu Beginn, anfangs
Inkontinenz	Unvermögen, den Harn zu halten
inkurabel	unheilbar, Gegenteil: kurabel
Insulin	zuckersenkendes Hormon
Intersex	Zwitter
Intersexualität	Zwitterdasein
Intoleranz	Unverträglichkeit
irreversibel	nicht umkehrbar, Gegenteil: reversibel
Isotonie	gleiche Zusammensetzung der Elektrolyte
I. v. Pyelogramm	Nierenröntgen
Kalium	wichtiges Elektrolyt für Muskeln
Kalzium	wichtiges Elektrolyt für Knochen
kanzerogen	krebserregend
Kapillaren	kleinste Blutgefäße
Kapillarniere	künstliche Niere mit dünnsten Schläuchen
Kaposi	Haut- und Schleimhauttumoren bei AIDS
Karzinom	Krebs
Karzinophobie	übersteigerte Angst eines Gesunden, an Krebs zu erkranken, → Carcinophobie
Kastration	Entfernung der Geschlechtsdrüsen
Katecholamine	blutdrucksteigernde Stoffe der Nebenniere, Adrenalin und Noradrenalin
Katheter	Rohr oder Schlauch zur Harnableitung
Kernspintomographie .	strahlenlose Untersuchung mit Magnetfeld und Radiowellen
Keton	Produkt des Fettstoffwechsels
kilo	tausendfach
Kittniere	durch Tbc gelöcherte Niere, die verkästen Eiter enthält
Klinefelter-Syndrom . .	männlicher Zwitter
Kolik	krampfartige Zusammenziehung
Koma	→ Coma
kontinuierlich	ständig
kontra	gegen
Kontraindikation	Gegenanzeige, Gegenteil: Indikation

Kontraktion	Zusammenziehung
Korallenstein	korallenförmiger Ausgußstein des Nierenbeckens
Korrelation	Wechselbeziehung
Kortison	Hormon der Nebenniere
Kreatinin	in der Niere gebildeter Schlackenstoff
Kreatinin-Clearance . .	Ausmaß für die Blutreinigung in der Niere
Kryptorchismus	versteckt liegender Hoden
Kuchenniere	Mißbildung der Niere
kumulieren	anreichern
kurabel	heilbar, Gegenteil: inkurabel
kurativ	in heilender Absicht
Laktose	Milchzucker
Lactulose	vitaminartiger Stoff in der Frauenmilch
Laparoskopie	Bauchspiegelung
Laxantien	Abführmittel
Leukämie	Blutkrebs
Leukozyten	weiße Blutkörperchen
Leukozyturie	Leukozytenausscheidung im Harn
Leydig-Zellen	Hodenzellen
Libido	Liebeslust, -drang
lith	Stein
lithogen	steinbildend
Lithotripsie	Steinzertrümmerung
lokal	örtlich
Lymphographie	Röntgen der Lymphgefäße
Lymphozyten	weiße Blutkörperchen
Magnetresonanz	Computerschichtuntersuchung, ohne Strahlen
Makrohämaturie	Blutharn
maligne	bösartig, Gegenteil: benigne
Markschwammniere . .	Mißbildung der Niere
Meatus	Öffnung
mega	Million
Megakalikose	angeborene, sehr große Nierenkelche
Megaureter	Riesenharnleiter
Megazystis	Riesenharnblase
Menarche	erste Regelblutung in der Pubertät
Menopause	Lebensphase, nachdem der Regelzyklus aufgehört hat
Menstruation	Regelblutung
Metabolismus	Stoffwechsel
Metastasen	Krebsabsiedelungen
mikro	ein Millionstel, auch: klein
Mikrohämaturie	nur im Mikroskop sichtbare Blutbeimengungen im Harn
Mikrokalikose	angeborene, sehr kleine Nierenkelche
Miktion	Harnentleerung
milli	ein Tausendstel
Mörtelniere	verkalkte → Kittniere
Morbus	Krankheit

MR	Magnetresonanz
multiple	viele, unzählige
Mykose	Pilzerkrankung
Myoglobin	Muskelfarbstoff
nano	Milliardstel
Nekrose	Gewebstod
Neoblase	chirurgisch neu geschaffene Harnblase
Neoplasma	Krebs, Tumor
Nephrektomie	operative Nierenentfernung
Nephroblastom	Nierentumor
Nephrolithopalaxie	Harnsteinentfernung mittels Spiegelung von außen durch die Haut
Nephron	funktionierende Einheit in der Niere
Nephropexie	operative Befestigung der Niere
Nephroptose	Nierensenkung
Nephroskopie	Spiegelung der Niere
Nephrostomie	chirurgisches Anlegen einer Nierenfistel
Nephrotomie	operative Schnitt-Eröffnung der Niere
Nierenagenesie	Niere ist nicht angelegt
Nierenaplasie	Niere ist angelegt, aber nicht entwickelt
Nierendysplasie	Niere ist mangelhaft entwickelt
Nierendystopie	Niere liegt am falschen Ort
Nierenhypertrophie	Vergrößerung der Niere
Nierenhypoplasie	unterentwickelte Niere
Niereninfarkt	Durchblutungsstörung der Niere durch Gerinnsel
Niereninsuffizienz	Nierenversagen
Nierenkarbunkel	mehrere zusammenfließende Nierenabszesse
Nierenkarzinom	Nierenkrebs
Nierenzyste	mit »Flüssigkeit« gefüllter Hohlraum
Nitrate	Nitrite, giftige Stickstoffe
Nitrosamine	Krebserreger, aus Eiweißkörpern und Nitraten gebildet
Noradrenalin	Hormon des Nebennierenmarks
Nuklearmedizin	radioaktive Untersuchungstechnik
NYHA	Einteilung des Herzversagens in Grade
Nykturie	nächtlicher Harndrang
Ödeme	Wasserstau
Oligurie	zuwenig Harn
Onkologe	Tumorforscher, -behandler
Onkologie	Lehre von den Tumoren
oral	durch den Mund einnehmen
Orchiektomie	operative Hodenentfernung
Orchitis	Hodenentzündung
Orgasmus	Höhepunkt der sexuellen Lust
Ormond-Syndrom	Bindegewebsschrumpfung mit Harnleiterverengung
Osteoporose	Knochenentkalkung
Östrogene	weibliche Hormone der ersten Zyklushälfte

palliativ	nicht heilend, aber lindernd
Palpation	Tastung
Papille	die Spitzen der Nierenpyramiden
Paralyse	Lähmung
Paraphimose	Gliedeinklemmung durch Vorhautverengung
Parathormon	Hormon der Nebenschilddrüse
Parathyreoidea	Nebenschilddrüse
pathogen	krankmachend
Penektomie	operative Gliedentfernung
Penis	männliches Glied
Perforation	Durchbohrung
peripher	im äußeren Körperbereich, Gegenteil: zentral
Peristaltik	Zusammenziehung von Hohlorganen
Peritonealdialyse	Blutwäsche durch das Bauchfell
Peritoneum	Bauchfell
Perkussion	die Abklopfung durch den Arzt
perkutan	durch die Haut
ph-Wert	Säurewert
Phäochromozytom . . .	Tumor der Nebenniere
Phimose	Verengung der Vorhaut
physisch	körperlich
piko	Billionstel
Placebo	Scheinmedikament
Polyurie	viel Harn
postoperativ	nach einer Operation
Präkanzerose	Krebsvorstufe
präoperativ	vor einer Operation
Präputium	Vorhaut
Priapismus	krankhafte Gliedversteifung
primär	erst, zuerst, an erster Stelle
Prognose	Vorhersage
Prolaps	Vorfall
Prophylaxe	Vorbeugung
Prostaglandine	Gewebsstoffe für die Schmerzleitung
Prostata	Vorsteherdrüse
Prostataadenom	gutartige Vergrößerung der Prostata
Prostatahyperplasie . .	gutartige Wucherung der Prostata
Prostatakarzinom . . .	Krebs der Vorsteherdrüse
Prostatektomie	Entfernung der Prostata
Prostatitis	Entzündung der Prostata
Prostatopathie	Erkrankung der Prostata
Protein	Eiweiß
Proteinurie	Eiweißausscheidung im Harn
PSA	prostataspezifisches Antigen, Tumormarker
psychisch	seelisch, Gegenteil: physisch
Pyelographie	Nierenröntgen
Pyelon	Nierenbecken
Pyelonephritis	Entzündung von Niere und Nierenbecken

Pyelotomie	chirurgische Eröffnung des Nierenbeckens
Pyramiden	Baustein des Nierenmarks
Pyurie	Eiter im Harn
Radiozystitis	Blasenentzündung durch Bestrahlung
Reflux	krankhaftes Zurückfließen
Rehabilitation	Wiederherstellung
Rekonvaleszenz	Phase der Wiederherstellung
Rektum	Mastdarm
Renin	blutdrucksteigernder Stoff der Niere
Resektion	Entfernung, Herausschneiden
Resorption	Aufnahme von Stoffen
Restharn	Harnmenge, die nach einer Harnentleerung noch in der Harnblase zurückbleibt
Retention	Zurückhaltung, Verhaltung
retrograd	rückläufig
Retroperitoneum	Raum hinter dem Bauchraum
Rezidiv	erneutes Auftreten einer abgeheilten Krankheit
rezidivierend	immer wiederkehrend
Sackniere	flüssigkeitsgefüllte, zugrundegegangene Niere
Scabies	Krätze der Haut
Schwedendiät	besondere Nierenkost
Screening	Reihenuntersuchung
Sectio alta	Blasenschnitt
Sedierung	Beruhigung mittels Medikament
Sediment	Bodensatz des Harnes
Sekret	von Drüsen gebildeter Stoff
Sekretion	Produktion und Absonderung von Sekret
sekundär	an zweiter Stelle
semi	Vorsilbe, bedeutet halb
Semikastration	Entfernung eines Hodens oder eines Eierstockes
Seminom	Hodentumor
Sepsis	Ausschwemmung von Krankheitserregern ins Blut
Serum	»Blutwasser«
Sigmoidniere	Mißbildung der Niere
SKAT	Injektionsbehandlung der Impotenz
SKIT	**S**chwell-**K**örper-**I**njektions-**T**est
Skrotum	Hodensack
Smegma	Zellen und Talg in der Eichelfurche oder im Kitzler
Sonographie	Ultraschalluntersuchung
Soor	Pilzbefall durch Candida
Spasmolytikum	krampflösendes Mittel
Spasmus	Krampf
Spermatozele	Samenbruch
Spermien	Samenzellen
Spermiogramm	Laborergebnis der Samenflüssigkeit
Stenose	Verengung
steril	völlig sauber, frei von Mikroben

Stoma	künstliche Öffnung
Stoßwellen-Lithotripsie	Ultraschallzertrümmerung von Nierensteinen
Struvit	Name für besondere Harnsteinart
Substitution	Ersatz
Symptome	Krankheitszeichen
Synergisten	zusammenspielende Wirkkräfte, Gegenteil: Antagonisten
Szintigraphie	radioaktive Untersuchung
teratogen	Eigenschaft, Mißbildungen bei den Nachkommen auszulösen
Testes	lat., Hoden
Therapie	Behandlung einer Krankheit
Thrombose	Blutgerinnsel
Thrombozyten	Blutplättchen
Tomographie	Schichtuntersuchung
toxisch	giftig
Toxin	Giftstoff
Transfusion	Blutübertragung
Transplantation	Organverpflanzung
trophisch	gewebsernährend
Tuberkulose	Krankheit durch Tbc-Bazillen
Tubuli	Kanälchen
Tumor	Geschwulst
Tumormarker	von Tumoren produzierte Stoffe
TUR	**T**rans **U**rethrale **R**esektion, Prostataentfernung durch die Harnröhre
Ulcus	Geschwür
Urämie	Harnvergiftung, die Ansammlung von giftigen Stoffwechselschlacken im Blut bei Nierenversagen
Ureter	Harnleiter
Ureteritis	Harnleiterentzündung
Ureterstenose	Harnleiterverengung
Urethra	Harnröhre
Urethritis	Harnröhrenentzündung
Urge-Inkontinenz	»Drangschwäche«
Urininkontinenz	Unvermögen, den Harn zu halten
Urinsediment	feste Bestandteile (Zellen) im Harn
Urinzytologie	Lehre von den Zellen im Harn
Urochrom	Harnfarbstoff
Urographie	Röntgen der Harnwege
Uroflowmetrie	Harnflußmessung
Urolithiasis	Steine in den Harnwegen
Urologe	Facharzt für die Harnwege
Urologie	Lehre von den Harnwegen
Urometer	Harnwaage
Urosepsis	die Ausschwemmung von Krankheitserregern aus dem Harntrakt ins Blut, Blutvergiftung
Urostomie	künstliche Harnöffnung

Vagina . . . . weibliche Scheide
Vaginitis . . . . Scheidenentzündung
Varikozele . . . . Krampfaderbruch
Varizen . . . . Krampfadern
Vasektomie . . . . Entfernung des Samenstranges, »Sterilisation«, Unfruchtbarmachung des Mannes
vegetativ . . . . unbewußt, unwillkürlich
Vesica bipartita . . . . . zweigeteilte Harnblase
Vesica urinaria . . . . . Harnblase
Vesiculae seminales . . Samenblasen
Vesiculitis . . . . Entzündung der Samenbläschen
Vitiligo . . . . Weißfleckung der Haut
Vulva . . . . weibliche Scham

Wanderniere . . . . . . zu bewegliche Niere
Weddelit . . . . besondere Nierensteinart
Whewellit . . . . besondere Nierensteinart
Wilmstumor . . . . . . Nierentumor bei Kindern

Yohimbin . . . . Naturstoff, potenzfördernd

zenti . . . . Hundertstel
Zirkumzision . . . . . . → Circumzision
Zylinder . . . . besondere Eiweißbestandteile im → Harnsediment
Zyste . . . . mit Schleimhaut ausgekleideter und mit Flüssigkeit gefüllter Hohlraum
Zystektomie . . . . . . operative Entfernung der Harnblase
Zystenniere . . . . . . Mißbildung, die Niere ist von → Zysten durchsetzt
Zytologie . . . . Lehre von den Zellen
Zytostatika . . . . Stoffe gegen Krebs
Zystitis . . . . Blasenentzündung
Zystometrie . . . . . . Druckmessung der Blase
Zystoskopie . . . . . . Spiegelung der Harnblase

Literaturhinweise

Ammon, Arzneimittelneben- und Wechselwirkungen, 2. Aufl., Wissenschaftliche Verlagsgesellschaft Stuttgart, 1986

Beck, Riehle, The fate of residual fragments after extracorporal shock wave lithotripsy monotherapy of infection stones, J. Urol 145, (1991) 6

Beske, Lehrbuch für Krankenpflegeberufe, Thieme, 1990

Bohle, Die Niere: Struktur und Funktion, Schattauer, 1984

Bücker, Anatomie und Physiologie, Thieme, 1988

Colombo, Die einfache Harnuntersuchung, Huber, 1977

Edelmann, Pediatric Kidney disease, Little, Brown & Co, Boston, 1978

Eichenauer, Vanherpe, Klinikleitfaden Urologie, Jungjohann, 1992

Eisenberger, Urologische Steintherapie, Thieme, 1987

Epstein, Bild-Lehrbuch der klinischen Untersuchung, Thieme, 1994

Franz, Dialyse und Nierentransplantation, Wissenschaftliche Verlagsgesellschaft, Stuttgart, 1985

Hauri, Jäger, Checkliste Urologie, Thieme, 1993

Hoffmann, Wegweiser Lebensmittel, pmi, 1993

Hoffmann, Wegweiser Arzneipflanzen, pmi, 1994

Illing, Spranger, Klinikleitfaden Pädiatrie, Jungjohann, 1992

Jäger, Schadet die Stoßwelle der Niere?, Schweiz. med. Wschr. 119, 1989

Jocham und Miller, Praxis der Urologie, Thieme, 1994

Lippert, Lehrbuch der Anatomie, Urban & Schwarzenberg, 1990

Lode, Antibiotikatherapie bei Niereninsuffizienz, Med. Welt 34, 1983

Losse, Klinische Nephrologie, Thieme, 1982

Miller, Aktuelle Therapie des Harnleitersteins, Urologe, Ausg. A28, 1989

Netter, Niere und Harnwege, Thieme, 1983

Risler, Gibt es eine spezielle Therapie der primären Glomerulonephritis?, Dtsch. med. Wschr. 114, 1989

Saller/Feiereis, Phytotherapie, Hans Marseille, München, 1993

Schaberg, Diagnostik der Tuberkulose, Dtsch. med. Wschr. 115, 1990

Schröder/Hempel, Nieren- und blasenkrank, Gesundheit Berlin, 1993

Siegenthaler, Lehrbuch der Inneren Medizin, Thieme, 1992

Syrè, Nierenbeteiligung und Lebererkrankungen, Klin. Wschr. 61, 1983

Wilkes, Acute renal failure, Amer. J. Med 80, 1986

Zöllner, Innere Medizin, Springer, 1991

Bildmaterial

Diagnostikzentrum, Doz. Kullnig, Doz. Kopp, Graz

Dr. Karl F. Maier, Bad Gleichenberg

Siemens Austria, Ing. Winkler, Graz

Lektorat

Maria Fabian, MTA, Bad Gleichenberg

Illustrationen

Reinhard Habeck, Wien

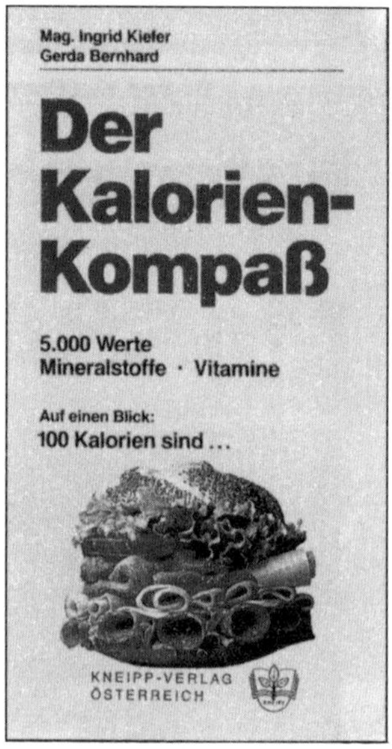
Mag. Ingrid Kiefer
Gerda Bernhard
Der Kalorien-Kompaß
5.000 Werte
Mineralstoffe · Vitamine
Auf einen Blick:
100 Kalorien sind ...
KNEIPP-VERLAG
ÖSTERREICH